普外科疾病诊治与手术操作

主编 李德会 曹 明 李 猛 孟 庚
潘乐玉 王晓明 吕宝勇 刘杨军

上海科学技术文献出版社
Shanghai Scientific and Technological Literature Press

图书在版编目（CIP）数据

普外科疾病诊治与手术操作 / 李德会等主编.
上海：上海科学技术文献出版社，2024. -- ISBN 978-7-5439-9111-8

Ⅰ. R6

中国国家版本馆CIP数据核字第2024LV0590号

组稿编辑：张　树
责任编辑：苏密娅
封面设计：宗　宁

普外科疾病诊治与手术操作
PUWAIKE JIBING ZHENZHI YU SHOUSHU CAOZUO
主　　编：李德会　曹　明　李　猛　孟　庚
　　　　　潘乐玉　王晓明　吕宝勇　刘杨军
出版发行：上海科学技术文献出版社
地　　址：上海市长乐路746号
邮政编码：200040
经　　销：全国新华书店
印　　刷：山东麦德森文化传媒有限公司
开　　本：787mm×1092mm 1/16
印　　张：23.25
字　　数：592 千字
版　　次：2024年6月第1版　2024年6月第1次印刷
书　　号：ISBN 978-7-5439-9111-8
定　　价：200.00 元

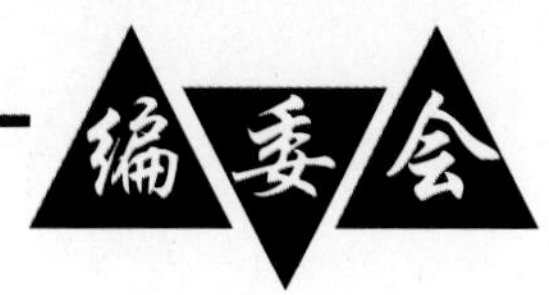
编委会

前言

FOREWORD

普外科是临床医学中与各科联系最密切的一门学科，其涉及面广、医学整体知识性强，属于临床外科学的基础。为了满足广大从事普外科临床工作的医务人员的要求，进一步提高临床普外科医师的诊治技能和水平，我们特组织长期从事普外科临床一线的医务人员总结多年的临床、科研经验，参考国内外普外科学技术新进展的相关文献，编写了《普外科疾病诊治与手术操作》一书，旨在为广大医务工作者提供一本实用的参考书，帮助他们更好地应对普外科领域的挑战。

本书涵盖了普外科领域的众多疾病，从基础知识到临床实践，从诊断方法到手术治疗，都进行了详细的阐述。本书在编写过程中，注重知识的系统性和连贯性，力求语言简洁明了，使读者能够全面、深入地了解普外科疾病的诊治方法与手术操作。同时，本书还注重逻辑性和条理性，使读者能够快速地找到所需的信息。本书适用于不同层次的读者：对于普外科医师而言，本书可以作为日常工作的参考书，帮助他们快速查阅相关疾病的诊治方法和手术操作技巧；对于医学生和实习医师来说，本书是他们学习普外科知识的重要材料，有助于他们打下坚实的理论基础并提升临床实践能力。

本书在编写的过程中，虽力求做到写作方式和文笔风格一致，但由于各位编者的临床经验及编书风格有所差异，加之各位编者时间仓促，书中难免有一些疏漏和错误，恳请读者见谅并予以批评指正，也欢迎各位读者在使用本书的过程中提出意见和建议，以供今后修订时参考。

《普外科疾病诊治与手术操作》编委会

2024 年 3 月

目录

CONTENTS

第一章　普外科常用操作技术

第一节　无菌技术

一、手术人员、参观人员着装要求

(1)根据身高、体型选择合适型号的刷手服。

(2)在更衣室更换刷手服,将上衣下摆放入裤子内。穿手术室专用拖鞋。

(3)戴好帽子、口罩。帽子尽量遮盖头发,特别是鬓角及发髻,以减少暴露。戴布口罩时,口罩上缘不低于鼻梁处,充分遮盖口鼻部。戴一次性口罩时,应在鼻梁处夹紧金属条,防止口罩滑落。

二、刷手的方法及要求

(1)剪短指甲,使指甲平整光滑,将袖口挽至肘上 10 cm 以上。

(2)用消毒液、流动水将双手和前臂清洗一遍。

(3)取无菌毛刷淋上消毒液,自指尖至肘上 10 cm,彻底无遗漏刷洗手指、指间、手掌和手背,双手交替用时 2 分钟,刷手臂时手保持高于手臂,用时 1 分钟,指甲及皮肤皱褶处应反复刷洗。

(4)流动水冲洗手和手臂,从指尖到肘部,向一个方向移动冲洗,注意防止肘部水反流到手部。

(5)流动水冲洗毛刷,再用此刷按步骤 3 刷洗手及手臂 2 分钟,不再冲洗,将毛刷弃入洗手池内。

(6)手及前臂呈上举姿势,保持在胸腰段回手术间,将手、手臂用无菌擦手巾擦干。

(7)刷手期间若被污染,应重新刷手。

三、穿无菌手术衣的注意事项

(1)穿无菌手术衣时,需有足够的空间,以免手术衣抖开过程中被污染。

(2)擦手完毕,双手提起衣领两端,轻轻向前上方抖开,并检查手术衣有无破洞。

(3)未戴手套的手不可拉衣袖或触及其他部位。

(4)穿好无菌手术衣、戴好无菌手套后,手臂应保持在胸前,高不过肩、低不过腰,双手不可交叉放于腋下。

四、戴无菌手套的方法及注意事项

(一)无触及戴手套法

(1)刷手护士穿无菌手术衣,手留在袖口内侧不伸出。

(2)隔衣袖取出一只手套,与同侧手掌心相对,手指朝向身体,手套开口置于袖口上。

(3)打开手套反折部,束住袖口,翻起反折,盖住袖口后,向后拽动衣袖,手指插入手套内。

(4)同法戴好另一只手套后,双手调整舒适。

(二)协助术者戴手套法

(1)刷手护士取一只手套,双手从手套反折处撑开手套,将手套的拇指侧朝向医师,注意避免触及医师的手。

(2)医师将手插入。

(3)同法戴另一只手套。

(三)注意事项

(1)未戴手套的手不可触及手套外面。

(2)已戴手套的手不可触及未戴手套的手。

(3)手套的上口要严密地套盖住手术衣袖。

(4)同时检查手套是否有破洞。

(5)如发现有水渗入手套内面,必须立即更换,以防止在手术过程中细菌进入切口而引起感染。

(6)协助术者戴手套时,刷手护士应戴好手套,并避免触及术者皮肤。

五、手术区皮肤消毒的原则

(1)消毒前检查皮肤清洁情况,如油垢较多或粘有胶布痕迹时,应用汽油擦净;备皮不净者,应重新备皮。

(2)消毒范围原则上以最终切口为中心向外 20 cm。

(3)医师应遵循刷手方法,刷手后方可实施消毒。

(4)消毒顺序以手术切口为中心,由内向外、从上到下,已接触边缘的消毒垫,不得返回中央涂擦,若为感染伤口或肛门区消毒,则应由外向内。

(5)医师按顺序消毒一遍后,应更换消毒钳及消毒垫后再消毒第二遍。

(6)使用后的消毒钳应放于指定位置,不可放回无菌台面上。

(7)若用碘酊消毒,碘酊待干后,应用 75%乙醇彻底脱碘两遍,避免遗漏,以防化学烧伤皮肤。

六、无菌巾、无菌单铺置要求

(1)铺无菌巾由穿无菌衣、戴无菌手套完毕的刷手护士和已刷手的手术医师共同完成。

(2)刷手护士将无菌巾传递给手术医师,注意在传递过程中,手术医师避免触及刷手护士的手套。

(3)在距离切口四周 2～3 cm 处铺置无菌巾,无菌巾一旦放下,不要再移动,必须移动时,只能由内向外。

(4)严格遵循铺巾顺序,方法视手术切口而定。原则上第一层无菌巾铺置的顺序是先遮住污染区域,然后顺序铺出手术野。例如,腹部切口铺巾顺序为先铺下方,然后对侧,再铺上方,最后近侧。

(5)铺第一层治疗巾后可用巾钳固定或用皮肤保护膜覆盖。其他层次固定均用组织钳。

(6)无菌大单在展开时,刷手护士要手持单角向内翻转遮住手背,以免双手被污染。

(7)无菌大单应悬垂至手术床缘 30 cm 以下,无菌台面布单不少于 4 层。

(8)打开无菌中单时,应注意无菌单不要触及无菌衣腰以下的部位。

七、手术的无菌原则

(1)手术过程中传递器械时要在医师胸前传递,隔人传递时在主刀手臂下传递。

(2)掉落到手术台平面以下的器械、物品即视为污染。

(3)同侧手术人员调换位置时,先退后一步转身,背靠背或面对面换至另一位置。

(4)手术中如手套破损或触及有菌区,应更换手套。衣袖触及有菌区则套无菌袖套或更换手术衣。

(5)无菌区被浸湿,应加盖 4 层以上无菌单。

(6)切开污染脏器前,用纱垫保护周围组织,以防污染。

(7)皮肤切开及缝合前、后,要用消毒液涂擦切口皮肤一次。

(8)接触有腔器官的器械与物品均视为污染。

(9)污染与非污染的器械、敷料应分别放置。

(10)无菌台上物品一旦被污染或怀疑被污染应立即更换。

八、手术伤口的分类

按手术部位有无细菌的污染或感染,可将手术分为以下三大类。

(一)无菌手术

无菌手术是指经过消毒处理,手术部位内没有细菌的手术。但实际上,多数所谓无菌手术,并非绝对无菌,只是细菌很少或接近无菌。这类手术局部感染发生率低,一般可达到一期愈合。

(二)污染手术

经过消毒处理,手术部位内仍有细菌,但未发展成感染。如开放性损伤的清创术、择期性胃切除术、单纯性阑尾切除术等。根据手术局部原有的细菌数量不同,又可分为轻度污染和重度污染两种,后者术后感染率高于前者。

(三)感染手术

手术部位已发生感染(如痈、脓肿),伤口一般需要引流的手术。大多为二期愈合。

九、手术室一般规则

(1)严格执行无菌技术原则,除参加手术的医护人员及与手术相关的工作人员和学生,其他人员未经许可不得进入手术室。

(2)进入手术室的人员必须换上手术室的专用衣、帽、拖鞋、口罩等。

(3)手术时工作人员暂离手术室外出时,如到病房看患者、接送患者、送病理标本或取血时,必须更换外出的衣和鞋。

(4)手术室内须保持肃静,严禁吸烟。

(5)参加手术的人员必须先进行无菌手术,后进行感染手术。

(6)手术间内要保持肃静,谈话仅限于与手术有关的内容,严禁闲聊谈笑。

(7)手术间内外走廊的门要保持关闭状态,以保证手术间层流的正常运作。

十、参观手术规则

(1)院外人员须经医院有关部门批准后方能按照指定日期、时间、人数及指定的手术进行参观。

(2)每个手术间参观人数一般限于2～3人,且只限在指定的手术间内,不得随意进入其他手术间。特殊感染、夜间急症手术谢绝参观。

(3)参观者要注意减少走动,注意不能触及或跨越无菌区,参观者要与术者保持15 cm以上的距离。

十一、洁净手术室的等级标准

洁净手术室的等级标准见表1-1。

表1-1 洁净手术室的等级标准

等级	手术室名称	手术区空气洁净度级别
Ⅰ	特别洁净手术室	100级
Ⅱ	标准洁净手术室	1 000级
Ⅲ	一般洁净手术室	10 000级
Ⅳ	准洁净手术室	300 000级

十二、各等级洁净手术室适用手术

(1)Ⅰ级特别洁净手术室:适用于关节置换、器官移植及脑外科、心脏外科和眼科等手术中的无菌手术。

(2)Ⅱ级标准洁净手术室:适用于胸外科、整形外科、泌尿外科、肝胆胰外科、骨外科和普通外科中的一类切口无菌手术。

(3)Ⅲ级一般洁净手术室:适用于普通外科、妇产科等手术。

(4)Ⅳ级准洁净手术室:适用于肛肠外科及污染类手术。

十三、洁净手术室的温度及湿度

室内应有冷暖空调,温度保持在20～25 ℃,相对湿度为50%～60%。

(李德会)

第二节 显 露

手术野充分显露是保证手术顺利进行的先决条件。特别是深部手术,良好的显露不仅使术野解剖清楚,而且便于手术操作,增加手术安全性。手术野显露程度虽与患者的体位、照明、麻醉时肌肉松弛情况等诸多因素有关,但选择适当的切口和做好组织分离是显露手术野的基本要求。

一、切口

正确选择手术切口是显露手术野的重要步骤,理想的手术切口应符合下列要求。

(1)能充分显露手术野,便于手术操作。原则上切口应尽量接近病变部位,同时能适应实际需要,便于延长和扩大。

(2)操作简单,组织损伤小。

(3)有利于切口愈合、减小瘢痕及功能恢复。

在实际工作中,切口的设计还应注意下列问题。①切口最好和皮肤皱纹平行,尤其面部和颈部手术更为重要,此切口不仅缝合时张力低,而且愈合后瘢痕小。②较深部位切口应与局部血管、神经走行近于平行,可避免对其损伤。③要避开负重部位,如肩部和足部手术的切口设计应避开负重部位,以免劳动时引起疼痛。

组织切开要用手术刀,执刀方法主要有持弓式、指压式、执笔式和反挑式四种。

根据不同切口需要选用不同执刀方法。在切开时,手术刀需与皮肤垂直,用力适当,力求一次切开一层组织,避免偏斜或拉锯式多次切开,造成边缘不整齐而影响愈合。深部筋膜、腱鞘的切开,应先剪一小口,再用止血钳分离张开后剪开,以防损伤深部血管和神经。切开腹膜或胸膜时要防止内脏损伤,切开肌肉多采用顺肌纤维方向钝性分开。

二、分离

分离是显露深部组织、游离病变等的重要操作。分离的范围视手术的需要,按照正常组织间隙进行,这样不仅容易分离,且损伤轻,出血少。常用方法有两种。

(一)锐性分离

用锐利的刀或剪进行的分离。常用于较致密的组织,如腱鞘、瘢痕组织、恶性肿瘤手术中分离。一般用刀刃在直视下沿组织间隙做垂直的短距离的切开或用闭合的剪刀伸入组织间隙内。但不要过深,然后张开分离,仔细观察无重要组织后再剪开。此法组织损伤小,但要求在直视下进行,动作应精细准确。

(二)钝性分离

用刀柄、止血钳、剥离纱球或手指等插入组织间隙内,用适当的力量推开周围组织。常用于正常肌肉、筋膜、腹膜后、脏器间及良性肿瘤包膜外疏松组织的分离。该法分离速度快,可在非直视下进行,但力量要适当,避免粗暴动作造成不必要的组织撕裂或重要组织的损伤。在实际操作中,上述两种方法常配合使用。

(李德会)

第三节 止　血

组织切开分离或病变切除等操作过程中均会导致出血，彻底止血不仅能减少失血量，保证患者安全，而且能使手术野显露清楚，便于手术操作，有时因止血不彻底造成组织血肿、继发感染等并发症。常用的止血方法有以下几种。

一、局部压迫止血法

局部压迫止血法是常用的止血初步措施。当毛细血管渗血或小血管出血，暂时用手指或纱布压迫出血处，如凝血功能正常，出血多可自止。对较大血管出血，暂时压迫出血处，待清除手术野积血，看清出血点后再予以处理。有时对较大血管破裂出血或毛细血管的弥漫渗血，患者全身情况危急，而用其他止血方法困难或无效时，也可用纱布局部填塞压迫止血，但纱布不能长期留在体内，一般 3～5 天取出，取出时间过早可再次出血，过晚容易继发感染。

二、结扎止血法

结扎止血法是最常用、最可靠的止血方法。在组织切开或分离时，如血管已断裂出血，可用血管钳的尖端快速准确地夹住出血部位的血管，或用纱布暂时压迫，待看清出血点后再予以钳夹。如已看到血管或预知有血管时可先用血管钳夹住血管两端，在其中间切断，然后用丝线结扎出血血管。切忌盲目乱夹造成组织损伤或大出血。常用的结扎方法有两种。

(一)单纯结扎

用缝线绕过血管钳下面血管或组织而结扎，适用于微小血管出血。

(二)缝合结扎

用缝线通过缝针穿过血管端和组织，绕过一侧，再绕过另一侧打结。也可绕过一侧后再穿过血管和组织，于另一侧打结。适用于较大血管重要部位的止血。对较大血管的出血，上述两种方法常合并使用，先在血管的断端做一单纯结扎，再在其远端做一贯穿缝合结扎，更为安全可靠。

三、电凝止血法

电凝止血法是用电灼器通过电流使组织发生凝固的原理达到止血目的。电灼器可以直接电灼出血点，也可先用血管钳夹住出血点，再用电灼器接触血管钳止血。此法止血迅速，常用于面积较广的表浅部位的止血。应用电凝止血时须注意：①用乙醚麻醉的手术使用该法时，应先关闭麻醉机，以免发生爆炸。②患者皮肤不宜与金属物品接触，以防电伤。③凝血组织可脱落发生再次出血，所以不用于较大血管出血和深部组织出血。

四、其他止血法

用于一般方法难于止住的创面或骨髓腔等部位的渗血，可采用局部止血物品，如吸收性明胶海绵、淀粉海绵、止血纱布、骨蜡等。这些药物可以吸收或被包裹，用于体腔内止血，不必取出。

（李德会）

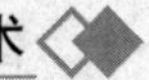

第四节　打结与剪线

一、打结

打结是手术操作中最常用和最基本的技术之一。止血、缝合都需要结扎，结扎是否牢靠，与打结技术是否正确有密切关系。不正确的打结易发生结扎松动、滑脱、继发性出血。因此，外科医师必须熟练地掌握打结技术，做到既简单又迅速可靠。

（一）常用的打结方法

常用的打结方法见图 1-1。

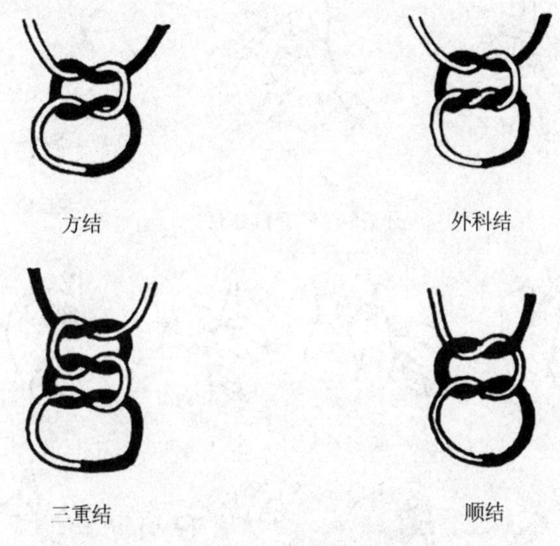

图 1-1　常用手术结扣

（1）方结：是由两个方向相反的单结组成。该结方法简单，速度快，打成后不易松动或滑脱，是手术中最常用的结。

（2）外科结：是将第一结扣线重绕两次，然后打第二结扣，该结摩擦面比较大，不易松开，但比较费时，一般不采用。

（3）三重结：打成方结后，再打一个与第一结扣方向相同的结，加强其牢固性。常用于较大血管或组织的结扎。在使用肠线、尼龙线打结时，因易出现松动、滑脱，也常使用三重结。

（4）顺结：由两个方向完全相同的结扣组成。该结扣容易松开滑脱，除浅表部位的结扎止血外，一般不宜使用。

（二）打结技术

（1）单手打结法：一般由左手持缝线，右手打结。单手打结速度快，简便，但如两手用力不当，易成滑结（图 1-2）。

（2）双手打结法：即用双手分别打一结扣，为最可靠的打结法。但所需线较长，速度较慢。常用于深层部位的结扎（图 1-3）。

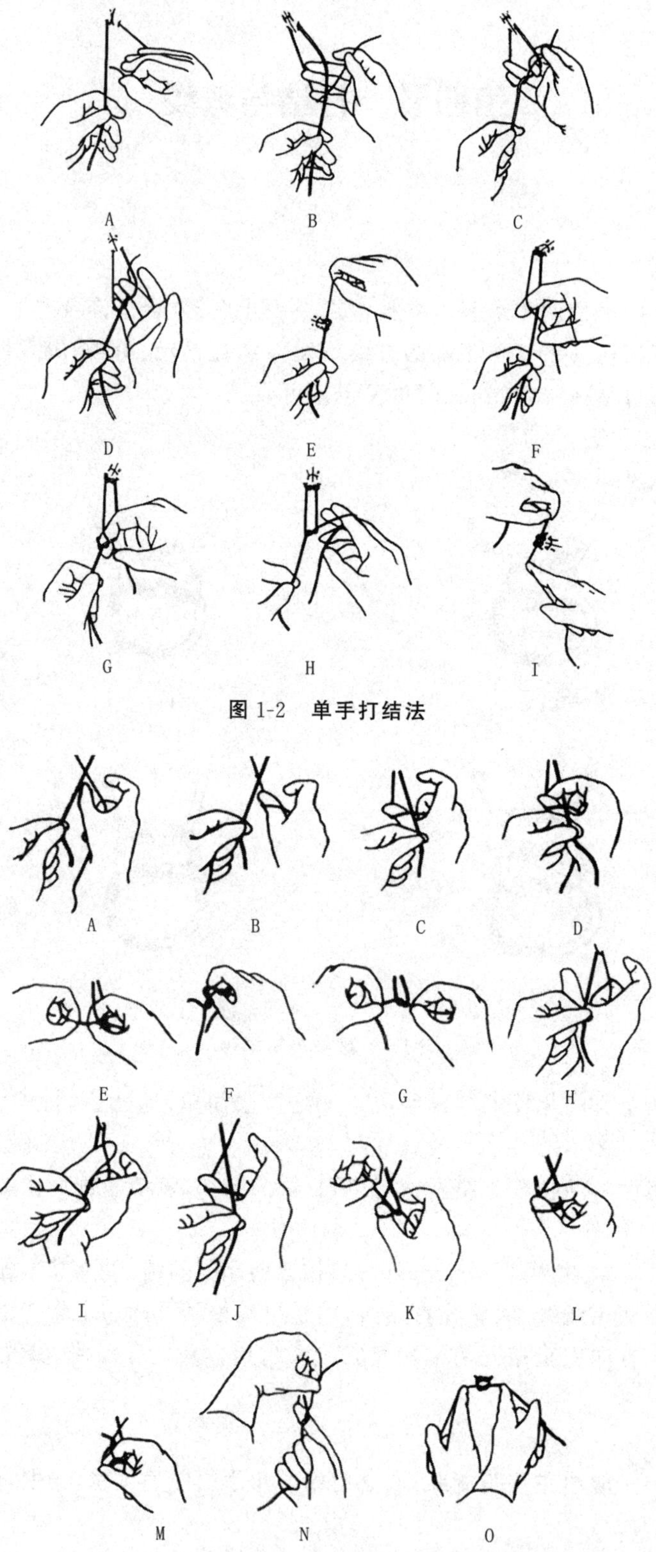

图 1-2 单手打结法

图 1-3 双手打结法

(3)持钳打结法:用左手持线,右手持钳进行打结。常用于缝线过短或狭小手术野的中小血管的结扎(图 1-4)。

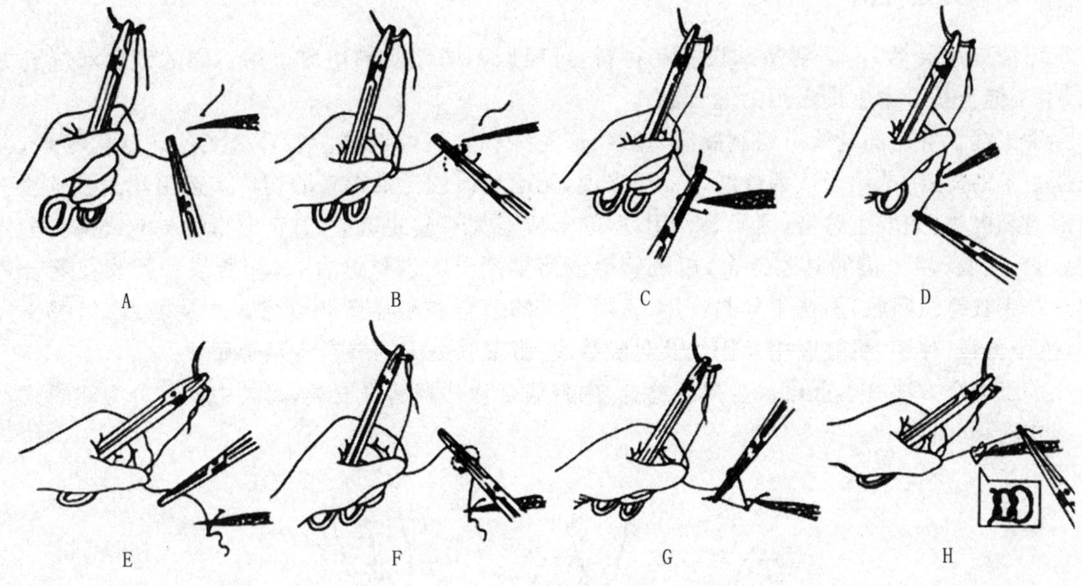

图 1-4　持钳打结法

(三)注意事项

打结方法很多,不论采用何种方法,都应注意下列事项。

(1)拉线的方向应顺结扎方向,否则易在结扎处折断或结扎不牢。

(2)双手用力必须相等,否则易成滑结。

(3)在打第二结扣之前,注意第一结扣不要松开,必要时可用一把血管钳压住第一结扣,待第二结扣收紧时,再移去血管钳。

二、剪线

为了防止结扣松开,在剪线时需留一段线头。留线的长短决定于缝线的类型、粗细和结扣的多少。通常丝线留 1～2 mm,肠线和尼龙线留 3～4 mm。粗线可留长些,细线短些;深部结扎可留长些,浅部短些;结扎次数少者要留长些,结扎次数多者可短些;剪线方法是在直视下将剪刀尖端稍张开,沿拉线向下滑至结扣处,向上倾斜 25°～45°,然后剪断缝线,倾斜度的大小,决定于留线头的长短。

(李德会)

第五节　缝合与拆线

组织切开、断裂或恢复空腔脏器的连续性,除特殊情况外,一般均需缝合后才能达一期愈合。在正常愈合能力下,愈合是否完善,常取决于缝合方法和操作技术是否正确。目前常用的缝合法基本上可以分为两大类,即手工缝合法和器械缝合法。

一、手工缝合法

该法应用灵活,不需要特殊设备和材料,可根据不同性质的切口选用不同的缝线和缝合方法,手工缝合是手术中最常用的缝合法。

手工缝合常用的缝线有铬制肠线、丝线、尼龙线和金属线四种。各种缝线各有其优缺点,可根据手术的需要,选用合适的缝线。一般来说,无菌切口或污染很轻的切口多选用丝线。丝线不能被组织吸收,如发生感染,因异物作用,容易形成经久不愈的窦道,直至取出线头或线头脱出才能愈合;胆管、泌尿道的黏膜缝合,以及感染或污染严重的创口缝合,选用肠线。肠线在缝合后10～20天被组织吸收,不产生异物作用;整形手术的缝合和小血管吻合常采用尼龙线,组织反应小,抗张力强;神经、肌腱应用无创线及肌腱缝线;腹壁张力大的缝合常用金属线。

手工缝合方法基本上可分为单纯缝合、内翻缝合和外翻缝合三类,每类中又可分为间断式和连续式两种(图 1-5)。

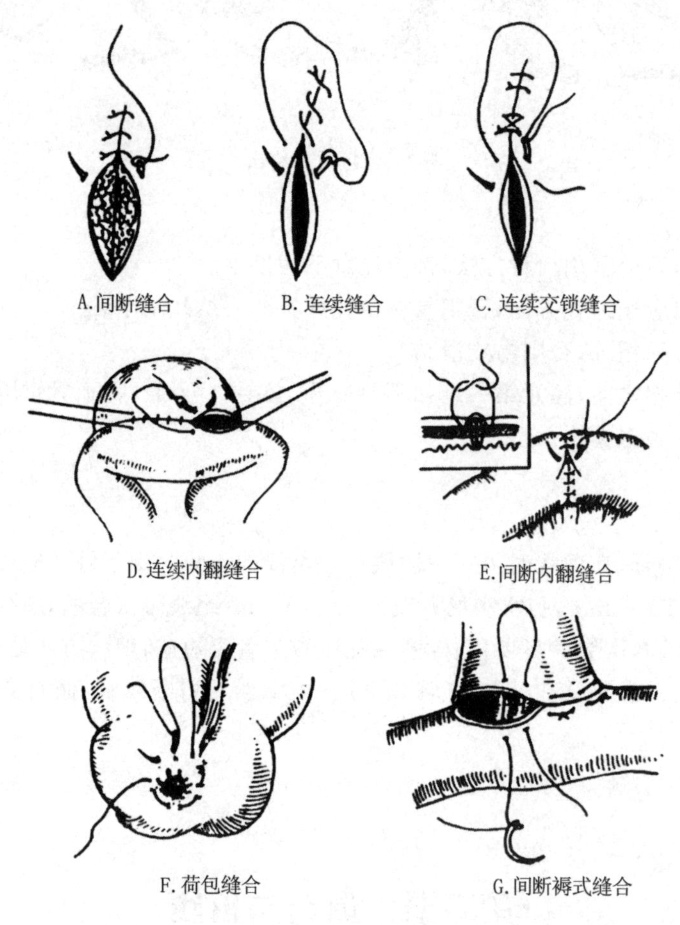

图 1-5　各种缝合法

(一)单纯缝合法

操作简单,将切开的组织边缘对正缝合即可。间断式或双间断式缝合(8 字形缝合)多用于

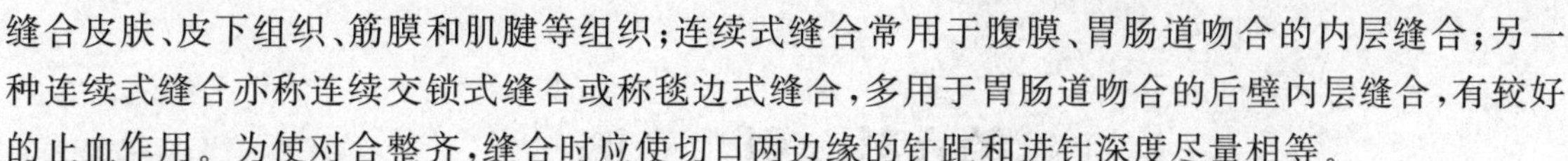

缝合皮肤、皮下组织、筋膜和肌腱等组织；连续式缝合常用于腹膜、胃肠道吻合的内层缝合；另一种连续式缝合亦称连续交锁式缝合或称毯边式缝合，多用于胃肠道吻合的后壁内层缝合，有较好的止血作用。为使对合整齐，缝合时应使切口两边缘的针距和进针深度尽量相等。

（二）内翻缝合法

将缝合组织的边缘向内翻入缝合，使其外面光滑而有良好的对合。多用于胃肠道的吻合，可减少感染和促进愈合。胃肠道吻合的内层缝合可用肠线做连续内翻缝合，也可用丝线做间断内翻缝合；外层缝合多用丝线做褥式内翻缝合。小范围的内翻，如阑尾根部残端的包埋可用荷包缝合法。

（三）外翻缝合法

将缝合的组织边缘向外翻出缝合，使其内面光滑。多用于血管的吻合和腹膜的缝合，以减少血管内血栓形成和腹膜与腹腔内容物粘连。

手工缝合方法很多，不论采用何种，均应注意下列事项。

(1)应按组织的解剖层次分层进行缝合，缝合的组织间要求对位正，不夹有其他组织，少留残腔。

(2)结扎缝线的松紧度要适当，以切口的边缘紧密相接为宜，过紧影响血液循环，过松则使组织对合不良，影响愈合。

(3)缝合时针间距离以不发生裂隙为宜。例如，皮肤缝合针距通常掌握在 1.0～1.5 cm，进出针与切口边缘的距离以 0.5～1.0 cm 为宜。

(4)对切口边缘对合张力大者，可采用减张缝合。

二、器械缝合法

根据钉书器的原理制成一定形状的器械，将组织钉合或吻合称为器械缝合法。用此法代替手工缝合，可省时省力，且组织对合整齐。但由于手术区的解剖关系和各种器官不同，限制了器械的使用范围。目前常用的缝合器主要用于消化道手术，如管状吻合器、残端闭合器、荷包缝合器等。使用前须详细了解器械的结构、性能和使用方法，才能取得良好效果。

三、拆线

皮肤缝合线需要拆除，因全身不同部位的愈合能力及局部的张力强度不同，所以，拆线的时间也不一样。一般来说，胸、腹、会阴部手术后 7 天拆线；头、面、颈部手术后 5～6 天拆线；四肢、关节部位手术，以及年老体弱、营养状态差或有增加切口局部张力因素存在的患者可在手术后 9～12 天拆线或分期进行拆线。

拆线时先用碘酊、酒精消毒切口，然后用镊子提起线结，用剪刀在线结下靠近皮肤处剪断缝线，随即抽出。这样可使露在皮肤外面的一段线不经皮下组织抽出，可防止皮下组织孔道感染。抽出缝线后，局部再用酒精涂擦一遍，然后用无菌纱布覆盖，切口有明显感染时，可提前拆除部分或全部缝线。

（李德会）

第六节 引 流

引流是指将组织裂隙、体腔和空腔脏器内的液体引离原处和排出体外。广义的引流包括胃肠减压、留置导尿管和胃肠之间的短路吻合等内引流。本节讨论的是手术时放置引流物或导管的引流方法。

一、外科引流的目的

引流的液体可分为感染性和非感染性两大类。感染性液体(脓液)通过引流后,可以达到减轻压力、缓解疼痛、减轻炎症、防止炎症扩散、有利于炎症消退的目的。非感染性液体包括血液、渗出液及组织分泌液等通过引流后,可以达到减轻局部压力、减少液体对周围组织的损害作用、减少合并感染的可能性,有利于伤口愈合等目的。

二、引流的作用机制

(一)被动引流

1.吸附作用

在伤口内放置纱布类引流物,伤口液体借助于纱布毛细管的吸引作用,而被引流出体外。

2.导流作用

在伤口内放置导管状引流物,伤口液体凭借其与大气之间的压力差,通过导管腔被引流出体外。

3.虹吸作用

体内位置较高的腔内液体通过引流管流入位置较低的引流瓶中。此类引流为开放式时,较易有外源性污染,故仅适宜于浅部的伤口。闭式引流需缩小体表引流口,将引流管外端通向封闭的容器,如胸腔引流时,需保持胸腔内一定的负压,故需将引流管连接于水封瓶。

(二)主动引流

将引流管连接于负压器,借负压作用吸出伤口内液体。引流可分为闭合式和半开放式两种,前者吸引力较大,可促使伤口内腔迅速缩小,但引流管内口容易吸附于邻近组织而失去引流作用。半开放式用套管引流,其套管内段有多个开口而外段(留于体表上)有一个小开口。连接减压器后管内的负压有一定的限度,可减少内口被堵塞的机会。套管内管还可注入液体供灌洗之用。半开放式引流主要用于腹腔内。

三、引流物类型

(一)纱布引流条

有干纱布引流条、盐水纱布引流条、凡士林纱布引流条和浸有抗生素引流条。凡士林纱布引流条常用于脓肿切排后堵塞伤口,其作用是压迫止血,防止因伤口壁与敷料的粘连或肉芽长入敷料导致换药时疼痛。盐水纱布引流条和浸有抗生素引流条多用于较浅的感染伤口。

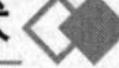

(二)橡胶引流片

由橡胶手套、薄片橡胶裁剪而成。

(三)烟卷引流管

由纱布引流条和橡胶引流片组成，即在纱布引流条外层包裹一层橡胶片，形成类似香烟式的引流条。由于外周柔软、光滑不易压伤周围组织。使用时须将内置端的外周橡胶剪数个小孔，以增加吸附面积，并需先将其浸湿无菌盐水后再置入伤口内。

(四)橡胶引流管

根据制作材料不同分为乳胶管和硅胶管。橡胶引流管有粗细、软硬不同，应根据临床实际情况选择合适的橡胶引流管。橡胶引流管种类很多，除普通橡胶引流管外，还有用于不同组织和器官的特制引流管，如导尿管、气囊导尿管、胆道 T 型管、胃肠引流管、脑室引流管、胸腔引流管等。

四、引流适应证

(一)浅部引流

浅部较小的脓肿切开后，用油纱条引流。较大的脓肿(如乳腺脓肿)切开后宜用软胶管引流，需要时行对口引流。

清洁手术和轻度污染手术的伤口，原则上不留置引流物。如果组织分离创面较大，术后可能渗出较多，则需留置引流以免局部积液影响愈合。如乳腺癌根治术，为了避免皮下积液，缝合切口前在皮下留置胶皮条或软胶管(内段剪去半边成槽形)，且在体表包扎干纱布使皮瓣紧贴胸壁。又如创伤清创术，一般不留引流，如果估计创面渗出较多，则缝合前留置引流；如果处理时间较迟或污染较重，为预防术后感染，在缝合筋膜后留置盐水纱布于皮下，而皮肤与皮下组织作延期缝合。

(二)深部引流

胸腔内、腹腔内等部位手术时留置引流的目的：①排出腔内感染性液体，以减轻炎症和全身毒血症，如脓胸、腹膜炎或腹腔脓肿等；②排出腔内非感染性液体(血液、渗出液、消化液等)，以免积聚后继发感染，如重症急性胰腺炎、癌肿的广泛切除术等；③为促使器官功能恢复，如胸腔手术后的肺叶复张；④为观察手术部位术后有无出血或消化液等漏出，以便及时做必要的处理，如肝叶切除、未经准备的结肠切除吻合术等。

五、引流注意事项

(1)根据疾病的性质、手术中情况，以决定选择何种引流方法及何种引流物。

(2)一般引流物内端应置于伤口底部或接近需要引流的部位，胃肠手术应放在吻合口附近。否则使引流不充分而残留无效腔。

(3)闭合式引流其引流物不从原切口出来，而从切口旁另戳孔引出体表，以免污染整个切口并发感染。

(4)引流物必须固定牢靠，以防引流物滑出切口或掉入体内。一般用缝线将引流物固定于皮肤上。

(5)在缝合组织时注意勿将引流物缝于深部组织中，否则拔引流物时将难以顺利取出。

(6)术后必须维持引流通畅，及时清除引流管内堵塞物。

(7)术后应详细观察引流液的数量、颜色和气味，以判断疾病的转归。

六、引流并发症

（一）出血

多发生于引流术后换药、拔管和并发感染时。常见为渗血或少量出血，但以下情况可引起大出血。施行负压吸引时，引流管与血管壁直接接触，造成血管损伤出血；引流管压迫或长期刺激血管而导致血管破裂出血。

（二）感染

管理不善的引流物可能成为感染的途径，外源性病原体可经引流物侵入体腔导致感染；经引流管局部滥用抗生素可引起体腔内混合感染；引流物固定不当而脱入体腔，可继发体腔内感染。

（三）损伤

引流物长期压迫周围组织，可损伤体腔内血管、神经与脏器。腹腔内的引流管可压迫肠管或胃肠道吻合口，引起肠梗阻、肠穿孔或胃肠道瘘。

1.慢性窦道形成

主要原因为引流管长期放置、引流不畅、反复感染、异物刺激、组织坏死或残留无效腔。

2.引流管滑脱、阻塞和拔管困难

引流管滑脱主要原因为固定不牢固，多在患者活动时脱出。血凝块、结石、稠厚的脓液或导管壁扭曲和折叠可导致引流管阻塞。拔管困难常见原因有留管时间较长、管壁与周围组织粘连或在体腔内手术时不慎将导管与组织缝合在一起。此时，强行拔除可致引流管断裂而残留于体腔。若采用一般措施引流管仍不易拔出，需查明原因后再做进一步处理。

（李德会）

第七节　伤口换药

伤口换药（简称换药）又称敷料交换，是处理伤口和创面的必要措施。合理的换药方法、伤口用药、引流条放置、适当的敷料、恰当的换药间隔时间是保证创口愈合的重要条件，否则不仅达不到治疗目的，反而延误伤口愈合，甚至导致感染。因此，正确的换药是提高外科治疗的关键。此项操作常被临床医护人员疏忽，值得强调其重要性。换药应根据伤口创面的具体情况选择不同的方法。

一、换药前准备

（1）换药室应提早做好室内各种清洁工作，换药前半小时室内不做打扫。

（2）换药前必须初步了解创口部位、类型、大小、深度、创面情况，是否化脓，有无引流物，以便准备适当敷料和用具，避免造成浪费或临时忙乱。

（3）严格执行无菌操作。换药者应戴好口罩、帽子，操作前清洁洗手，对化脓创口换药后须重新洗手，再继续换药。

（4）患者应选择适当体位，避免患者直接观察伤口换药的操作。伤口要充分暴露，换药时，应有足够的照明光线，注意保暖，避免受凉。会阴部及大面积创口宜用屏风隔开或单独在室内

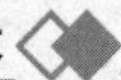

换药。

(5)用物准备:换药碗2只,1只盛无菌敷料,1只盛乙醇棉球、盐水棉球、引流物。镊子2把,一把作清洁创口周围皮肤用,另一把作为创口内换药用。按创口需要加用油纱布、纱布条、引流药、外用药和纱布等。

二、操作要点

(1)一期缝合的伤口,应保持敷料的清洁干燥和固定位置。如果敷料被污染、浸湿或移位,应及时更换。如果临床表现可疑伤口并发感染,更应及时更换,检查有无局部红肿等,必要时提前拆线以利引流。伤口愈合过程正常者,则等待5～7天拆线更换敷料。

(2)薄、中层植皮的供皮区和植皮区、表皮层创伤,经清洁和制止渗血后,可用单层油纱布覆盖,外加吸水性纱布类包扎。4～5天或更迟时间更换敷料,注意避免损伤新生的上皮。

(3)化脓性伤口和创面:①量脓性分泌物时,需用盐水纱条、呋喃西林或氯已定等液的纱布外敷,减少局部脓液存留。此时注意有无来自深部化脓病灶的脓液。②脓液减少而有肉芽组织生长时,视肉芽组织性状选用不同的敷料。肉芽色鲜、颗粒状、触之易渗血,表示其生长较好,可用等渗盐水或油纱条。肉芽色淡、水肿,可用高渗盐水或20%～30%硫酸镁的纱布。肉芽色暗、触之不易渗血、无生长趋势,可能由于局部血液循环不良(如压疮),创面暂用碘仿纱布等,并设法改善局部血液循环。已生长的肉芽发生销蚀现象,多由于某种致病菌(如铜绿假单胞菌)感染所致,应用含抗菌药物的纱条。肉芽生长过盛超出创缘平面,有碍新生上皮向创面中心生长,可用刮匙刮去肉芽或者以硝酸银腐蚀肉芽,敷以盐水纱条或油纱条待其重新愈合。③伤口或创面局部使用抗菌药物,应有针对性。如烧伤创面脓毒症,常用磺胺嘧啶银,主要为了防治铜绿假单胞菌感染。庆大霉素等多种抗生素对铜绿假单胞菌也有效,但体表创面用抗生素时致病菌容易产生耐药性,因此尽可能少用抗生素于感染创面。伤口和创面有较多的一般性脓液时,可用Dakin液(含漂白粉、硼酸、碳酸钠)、依沙吖啶液或氯已定液冲洗,并用药液纱布外敷。若发现有真菌感染,则需用酮康唑等抗真菌药。

(4)中心静脉或深静脉置管(监测、给营养等)时,伤口必须保持清洁无感染,以防致病菌侵入血流。每天更换其敷料,局部行清洁消毒(可用碘伏)后覆盖干纱布。

(李德会)

第二章　普外科常见手术操作

第一节　甲状腺腺瘤切除术

一、适应证

甲状腺腺瘤或囊肿一般都是单发结节，有完整的包膜。它与甲状腺正常组织有明显分界。

甲状腺单发结节需与甲状腺癌相鉴别者，在施行甲状腺手术前应先做细针穿刺细胞学检查，为计划手术方案提供依据。

二、术前准备

一般的甲状腺囊肿不需特殊的术前准备。大型腺瘤患者术前 1 周可应用复方碘溶液。术前 2 周应停止吸烟。

三、麻醉与体位

局部浸润麻醉。

颈部的感觉神经主要来自第 1～4 颈神经。这些神经均与交感神经系沟通。经胸锁乳突肌的后缘中点有颈浅神经丛穿行向前，在此处做筋膜下和皮下封闭，可达到颈部麻醉的目的。

手术台头端抬高约呈 15°斜坡，将薄枕放于肩下，使头部伸直。适当地调整枕头以充分地显露颈部，而又不致使颈肌紧张(图 2-1)。

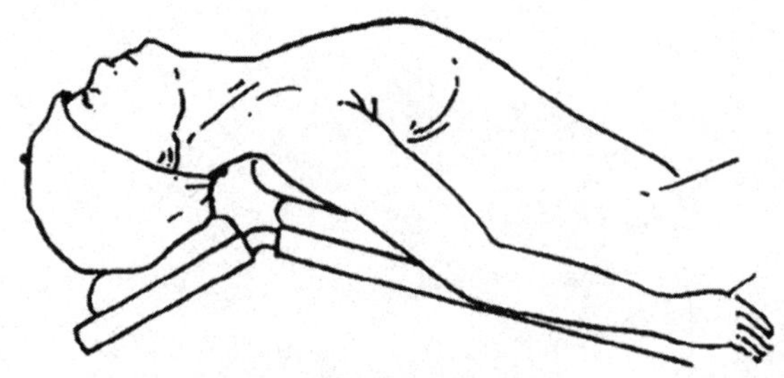

图 2-1　甲状腺腺瘤切除术的体位

四、手术步骤

(1)局部麻醉后，取胸骨颈静脉切迹上 2 横指相应的皮肤皱纹处做切口可减轻术后的瘢痕(图 2-2)。

(2)切口的长度应以能获得最佳显露为原则。位于峡部，体积较小的腺瘤可取 2～3 cm 的小切口，位于甲状腺侧叶的肿瘤手术切口不宜过小。切开皮肤、皮下组织、颈阔肌，结扎、切断颈前静脉，游离上下皮瓣使位于上极或下极的肿瘤能在直视下切除。纵行切开颈白线(图 2-3)。

(3)钝性分离颈前肌与甲状腺包膜间隙后，将一侧肌肉牵开即可显露肿瘤。肿瘤较大时，应横断部分或一侧舌骨下肌群方能满意地显露一侧腺叶(图 2-4)。

(4)甲状腺浅表的囊肿在充分显露后常可用手指将其剥出(图 2-5)。

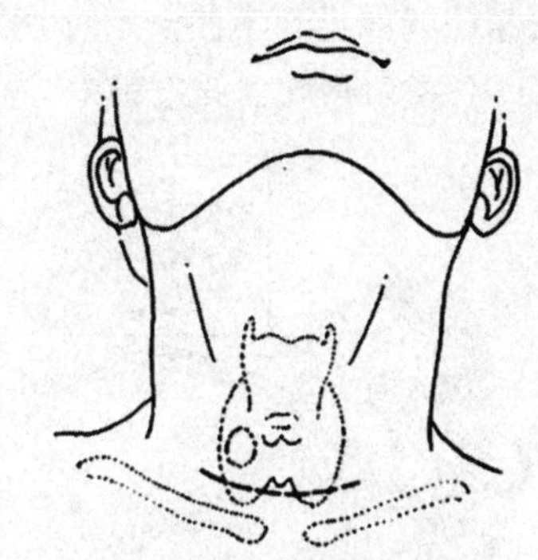

图 2-2　胸骨颈静脉切迹上 2 横指皮肤皱纹处做切口

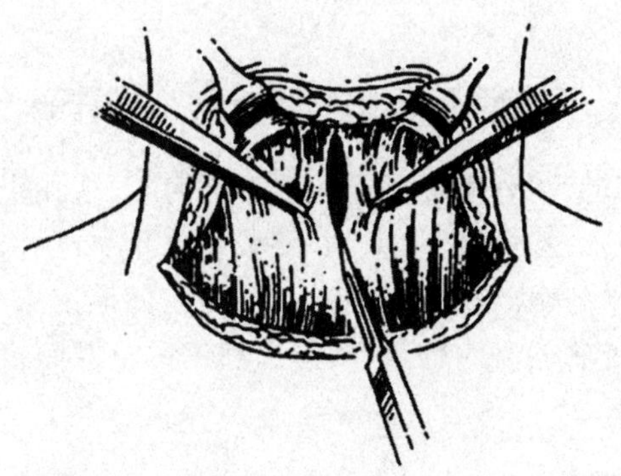

图 2-3　纵行切开颈白线

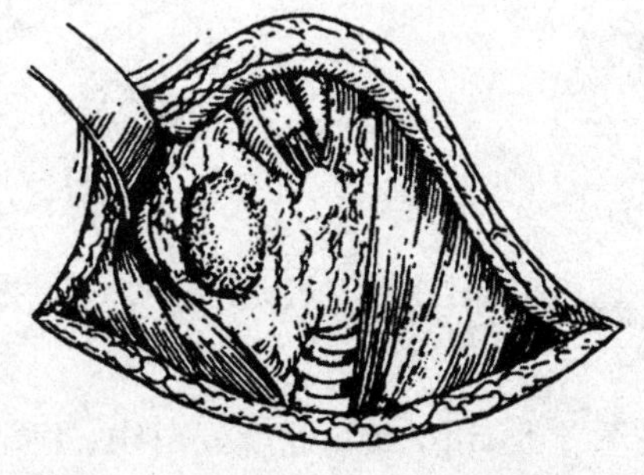

图 2-4　分离颈前肌与甲状腺包膜间隙，牵开一侧肌肉，显露肿瘤

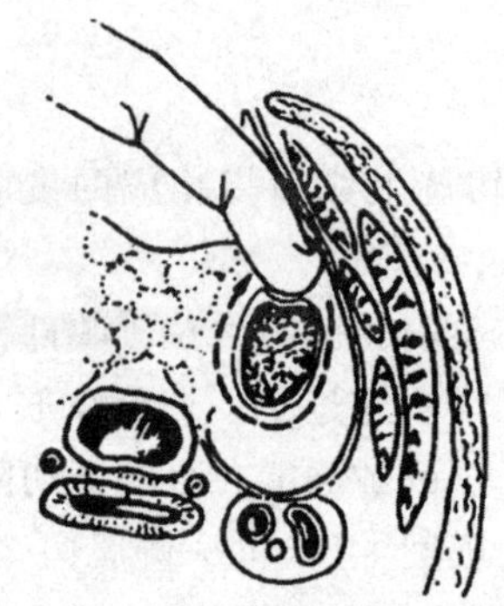

图 2-5　甲状腺浅表囊肿可用手指剥出

(5)甲状腺实质内的肿瘤与正常组织间的界面不甚清楚时，用小弯血管钳夹住肿瘤周围的甲状腺血管，切开肿瘤包膜，由浅入深地分离，在切除肿瘤的过程中，先钳夹再切断，出血较少(图 2-6)。

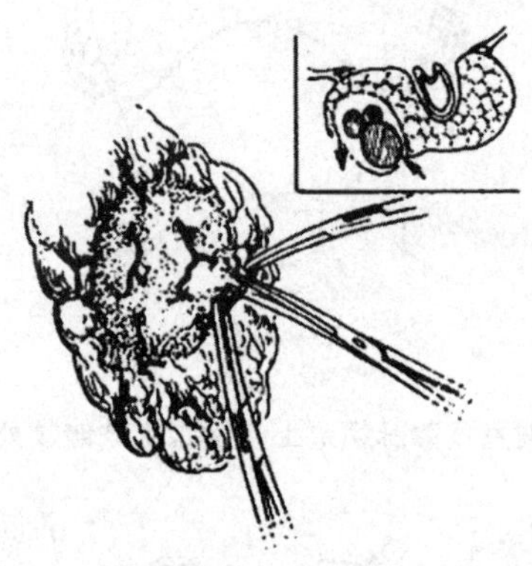

图 2-6　甲状腺实质内的肿瘤，先钳夹再切断

(6)分离到达腺瘤基底部后，用弯血管钳夹住蒂部后切断，结扎止血，将甲状腺瘤连同周围一层腺组织完整切除(图 2-7)。

(7)仔细止血后，清除手术野中的积血，残留组织碎片，间断缝合甲状腺的残腔，若残腔较大可用细不吸收线在包膜层面处将创缘内翻缝合，使局部不留粗糙面也避免有残腔(图 2-8)。

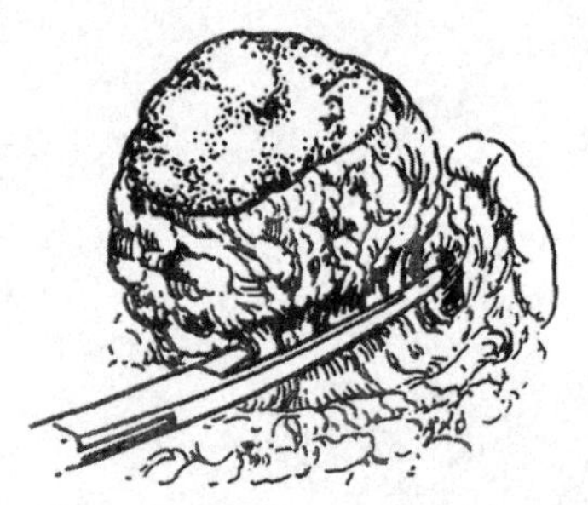

图 2-7　将甲状腺瘤连同周围一层腺组织完整切除

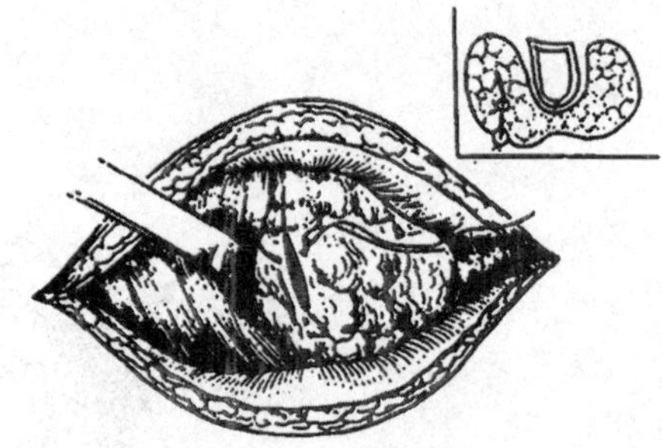

图 2-8　缝合甲状腺的残腔

(8)用不吸收线缝合横断的颈前肌，用 2-0 线缝合颈白线、颈阔肌(图 2-9)。

(9)缝合皮下组织及皮肤切口，颈部组织较松弛，血运丰富，术后创口常有渗液，一般应放置引流物(图 2-10)。

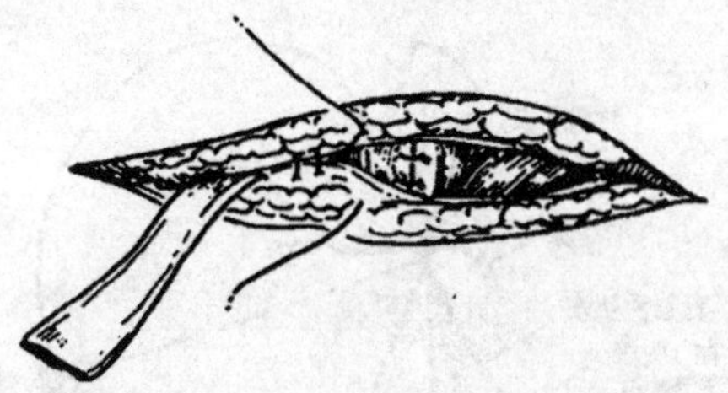

图 2-9　缝合颈前肌、颈白线和颈阔肌

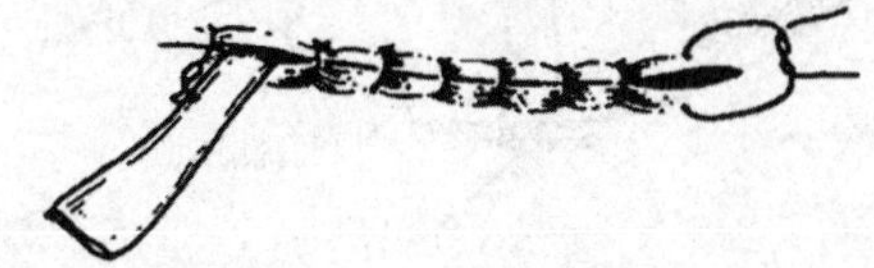

图 2-10　缝合皮下组织及皮肤切口，放置引流物

五、术后处理

术后 24～48 小时将引流条去除。4～5 天拆线。

甲状腺腺瘤切除后应立即送病理切片检查。有条件的医院应做快速切片检查，如发现有癌性病变，应按甲状腺癌的外科治疗原则，做一期手术处理。

（曹　明）

第二节　胃部分切除术

胃部分切除术包括胃窦部切除术、半胃切除术等。胃窦部切除术是沿胃小弯幽门切迹以上 2～3 cm 处至大弯的垂线，切除约 30%的胃远段。半胃切除术是从胃小弯侧胃左动脉第 2 分支起始处以下至胃大弯侧胃网膜左、右动脉交界处，切除 50%的胃远段。胃次全切除术是从胃小弯侧胃左动脉第 2 分支起始处以下至大弯侧脾下极平面（切断胃网膜左动脉远端 2～3 支分支，通常切除 70%～75%的胃远段）（图 2-11）。

食管升支胃左动脉第 2 分支胃左动脉窦腺舌状窦幽门切迹胃次全切除胃网膜上动脉半胃切除胃网膜右动脉胃窦切除

胃部分切除术后，胃肠道重建及吻合的术式很多，归纳起来不外为毕Ⅰ式、毕Ⅱ式及这两种术式的各种改良方法（图 2-12、图 2-13）。毕Ⅰ式是将胃与十二指肠直接吻合，多用于胃溃疡行胃部分切断术或十二指肠溃疡行迷走神经切断术加胃部分切除后（胃窦部切除术或半胃切除术）；毕Ⅱ式是将胃与空肠吻合，多用于十二指肠溃疡行胃次全切除后。

手术方式可分为两大类，即胃次全切除术和胃部分切除术，胃引流术加迷走神经干切断术或附加胃迷走神经切断术以及高选择性迷走神经切断术。胃次全切除术至今仍为国内外普遍公认的治疗溃疡病的基本手术，这种手术的术式虽然也有很多演变，但基本术式仍以毕Ⅰ、Ⅱ式为基础。在临床应用时，既要重视溃疡病外科治疗的理论依据，也要结合本单位和术者个人经验及患者的具体情况加以选择。

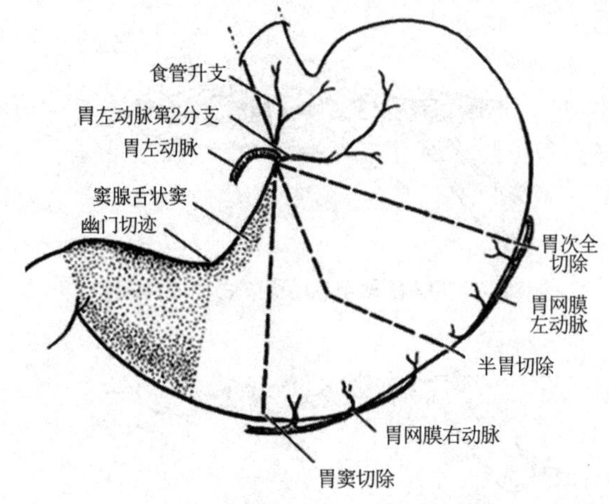

图 2-11　各种胃部分切除术的范围

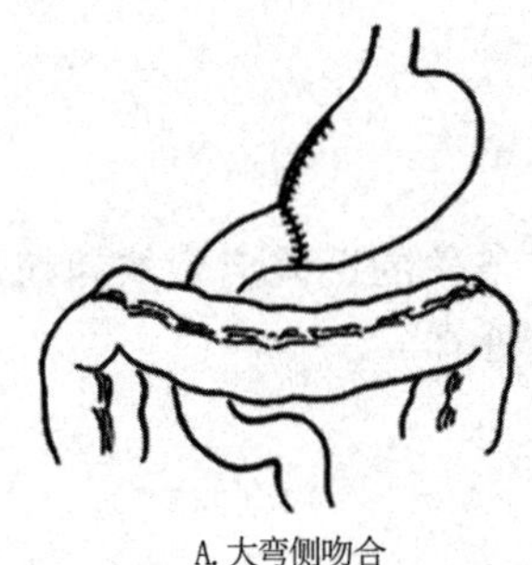

A. 大弯侧吻合

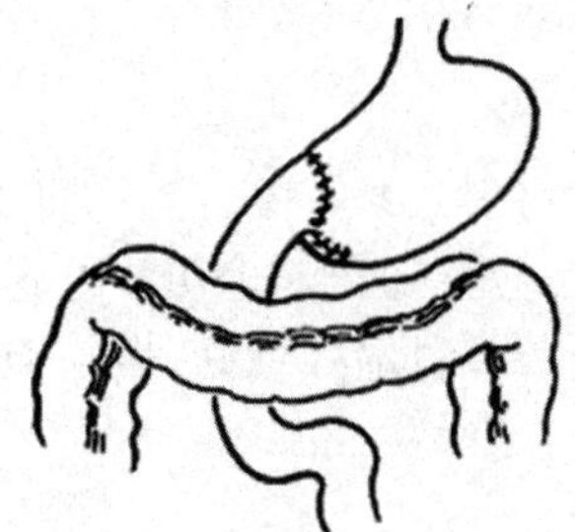

B. 小弯侧吻合

图 2-12　毕Ⅰ式

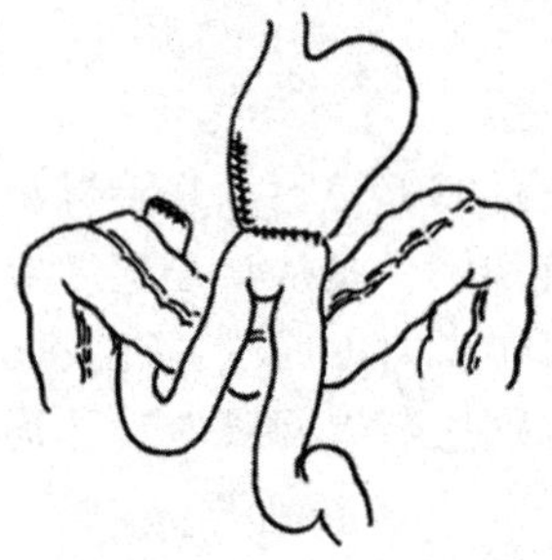

A. 结肠前近端对小弯半口

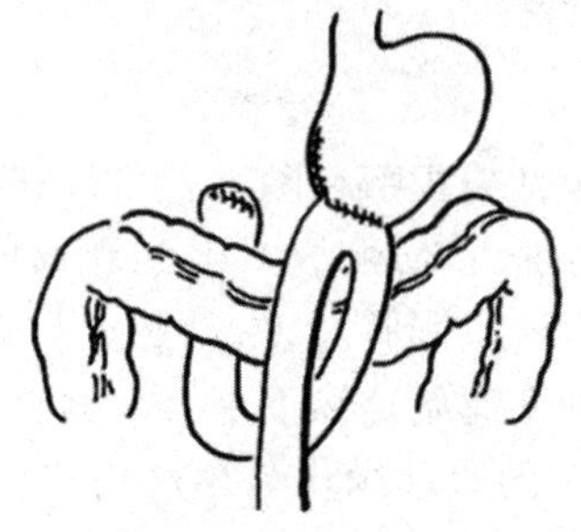

B. 结肠前近端对大弯半口

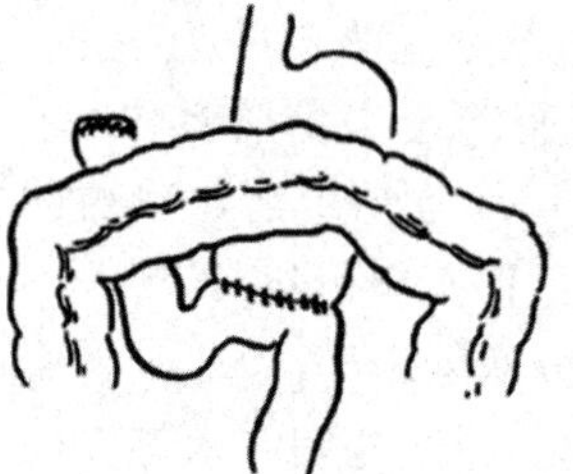

C. 结肠后近端对小弯全口

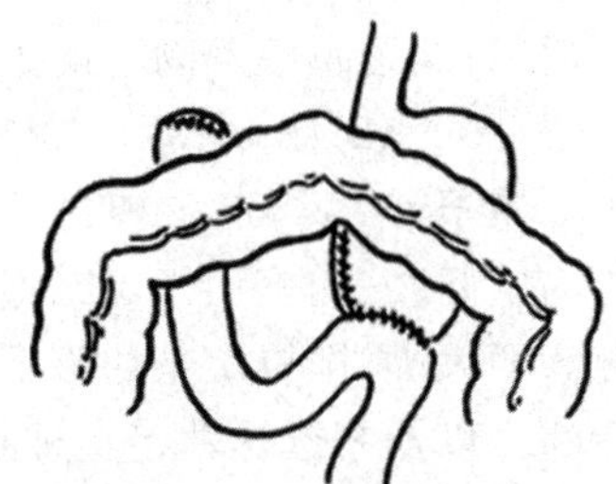

D. 结肠后近端对小弯半口

图 2-13　毕Ⅱ式

本节介绍的胃次全切除术的基本操作步骤，对患者术后近期和远期疗效均较满意，基本可以达到溃疡病手术的下列要求：①解除溃疡及其并发症的症状；②切除溃疡病灶或促进溃疡愈合；③由于减少了胃液的分泌，增加了对胃酸的中和作用和缩短了食物在胃内停留的时间，这就为促进不能清除的溃疡病灶的愈合和预防溃疡的复发，提供了有利条件。

一、适应证

胃十二指肠溃疡大多可以经中西医非手术疗法治愈，仅在发生以下各种情况时，才考虑手术治疗。

(1)溃疡病大量或反复出血经保守及内镜治疗情况不佳。

(2)瘢痕性幽门梗阻者。

(3)急性穿孔，不适于非手术治疗，一般情况又能耐受胃切除术者。

(4)胃溃疡并有恶性变者。

(5)顽固性溃疡，经内科合理治疗无效者。

二、术前准备

(1)无幽门梗阻时，术前1天改为流质饮食；有轻度幽门梗阻时，术前2～3天即改为流质饮食，术前1天中午以后开始禁食；严重幽门梗阻时，术前2～3天即应禁食，但可饮少量水。

(2)严重的幽门梗阻，胃内容物有潴留者，术前2～3天，放置胃管吸尽胃内潴留物，每晚应以温生理盐水洗胃。

(3)幽门梗阻呕吐频繁者，应检查血钠、钾、氯及二氧化碳结合力。如不正常，应先纠正。

(4)术前禁食患者，应静脉输液供给能量，纠正脱水和电解质平衡失调。

(5)术前1天晚用肥皂水灌肠。

(6)术晨下胃管，抽空胃液后留置胃内。

三、麻醉

硬膜外麻醉或全麻。

四、手术术式

(一)胃次全切除胃十二指肠吻合术(毕Ⅰ式)

1.手术步骤

(1)体位：仰卧位。

(2)切口：上腹正中切口、左上经腹直肌或左正中旁切口，长12～14 cm。

(3)探查腹腔：剖开腹壁，探查证实诊断，适合作胃部分切除术者，即可分离胃部。

(4)分离胃大弯：助手把胃提起，在胃大弯中部胃网膜血管弓下缘的胃结肠韧带上，选择无血管区(这里胃结肠韧带与横结肠系膜之间一般无粘连)，用止血钳把胃结肠韧带先分开一个洞，伸入手指提起胃结肠韧带，然后沿大弯侧胃网膜血管弓下缘，向左侧分次将韧带在两把钳夹的止血钳之间切断，并用丝线结扎。分离至胃网膜左、右动脉交界处后(如半胃切除术，分离至此即可)，再紧贴胃壁继续进行分离，直至切断胃网膜左动脉2～3支分支为止。切断的血管用丝线作双重结扎。再反向沿胃大弯向右分离。在大弯下缘的右侧，胃结肠韧带和胃后壁与横结肠系膜和胰头部包膜是经常紧贴或粘在一起的，不宜像左侧那样大块钳夹切断，应先剪开胃结肠韧带前层，伸入手指或小纱布球，将胃结肠韧带前层与后层钝性分开。注意识别和保护结肠中动脉，将它与后层一起向后推开。在幽门附近，应紧贴胃壁分离出胃网膜右血管近段，加以切断、结扎（近侧残端应双重结扎或加缝扎）。然后，继续紧贴胃十二指肠下缘分离，达幽门下 1 cm，切断来自胰十二指肠上动脉的小分支。

(5)分离胃小弯：在胃小弯选择小网膜（肝胃韧带）无血管区，先穿一洞，于幽门上缘分离胃右动脉，加以切断、结扎。继续沿小弯向左分离小网膜，在胃左动脉第 2 分支以远切断胃左动脉，并作结扎加缝扎。

(6)切断十二指肠：胃大、小弯网膜的分离必须超过幽门以远 1 cm。在幽门近、远侧并排夹两把十二指肠钳，用纱布垫在幽门后以免污染。在两钳之间切断十二指肠。十二指肠残端暂不处理，用纱布包盖，待胃切断后再进行吻合。也可在结扎处理胃右动脉之后先切断十二指肠，用纱布保护十二指肠残端，再把胃残端向上方翻起，分离胃左动脉，在第 2 分支以远切断后结扎加缝扎。

(7)切除胃体：在胃体拟定切线以远 2 cm 处夹一把胃钳（Payr），再在胃钳近端的大弯侧，用一把十二指肠钳呈水平位夹住胃体宽度的一半，在十二指肠钳远端 0.5 cm 处与钳平行切断大弯侧胃体。为了彻底切除窦部及小弯侧舌状突出，小弯侧切口应斜向贲门部。在胃左动脉第 2 分支以远夹一把大弯钳，沿钳远端切断，将胃远段切除。

(8)缝合胃小弯断端：为了避免吻合口过大，无论毕Ⅰ、Ⅱ式，都可采用闭合胃小弯侧一半切口的方法。先用 1 号肠线由切口下端环绕弯钳缝一排全层连续缝合 4～5 针；然后抽掉弯钳，拉紧肠线两端。为了使止血可靠，再把上端肠线返回缝合，从贲门端向下，对准第 1 排缝线间隙缝第2 排连续缝合，在切口下端会合后，将肠线两头打结。然后，将两侧浆肌层进行间断缝合加固，并包埋残端粗糙面。

(9)胃十二指肠吻合：把胃和十二指肠两残端的 2 把钳合拢。如有张力，可沿十二指肠外缘切开后腹膜，分离十二指肠；也可把胃残端后壁与胰腺前的后腹膜缝合数针加以固定。如无张力，可直接做胃十二指肠吻合。先将后壁浆肌层进行间断缝合，两端各留一根线头牵引，然后切除钳夹过的胃和十二指肠残留边缘。十二指肠残端血运不丰富，切除后多不需止血处理。胃残端则血运丰富，应先在钳上缘依次剪开胃前后壁浆肌层，把黏膜下层血管缝扎，然后切掉胃残端钳夹部位。用 1-0 肠线将吻合口进行全层锁边缝合，并用同一根肠线绕至前壁行全层连续内翻褥式缝合。为了避免吻合口缩小，也可用中号丝线行前壁全层间断内翻缝合，再将前壁浆肌层用丝线间断缝合。最后，在吻合口上角加一小荷包缝合加固。

2.术中注意事项

(1)如胃十二指肠溃疡病史较久，或系穿透性溃疡，小网膜腔右侧粘连严重而闭锁，宜先剪开胃结肠韧带前层，用手指靠胃大弯推压，分离粘连，把横结肠系膜及其中的结肠中动脉向后下方推开，再紧靠胃大弯向幽门下分离。只有看清结肠中动脉后，才能将胃网膜右动脉根部切断，并用丝线缝扎。

(2)术后近期吻合口出血，多来自胃肠吻合口胃的一侧，也可因小弯侧一半胃壁的肠线缝合针距太大和收得不紧而出血。缝合小弯侧时，除针距不要超过 0.8 cm 并尽量收紧肠线外，还应用肠线加作第 2 排全层连续缝合，每针穿过第 1 排连续缝合的两针间的中点，边缝边拉紧。大弯侧胃吻合口前、后壁，则应作黏膜下血管缝扎。

(3)毕Ⅰ式吻合,必须注意避免吻合口有张力。十二指肠活动度小,对术前伴有幽门梗阻的患者,在吻合时可能不感觉有张力,但术后梗阻解除,胃壁恢复张力后,吻合口两端的胃肠壁收缩牵扯,即可影响吻合口愈合,或导致吻合口狭窄。因此,进行毕Ⅰ式吻合时,最好把十二指肠外侧的后腹膜切开,使十二指肠和胰头松解左移,同时吻合口后浆肌层缝线应穿过胰腺前后的腹膜,以防胃肠端回缩。

(4)估计吻合口欠大时,可先将十二指肠断端切开一小段(1~1.5 cm)再作吻合,即可扩大吻合口(图 2-14)。

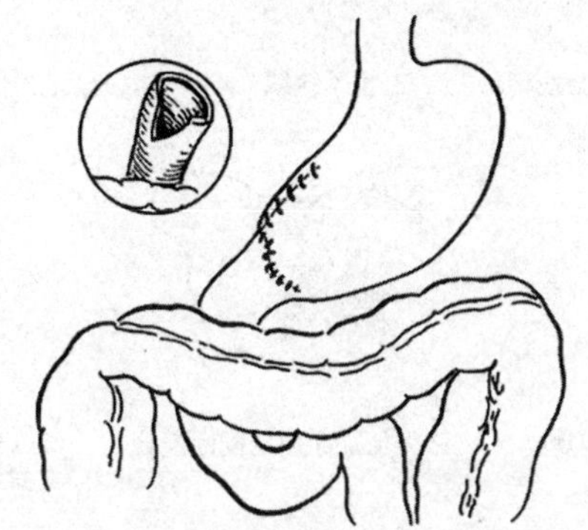

图 2-14 扩大吻合口胃十二指肠吻合术

3.术后处理

(1)术后平卧,麻醉清醒后改为半坐位。

(2)保持胃肠减压管通畅,并观察抽出液的颜色和引流量。在最初的 12 小时内,需注意有无新鲜血吸出;如 12 小时内引流量超过 500 mL,说明有吻合口出血或渗血的可能,应给予止血药物,并做好手术止血准备,必要时进行手术。如 24 小时内抽出液颜色逐渐变浅、变黄,引流量不超过 1 000 mL,患者无腹胀感觉,说明胃内液体已通过,向下运行,可于 48 小时后拔除胃管。拔管前,先由胃管注入一剂理气攻下的中药或液状石蜡,以促进胃肠功能早期恢复。

(3)在胃肠减压、禁食期间,应适量输液以补充营养及维持水、电解质平衡。

(4)拔除胃管后,即可开始少量多次口服液体;术后 3~5 天进流质饮食;6~7 天后进半流质饮食;10 天后可进软食;2 周出院后仍按多次少量原则酌情调节饮食。

(5)术后鼓励患者咳嗽,并帮助患者咳痰。拔除胃管后即可下床活动。

(二)胃次全切除结肠前半口水平位胃空肠吻合术(毕Ⅱ式)

1.手术步骤

手术步骤如图 2-15。

(1)体位、切口、切除胃体:同胃次全切除胃十二指肠吻合术。

(2)缝闭十二指肠残端:切断十二指肠后,首先处理十二指肠残端。用 0 号肠线环绕止血钳作连续缝合后,抽掉止血钳,拉紧缝线两端,暂不要打结和剪断,继续用同一缝线的两端分别在上、下角作一半荷包缝合,包埋两角,然后向中间做浆肌层连续内翻褥式缝合。两线头在中间会合后打结。最后进行一排浆肌层间断缝合。

(3)选择空肠上段及关闭系膜间隙:第一助手提起横结肠,将其系膜扩展拉紧,术者用第 2、3 指沿横结肠系膜滑到其根部,找到第 1 腰椎体左侧下方的十二指肠悬韧带,证实确是空肠起始部后,由此往下选择一段空肠,在距十二指肠悬韧带 15 cm 和 25 cm 的两点处各缝一牵引线作为标志，备胃肠吻合时用。如果施行结肠前胃空肠吻合，需先将横结肠系膜与选定备用的空肠段系膜间隙用 1-0 号丝线间断缝合 3～5 针闭合，以防止术后小肠通过，形成内疝。当空肠起始段部位正常时，多需采用空肠近端对胃大弯的吻合，才能关闭系膜间隙。

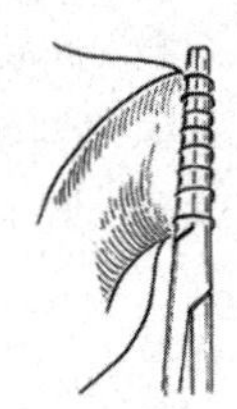

A. 绕钳连续全层缝合十二指肠残端

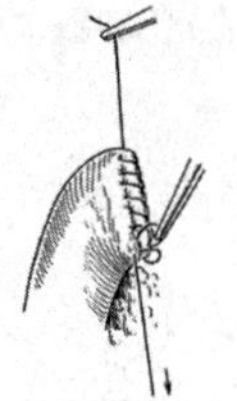

B. 拉紧缝线

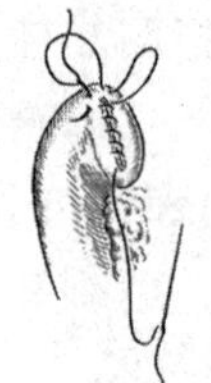

C. 上角作半荷包浆肌层缝合包埋

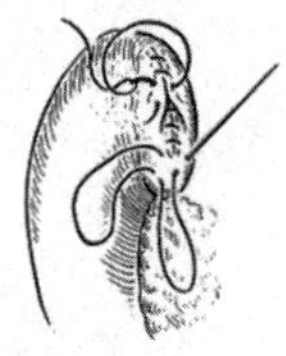

D. 下角作半荷包浆肌层缝合包埋

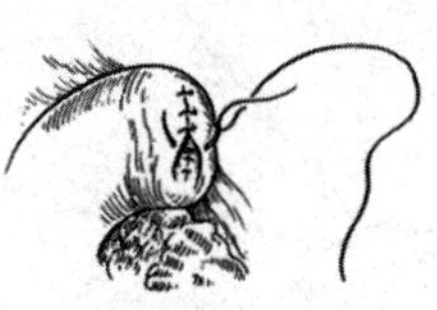

E. 外层加浆肌层间断缝合

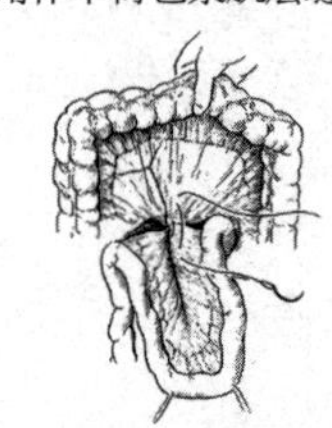

F. 选定吻合用空肠段，闭合横结肠、空肠系膜间隙

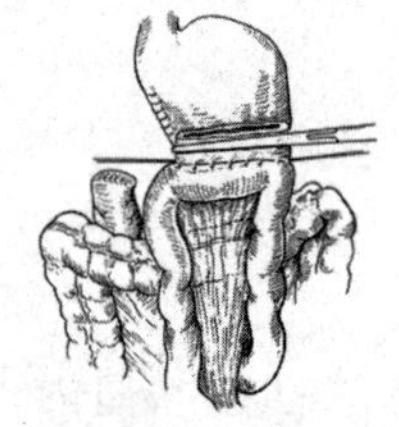

G. 结肠前近端对大弯上提空肠，与胃残端后壁作浆肌层缝合（外层）

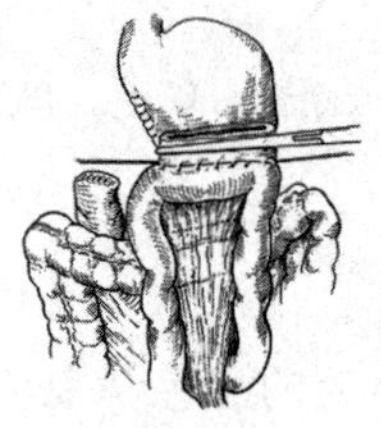

H. 切开胃后浆肌层，缝扎黏膜下血管

I. 缝扎胃前壁血管

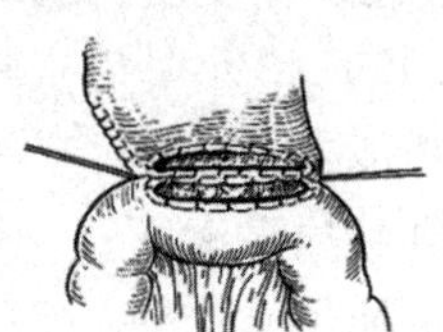

J. 缝扎空肠管血管后切开胃和空肠，切除胃残端，吸尽胃、肠内容物

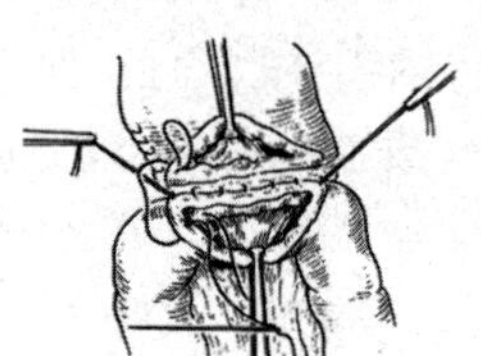

K. 全层缝合吻合口后壁小弯侧角

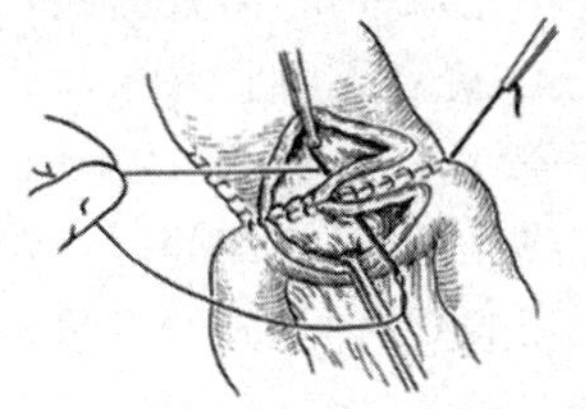

L. 锁边缝合吻合口后壁（内层）

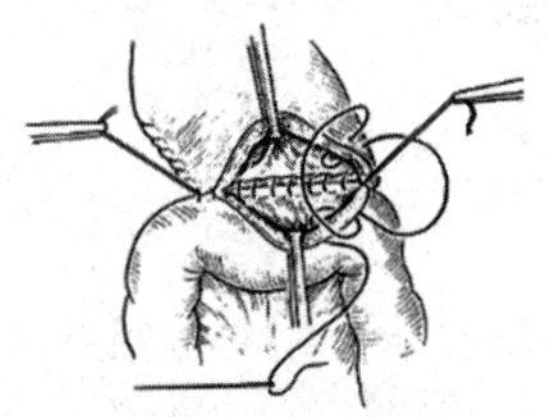

M. 全层连续内翻褥式缝合吻合口后壁（内层）

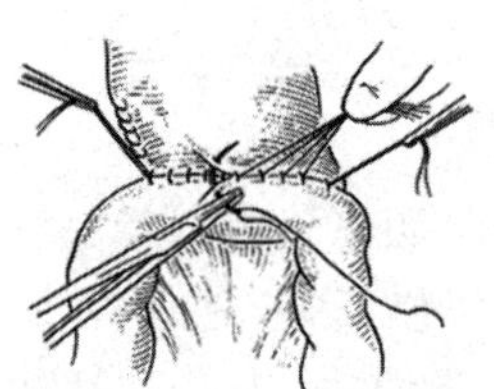

N. 浆肌层间断缝合前壁

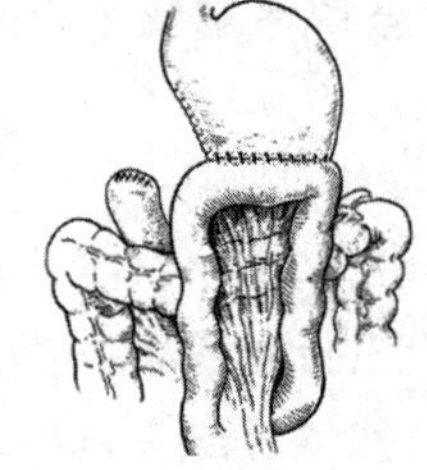

O. 完成吻合

图 2-15　胃次全切除结肠前半口水平位胃空肠吻合术（毕Ⅱ式）

(4)缝合吻合口后壁外层：将预先选定的空肠段绕过横结肠前面上提，靠拢胃残端，准备吻合。向上方翻卷胃残端直钳，显露后壁，将钳近端 0.5 cm 处胃壁与空肠壁做一排浆肌层间断缝

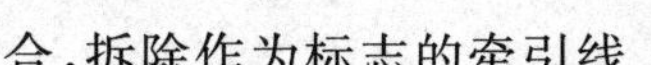

合，拆除作为标志的牵引线。

(5)切开胃壁与空肠壁：在距浆肌层缝合（后壁外层缝合）的两侧各 0.5 cm 处，先切开胃后壁浆肌层，缝扎胃壁黏膜下血管的近侧端。每针都要对准血管旁边，从黏膜下层穿入，跨过血管，在胃近端浆肌层边缘穿出。这样贯穿一点浆肌层组织，可以在剪除钳夹过的残端后，避免黏膜层过多的外翻。按同法缝扎胃前壁黏膜下血管。然后，切开空肠浆肌层，于切缘的两侧分别缝扎黏膜下血管。最后，剪除钳夹过的胃壁残缘，并剪开空肠黏膜，吸尽胃、空肠内容物。

(6)完成胃空肠吻合：用 0 号和 1 号肠线先从胃小弯侧角开始，由肠腔进针，穿过胃、肠两后壁全层至胃腔，再返回从胃腔进针到空肠肠腔，在腔内打结固定，线头暂不剪去。用同一肠线在胃空肠吻合口后壁进行全层锁边缝合，边距 0.5 cm，针距 0.8 cm，直达胃大弯侧角，并使胃大弯侧角内翻。再由大弯侧角绕到吻合口前壁，将前壁全层连续内翻褥式缝合至小弯侧角，与保留的肠线线头打结。最后，用丝线在前壁加作浆肌层间断缝合。至此，胃次全切除结肠前胃空肠吻合术即告完成。检查吻合口通畅，腹腔内无出血和遗留物后，逐层缝合腹壁切口。

2.术中注意事项

(1)如果十二指肠溃疡有广泛的瘢痕粘连，切除有困难，或估计在十二指肠切断后残端内翻缝合有困难时，不要勉强切除溃疡，可用十二指肠旷置术来处理。此术保留一部分窦部胃壁，借以妥善地缝合十二指肠残端，但窦部黏膜需要完全剥除，以免溃疡复发。如溃疡虽已勉强切除，但十二指肠残端缝合不够满意，可于残端处插一导管造瘘减压较为安全。待残端愈合，无破漏现象（一般需观察 10 天）后，再拔除导管。

十二指肠溃疡旷置术的操作步骤如下（图 2-16）：将幽门部大小弯网膜分离至幽门近端 3 cm，以保证残端血运，在该处夹一把胃钳，于钳的远端把胃窦前后壁浆肌层进行环形切开，达黏膜下层。用剪刀和纱布球分离浆肌层直达幽门环。在环部从外面将黏膜做一荷包缝合收紧缝线后，在荷包缝合近端切断黏膜。将分离面充分止血后，用丝线做几针浆肌层间断缝合，使两壁创面合拢，包埋黏膜残端，避免积液。最后，再加做一排间断缝合。

(2)进行毕Ⅱ式吻合时，必须看到十二指肠悬韧带，提起空肠起始端证实韧带处肠管是固定的，确定为空肠上段后才能进行吻合，以免把回肠误当空肠进行吻合，造成严重后果。

(3)毕Ⅱ式吻合，无论全口或半口，对排空关系不大。但吻合口必须保持水平位，输入袢和输出袢的两角应成直角，以免影响排空或造成梗阻。

(4)结肠前胃空肠吻合时，结肠系膜与空肠系膜间隙必须常规闭合，避免小肠疝入。

(5)关腹前，将残存于横结肠上的大网膜提起，展放在十二指肠残端，一则可以覆盖保护残端防止渗漏；二则可以防止大网膜与胃空肠吻合口粘连，造成输入或输出袢梗阻。

3.术后处理

同胃次全切除胃十二指肠吻合术。

（三）胃次全切除结肠后胃空肠吻合术（Polya 法）

1.手术步骤

此术是把横结肠系膜在结肠中动脉左侧无血管区剪开一孔，取距十二指肠悬韧带 5～10 cm 处的一段空肠，经横结肠系膜开孔处向上提出，与胃残端全口吻合（小弯侧胃残端不缝合，和大弯侧一起与空肠吻合）。最后将横结肠系膜切口与胃壁缝合固定。缝合方法与“胃次全切除结肠前胃空肠吻合术”相同（图 2-17）。

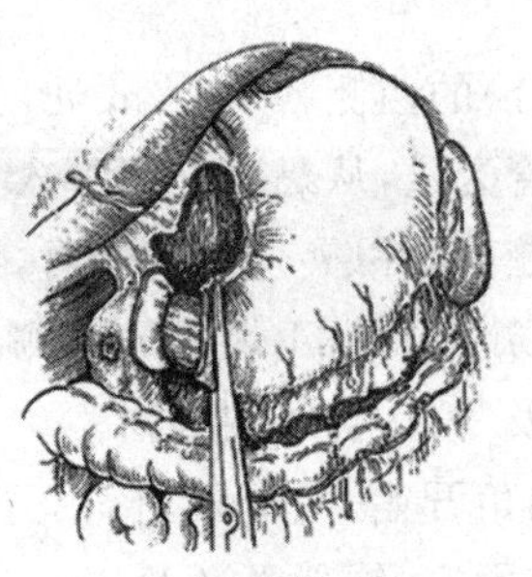

A.环形切开胃窦部浆肌层，分离浆肌层达幽门环

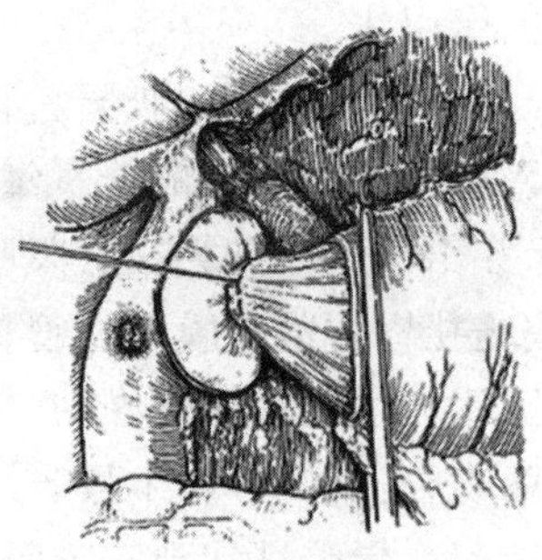

B.荷包缝合黏膜

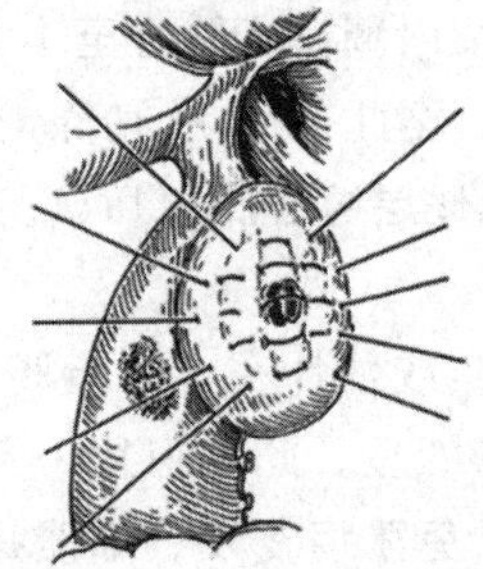

C.切断黏膜，缝合创面

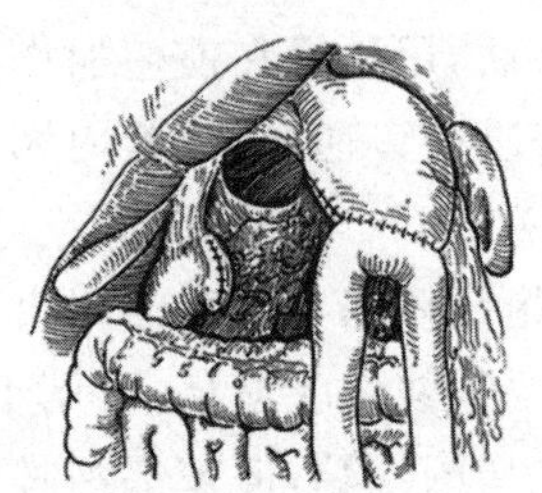

D.外层间断缝合

图 2-16　十二指肠溃疡旷置术

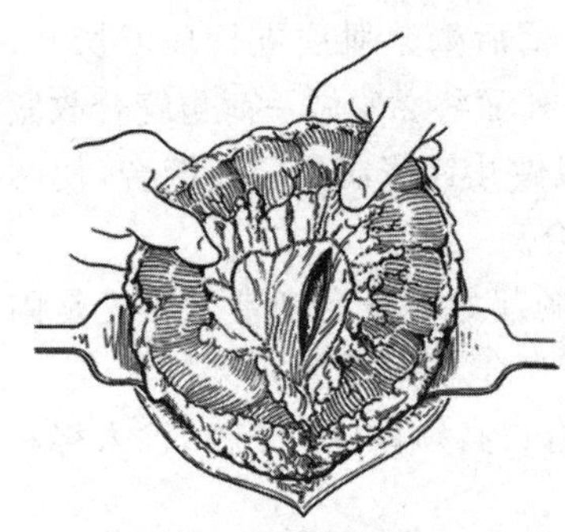

A.横结肠系膜切开孔

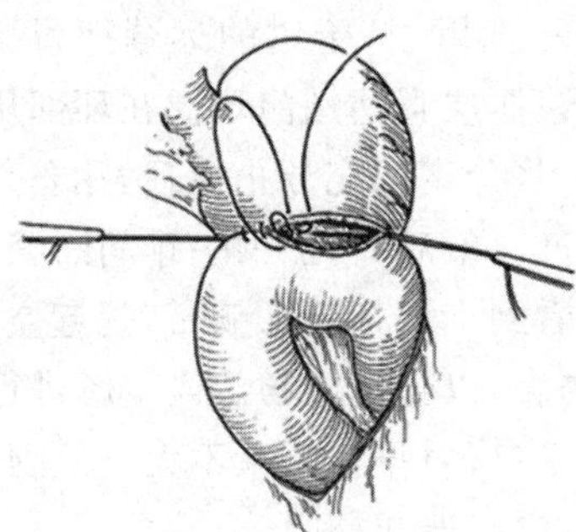

B.结肠后全口胃空肠吻合

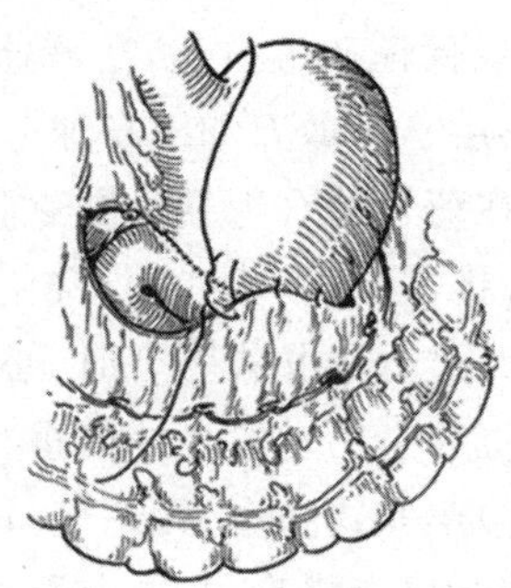

C.缝合横结肠系膜切口

图 2-17　胃次全切除结肠后胃空肠吻合术(Polya)

2.术中注意事项

结肠后胃空肠吻合术可作全口(也可作半口)吻合。吻合时,输入袢应尽量缩短,结肠系膜下不遗留空隙,在距胃-空肠吻合口上 2 cm 胃壁处把横结肠系膜切口缝合在胃壁上,并关闭结肠系膜切口,避免小肠疝入。

3.术后处理

同胃次全切除胃十二指肠吻合术。

(四)腹腔镜胃大部切除术

1.适应证

(1)溃疡病大量或反复出血经保守及内镜治疗无效者。

(2)瘢痕性幽门梗阻者。

(3)急性穿孔,不适于非手术治疗,一般情况又能耐受胃切除术者。

(4)早期胃癌或晚期胃癌姑息性切除。

(5)顽固性溃疡,经内科合理治疗无效者。

2.手术步骤

(1)体位仰卧位,两腿分开平放在脚架上,两臂伸开平放在两侧支架上。头高脚低位,约20°。术者站在患者两腿之间,助手站在患者两侧。

(2)穿刺套管的位置因人而异,取决于患者的体格和所采用的术式。毕Ⅱ式腹腔镜胃切除术一般需要5个穿刺套管。第一个放入腹腔镜的穿刺套管在脐孔处,用开放式技术插入。其他4个都是6～12 mm穿刺套管,分别在腹壁4个象限(图2-18)。

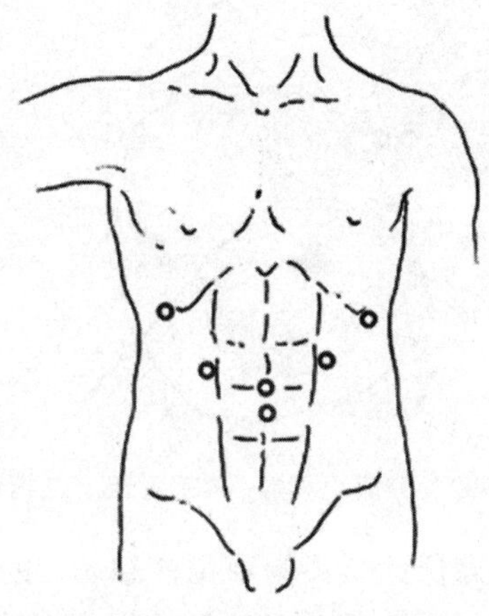

图2-18　腹腔镜下胃切除的穿刺套管位置

(3)探查腹腔并找到溃疡部位,如无法从外表找到溃疡或癌症病灶,可于术前在胃镜下亚甲蓝标记或术中胃镜检查定位。

(4)分离胃大弯从两侧季肋部穿刺套管插入两把抓钳,抓住胃大弯并向前提起,用超声刀游离胃远侧2/3胃大弯,封闭离断5 mm以下血管。较大的血管分支可腔内结扎离断,或施夹器夹闭后切断。注意识别和保护结肠中动脉。然后,继续沿胃十二指肠下缘分离至幽门下1 cm。注意保证此处十二指肠的血运。避免在十二指肠切断线上使用过多钛夹,影响内镜钉合器的切割缝合(图2-19)。

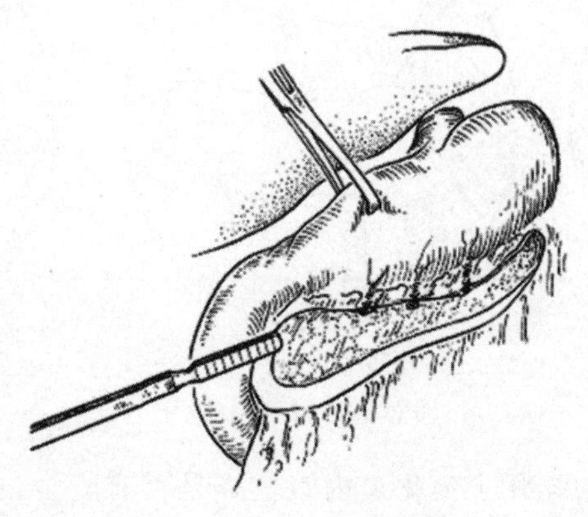

图2-19　分离胃大网膜

（5）分离胃小弯采用游离胃大弯的方法在肝胃之间的无血管区游离胃小弯。于幽门上缘分离胃右动脉，钛夹夹闭后切断。沿小弯侧向左分离小网膜，在胃左动脉第 2 分支以远夹闭或结扎后切断胃左动脉。胃左动脉较粗大，也可以用装有血管钉仓的内镜钉合器切断。

（6）横断十二指肠充分游离十二指肠球部，于幽门以远 1 cm 外用内镜钉合切割器横断十二指肠，用三排钉针封闭断端。

（7）横断胃先在断胃处用电凝钩在胃前壁浅浅地烫出一条切断线。从右下腹穿刺套管插入抓钳，靠近切断线的右侧抓住胃大弯，向下牵拉以便于安放内镜钉合切割器。钉合切割器从左季肋部的穿刺套管伸入腹腔，从胃大弯向胃小弯分次切割钉合，将胃横断（图 2-20）。胃标本切下后装入标本袋中，放在肝右叶上方。

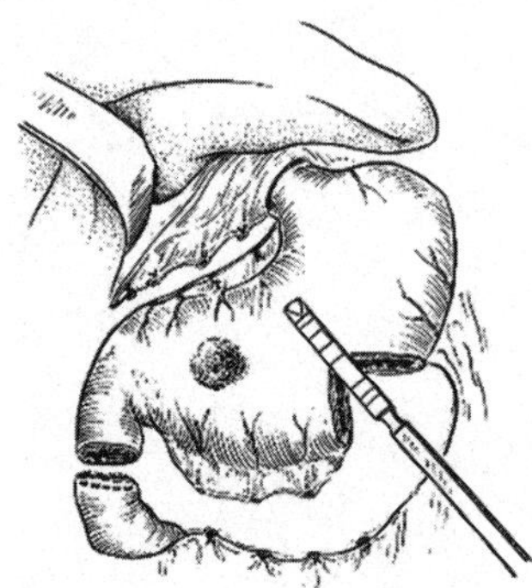

图 2-20　分离小网膜，离断胃及十二指肠

（8）胃空肠吻合患者取头低脚高位。向头侧牵拉横结肠，找到 Treitz 韧带，将 Treitz 韧带以远 15 cm 左右的近端空肠拉到横结肠前，准备行结肠前胃空肠吻合。从右季肋部穿刺套管插入 Babcock 钳将空肠袢提起并靠近残胃，调整肠袢的位置在无张力无扭转的情况下行胃空肠吻合。吻合可以是顺蠕动的（输入袢对胃大弯）。采用逆蠕动式吻合（输入袢对胃小弯）有可能减少吻合口输出袢狭窄。缝合两针将胃和空肠固定在一起，用电剪做两个切口，一个在胃前壁小弯侧近切缘处，另一个在空肠对系膜处。钉合器从右季肋部穿刺套管进入腹腔，从小弯侧向大弯侧将两个钉合爪经两个小切口分别插入胃和空肠内（图，击发钉合切割器。原来胃和空肠的两个切口变为一个，再用钉合器横向将其钉合（图 2-21）。

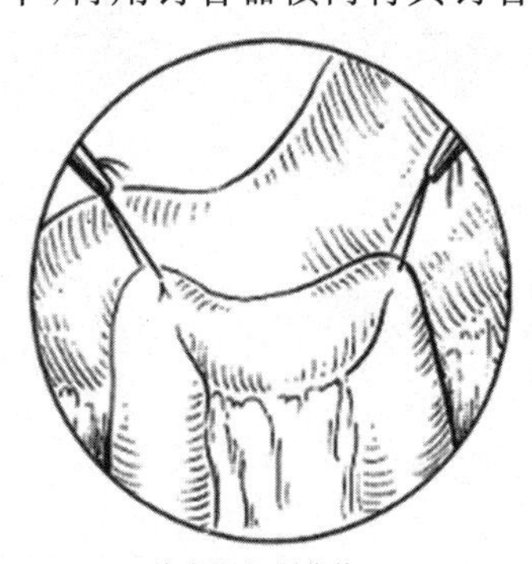

A. 将空肠与胃靠拢

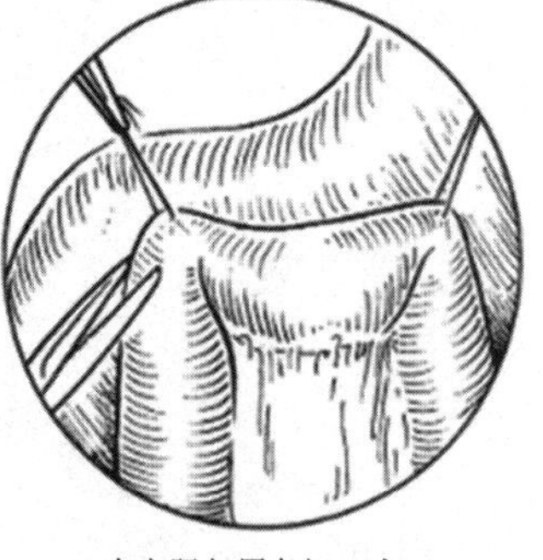

B. 在空肠与胃各切一小口

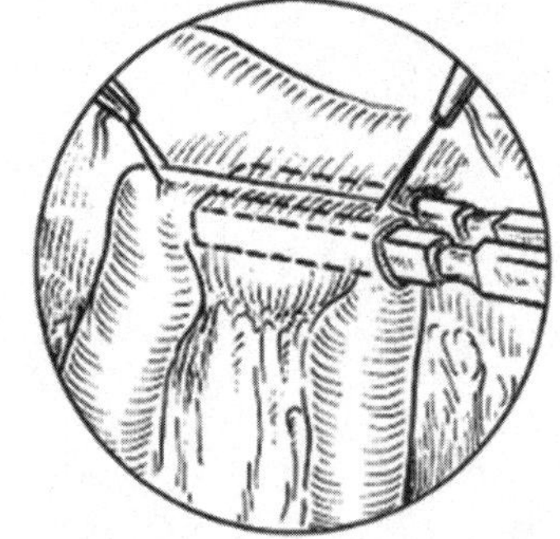

C. 将直线闭合器置入胃、空肠腔内吻合

图 2-21　胃空肠吻合

（9）检查吻合口吻合完成后，用上消化道内镜检查是否有吻合口漏，并确认吻合口通畅。将吻合口浸在注入的生理盐水中，而后经内镜注气将胃膨胀起来，检查是否有气泡出现，以确定是

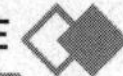

否有吻合口漏。吻合口输入袢和输出袢的通畅性也用内镜检查。

(10)取出标本垂直切开腹壁,将脐部穿刺套管切口扩大。将标本袋的颈部从脐部切口拉出,抓住标本袋内的标本将其拉出或将其剪成片状取出。但是,将标本剪成片状会影响病理医师确认肿瘤的边界。两层缝合关闭所有穿刺套管切口。

(11)腹腔镜辅助的胃切除术胃十二指肠的分离和切断都在腹腔镜下完成,步骤同前。然后,在上腹部准备做吻合的部位切一小口,将肠袢和残胃取出,在腹壁外行胃空肠吻合。吻合可用与剖腹手术相同的手工或吻合器缝合。在手术费用和手术时间上,这种术式具有优越性。

3.术中注意事项

同胃次全切除结肠前半口水平位胃空肠吻合术(毕Ⅱ式)。

4.术后处理

同胃次全切除胃十二指肠吻合术。

(曹　明)

第三章　普外科患者的感染

第一节　局部感染

一、疖

疖是指单个毛囊及其所属皮脂腺的急性化脓性感染。累及周围及皮下组织时可成为疖肿；局限于毛囊或局限于皮脂腺的感染分别称为毛囊炎和皮脂腺炎。多数疖同时出现或反复出现且不易治愈者称为疖病。

(一)病因与病理

疖的致病菌大多数为金黄色葡萄球菌及表皮葡萄球菌。局部皮肤擦伤、不清洁、经常受到摩擦或刺激等可诱发疖,多发生在头面部、颈部、背部、腋窝、腹股沟及会阴等毛囊和皮脂腺丰富的部位。疖病常发生于免疫力较低的小儿、营养不良或糖尿病患者。

(二)临床表现

发病初期,局部出现红、肿、痛的圆形小结节,以后逐渐肿大;数天后结节中央因组织坏死而变软,出现黄白色小脓栓,继而表皮溃破、脓栓脱落、脓液排出而愈。有的疖无脓栓,自溃缓慢。一般无全身症状,但如局部炎症较重或全身抵抗力降低时可引起发冷、发热、头痛、乏力等。

发生于面部,特别是上唇、鼻及鼻唇沟周围(危险三角区)的疖,临床症状较重,被挤压、碰撞后感染易沿内眦静脉和眼静脉进入颅内海绵状静脉窦而引起海绵窦炎,出现颜面部进行性肿胀,同时伴寒战、高热、头痛,甚至昏迷和死亡。

(三)诊断与鉴别诊断

依据临床表现,本病易于诊断,如有发热等全身反应,应做血常规检查;疖病患者还应检查血糖和尿糖,做脓液细菌培养及药敏试验。

本病需与痈、皮脂腺囊肿并发感染、痤疮伴有轻度感染相鉴别。痈的病变范围明显比疖大,可有数个脓栓,除红、肿、疼痛外,全身症状明显。痤疮病变范围小且顶端有点状凝脂。

(四)治疗

以局部治疗为主。早期红肿可用热敷、超短波、红外线等理疗,也可用中药金黄散、玉露散、鱼石脂软膏等促使炎症消退。脓栓出现时在其顶部涂以碳酸或2.5%碘酒,促进其坏死脱落。局部成脓变软、波动感明显时可切开引流。颜面部特别是危险三角区的疖切忌挤压,应注意休息,避免多说话，使用抗生素如青霉素或复方磺胺甲噁唑（复方新诺明）治疗，辅以中药仙方活命饮、普济消毒饮等；糖尿病患者给予口服降糖药物或注射胰岛素做相应治疗。

（五）预防

保持皮肤清洁，防止皮肤损伤，常用金银花、菊花等泡水代茶饮，少食辛辣、甜腻食物。

二、痈

痈是指多个相邻的毛囊及其所属的皮脂腺或汗腺同时或先后发生的急性化脓性感染。好发于皮肤厚韧的颈项、背部。

（一）病因与病理

痈的致病菌多为金黄色葡萄球菌，常因摩擦、压迫等招致感染。感染常先从一个毛囊底部开始，沿阻力较小的皮下组织蔓延，再沿深筋膜向外周扩散，上传入毛囊群而形成多个脓头，形似蜂窝的痈。

（二）临床表现

早期在局部出现大片稍微隆起的紫红色炎症浸润区，质地坚韧，边界不清；随后中央区皮肤坏死，可见多个粟粒状脓栓，破溃后呈蜂窝状；中央组织坏死溶解后可见大量脓液；病灶易向四周及深部组织浸润发展，周围出现浸润性水肿，局部淋巴结肿大、疼痛。

除感染局部有持续性疼痛外，大多数患者有畏寒、发热、食欲缺乏，白细胞计数增高等全身表现。发生于唇部的痈称为唇痈，表现为口唇极度肿胀、张口困难，易引起颅内海绵窦炎，应高度重视。

（三）诊断与鉴别诊断

依据临床表现，本病诊断不难。白细胞计数明显增加，做脓液培养与药敏试验可为选择抗菌药物提供依据。注意患者有无糖尿病、低蛋白血症、心脑血管病等全身性疾病。

（四）治疗

1.局部治疗

初起可用热敷、理疗、药物外敷。成脓后切开引流，切开时行“十”字切口或双“十”字切口，切口线应超出病变边缘少许，以脓液可彻底引流通畅为目的；切开后尽量彻底清除脓液和坏死组织，创口每天换药。创面过大者待肉芽生长良好时可植皮，以缩短愈合时间。

2.全身治疗

注意休息；加强营养支持，补充维生素；静脉使用抗生素；必要时给予镇静止痛剂。糖尿病患者控制血糖。

三、急性蜂窝织炎

急性蜂窝织炎是发生于皮下、筋膜下、肌间隙或深部疏松结缔组织的急性弥漫性化脓性感染。

（一）病因与病理

急性蜂窝织炎致病菌主要是溶血性链球菌，其次是金黄色葡萄球菌，也可为厌氧性细菌。炎症可由皮肤或软组织损伤后感染引起，也可由邻近化脓性感染灶直接扩散或经淋巴、血液传播而发生。其特点是病变不易局限，扩散迅速，与正常组织无明显界限。溶血性链球菌引起的急性蜂窝织炎由于链激酶和透明质酸酶的作用，病变扩展迅速，脓液稀薄、血性，可引起广泛的组织坏死，有时引起脓毒症；金黄色葡萄球菌引起者由于凝固酶的作用，比较容易局限为脓肿，脓液呈乳黄色、稠厚；由厌氧菌引起的急性蜂窝织炎可出现捻发音，常见于被肠道、泌尿道内容物污染的会阴部、腹部伤口，脓液恶臭。

(二)临床表现

临床症状因致病菌种类与毒性不同、感染原因与部位不同、患者情况不同而异。

1.皮下蜂窝织炎

致病菌以溶血性链球菌、金黄色葡萄球菌为多。患者可先有皮肤损伤或手、足等处的化脓性感染；继之患处肿胀疼痛、表皮发红，压之可稍褪色，红肿边缘界限不清楚，邻近病变部位的淋巴结常有肿痛。病变加重时皮肤部分呈褐色，可有水疱或破溃出脓。患者常有畏寒、发热等全身不适；严重时体温增高明显或过低，甚至出现意识改变。

2.产气性蜂窝织炎

致病菌为厌氧性链球菌、拟杆菌和多种肠道杆菌。下腹与会阴部比较多见，常在皮肤受损伤且污染较重的情况下发生。病变主要局限于皮下结缔组织，不侵及肌层。初期表现类似一般性蜂窝织炎，但病变发展快且可触感皮下捻发音，又称捻发音性蜂窝织炎，破溃后脓液恶臭。全身症状重。

3.新生儿皮下坏疽

致病菌多为金黄色葡萄球菌，好发于新生儿易受压的背部或腰骶部。新生儿的皮肤在组织学上发育不成熟，屏障作用和防御能力低，在冬季受压、受潮后容易发病。起病初期以发热、哭闹和拒食为主要表现，局部皮肤发红、质地较硬、稍有肿胀，界限不清，发红皮肤受压后颜色变白；在数小时至1天内病变即可迅速扩展，皮肤变软，中央部分颜色转为暗红，皮肤与皮下组织分离，触诊时有皮肤漂浮感，脓液积聚较多时可有波动感。晚期皮下组织和皮肤广泛坏死而脱落。严重者可并发支气管肺炎、肺脓肿和脓毒症，出现高热、呼吸困难、出血倾向，甚至昏迷。

4.口底、颌下和颈部急性蜂窝织炎

小儿多见。感染起源于口腔或面部，炎症水肿扩展迅速，可发生喉头水肿和气管压迫，病情危急。除口底、颌下和颈部局部肿胀疼痛外，患者可出现高热、吞咽困难、呼吸窘迫甚至窒息。

(三)诊断与鉴别诊断

根据病史、临床表现和体征，诊断多不困难。白细胞计数增多，有浆液性或脓性分泌物时可涂片检查细菌种类，病情较重时可做血或脓液细菌培养加药敏试验。

产气性皮下蜂窝织炎需与气性坏疽鉴别，后者发病前创伤常累及肌肉，病变以坏死性肌炎为主，X线摄片示肌肉间可见气体影。新生儿皮下坏疽初期皮肤质地变硬时应与硬皮病区别，后者皮肤不发红、体温不高。小儿颌下急性蜂窝织炎呼吸急促、不能进食时应与急性咽喉炎区别，后者颌下肿胀轻、口咽内红肿明显。

(四)治疗

1.局部治疗

早期局部治疗与痈相同。一旦脓肿形成，应及时切开引流。口底或颌下急性蜂窝织炎应早期切开减压，以防喉头水肿，引起窒息。产气性皮下蜂窝织炎亦应早期广泛切开引流，切除坏死组织并用3%过氧化氢液冲洗和湿敷伤口。

2.全身治疗

加强营养支持；合理应用抗生素控制感染；必要时做细菌培养加药敏试验，以利于选用敏感、有效的抗生素。

四、丹毒

丹毒是指皮肤或黏膜内网状淋巴管的急性感染，故亦称为网状淋巴管炎。好发于下肢及头面部。

（一）病因与病理

丹毒的致病菌为乙型溶血性链球菌，毒力很强，可从皮肤或黏膜细小伤口入侵皮内的网状淋巴管，并累及皮下组织，感染蔓延迅速，如无其他感染并存，一般不化脓，也很少有组织坏死。下肢丹毒常和足癣、丝虫病有关。

（二）临床表现

一般发病较急，患者多有畏寒、发热、头痛等全身不适症状，白细胞计数增高。局部表现呈片状红斑，颜色鲜红，中间较淡，边缘清楚，略微隆起；手指轻压可使红色消退，放手后红色即恢复；在红肿向周围蔓延时，中央红色逐渐消退、脱屑，变为棕黄色；红肿区有时可发生水疱，局部疼痛呈烧灼样；附近淋巴结常肿大、疼痛。足癣或丝虫感染可引起下肢丹毒反复发作，有时可导致淋巴肿，甚至发展为象皮肿。

（三）治疗

注意休息，抬高患处；局部及周围皮肤用50%硫酸镁溶液湿热敷或者用1%依沙吖啶（雷佛奴尔）湿敷；全身应用抗生素，并在全身和局部症状消失后继续用药3～5天，以免复发；下肢丹毒伴有足癣者应积极治疗足癣，以减少丹毒复发。还应注意隔离，防止交叉感染。

五、急性淋巴管炎和淋巴结炎

急性淋巴管炎是致病菌从破损的皮肤黏膜侵入，或从其他感染灶经组织淋巴间隙进入淋巴管内，引起淋巴管及其周围的炎症。急性淋巴结炎是急性淋巴管炎继续扩散，经淋巴管蔓延到所属区域淋巴结引起的急性化脓性感染。

（一）病因与病理

急性淋巴管炎和淋巴结炎的致病菌多为金黄色葡萄球菌和溶血性链球菌。致病菌从损伤破裂的皮肤黏膜侵入，或从其他感染性病灶如疖、足癣等处侵入，经组织的淋巴间隙进入淋巴管内，引起淋巴管及其周围急性炎症，即急性淋巴管炎。淋巴管炎往往累及所属淋巴结，引起急性淋巴结炎。如头面部、口腔、颈部和肩部的感染可引起颌下及颈部的淋巴结炎，上肢、乳腺、胸壁、背部和脐以上腹壁的感染可引起腋部淋巴结炎。

（二）临床表现

急性淋巴管炎分为网状淋巴管炎和管状淋巴管炎。丹毒即为网状淋巴管炎。管状淋巴管炎常见于四肢，以下肢为多，常继发于足癣感染。

管状淋巴管炎可分为深、浅两种。浅层淋巴管受累时常在伤口近侧出现一条或多条“红线”，硬而有压痛。深层淋巴管受累，不出现红线，但患肢出现肿胀、压痛。两种淋巴管炎都可有全身不适、畏寒、发热、头痛、乏力和食欲缺乏等临床表现，白细胞计数增高。

急性淋巴结炎，轻者仅有局部淋巴结肿大和压痛；较重者局部有红、肿、热、痛并伴有全身症状；炎症扩展至淋巴结周围可使几个淋巴结粘连成团，也可发展为脓肿；脓肿形成后局部疼痛加剧，皮肤转为暗红，压痛明显。

(三)治疗

主要是及时治疗原发病灶。注意休息、抬高患肢、早期应用抗菌药物等均有利于炎症的控制。脓肿形成后应切开引流。

六、脓肿

脓肿是急性感染后组织、器官或体腔内病变组织坏死、液化形成的局限性脓液积聚,并有一完整的脓壁。

(一)病因与病理

急性感染的致病菌多为金黄色葡萄球菌。脓肿常继发于各种化脓性感染,如急性蜂窝织炎、急性淋巴结炎、疖等,也可发生在局部损伤的血肿或异物存留处,还可从远处感染灶经血流转移而形成。

(二)临床表现

浅表脓肿可见局部隆起,具有红、肿、热、痛的典型症状,与正常组织分界清楚,压之剧痛,有波动感。深部脓肿则红肿和波动感不明显,但局部有疼痛和压痛,并在疼痛区某一部位可出现凹陷性水肿,患处常有功能障碍。在压痛或水肿最明显处用粗针头试行穿刺,可抽出脓液即可确诊。浅表小脓肿多无全身症状,大的或深部脓肿常有明显的全身症状,如发热、头痛、食欲减退、白细胞计数增高等。体腔内脓肿如膈下脓肿、肠间隙脓肿等大多有明显的毒血症症状。

(三)治疗

1.局部治疗

脓肿尚未形成时治疗与疖、痈相同;脓肿形成后应及时切开引流。大的脓肿切开时应防止休克发生,必要时补液、输血。脓肿切开引流的原则及注意事项如下。

(1)切口部位:应选在脓肿最低位,以利于体位引流。浅部脓肿在波动最明显处切开;深部脓肿应在穿刺抽得脓液后,保留穿刺针头,切开皮肤,沿穿刺针指引方向钝性进入脓腔,引导切开或置管引流。

(2)切口长度:切口要有足够长度,以利于引流通畅,但不可超过脓腔壁而达正常组织,以免感染扩散。对巨大脓肿,必要时可做对口切开引流。

(3)切口方向:一般要与皮纹、血管、神经和导管平行,以免伤及这些组织。亦不可做经关节区的纵向切口,以免瘢痕挛缩,影响关节功能。

(4)引流充分:脓肿切开后应用手指探查脓腔,并将脓腔内所有纤维间隔分开,尽量清除坏死组织和脓液,不宜用剪刀或血管钳在深部盲目撑剪;根据脓腔大小、深浅选择合适的引流物如凡士林纱条、橡皮管。

2.全身治疗

使用有效抗生素;症状较严重的深部脓肿、大脓肿应给予支持疗法;严重中毒症状如寒战、高热,甚至中毒性休克,应予相应处理,必要时在大剂量抗生素的配合下使用激素,以减轻中毒反应。

(张志鹏)

第二节　全身感染

当前，全身性外科感染是指脓毒症和菌血症。脓毒症是有全身性炎症反应表现，如体温、循环、呼吸等明显改变的外科感染的统称。菌血症是脓毒症中的一种，即血培养检出病原菌、有明显感染症状者。

一、诊断

(一)临床表现

骤起寒战，继以高热可至40～41 ℃，或低温，起病急、病情重，发展迅速；头痛、头晕、恶心、呕吐、腹胀，面色苍白或潮红、出冷汗，神志淡漠或烦躁、谵妄和昏迷；心跳加快、脉搏细速，呼吸急促或困难；肝脾可肿大，严重者出现黄疸或皮下出血瘀斑等。

(二)实验室检查

白细胞计数明显增高，一般常可达$20\times10^9/L$，或降低、左移、幼稚型增多，出现毒性颗粒；可有不同程度的酸中毒、氮质血症、溶血、尿中出现蛋白、血细胞、酮体等，代谢失衡和肝、肾受损征象；寒战发热时抽血进行细菌培养，较易发现细菌。

二、治疗

应用综合性治疗，包括处理原发感染灶、抑制和杀灭致病菌及全身支持疗法。

(一)原发感染灶的处理

清除坏死组织和异物、消灭无效腔、脓肿引流等；解除病因，如血流障碍、梗阻等因素；注意潜在的感染源和感染途径，拔除静脉导管等。

(二)抗菌药物的应用

抗菌药物可先根据原发感染灶的性质及早联合应用估计有效的两种抗生素，再根据细菌培养及抗生素敏感试验结果，选用敏感抗菌药物；对真菌性脓毒症，应尽量停用广谱抗生素，使用有效的窄谱抗生素，并全身应用抗真菌药物。抗菌药物应足量、足够疗程，一般在体温下降、临床表现好转和局部病灶控制2周后停药。

(三)支持疗法

补充血容量、输注新鲜血、纠正低蛋白血症、补充维生素等。

(四)对症治疗

如控制高热、纠正电解质乱和维持酸碱平衡等；对心、肺、肝、肾等重要脏器受累，以及原有的合并症给予相应处理。

(五)其他疗法

冬眠疗法可用于病情严重者，但对伴有心血管疾病、血容量不足或呼吸功能不足者应慎用或不用；对危重患者早期应用肾上腺皮质激素有一定效果，应在短期内大剂量冲击用药，并和抗菌药物同时应用。

(李德会)

第四章　体液代谢紊乱与酸碱平衡失调

第一节　体液代谢紊乱

一、水代谢紊乱

(一)容量不足

1.病因和发病机制

细胞外液容量不足是由体内总钠的净含量降低引起的。体内失钠总是伴有水丢失，失钠的最终结果是细胞外液容量丢失。伴随着容量丢失，是否存在血钠浓度降低、不变或增加主要取决于容量丧失途径(如胃肠道、肾脏)和补充液体种类。其他因素，如抗利尿激素(antidiuretic hormone，ADH)分泌或某些物质进入远端肾小管导致水潴留同样可以影响容量丧失时血钠的浓度。细胞外液容量不足的主要病因如下。

(1)肾外因素有以下几种。①胃肠道：呕吐、腹泻、胃肠减压、胆管引流；②皮肤：出汗；③透析：血透、腹透；④呼吸道：气管切开合并无雾化的辅助呼吸；⑤第三间隙丢失：大量胸腔积液或腹水。

(2)肾或肾上腺因素有以下几种。①急性肾衰竭：恢复过程中多尿期；②慢性肾衰竭：梗阻性肾病梗阻解除后，血液透析；③利尿剂；④糖尿病酮症酸中毒；⑤肾上腺病：糖皮质激素缺乏，醛固酮缺乏症。

2.临床表现

患者主要临床表现为乏力、口干、心悸等。患者皮肤干燥、无弹性，直立性低血压[直立时收缩压降低>1.3 kPa(10 mmHg)]，心动过速和中心静脉压(central venous pressure，CVP)低是比较可靠的体征。轻度细胞外液容量丢失，唯一的体征是皮肤弹性降低和眼球下陷。中度容量不足可以表现为心动过速或直立性低血压。严重容量丢失可以导致精神紊乱和明显的休克症状。

实验室检查可见血液浓缩，血细胞比容增高，白细胞计数可轻度增高。严重单纯肾外因素引起者，尿量减少，尿比重增加，血尿素氮和肌酐均可轻度增高。血钠浓度可以是降低、正常或过高。尿钠浓度根据基本病因而不同，经肾外因素丢失者可低于 10 mmol/L，如果是经肾丢失者，则可达 20 mmol/L。

3.治疗

容量不足的原发病因必须纠正。轻至中度容量不足，如果患者神志清楚，无胃肠功能紊乱，可以口服钠和水而纠正。如果失水较明显或肠道吸收障碍，可以静脉输入等渗生理盐水。严重容量不足时，特别伴有严重营养不良时，应尽快纠正容量不足，同时补充胶体溶液。轻度容量不足时，约丧失体重的 4%；中度容量不足时，丧失体重的6%～8%；重度容量不足时，约丧失体重的 10%。补液治疗应根据患者的反应和严密的临床观察进行调整，如容量不足的体征是否纠正，血压、脉率是否稳定，CVP 是否正常和每小时尿量多少等，并纠正可能同时存在的浓度或成分异常。

输液速度需根据体液紊乱的类型和程度，以及是否继续丢失及心脏状况而定。在严重容量不足时，开始以每小时 1 000 mL 的速度输入，待循环状况改善后即减速。伴有心血管疾病的老年人，纠正容量不足时，需缓慢、谨慎地在适当监测下进行，包括监测中心静脉压或肺动脉楔压，并适当使用相应的心血管药物。

在严重容量不足或休克状态下，从静脉内输给大量等渗盐水，有导致血氯过高，引起高氯性酸中毒的危险。因平衡盐溶液的电解质含量和血浆内含量相仿，用来治疗容量不足更加符合生理。

（二）水过多

水过多是指机体入水总量超过排出量，以致水在体内潴留，引起血液渗透压下降和循环血量增多，又称水中毒或稀释性低钠血症。

1.病因和发病机制

水过多较少发生，仅在抗利尿激素分泌过多或肾功能不全的情况下，机体摄入水分过多或接受过多的静脉输液，才造成水在体内蓄积，导致水中毒。水中毒时，细胞外液量增大，血清钠浓度降低，渗透压下降。因细胞内液的渗透压相对较高，水移向细胞内，结果是细胞内、外液的渗透压均降低，量增大。此外，增大的细胞外液量能抑制醛固酮的分泌，使远曲肾小管减少对 Na^+ 的重吸收，Na^+ 从尿内排出增多，因而血清钠浓度更加降低。

2.临床表现

急性水中毒时，因为脑细胞肿胀和脑组织水肿造成颅内压增高，引起各种神经精神症状，如头痛、失语、精神错乱、定向力失常、嗜睡、躁动、惊厥、谵妄，甚至昏迷。有时可发生脑疝，造成呼吸、心搏骤停。

慢性水中毒时，症状一般不明显。患者可出现软弱无力、恶心、呕吐、嗜睡等，但往往被原发疾病的症状所掩盖。患者的体重明显增加，皮肤苍白而湿润。有时唾液、泪液增多。

实验室检查可发现红细胞计数、血细胞比容、红细胞平均血红蛋白浓度、血红蛋白量和血浆蛋白量均降低，血浆渗透压降低，红细胞平均容积增加。

3.治疗

预防重于治疗。对容易发生 ADH 分泌过多的患者（如经历疼痛、失血、休克、创伤和大手术等情况）或急性肾功能不全和慢性心功能不全的患者，应严格限制入水量。对水中毒患者，应立即停止水分摄入，在机体排出多余的水分后，程度较轻者，水中毒即可解除。程度较重者，除禁水外，还要用利尿剂促进水分排出。一般用渗透性利尿剂，如 20%甘露醇静脉内快速滴注，以减轻脑细胞水肿和增加水分排出。也可静脉注射袢利尿剂，如呋塞米。注意监测血钠浓度变化，防止血钠浓度变化过快过大导致脑神经元脱髓鞘病变。

二、钠代谢紊乱

水和钠的正常代谢及平衡是维持人体内环境稳定的一个重要方面。细胞外液中90%的渗透微粒是Na^+，故Na^+浓度的改变会引起细胞外液渗透压的改变，因此血钠浓度是血浆渗透压的主要决定因素。血钠的正常值是135～145 mmol/L，平均为142 mmol/L，低于135 mmol/L为低钠血症，超过145 mmol/L为高钠血症。

(一)低钠血症

1.病因和发病机制

低钠血症反映出体内总体水量相对多于总体钠含量，按其病因可分为低血容量低钠血症、稀释性低钠血症和高血容量低钠血症。

低血容量低钠血症是以缺水和缺钠为特征，但缺钠多于缺水，血浆渗透压低于正常。当体液丢失时，如持续呕吐、严重腹泻、肠道引流、造瘘或由于胰腺炎、腹膜炎、小肠梗阻等原因导致液体潴留在第三间隙，仅补充葡萄糖水或低渗液体可能发生低钠血症。正常肾脏对容量丧失的反应是保留钠，典型者其尿钠的浓度<10 mmol/L。

稀释性低钠血症又称水潴留性低钠血症，其特征是体内总体水含量增加而总体钠含量无明显增加，血浆渗透压低于正常。由血内ADH过多或肾脏对ADH的作用特别敏感所致，如抗利尿激素不适当分泌综合征。其发病机制是由外周产生的ADH(或类似物质)或由病理性刺激而致ADH中央性释放所引起的持续性抗利尿作用，促使水慢性潴留，以致所有体液间隙的容量增大。细胞外液的增加可抑制钠在肾小管内的重吸收，使钠排出增加。其他病因有疼痛、应激、手术麻醉或利尿剂使用不当等。甲状腺功能减退和糖皮质激素缺乏也会导致稀释性低钠血症的发生。

高血容量低钠血症以体内总体钠含量增多，但总体水含量增多更甚为特征，血浆渗透压低于正常。患者常有明显的水肿。常发生在肾衰竭的患者中，另外心功能衰竭和肝硬化等也会引起高血容量低钠血症。这些疾病由于有效循环容量不足导致ADH和血管紧张素释放，降低肾小球滤过率，影响肾排水，同时可兴奋口渴中枢，大量饮水，产生低钠血症。

2.临床表现

由于缺钠时细胞内、外均呈低渗状态，所以无口渴表现。低血钠表现可能不典型，然而因为其症状主要是由于低渗状态引起的，导致水分进入脑及其他细胞，所以临床上主要是精神状态改变，包括性格改变、嗜睡和意识不清。当血浆钠<135 mmol/L，患者仅表现为疲乏、头晕和手足麻木；当血浆钠<130 mmol/L，除上述症状外，还有食欲缺乏、恶心、脉搏细速、视力模糊和直立性昏倒；当血浆钠<120 mmol/L，可以有木僵、神经肌肉兴奋性增高、癫痫、长时间昏迷和死亡。低钠血症的症状取决于血钠下降的程度及速度，下降程度越大，速度越快，症状越严重。低钠血症性脑病通常是可以完全恢复的，但血浆钠浓度急剧降低可导致永久性的神经系统损害及死亡。

如果有效血浆渗透压正常或升高，而血浆钠浓度降低，应考虑假性低钠血症。由于血钠实际上仅存在于血浆中占血浆量的93%的含水部分中，血浆中脂肪等并不含水，如果血中脂肪含量相对过高时，血浆中实际含水部分便缩减，测得的血钠浓度下降，形成假性低钠血症。类似情况也可发生在血液内含有大量球蛋白时，如多发性骨髓瘤、巨球蛋白血症等。

3.治疗

首先要积极处理病因。轻度或无症状性低钠血症一般不必治疗，严重低钠血症或伴有明显症状的低钠血症则应及时加以处理。不同类型的低钠血症，低钠的纠正也有所区别。

(1)低血容量低钠血症：针对细胞外液缺钠多于缺水和血容量不足的情况，首先补充血容量，采用含盐溶液或高渗盐水静脉输注，以纠正体液的低渗状态，高渗盐水一般为5%氯化钠溶液。需要补充的钠含量一般按下列公式计算：需补充的钠盐量(mmol)=[血钠的正常值(mmol/L)－血钠测得值(mmol/L)]×体重(kg)×0.60(女性为0.50)。按17 mmol Na^{+}=1 g钠盐计算补给氯化钠的量。当天补给计算用量的1/2和日需量4.5 g，其中2/3的量以5%氯化钠溶液输给，其余量以等渗盐水补给。以后测定血清 Na^{+}、K^{+}、Cl^{-}和血气分析，作为进一步治疗时的参考。

(2)稀释性低钠血症：治疗方法可参阅水过多的有关内容。对持续性抗利尿激素不适当分泌综合征的长期治疗可以采用地美环素或碳酸锂。前者疗效较好，但对肝硬化患者会引起急性肾衰竭，应尽量避免应用。

(3)高血容量低钠血症：以治疗原发病为主，限制入水量在10 mL/(kg·d)以下。一般不需要补钠，因为补钠可能会加重水肿。同时可用利尿剂尽快排出体内过多水分，难治患者可采用透析治疗等方法。少数低钠血症有严重症状者，应先补充高张溶液，以更快地改善血浆低渗状态。

过快纠正低钠血症后最重要的神经后遗症是中心性脑桥脱髓鞘病变。脱髓鞘同样可影响中枢其他部分，在数天至数周内出现四肢麻痹和舌无力，损伤常常是永久性的。一般认为低钠血症已持续24小时以上，并有症状，使用高张溶液时，血钠浓度提高不应快于每小时1 mmol/L，24小时内血钠浓度提高不超过12 mmol/L，在给盐水时应密切注意心脏功能变化。

(二)高钠血症

1.病因和发病机制

高钠血症较低钠血症少见，在成年人中，高钠血症是最严重的电解质紊乱，已报告死亡率介于40%～60%。因为钠是细胞外液渗透压主要决定因素，高钠血症意味着细胞外液高渗透压。细胞外液相对高张于细胞内液，导致细胞内水向细胞外运动，直至二者间张力相等。水可以单独丢失或与钠一起丢失，因此高钠血症可有细胞外液容量丢失(低容性)，细胞外液浓缩和容量过负荷(潴钠性)。高钠血症的常见原因见表4-1。

表4-1　高钠血症的主要原因

低溶性高钠血症	浓缩性高钠血症	潴留性高钠血症
总体水和钠均减少，水减少相对较多	总体水减少，总体钠接近正常	总体钠和水均增加，钠增加相对较多
胃肠道：呕吐、腹泻	呼吸道：呼吸加快	补给高张液体
皮肤：烧伤，过度出汗	皮肤：发热、出汗	碳酸氢钠过多
利尿剂	中枢性尿崩症	全胃肠外营养
尿浓缩功能障碍	肾性尿崩症	醛固酮增多症
	不能获得水	Cushing综合征

2.临床表现

高钠血症的主要症状是口渴。有意识的高钠血症患者如果无口渴感觉往往提示口渴中枢障碍。高钠血症的主要体征是由于脑细胞皱缩引起的中枢神经系统功能紊乱，早期表现为嗜睡、软弱无力及烦躁；后为易激动、震颤、动作笨拙、腱反射亢进、肌张力增高；进一步发展为抽搐、惊厥、昏迷及死亡。严重高钠血症脑体积因脱水而显著缩小时，颅骨与脑皮质之间的血管张力增大，因而可导致静脉破裂而出现局部脑内出血和蛛网膜下腔出血。对于慢性高钠血症，由于中枢神经细胞内液渗透性物质增加，脑细胞脱水程度和中枢症状在慢性高钠血症较急性高钠血症轻。

3.治疗

首先要纠正病因，同时补充水分。如果患者神志清楚而且无明显胃肠道功能紊乱，直接饮水效果最好。因持续呕吐或精神状态变化不能饮水的患者，可以静脉补充5%葡萄糖溶液或0.45%氯化钠溶液。如果容量严重不足发生休克时，在给予葡萄糖水或低张盐水纠正高钠血症前，需用生理盐水或平衡液和胶体溶液增加血容量。对潴钠性高钠血症，有时需用利尿剂。

为了避免因血浆渗透压很快恢复到正常水平而导致的脑水肿，血钠浓度纠正不宜过快，一般以每小时下降 1 mmol/L 为宜。如果高钠血症时间小于 24 小时，可在 24 小时内加以纠正；如果不知道高钠血症持续了多少时间或慢性高钠血症，纠正时间应延长到 48 小时内。如果高钠血症已经得到改善，但中枢神经系统症状反而加剧，应想到急性脑水肿的存在。

水分补充量一般可按下列公式计算：补水量（mL）=[血钠测得值（mmol/L）－血钠正常值（mmol/L）]×体重（kg）×4。通常可先补充计算量的 1/2，以后根据血钠下降情况再决定。在纠正高钠血症的过程中，应随时注意血浆各种电解质浓度的变化，通常每 8 小时测定一次。

三、混合性容量和浓度异常

混合性容量及浓度异常可由多种疾病或者不适当的静脉输液所造成。几种液体异常并存时，其临床表现为各个异常症状和体征的代数和。相同的异常症状可起叠加作用，相反的异常症状可相互抵消。

细胞外液不足伴低钠血症是外科常见的一种混合性异常，当患者大量丢失胃肠液的同时，仅补充水分容易发生这种情况。手术后，在胃肠液丧失时仅用5%葡萄糖水补充也易发生这种情况。大量失水或低渗液的丧失（如大量出汗、渗透性利尿）可造成细胞外液容量不足伴高钠血症。

过量补充钠盐可导致细胞外液容量过多和高钠血症，如在单纯性失水（经皮肤和肺的无知觉失水）时仅补充含钠溶液，或为了对抗乳酸酸中毒而滴注过多的高浓度碳酸氢钠。对少尿性肾衰竭患者补充过量水或低张盐液，可导致细胞外液容量过多和低钠血症。

肾功能正常时，能在一定程度上减轻上述变化，并代偿不恰当补液造成的失误。无尿或少尿性肾衰竭患者则容易发生上述混合性容量和浓度异常。肾功能处于边缘状态的老年患者，轻度容量不足就能发生少尿、血清尿素氮和肌酐增高。这些变化经早期恰当地纠正细胞外液容量不足后，一般均可逆转。

四、钾代谢紊乱

钾是细胞内最多的阳离子，仅约 2%总体钾在细胞外。因为大部分细胞内钾在骨骼肌细胞内，所以总体钾与身体肌肉呈粗略的比例关系，平均 70 kg 体重成人约有钾 3 500 mmol。

钾是细胞内渗透压的主要决定因素，细胞内外液钾离子浓度变化强烈影响细胞膜极化，依次影响重要的细胞程序，如神经冲动传导和肌肉（包括心肌）收缩。

许多因素影响钾在细胞内外液间的分布，其中最重要的是血液中胰岛素水平。有胰岛素，钾向细胞内移动，降低血钾浓度。当胰岛素缺乏时，即使有总体钾缺乏，钾仍可向细胞外移动，提高血钾浓度。交感神经系统兴奋同样影响细胞内钾运动。β 受体激动剂，特别是选择性 β_2 受体激动剂，能促使细胞吸取钾，而 β 受体阻滞剂或 α 受体激动剂能促使钾向细胞外移动。血钾浓度同样明显受血浆 pH 影响。急性酸中毒促使钾向细胞外移动，而急性碱中毒则促使钾向细胞内移动。

正常人从饮食摄入钾常波动于40～150 mmol/d。生理状态下，摄入的钾90%经肾从尿排出，少量随粪便(5～10 mmol)和汗液(0～10 mmol)排出。肾排钾量因摄入量不同而有很大差异：摄入量增加，排钾量增加；摄入量减少，排钾量减少。但是，肾保钾能力不如保钠能力强，以致在低钾血症情况下，虽然肾排钾量减少，但每天仍继续排钾15～20 mmol，几天后可发生明显的低钾血症。正常血清钾浓度为3.5～5.5 mmol/L。

(一)低钾血症

血清钾浓度<3.5 mmol/L称为低钾血症。血清钾浓度降低除体内钾分布异常外，常同时有机体总钾含量缺乏。

1.病因

低钾血症可分为急性低钾血症和慢性低钾血症。急性低钾血症在外科治疗过程中很少发生，除非患者发生严重糖尿病并发症而使用大量胰岛素后。在外科治疗过程中经常碰到的是慢性低钾血症。慢性腹泻、胃肠道外瘘(如十二指肠瘘、回肠造瘘等)等消化液的丢失，长期胃肠道外营养补充无钾溶液是外科常见原因。利尿剂是导致低钾血症的最常用药物之一。排钾利尿剂包括噻嗪类利尿剂、袢利尿剂和渗透性利尿剂，能阻止钠在近、远端肾小管重吸收，到达远端肾小管钾分泌部位的尿量增加，促进钾分泌。

2.临床表现

低钾血症可引起多种功能和代谢变化，这些变化的严重程度与钾缺乏程度密切相关，但不同个体间也显示出明显差异。一般而言，严重低钾血症(血清钾<3 mmol/L)才出现严重的临床症状。

肌无力为最早表现，以四肢近端肌肉最多见。少数患者有手指发硬、持物费力、腿沉、头抬不起和眼睑下垂症状，进而呼吸肌(主要是膈肌)软弱无力而引起呼吸困难。严重的病例，二头肌、三头肌、膝和跟腱反射均可完全消失。其他肌肉功能紊乱包括痉挛，肌束自发性收缩和横纹肌溶解。通过自主神经可引起肠麻痹而发生腹胀或肠梗阻。持续性低钾血症可损害肾浓缩功能，引起多尿伴继发性烦渴。常常有代谢性碱中毒和反常性酸性尿。

血清钾水平<3 mmol/L之前通常对心脏影响甚微，心脏受累主要表现为传导和节律异常。典型的心电图改变为早期出现T波降低、变宽、双相或倒置，随后出现ST段降低、Q-T间期延长和U波。但低钾血症患者不一定出现心电图改变，故不能单纯依赖心电图改变来判定有无低钾血症的存在。应该注意，患者伴有严重的细胞外液减少时，低钾血症的一些临床表现有时可以很不明显，而仅出现缺水、缺钠所致的症状，但在纠正缺水后，由于钾进一步被稀释，可出现低钾血症的症状。

一般可根据病史和临床表现做出低钾血症的诊断。心电图检查虽有助于诊断，但一般不宜等待心电图显示出典型改变后才肯定诊断。血清钾测定常降低。

3.治疗

应尽早治疗造成低钾血症的病因，减少或中止钾的继续丧失。

(1)轻度低钾血症或必须持续服用排钾药物的患者，可口服含钾药物补充钾离子，如氯化钾口服液、钾碱合剂或氯化钾缓释片等。口服补钾较静脉补钾更为安全。

(2)当低血钾严重(<3 mmol/L)，症状明显或对口服补钾无反应时，必须静脉补钾。临床上常用10%氯化钾溶液来补充钾，每克氯化钾含钾13.4 mmol。静脉补钾应注意以下几点：①补钾

量可根据血清钾测定结果初步确定。如果血清钾＜3 mmol/L，给予钾 200～400 mmol，一般能提高血清钾 1 mmol/L。如果血清钾为 3.0～4.5 mmol/L 时，给予钾 100～200 mmol，一般能提高血清钾 1 mmol/L。②钾离子进入细胞缓慢，而细胞外液的钾总量仅为 60 mmol，如果从静脉输入含钾溶液过快，可在短时间内使血钾增高很多，引起致命的后果。所以补钾不宜过多过快，一般速度不应超过 20 mmol/h，每天的补钾总量则不宜超过 100～150 mmol。③静脉补钾浓度以每升溶液中含钾量不超过 40 mmol 为宜，但现代精确的静脉微灌注泵已大大减少了高浓度氯化钾溶液的危险。④患者如有休克，应先输入晶体和胶体溶液，以尽快恢复血容量。待每小时尿量超过 40 mL 后，再从静脉输给氯化钾溶液，"见尿补钾"是治疗的原则。⑤为了补充氯化钾，常选用生理盐水，葡萄糖液不是理想选择，因为使用葡萄糖液后患者血浆胰岛素水平的增高可导致一过性低钾血症加重，症状加剧。⑥细胞内钾恢复较慢，有时需补钾 4～6 天后细胞内外的钾才能达到平衡，严重者需补钾 15 天以上。因此，治疗钾缺乏不可操之过急。

低钾血症常合并低镁血症，镁与钾在生理功能上有协同作用，如果两者的血清含量均低，会出现尿钾排出量增加，出现顽固性低钾血症，同时增加心律失常的发生率。所以出现顽固性低钾血症时，应在补钾的同时适当补镁。

包括手术在内的各种创伤，由于组织被破坏，大量钾释放到体液中，肾排钾增加以维持血浆钾平衡，此过程可在术后持续一段时间，因此，除非术前已存在严重缺钾，术后 48 小时内一般不会发生低钾血症，不需补钾。但是，钾是一个相当关键的细胞内阳离子，在患者术后早期就应该严密监测其变化。

(二)高钾血症

血清钾浓度高于 5.5 mmol/L 称为高钾血症。

1.病因

大致可分为以下三类。

(1)肾排钾减少：这是引起高钾血症最主要的原因，可见于急慢性肾衰竭、Ⅳ型肾小管酸中毒、盐皮质激素缺乏和长期应用潴钾类利尿剂。

(2)钾摄入过多：在肾功能正常的情况下，高钾饮食引起的高钾血症极为罕见，只有当静脉内补钾过多过快，特别在肾功能低下时，才能引起高钾血症。

(3)细胞内钾移到细胞外：见于胰岛素缺乏和高血糖、组织损伤、酸中毒和高钾性周期性肌麻痹等。

2.临床表现

一般无特异性症状，轻度高钾血症可出现四肢感觉异常、刺痛等症状，严重高钾血症可出现吞咽、发音及呼吸困难，甚至上行性麻痹，松弛性四肢瘫痪。中枢神经系统可表现为烦躁不安、昏厥及神志不清。高钾血症最初心电图改变是 Q-T 间期缩短和高耸，对称"T"波峰，当血钾超过 6.5 mmol/L时产生结性和室性心律不齐，QRS 波群增宽，P-R 间期延长和"P"波消失，最后，QRS 波群衰变为正弦波和室性停搏或室性纤颤。

有引起高钾血症原因的患者出现一些不能用原发病来解释的临床表现时，即应考虑有高钾血症的可能，并应做心电图检查，血清钾测定常升高。

3.治疗

高钾血症的治疗包括尽可能纠正原发病因、停止外源钾摄入、降低血清钾的浓度和促进钾的排泄。

为了暂时对抗血钾突然升高对心肌的作用，在心电监护下，静脉注射10%葡萄糖酸钙溶液20 mL，可重复应用；或将10%葡萄糖酸钙30～40 mL加入静脉补液内滴注。输入葡萄糖可刺激胰岛素的释放，进而增加细胞钾摄入，可用加有胰岛素的碳酸氢钠葡萄糖溶液（45 mmol碳酸氢钠溶于10%葡萄糖溶液1 000 mL中，加20 U胰岛素）来暂时降低血清钾水平，必要时可以重复使用。如果肾功能不全，不能输液过多者，可用10%葡萄糖酸钙溶液100 mL，11.2%乳酸钠溶液50 mL，25%葡萄糖溶液400 mL，加入胰岛素30 U，静脉持续滴注24小时，每分钟6滴。

以上措施可争取时间，而要彻底清除体内过多的钾可采用以下方法：口服阳离子交换树脂，每次15～30 g，4～6小时1次，可从消化道排出钾离子。为防止便秘、粪块阻塞，可同时口服山梨醇或甘露醇导泻。如果肠梗阻或其他原因不能服药的患者，可用同等剂量树脂与10%葡萄糖溶液200 mL混匀后作保留灌肠。每克树脂约移去1 mmol钾，但治疗作用缓慢。肾衰竭患者紧急治疗无效后应迅速进行血液透析，腹膜透析除钾效果相对较差。

五、镁代谢紊乱

镁在含量上是机体内第四位的阳离子，仅次于钠、钾和钙；在细胞内，镁的含量仅次于钾而占第二位。正常成年人体内约有1 000 mmol镁，约合镁23.5g。其中50%存在于骨内，不易和其他部位交换，细胞外液镁分布仅占1%，其余在细胞内。正常血镁浓度为0.70～1.10 mmol/L。镁的主要来源为绿叶蔬菜，正常人每天需摄入0.3 mmol/kg。镁主要由小肠吸收，钙和镁在肠的吸收有竞争作用。肾脏排镁同排钾情况相似，即虽有血清镁浓度降低，肾排镁并不停止。

镁可催化或活化机体325种以上的酶，在能量传递、贮存和利用上起关键作用。镁又是Na^+-K^--ATP酶的重要辅酶因子，因此，缺镁可影响钾的平衡。此外，镁能维持细胞膜稳定，对中枢和周围神经系统、心肌、骨骼肌及血管和胃肠的平滑肌均有抑制作用。

（一）低镁血症

长期的胃肠道消化液丧失，如肠瘘或大部小肠切除术后，加上进食少，是造成缺镁的主要原因。其他原因有长期应用静脉营养未加适量镁作补充、甲状腺功能亢进、甲状旁腺功能低下、急性胰腺炎等。

低镁血症的主要临床表现为神经肌肉应激性增加，如肌肉抽搐，甚至惊厥，也有焦虑、激动、烦躁、精神错乱等中枢神经系统症状，以及心律不齐、心动过速、室性期前收缩、室颤等心血管系统表现。外科术后心律失常与低钾和低镁血症有关。

血清镁浓度的测定一般对确诊无多少价值。因为镁缺乏不一定出现血清镁过低，而血清镁过低也不一定表示有镁缺乏。必要时，可作镁负荷试验，有助于镁缺乏的诊断。正常人静脉输入氯化镁或硫酸镁0.25 mmol/kg后，注入量的90%很快地从尿内排出，如果排出量不超过60%，可诊断为低镁。

一般可按0.25 mmol/(kg·d)的剂量补充镁盐。如患者的肾功能正常，而镁缺乏又严重时，可按1 mmol/(kg·d)补充镁盐。输液后，细胞外液镁离子浓度升高，能部分或完全缓解症状，为补足细胞内镁离子，需继续补给1～3周，一般用量为每天补充5～10 mmol镁盐。镁中毒可导致心搏骤停，大剂量静脉给镁离子时应注意急性镁中毒的可能，严密监测心率、呼吸及心电图，观察有无镁中毒的征象，备好氯化钙或葡萄糖酸钙，以对抗镁浓度升高时产生的不良作用。

临床上常用25%硫酸镁溶液补充镁离子，25%硫酸镁溶液10 mL大约含10 mmol镁。长期完全胃肠外营养患者，每天应加入25%硫酸镁6～7 mL，防止低镁血症的发生。

(二)高镁血症

高镁血症相当少见，主要发生在肾功能不全时，也可发生在低镁血症的治疗过程中。

临床表现早期症状和体征有嗜睡、软弱无力及腱反射进行性消失。随着血镁水平增高，出现心脏传导异常，心电图显示 P-R 间期延长，QRS 波群增宽，T 波升高。随着高镁血症加重，可以出现低血压，呼吸抑制和麻醉状态，甚至心搏骤停。

治疗应先从静脉缓慢给予 10%葡萄糖酸钙 10～20 mL 或 10%氯化钙 5～10 mL，能迅速改善高镁的毒性作用，如注射后 2 分钟仍未见效，应重复治疗，同时积极纠正酸中毒，补充细胞外液容量不足和停止给镁，并治疗其原发病因。如果容量充足和肾功能良好，静脉给予呋塞米可以增加镁从肾脏排泄。对治疗效果不佳的严重高血镁，应及早采用血液透析或腹膜透析。

六、钙代谢紊乱

成人体内总钙量为 1 000～1 200 g，大部分以磷酸盐和碳酸盐的形式存在于骨骼中，细胞外液钙仅占总钙量 0.1%。血清钙浓度的正常值为 2.25～2.75 mmol/L，其中约半数为与血清蛋白相结合的非离子化钙，另外 5%非离子化钙与血浆和组织间液中其他物质相结合，还有 45%离子化钙维持着神经肌肉的稳定性。离子化与非离子化钙的比率受 pH 影响，酸中毒时离子化部分增加，而碱中毒时减少。外科患者一般很少发生钙代谢紊乱。

(一)低钙血症

低钙血症可发生在急性胰腺炎、慢性肾衰竭、甲状旁腺功能减退、维生素 D 代谢障碍、大量输库存血、消化道瘘等疾病中。

慢性、轻中度的低血钙可不伴有症状，但血清钙离子严重而迅速下降可致明显症状。临床表现主要由神经肌肉兴奋性升高引起，可出现手足抽搐、肌痉挛、喉鸣和惊厥，严重者有癫痫发作，体检有腱反射亢进、Chvostek 征和 Trousseau 征阳性。心电图上表现为 QT 时间延长、ST 段延长及 T 波平坦或倒置。

血清钙测定<2 mmol/L 时，基本上可确定诊断。治疗上，应治疗原发疾病，纠正碱中毒，同时补充缺失。静脉注射葡萄糖酸钙或氯化钙可缓解急性症状(1 g 葡萄糖酸钙含 Ca^{2+} 22.5 mmol；1 g 氯化钙含 Ca^{2+} 10 mmol)，必要时可多次给药。需长期补钙的患者可口服钙剂，或同时应用维生素 D。

(二)高钙血症

甲状旁腺功能亢进是高血钙的主要原因，其次是骨转移性癌，多见于转移性乳腺癌的患者。

高钙血症临床表现主要有便秘、厌食、恶心、呕吐、腹痛、多尿、夜尿。轻度高钙血症，许多患者常无症状。血清钙>3 mmol/L 时，常伴有情绪不稳定、意识模糊、谵妄、木僵和昏迷。血清钙增高达 4～5 mmol/L 时，即有生命危险。

轻度高钙血症若无明显的临床症状可不予治疗，控制钙和维生素 D 的摄入即可。有明显症状的高钙血症应及时治疗。大量输液可纠正脱水，促进钙的排泄；使用药物降低血钙，如糖皮质激素、呋塞米、降钙素等；对甲状旁腺功能亢进症应进行手术治疗，才能根本解决高钙血症。

七、磷代谢紊乱

成人体内磷酸盐含量为 700～800 g，80%～85%存在于骨骼中，其余大部分在细胞内作为缓冲阴离子。正常成人血清无机磷浓度为 0.96～1.62 mmol/L。肾脏为排磷的主要途径，正常饮食者磷缺乏罕见。

(一)低磷血症

低磷血症血清无机磷浓度＜0.96 mmol/L 称为低磷血症，＜0.5 mmol/L 时为重度低磷血症。但磷缺乏者，血磷不一定降低，仍可正常。

主要发生在长期经静脉或胃肠补充不含磷营养物的患者。甲状旁腺功能亢进症由于大量无机磷从肾排泄，可引起低磷血症。另外，严重的感染、烧伤患者也可见血磷降低。

低磷血症一般无明确特异的症状，但厌食、肌肉软弱和软骨病可以发生在严重慢性磷缺失。严重低磷血症可出现神经系统和精神症状，如躁动、易激动、精神错乱、抽搐、木僵，甚至昏迷。横纹肌可出现溶解。血液学异常包括溶血性贫血、血红蛋白氧释放减少、白细胞和血小板功能下降。

如果存在发生低磷血症的原因，出现上述神经、肌肉和血液系统症状而不能用其他原因解释时，应考虑有本病可能。治疗是经验性的，除积极治疗病因外，可口服或静脉滴注磷酸盐。对需长期静脉输液者，溶液中应每天补充磷 10 mmol。如患者合并肾衰竭，补磷应慎重，以免导致高磷血症。原发性甲状旁腺功能亢进症如有指征，须手术治疗。

(二)高磷血症

成人血清无机磷浓度＞1.62 mmol/L 为高磷血症。

高磷血症主要发生在肾衰竭和甲状旁腺功能减退患者。大多数高磷血症患者无症状，如果同时有低钙血症，可以出现低钙血症引起的各种症状。治疗上，应治疗原发病，治疗低血钙。肾衰竭所致高血磷可用透析治疗。氢氧化铝凝胶和磷形成不溶解的化合物，口服后能阻止磷从肠道吸收。

(吕宝勇)

第二节　酸碱平衡失调

一、血气分析各种指标及其临床意义

(一)血液 pH

血液 pH 是反映血液中 H^+ 浓度的指标，正常人动脉血 pH 为 7.35～7.45。单凭一项 pH 仅能说明是否有酸中毒(＜7.35)或碱中毒(＞7.45)，只有结合其他酸碱指标、生化指标(如钾、氯、钙)及病史，才能正确判断是何种类型的酸中毒、碱中毒还是复合型酸碱中毒。

(二)动脉血二氧化碳分压($PaCO_2$)

血浆中呈物理溶解状态的二氧化碳所产生的压力，是反映酸碱平衡中的呼吸因素的指标。通气不足时增高，表示有二氧化碳潴留，通气过度时二氧化碳排出过多则降低。正常值为 4.5～6.0 kPa(34～45 mmHg)，平均为 5.3 kPa(40 mmHg)，在代谢性酸碱平衡失调时可有代偿性改变。

(三)标准碳酸氢盐和实际碳酸氢盐

1.标准碳酸氢盐(standard bicarbonate,SB)

SB指在标准条件下(37 ℃,$PaCO_2$ 5.33 kPa,血红蛋白充分氧合)测得的血浆 HCO_3^- 含量。因为已排除呼吸性因素的影响,所以SB是反映酸碱平衡代谢性因素的指标,正常值为22～27 mmol/L,平均为24 mmol/L。

2.实际碳酸氢盐(actual bicarbonate,AB)

AB是隔绝空气的血液在实际 $PaCO_2$ 和血氧饱和度条件下测得的血浆 HCO_3^- 含量(血气报告中的 HCO_3^- 即指AB),它同时受呼吸与代谢两种因素的影响。正常人AB与SB相等,AB与SB的差值反映呼吸性因素对酸碱平衡的影响。

(四)缓冲碱(buffer base,BB)

BB指血液中所有具有缓冲作用的阴离子总和,包括 HCO_3^-、HPO_4^{2-}、血浆蛋白及血红蛋白阴离子等,通常以氧饱和的全血测定,正常值为45～55 mmol/L。BB不受呼吸性因素影响,所以是反映代谢性因素的指标。

(五)碱剩余(base excess,BE)

BE是指在温度为37 ℃,$PaCO_2$ 5.33 kPa、血红蛋白完全氧合的情况下,将1 L全血pH滴定至7.4所需加入的酸或碱量。如需用酸滴定,表明受测血样缓冲碱量高,为碱剩余,用正值表示(即+BE),见于代谢性碱中毒。如用碱滴定,表明受测血样缓冲碱量低,为碱缺失,用负值表示(即-BE),见于代谢性酸中毒。BE正常值为-3～+3 mmol/L。

(六)阴离子间隙(anion gap,AG)

AG是指血浆中未测定的阴离子(UA)与未测定的阳离子(UC)的差值,即AG=UA-UC。由于细胞外液阴阳离子总当量数相等,故AG可用血浆中的可测定阳离子与可测定阴离子的差算出,即AG=Na^+-(HCO_3^-+Cl^-),正常值为10～15 mmol/L。一般情况下,UC含量相对较小且较稳定,故AG高低主要取决于UA含量的变化。

二、代谢性酸中毒

代谢性酸中毒是最常见的酸碱平衡失调,其病理生理基础是血浆 HCO_3^- 的浓度原发性减少。

(一)病因

造成 HCO_3^- 浓度减少的原因很多,根据AG值的变化,可将代谢性酸中毒分为两类:AG增高型和AG正常型。

1.AG增高型代谢性酸中毒

AG增高型是指除了含氯以外的任何固定酸的血浆浓度增大时的代谢性酸中毒。如乳酸酸中毒、酮症酸中毒、磷酸和硫酸排泄障碍在体内蓄积和水杨酸中毒等。其固定酸的 H^+ 被 HCO_3^- 缓冲,其酸根(乳酸根、β-羟丁酸跟、$H_2PO_4^-$、SO_4^{2-}、水杨酸根)增高。这部分酸根均属于阴离子,所以AG增大,而 Cl^- 值正常。故又称正常氯性代谢性酸中毒。

2.AG正常型代谢性酸中毒

当 HCO_3^- 浓度降低,同时伴有 Cl^- 浓度代偿性升高时,则呈AG正常型或高血氯性代谢性酸中毒。常见于消化道直接丢失 HCO_3^-;轻度或中度肾衰竭分泌 H^+ 减少;肾小管酸中毒 HCO_3^- 重吸收减少或分泌 H^+ 障碍,使用碳酸酐酶抑制剂及含氯的酸性盐摄入过多的情况下。

(二)临床表现

酸中毒的主要表现由于与原发病症状难以区别,常常不明显。轻度酸中毒可以无症状或有模糊不清的疲劳、恶心和呕吐。严重代谢性酸中毒($pH<7.20$,$HCO_3^-<10$ mmol/L)最具特征性症状是通气增加,作为呼吸性代偿重要部分。开始,呼吸深度轻度增加;随后可见呼吸深而快、张口呼吸(Kussmaul 呼吸),呼吸辅助肌有力收缩,有时呼气中带有烂苹果味。患者面颊潮红,心率加快,血压常偏低,可出现神志不清或昏迷,常伴有严重缺水的一些症状。代谢性酸中毒可降低心肌收缩力和周围血管对儿茶酚胺的敏感性,患者容易发生心律失常、急性肾功能不全和休克。

血气分析显示 $pH<7.35$,BE 负值增大,起初 $PaCO_2$ 正常,SB、AB、BB 均降低。代偿期通过 $PaCO_2$ 一定程度的降低使血 pH 可在正常范围内。单纯代谢性酸中毒,$PaCO_2$ 的降低和血浆 HCO_3^- 的降低存在一定的比例,平均血浆 HCO_3^- 每降低 1 mmol/L,$PaCO_2$ 代偿性地下降0.1~0.2 kPa(1~1.3 mmHg)。大于或小于预期的 $PaCO_2$ 降低分别提示同时有原发性呼吸性碱中毒或呼吸性酸中毒或其他混合型酸碱平衡失调。

(三)治疗

以消除引起代谢性酸中毒的原发病因为主要措施。由于肺部和肾脏对酸碱平衡有较强的调节能力,病因被消除、缺水被纠正后,轻度酸中毒(血浆 HCO_3^- 为 16~18 mmol/L)常可自行纠正,不必应用碱剂治疗。

低血容量休克可导致代谢性酸中毒,在补充血容量,组织灌注恢复后,轻度酸中毒也随之被纠正,这类患者不宜过早使用碱剂,否则可能会造成重度代谢性碱中毒。

对血浆 HCO_3^- 浓度<10 mmol/L 的重度代谢性酸中毒的患者,应立刻用液体和碱剂进行治疗。临床上常用碱性溶液为 5%碳酸氢钠溶液,其进入体液后,即解离为 Na^+ 和 HCO_3^-;HCO_3^- 与体液中的 H^+ 化合成 H_2CO_3,再解离为 H_2O 和 CO_2。CO_2 自肺部排出,体内 H^+ 减少,可改善酸中毒;Na^+ 留于体内,可提高细胞外液渗透压和增加血容量。5%碳酸氢钠溶液每毫升含有 Na^+ 和 HCO_3^- 各 0.6 mmol。因为 5%碳酸氢钠溶液为高渗性,为避免过快输入导致血渗透压升高,可稀释成 1.25%溶液后再应用。下列公式可计算拟提高血浆 HCO_3^- 浓度所需的 $NaHCO_3$ 的量:

HCO_3^- 需要量(mmol)=[HCO_3^- 正常值(mmol/L)-HCO_3^- 测得值(mmol/L)]×体重(kg)×0.4

一般可将应输给量的 1/2 在 2~4 小时内输完。

按公式法计算的碳酸氢钠输入量仅供参考,临床上在用后 2~4 小时复查动脉血气分析和电解质浓度,根据测定结果和病情变化再决定是否需继续输入碳酸氢钠。边治疗边观察,逐步纠正酸中毒是治疗的原则。酸中毒纠正后,要注意防治低钙血症和低钾血症。

三、代谢性碱中毒

代谢性碱中毒是由于体内 H^+ 丢失或 HCO_3^- 原发性增多所引起。

(一)病因

引起代谢性碱中毒的病因,通常按给予盐水后代谢性碱中毒能否得到纠正而将其分为两大类:盐水反应性碱中毒和盐水抵抗性碱中毒。盐水反应性碱中毒多见,常合并细胞外液容量不足,盐水抵抗性碱中毒细胞外液容量一般正常或稍增加(表 4-2)。

表 4-2　代谢性碱中毒的原因

类别	病因
盐水反应性	呕吐，幽门梗阻或鼻胃管引流 滥用泻药 髓袢利尿药(呋塞米)或噻嗪类利尿药 先天性氯腹泻症，结肠绒毛状腺瘤 慢性高碳酸血症快速纠正后
盐水抵抗性	原发性醛固酮增多症，Cushing 综合征 慢性低钾血症或低镁血症 大量输入库存血液 食用含有甘草酸的物质，如甘草和某些烟草

外科患者中发生代谢性碱中毒的最常见原因是胃液丢失过多。在严重呕吐或长期胃肠减压状况下，大量 H^+ 丢失，肠液中 HCO_3^- 不能被酸中和，于是 HCO_3^- 被重吸收入血，使血浆 HCO_3^- 增高。另外，由于 Cl^- 丢失过多，血 Cl^- 降低，引起 HCO_3^- 在肾小管内的再吸收增加，大量胃液丢失也丧失了 Na^+，在代偿的过程中，K^+ 和 Na^+ 的交换及 H^+ 和 Na^+ 的交换增加，引起 H^+ 和 K^+ 丧失过多，造成代谢性碱中毒和低钾血症。

(二)临床表现

代谢性碱中毒患者通常无症状，或出现与碱中毒无直接关系的表现，如因细胞外液减少而引起的无力、肌痉挛或直立性眩晕；因低钾血症引起的口渴、肠麻痹等。但是，严重的代谢性碱中毒可出现许多功能变化。

严重的代谢性碱中毒患者常出现中枢神经系统兴奋症状，如烦躁不安、精神错乱和意识障碍等。神经肌肉兴奋性增高，可出现面部和肢体肌肉抽动，手足抽搐等症状。另外，由于血红蛋白氧离曲线左移，血红蛋白不易将结合的氧释放，因而虽然患者的血氧含量和氧饱和度仍正常，但组织仍可发生缺氧。

血气分析显示 pH＞7.35，BE 正值增大，起初 $PaCO_2$ 正常，SB、AB、BB 均升高。代偿期通过 $PaCO_2$ 一定程度的升高使血 pH 接近正常。在单纯的代谢性碱中毒，$PaCO_2$ 的增高和血浆内 HCO_3^- 的增高存在一定的比例，平均血浆 HCO_3^- 每增高 1 mmol/L，$PaCO_2$ 代偿性地提高 0.07～0.10 kPa(0.5～0.7 mmHg)。大于或小于预期的 $PaCO_2$ 增高分别提示同时有原发性呼吸性酸中毒或呼吸性碱中毒或其他混合型酸碱平衡失调。

(三)治疗

应积极治疗原发病，尤其对盐水抵抗性碱中毒。对盐水反应性碱中毒，通过输入等渗盐水或葡萄糖盐水，恢复细胞外液量和补充 Cl^-，轻症低氯性碱中毒可被纠正，使 pH 恢复正常。

碱中毒时几乎都同时存在低钾血症，故须考虑同时补给钾盐，才能加速碱中毒的纠正，但应在患者尿量超过 40 mL/h 后再补给钾盐。对缺钾性碱中毒，补充钾才能纠正细胞内外离子的异常交换和终止从尿中继续排酸。补钾只有补充氯化钾才能同时纠正低钾血症和碱中毒，如用碳酸氢钾、醋酸钾或柠檬酸钾替代氯化钾，因能促进 H^+ 排出，碱中毒反而得不到纠正。

严重代谢性碱中毒（血浆 HCO_3^- 45～50 mmol/L、pH>7.65），上述方法不能充分纠正或无反应，可从中心静脉缓慢滴注 0.1 mmol/L 的等渗盐酸溶液（25～50 mL/h）。切忌将该溶液经周围静脉输入，因一旦溶液渗漏，会导致皮下软组织坏死的严重后果。输注盐酸溶液的目的是尽快补充 H^+ 和 Cl^-，迅速清除碳酸氢钠。也可用盐酸精氨酸纠正碱中毒，1 g 盐酸精氨酸含 H^+ 和 Cl^- 各 4.8 mmol，既可补充 Cl^-，又可中和过多的 HCO_3^-，但能引起血钾升高，治疗期间注意血钾浓度。盐酸或盐酸精氨酸输入量可按下列公式计算。第一个公式是：需要补给的 Cl^- 量（mmol）=［Cl^- 的正常值（mmol/L）－Cl^- 的测得值（mmol/L）］×体重（kg）×0.2。第二个公式是：需要补给的 H^+ 量（mmol）=［HCO_3^- 的测得值（mmol/L）－HCO_3^- 的正常值（mmol/L）×体重（kg）×0.4。第一个 24 小时内一般可给计算所得的补给量 1/2，必要时第二天重复治疗。

代谢性碱中毒纠正不宜过快，一般也不要求完全纠正，关键是解除病因。治疗期间，应经常进行血气分析、电解质、尿液 pH 或尿 Cl^- 的测定，以观察疗效。

四、呼吸性酸中毒

呼吸性酸中毒是指肺泡通气功能下降，不能充分地排出体内生成的 CO_2，使 $PaCO_2$ 增高，引起高碳酸血症。

（一）病因

（1）异物、喉痉挛等造成的气道阻塞。

（2）药物、麻醉、神经性疾病等造成的呼吸中枢抑制。

（3）多发性脊髓炎、重症肌无力、重症低钾血症等造成呼吸肌麻痹。

（4）胸部挤压伤、严重气胸、大量胸腔积液等造成的胸廓活动异常。

（5）呼吸机使用不当，通气量过小。

（6）广泛的肺组织病变，如严重支气管哮喘、成人呼吸窘迫综合征、急性心源性肺水肿和慢性阻塞性肺疾病都可由于肺通气障碍引起高碳酸血症。外科患者如果合并存在这些肺部慢性疾病，在手术后更容易产生呼吸性酸中毒。

（二）临床表现

患者可有呼吸困难，全身乏力和换气不足，有时有气促、发绀、头痛、胸闷等症状。随着酸中毒的加重，患者可有血压下降、谵妄、昏迷等症状。如果没有低氧性脑损伤，脑病通常可以逆转。

在急性呼吸性酸中毒，血气分析显示由于 $PaCO_2$ 急性升高导致的 pH 降低，HCO_3^- 可以正常或轻度增加。虽然存在缓冲，但是由于 $PaCO_2$ 每升高0.1 kPa（1 mmHg），血浆 HCO_3^- 仅升高 0.1 mmol/L，而且其总量增加不超过 3 mmol/L，不足以维持血浆 HCO_3^- 和 H_2CO_3 浓度的正常比值，因此急性呼吸性酸中毒往往是失代偿的。在慢性呼吸性酸中毒，由于肾脏的代偿作用，血浆 HCO_3^- 增高，pH 下降减弱，导致 $PaCO_2$ 每升高 0.1 kPa（1 mmHg），血浆 HCO_3^- 增加 0.3～0.4 mmol/L，大于或小于预期血浆 HCO_3^- 增加提示分别同时存在原发性代谢性碱中毒或代谢性酸中毒或其他混合型酸碱平衡失调。

（三）治疗

急性呼吸性酸中毒时，应迅速去除引起通气障碍的原因，改善通气功能，使积蓄的 CO_2 尽快排出。必要时，做气管插管或气管切开术，使用呼吸机，以改善换气。如果因呼吸机使用不当而发生酸中毒，则应调整呼吸机的频率、压力或容量。

碳酸氢钠是常用碱性药物，但此药能产生更多的二氧化碳，所以在治疗急性呼吸性酸中毒中不常规使用，其使用指征仅限于：①pH＜7.15，$PaCO_2$ 又一时不能控制者，可用小量碳酸氢钠（44～88 mmol）。②严重哮喘发作状态，因 pH 低，气管对支气管舒张药的反应性降低，用碳酸氢钠调整 pH 后能产生支气管扩张效应。但必须注意治疗反应，若用药后支气管痉挛不减轻或 $PaCO_2$ 增高，则应停药或同时使用机械通气。

引起慢性呼吸性酸中毒的基础病大多难以治愈，因此强调预防，加强围术期处理，如控制呼吸道感染、体位引流、促进排痰和应用小支气管扩张剂等。严重慢性呼吸性酸中毒患者，因低 PaO_2 成为呼吸中枢唯一有效的刺激因素，而且由于血浆 HCO_3^- 代偿性地增高，CO_2 如果排出过快，将导致代谢性碱中毒，血红蛋白氧离曲线左移，血钾减低，脑血管和冠状血管收缩，致使病情恶化，所以通常给予持续低流量吸氧（0.5～2.0 L/min 或吸入氧浓度为 0.24～0.35）和/或使用机械通气，逐步降低 $PaCO_2$（每小时不超过 0.67 kPa），同时监测血钾浓度。

五、呼吸性碱中毒

呼吸性碱中毒是指肺泡通气过度，体内生成的 CO_2 排出过多，以致血的 $PaCO_2$ 降低，引起低碳酸血症。

（一）病因

引起通气过度的原因很多，例如，分离（转换）障碍、疼痛、低氧血症、水杨酸或氨中毒、肝硬化、肝性脑病、发热、革兰阴性菌败血症和呼吸机辅助通气过度等。

（二）临床表现

通常呼吸的深度和频率明显增加，患者常诉焦虑，胸部紧缩感或胸痛，可有口周、肢端麻木和针刺感，手足搐搦，头晕，轻度头痛，晕厥等症状。危重患者发生急性呼吸性碱中毒，常提示预后不良，或将发生急性呼吸窘迫综合征。

急性呼吸性碱中毒时，血浆 pH 升高，$PaCO_2$ 迅速降低，HCO_3^- 正常或略微降低，一般 $PaCO_2$ 每下降 0.1 kPa（1 mmHg），血浆 HCO_3^- 浓度仅降低 0.2 mmol/L，而且其总量降低不超过 3～4 mmol/L，不足以完全代偿。慢性呼吸性碱中毒时，由于肾脏的代偿作用，血浆 HCO_3^- 降低，pH 下降减弱，平均 $PaCO_2$ 每下降 0.1 kPa（1 mmHg），血浆 HCO_3^- 降低 0.4～0.5 mmol/L，大于或小于预期 HCO_3^- 降低提示同时存在原发性代谢性酸中毒或代谢性碱中毒或其他混合型酸碱平衡失调。

（三）治疗

应防治原发病和去除引起通气过度的原因。急性呼吸性碱中毒患者可吸入含 5% CO_2 的氧气，或用纸袋罩于患者口鼻使其再吸入呼出的气体以维持血浆 HCO_3^- 的浓度。对精神性通气过度患者可用镇静剂。机械通气患者，应调整呼吸机的频率、压力或容量，增加呼吸道无效腔。手足搐搦者可静脉注射葡萄糖酸钙。

六、混合型酸碱平衡失调

混合型酸碱平衡失调是指同一患者有两种或两种以上的单纯型酸碱平衡失调同时存在。混合型酸碱失调的病理生理变化比较复杂，临床表现不典型，会给诊断带来较大的困难。遇到酸碱平衡失调的患者，如果 $PaCO_2$ 和血浆 HCO_3^- 测定的结果不符合两者变化的比例关系时，应考虑有混合型酸碱失调的可能。此外，阴离子间隙的测定有助于判断是否同时存在代谢性酸中毒和代谢性碱中毒。

（陆　江）

第五章　甲状腺疾病

第一节　急性甲状腺炎

急性甲状腺炎是甲状腺发生的急性化脓性感染，它是由细菌或真菌感染所致，细菌或真菌经血液循环、淋巴道或邻近化脓病变蔓延侵犯甲状腺引起急性化脓性炎症，使甲状腺组织发生变性、渗出、坏死、增生等炎症病理改变而导致的一系列临床表现。由于甲状腺血运极为丰富，淋巴回流良好，有完整的包膜，且甲状腺组织内碘浓度高，故其抗感染力强，因而受感染形成甲状腺炎的概率不高。

一、病因

常见的病原菌为金黄色葡萄球菌、溶血性链球菌、肺炎链球菌、革兰阴性菌等。细菌可经血道、淋巴道、邻近组织器官感染蔓延或穿刺操作进入甲状腺。大部分患者继发于上呼吸道、口腔或颈部软组织化脓性感染的直接扩散，如急性咽炎、化脓性扁桃体炎等。少部分患者继发于败血症或颈部开放性创伤。营养不良的婴儿、糖尿病患者、身体虚弱的老人或免疫缺陷的患者易发。梨状窝瘘是引起儿童急性甲状腺炎的主要原因。Walfish 等报道 1 例癌性食管-甲状腺瘘并甲状腺需氧菌和厌氧菌混合感染的甲状腺炎。病毒感染非常罕见，但已有数例 AIDS 患者患甲状腺巨细胞病毒感染的报道。

二、病理

(一)肉眼所见

甲状腺呈弥漫性或局限性肿大，如发病前甲状腺正常，多呈弥漫型；如原有甲状腺腺瘤或结节，则多为局限型。炎症可累及单侧甲状腺或双侧甲状腺，有的仅限于峡部。炎症的后期可表现局部脓肿。

(二)镜检

典型的急性甲状腺炎的组织学变化是在甲状腺内有大量中性粒细胞浸润及组织坏死，呈急性化脓性炎或非化脓性炎改变，化脓性炎常见微脓肿形成，甲状腺滤泡破坏，血管扩张充血，有时可见细菌菌落。

三、临床表现

急性甲状腺炎多见于中年女性。发病前1～2周多有咽痛、鼻塞、头痛、全身酸痛等上呼吸道感染史。

(一)症状

突然发病,患者出现寒战高热、出汗及全身不适,甲状腺部位出现疼痛,疼痛可波及耳后、枕部,颈部后伸、吞咽时甲状腺疼痛加剧,疼痛可向两颊、两耳或枕部放射,若化脓则出现胀痛、跳痛。严重者可有声嘶、气促、吞咽困难等,并有邻近器官或组织感染的征象。

(二)体征

体温可在38～39℃或以上,急性病容,甲状腺肿大并出现局部肿块,局部皮肤发红、发热,甲状腺区有明显触痛,呈现红肿热痛的典型炎症表现。成脓后局部可出现波动感。少数患者可发生搏动性肿物。患者可有心动过速等。

(三)急性甲状腺炎的并发症

1.甲状腺功能减退

腺体组织的坏死和脓肿形成可引起甲状腺功能减退。主要因感染导致腺体的破坏,临床可出现暂时性甲状腺功能减退。

2.脓肿压迫症

甲状腺脓肿压迫神经和气管,可出现声带麻痹、气管阻塞、局部交感神经功能紊乱等表现。

3.感染局部蔓延

甲状腺脓肿破裂向周围组织和器官(如前纵隔、气管及食管)穿破及扩散,可引致颈内静脉血栓形成和气管穿孔等。

4.感染全身扩散

感染经血路全身扩散,患者可并发肺炎、纵隔炎、心包炎、脓毒血症等。若延误治疗常可导致死亡。

5.急性甲状腺炎复发

在复发性急性甲状腺炎中,80%是因为持续存在梨状窦-甲状腺瘘,其中的92%发生在甲状腺左叶,6%发生在右叶,2%为双侧甲状腺发生。

四、相关辅助检查

(一)实验室检查

1.血常规

周围血白细胞计数和中性粒细胞升高。

2.血沉及C反应蛋白

红细胞沉降率加快;C反应蛋白增高。

3.甲状腺的功能检查

细菌感染的急性甲状腺炎患者,其甲状腺的功能大都正常;但在真菌感染的患者中,甲状腺功能大多偏低,而分枝杆菌感染的患者甲状腺激素水平常偏高。

4.细菌学检查

甲状腺局部穿刺抽吸脓液进行细菌培养、革兰染色有助于确定感染细菌；做药敏试验有助于抗菌药物的选择。

(二)甲状腺扫描

90%以上的细菌感染患者和78%的分枝杆菌感染患者，可发现凉结节或冷结节。有甲状腺包块的部位呈放射性分布缺损。

(三)甲状腺B超检查

可发现甲状腺单叶肿胀或脓肿形成。

(四)影像学检查

1.X线检查

可了解气管偏移或受压情况，有时可发现甲状腺及甲状腺周围组织中由产气杆菌产生的游离气体。

2.CT或MRI检查

有助于纵隔脓肿的诊断。

五、治疗

对于急性甲状腺炎患者，由于有感染、高热、甲状腺局部的红肿热痛，治疗以控制感染为主，并给予甲状腺局部对症处理，补足液体和能量。

(一)抗菌药物应用

在甲状腺局部穿刺脓液细菌培养及药敏试验未出结果前，宜选用广谱抗生素。通常针对链球菌和金黄色葡萄球菌感染选用抗生素。病情轻者可采用口服耐青霉素酶的抗生素，如氯唑西林、双氯西林或联合青霉素及β内酰胺酶抑制剂。但是大多数患者有高热及甲状腺局部的红肿热痛，症状较重，应采用静脉给药。常用青霉素类、第二代头孢菌素类；对青霉素过敏者，可选用大环内酯类药物或氯霉素，有效抗生素的使用至少持续14天。如果伴有血行感染，有败血症、脓毒血症时，宜联合两种抗菌药物应用，如针对革兰阳性菌和革兰阴性菌的抗生素如红霉素或阿奇霉素与第三代头孢菌素联用。对于病情重者，要结合细菌培养和药敏结果选择抗菌药物，以及时、有效地控制感染，防止炎症进一步发展和脓肿形成，防止病情恶化。

(二)局部处理

早期宜用冷敷，晚期宜用热敷。有脓肿形成时应早期行切开引流；或行B超或CT检查，可发现局部脓肿，或发现游离气体时，需切开引流，以免脓肿破入气管、食管、纵隔内。如有广泛组织坏死，或持续不愈的感染时，应行甲状腺切除手术，清除坏死组织，敞开伤口。

(三)营养支持疗法

对于感染性疾病有高热者，应补足液体量，输入葡萄糖盐水等液体。甲状腺部位的疼痛可能影响患者进食，如果通过进食不能达到患者每天所需热量，可以经静脉补充能量。

(四)甲状腺激素替代治疗

在严重、广泛的急性甲状腺炎，或组织坏死导致暂时性或长期性甲减时，应行甲状腺激素替代治疗。如左甲状腺素每天25～50 μg口服，根据甲状腺功能调整用量。

六、预后

本病的预后良好，可以自然缓解。一些患者在病情缓解后，数月内还可能再次或多次复发，反复发作虽不常见,而在临床上可能遇到,但最终甲状腺功能会正常。然而,甲状腺局部不适可持续存在几个月。通常,在病后数周或数月以后,大多数患者的甲状腺功能指标均恢复正常,而滤泡贮碘功能的恢复却很慢,可以长至临床完全缓解以后的1年以上。永久性甲状腺功能减低的发生率不到10%,极少数患者可发展为慢性淋巴细胞性甲状腺炎或毒性弥漫性甲状腺肿。

(李　猛)

第二节　亚急性甲状腺炎

亚急性甲状腺炎又称为亚急性肉芽肿性甲状腺炎、非感染性甲状腺炎、巨细胞甲状腺炎、移行性甲状腺炎、De Quervain 甲状腺炎等。本病由 De Quervain 首先报道。可因季节或病毒流行而有人群发病的特点。本病呈自限性,是最常见的甲状腺疼痛疾病。

一、病因与发病机制

其病因尚未完全阐明,一般认为和病毒感染有关。本病多见于 HLA-BW35 的妇女。发病前1～3周患者常有上呼吸道感染史,发病常随季节变动且具有一定的流行性。患者血中有病毒抗体存在(抗体的效价高度和病期相一致),最常见的是柯萨奇病毒抗体,其次是腺病毒抗体、流感病毒抗体、腮腺病毒抗体等。虽然已有报道,从亚急性甲状腺炎患者的甲状腺组织中分离出腮腺炎病毒,但亚急性甲状腺炎的原因是病毒的确实证据尚未找到。另外,中国人、日本人的亚急性甲状腺炎与 HLA-BW35 有关联,提示对病毒的易感性具有遗传因素,但也有患者与上述 HLA-BW35 无关。

有人认为本病属于自身免疫性疾病,因为有报道发现在35.1%～42.0%的亚急性甲状腺炎患者血液循环中存在直接针对 TSH 受体抗体、甲状腺过氧化物酶抗体(TPOAb)和甲状腺球蛋白抗体(TgAb),这些为多克隆抗体,很可能继发于病毒感染致甲状腺滤泡破坏后的抗原释放。

二、病理改变

甲状腺通常为双侧肿大,但是不对称,质地较实。切面仍可见到透明的胶质,其中有散在的灰色病灶。显微镜下见病变甲状腺腺泡为肉芽肿组织替代,其中有大量慢性炎症细胞、组织细胞和吞噬胶性颗粒的巨细胞形成,病变与结核结节相似,故有肉芽肿性或巨细胞性甲状腺炎之称。

(一)肉眼观

甲状腺呈不均匀结节状轻至中度增大,质实,橡皮样。切面病变呈灰白或淡黄色,可见坏死或瘢痕,常与周围组织有粘连。

(二)光镜下

病变呈灶性分布,范围大小不一,发展不一致,部分滤泡被破坏,胶质外溢,引起类似结核结节的肉芽肿形成,并有多量的中性粒细胞及不等量的嗜酸性粒细胞、淋巴细胞和浆细胞浸润,可形成微小脓肿,伴异物巨细胞反应,但无干酪样坏死。愈复期巨噬细胞消失,滤泡上皮细胞再生、间质纤维化、瘢痕形成。

三、临床表现

多见于中年妇女，发病有季节性，夏季是其发病的高峰期。起病时患者常有上呼吸道感染的症状。典型者整个病期可分为早期伴甲亢、中期伴甲减及恢复期 3 期。

（一）早期

起病多急骤，有上呼吸道感染的前驱症状，呈发热，伴以怕冷、寒战、疲乏无力和食欲缺乏等。随之出现最为特征性的表现：甲状腺部位的疼痛和压痛。疼痛常向颌下、耳后或颈部等处放射，咀嚼和吞咽时疼痛加重。甲状腺病变范围不一，可先从一叶开始，以后扩大或转移到另一叶，或始终限于一叶。病变腺体肿大，坚硬，压痛显著。病变广泛时，泡内甲状腺激素及碘化蛋白质一时性大量释放入血，因而除感染的一般表现外，尚可伴有甲亢的常见表现，如心慌、多汗等，但通常不超过 4 周。

（二）中期

当甲状腺腺泡的储备功能由于感染破坏而发生耗竭，甲状腺实质细胞尚未修复前，血清甲状腺激素浓度可降至甲状腺功能减退水平，临床上也可转变为甲减表现。本病临床上大部分患者不出现甲减期，经历甲亢期后，由过渡期直接进入恢复期。

（三）恢复期

症状渐好转，甲状腺肿及结节渐消失，也有不少患者遗留小结节，以后缓慢吸收。如果治疗及时，患者大多可得到完全恢复，只有极少数变成永久性甲状腺功能减退。

在轻症或不典型患者中，患者无明显发热或有低热，甲状腺略增大，有轻微疼痛和压痛，全身症状轻微，临床上也未必有甲亢或甲减的表现。本病病程长短不一，可自数星期至半年以上，一般为 2～3 个月，故称亚急性甲状腺炎。病情缓解后，尚可能复发。

四、实验室及相关辅助检查

(1)血沉明显增快，血白细胞计数一般正常或轻中度增高。

(2)甲状腺功能：在亚急性甲状腺炎早期，血清 TT_3、TT_4、FT_3、FT_4 可升高，TSH 降低；TgAb、TPOAb 部分患者可呈阳性。后期少数患者因甲状腺组织破坏，血清甲状腺激素水平可降低，TSH 升高。

(3)甲状腺摄 ^{131}I 率明显降低，与早期血清甲状腺激素水平增高呈现“分离”现象。甲状腺核素扫描示甲状腺显影不均匀或呈放射稀疏区，也可甲状腺不显影。

(4)彩色多普勒超声检查：在急性阶段，受累增大的甲状腺组织没有血运增加，超声示低回声区；而在恢复阶段，超声显示为伴轻微血运增加的等回声区。

(5)甲状腺细针穿刺和细胞学（FNAC）检查：可见特征性多核巨细胞或肉芽肿样改变。FNAC 检查不作为诊断本病的常规检查。

五、诊断与鉴别诊断

（一）诊断

患者如有发热并伴有上呼吸道感染史，短期内出现甲状腺部位的疼痛，查体显示甲状腺肿大，或伴单个或多个结节，触之坚硬而有显著压痛，临床上可初步拟诊为本病。实验室检查早期血沉增快，血白细胞正常或增高。血 T_3、T_4、FT_3、FT_4 可增高，TSH 降低，而甲状腺摄 ^{131}I 率可降至10%以下,甲状腺扫描甲状腺部位呈放射稀疏区或不显影,这一特征对诊断本病有重要意义。血甲状腺免疫球蛋白初期也可升高,其恢复正常也比甲状腺激素为晚。超声检查在诊断和判断其活动期时是一个较好的检查方法。超声显像压痛部位常呈低密度病灶。细胞穿刺或组织活检可证明巨核细胞的存在。

(二)鉴别诊断

诊断亚急性甲状腺炎时需要与下列疾病相鉴别。

1.甲状腺囊肿或腺瘤样结节急性出血

常见于用力活动后骤然出现甲状腺部位的疼痛,甲状腺在短时间内肿大,查体显示甲状腺不均匀性肿大,局部有包块且有波动感,有的伴有压痛。查血沉正常,血常规正常,甲状腺功能正常,甲状腺超声检查示包块内有液性暗区。

2.慢性淋巴细胞性甲状腺炎

多数有多年甲状腺肿大的病史,甲状腺肿大,质地韧或偏硬,有橡皮样感,无压痛;病程长者呈结节样肿大。急性发病可伴有甲状腺疼痛及触痛。但腺体多是广泛受累,甲状腺功能正常或降低,血中TGA、TMA及TPOAb大多升高。病程长者可逐渐出现甲状腺功能减退。

3.Graves病

亚急性甲状腺炎伴有甲亢表现时,需要与Graves病相鉴别。Graves病时甲状腺多呈弥漫性肿大,无压痛。甲状腺激素水平升高,甲状腺摄^{131}I率也升高。

4.急性化脓性甲状腺炎

可见到身体其他部位有脓毒病灶,甲状腺的邻近组织存在明显的感染反应,白细胞计数明显升高,并有发热反应。急性化脓性甲状腺炎的放射性碘摄取功能仍然存在。

六、治疗

亚急性甲状腺炎属于自限性疾病,预后良好。对本病无特殊治疗,主要治疗包括两方面:减轻局部症状和针对甲状腺功能异常。一般来说,大多数患者仅行对症处理即可。

(1)轻症患者不需特殊处理,可适当休息,应用非甾体抗炎药,如阿司匹林、吲哚美辛、布洛芬等,疗程一般不超过2周。

(2)全身症状重,甲状腺肿大、压痛明显者及非甾体抗炎药治疗无效者可应用糖皮质激素治疗,可迅速缓解疼痛,减轻甲状腺毒症症状。一般初始给予泼尼松每天20~40 mg,分2~3次服用,1~2周根据病情改善情况逐渐减量至停用,总疗程为6~8周。停药后部分患者可能反复,再次用药仍然有效;过快减量、过早停药可使病情反复。也可以合用非甾体抗炎药,不但可以消除疼痛,还可以减少病情反复。在治疗中监测血沉改变,可指导用药。糖皮质激素并不会影响本病的自然过程,如果糖皮质激素用后撤减药量过多、过快,反而会使病情加重。也有人提出,如果糖皮质激素连续使用,所用剂量可使患者不出现症状直至其放射性碘摄取率恢复正常,可能避免病情复发。

(3)因本病伴甲亢是暂时的且甲状腺摄碘率低,不是放射性碘治疗的指征。硫脲类药物可破坏甲状腺激素的合成,但亚急性甲状腺炎血中过多的甲状腺激素是来源于被破坏了的滤泡释出的T_4和T_3,而不是由于合成和分泌增多所致,大多数的患者无须使用抗甲状腺药物。如患者的心率快可给予小剂量普萘洛尔缓解症状,少数患者的甲亢症状明显,且有明显的高代谢综合征,也可以给予小剂量的抗甲状腺药物如丙硫氧嘧啶(100~150 mg/d)或甲巯咪唑(10~15 mg/d)

治疗,但是疗程要短,以及时监测甲状腺功能,防止出现甲减。

本病如出现甲减期也常是暂时的,通常甲减症状较轻,所以不需应用甲状腺激素替代治疗;除非患者的甲减症状明显,TSH 升高,可用甲状腺制剂如左甲状腺素 50～100 μg/d,可防止由TSH 升高引起的病情再度加重。病情较重者,可用甲状腺激素替代一段时间。约有 10%的患者可发生永久性甲状腺功能低减,需要长期应用甲状腺素替代治疗。有报道称中药对本病的急性期有较好的治疗效果。

七、预后及预防

本病的预后良好,可以自然缓解。一些患者在病情缓解后,数月内还可能再次或多次复发,反复发作虽不常见,而在临床上可能遇到,但最终甲状腺功能恢复至正常。然而,甲状腺局部不适可持续存在几个月。通常,在病后数周或数月以后,大多数患者甲状腺功能指标均恢复正常,而滤泡贮碘功能的恢复却很慢,可以长至临床完全缓解以后的 1 年以上。永久性甲状腺功能低减的发生率不到 10%。

防止亚急性甲状腺炎的发生,主要在于增强机体抵抗力,避免感冒、上呼吸道感染、咽炎等细菌或病毒感染,对预防本病的发生有重要意义。

(田　娜)

第三节　高碘性甲状腺肿

环境缺碘可引起甲状腺肿大,环境含碘过高也能使甲状腺肿大。高碘性甲状腺肿又称高碘致甲状腺肿,是由于机体长期摄入超过生理需要量的碘所引起的甲状腺肿。大多数是服用高碘食物或高碘水所致,属于地方性甲状腺肿的特殊类型,也有长期服用含碘药物所致的甲状腺肿称为散发性高碘性甲状腺肿。

一、流行病学

(一)地方性高碘甲状腺肿

长期服用海产品或含碘量高的深井水引起的甲状腺肿,根据高碘摄入的途径,地方性高碘甲状腺肿可分为食物性及水源性两类。

1.食物性高碘甲状腺肿

含碘丰富的海产品,主要是海藻。国内的报道,山东日照市沿海居民常年服用含碘量较高的海藻类食物,其甲状腺肿发病率增高。广西北部湾沿海的居民高碘甲状腺肿,成人患病率高达7.5%,中小学生患病率为 38.4%,据了解为食用含碘量高的海橄榄嫩叶及果实所致。

2.水源性高碘性甲状腺肿

水源性高碘性甲状腺肿为我国首次在河北省黄骅市沿海居民中发现。该地区居民原来吃含碘量不高的浅井水时甲状腺肿的患病率不高,后来改吃含碘量较高的深井水后甲状腺肿患病率增高达 7.3%。此种高碘性甲状腺肿与海水无关,很可能是古代海洋中富碘的动、植物残体中的碘,经无机化溶于深层水中形成。除沿海地区外我国亦首次报道了内陆性高碘性甲状腺肿,新疆部分地区居民饮水含碘量高，居民高碘甲状腺肿患病率为8.0%。山西省孝义市、河北高碑店市亦有饮用高碘水所致的甲状腺肿发病率增高的报道。内陆高碘甲状腺肿流行区域为古代洪水冲刷，含碘丰富的水沉积于低洼地区。

(二)散发性(非地方性)高碘甲状腺肿

母亲在妊娠期服用大量碘剂所生婴儿可患先天性甲状腺肿。甲状腺功能正常的人，长期接受药理剂量的碘化物，如含碘止咳药物，则有3%～4%的人可发展为有或无甲状腺功能低下(甲低)的甲状腺肿。综合国内外报道，应用碘剂(含碘药物)后出现甲状腺肿时间短，数周，长者达30年，年龄自新生儿到70余岁，但半数以上为20岁以下年轻人，每天摄碘量为1～500 mg。

二、发病机制

碘过多引起甲状腺肿大的机制，目前所知甚少。一般认为主要由于碘阻断效应所致。无论是正常人或各种甲状腺疾病患者，给予大剂量的无机碘或有机碘时，可以阻止碘离子进入甲状腺组织，称为碘阻断现象。碘抑制了甲状腺内过氧化酶的活性，从而影响到甲状腺激素合成过程中原子碘的活化、酪氨酸的活化及其碘的有机化过程。甲状腺激素合成过程中，酪氨酸的碘化过程其酪氨酸与碘离子必须在过氧化酶的两个活性基上同时氧化才能结合，当碘离子过多时，过氧化酶的两个活性基，均被碘占据了。于是造成酪氨酸的氧化受阻，产生了碘阻断，不能形成一碘酪氨酸和二碘酪氨酸，进而使T_3及T_4合成减少。另外碘还有抑制甲状腺分泌(释放)甲状腺素的作用。其机制至今未完全阐明，有两种学说，一般认为过量的碘化物抑制谷胱甘肽还原酶，使甲状腺组织内谷胱甘肽减少，影响蛋白水解酶的生成，因而抑制了甲状腺素的释放。另有人认为是由于过量的碘化物抑制了甲状腺滤泡细胞内第二信使cAMP的作用所致，并提出这种作用的部位是在细胞膜上腺苷酸环化酶的激活。甲状腺素合成和释放的减少，反馈地使脑腺垂体分泌更多的TSH，使甲状腺增生、肥大，形成高碘性甲状腺肿。

需要指出的是，碘阻断及碘对甲状腺分泌甲状腺素的抑制作用都是暂时的，而且机体可逐渐调节适应，这种现象称为“碘阻断的逸脱”。因此，会见到许多甲状腺功能正常而患其他疾病的患者需要服用大量碘剂时，大多数并不产生甲状腺肿大，而且血中甲状腺素的水平也在正常范围。多数人认为在甲状腺本身有异常的患者，如慢性淋巴细胞性甲状腺炎(桥本甲状腺炎)、甲亢合并有长效甲状腺素(LATs)、甲状腺刺激抗体、抗微粒体抗体或甲状腺抑制抗体存在时，以及一些未知的原因，机体对碘阻断和对甲状腺分泌甲状腺素的抑制作用失去了适应能力，则可导致甲状腺功能减退症状的发生及引起“碘性甲状腺肿”，即“高碘性甲状腺肿”。

三、病理表现

高碘性甲状腺肿，腺体表面光滑，切面呈胶冻状，琥珀色，有的略呈结节状。光镜下见甲状腺滤泡明显肿大，上皮细胞呈柱状或上皮增生2～4层，有新生的筛孔状小滤泡。有的滤泡上皮断裂，滤泡融合、胶质多，呈深红色，上皮扁平。来惠明等用小鼠成功地复制了高碘性甲状腺肿的动物模型。电镜下可见极度扩大的泡腔中有中等电子密度的滤泡液，滤泡上皮细胞扁平，核变形，粗面内质网极度扩张，线粒体肿胀，溶酶体数量增多，细胞微绒毛变短且减少。

四、临床表现

高碘性甲状腺肿的临床表现特点为甲状腺肿大，绝大多数为弥漫性肿大，常呈Ⅰ～Ⅱ度肿

大。两侧大小不等，表面光滑，质地较坚韧，无血管杂音，无震颤，极少引起气管受压的表现，但新生儿高碘性甲状腺肿可压迫气管，重者可致窒息而死。高碘性甲状腺肿可继发甲亢，部分患者亦可出现甲状腺功能减退症状，但黏液性水肿极少见。

实验室检查：尿碘高，24 小时甲状腺摄碘率低，常在 10%以下。过氯酸钾释放试验阳性（>10%）。血浆无机碘及甲状腺中碘含量均显著增高。血清中 T_3 稍高或正常，T_4 稍低或正常，T_3/T_4 比值增高。血清 TSH 测定大多数在正常范围，只有部分增高。

五、诊断

对有甲状腺肿大表现，有沿海地区或长期服用海产品或含碘高的深井水或含碘药物史，甲状腺摄碘率下降，过氯酸钾释放试验阳性，尿碘高即可诊断。

六、预防和治疗

对散发性高碘甲状腺肿，尽量避免应用碘剂或减少其用量并密切随访。对地方性高碘性甲状腺肿，先弄清楚是食物性还是水源性。对食物性者改进膳食，不吃含碘高的食物；对水源性者应离开高碘水源居住，或将高碘水用过滤吸附，电渗析法降碘后饮用。

治疗上一般多采用适量的甲状腺素制剂，以补充内生甲状腺素的不足，抑制过多的 TSH 分泌，缓解甲状腺增生。常用剂量：甲状腺素片，每次 40 mg，2～3 次/天，口服。或左甲状腺素片（优甲乐）50～150 μg，1 次/天，口服，可使甲状腺肿缩小或结节缩小，疗程 3～6 个月。停药后如有复发可长期维持治疗。

对腺体过大产生压迫症状，影响工作和生活，或腺体上有结节疑有恶性变或伴有甲亢者，应采用手术治疗。术后为防止甲状腺肿复发及甲状腺功能减退可长期服用甲状腺素。对有心血管疾病的患者及老年人应慎重应用甲状腺制剂。

（田　娜）

第四节　甲状腺乳头状癌

甲状腺乳头状癌（papillary thyroid carcinoma，PTC）是甲状腺癌中最多见的一型，既往流行病学资料显示 PTC 占甲状腺癌的 60%～90%，近年来全世界范围内其发病率呈明显上升趋势，天津医科大学肿瘤医院的一项调查结果显示，该院 PTC 患者比重已经占全部甲状腺癌的 96.0%左右，权重明显升高。其组织学亚型较多，临床特性呈多样化。

甲状腺乳头状癌的发病率因地区、营养状况及医疗水平而异。由于 PTC 远处转移率及死亡率均较低，因此 PTC 属低度恶性肿瘤；但在某些特定人群中，如老年人及有射线接触史者，PTC 亦具有较强的侵袭性，并可侵犯喉返神经、气管、食管等。

一、病因学

（一）射线暴露

甲状腺癌的发生与接触辐射时的年龄有关。儿童期电离辐射接触史是甲状腺癌，特别是

PTC发生的一个重要危险因素。而对于年龄在15岁及以上的个体，则不存在明显的辐射剂量依赖性甲状腺癌发生率。大约有9%的甲状腺癌与射线暴露、接触史有关。

一般来讲，辐射导致的PTC无论在生物学特性上还是在临床处理上均与散发型PTC相似。然而最近有研究显示，切尔诺贝利核电站事件所导致的儿童PTC具有更强的侵袭性，提示乳头状癌的生物学行为可能与辐射剂量相关。在这些儿童中，低分化PTC及实性型PTC所占比例较无射线接触史的PTC患者为高。

(二)遗传因素

PTC已被明确与多种遗传性疾病有关，如家族性息肉、Gardner综合征及Cowden病。近年来多个研究筛选出多个基因，包括*HABP2*、*SRGAP1*、*NKX2-1*、*FOXE1*等，可能与该病遗传相关。同时，PTC患者可同时合并有乳腺、卵巢、肾或中枢神经系统的恶性肿瘤。另外，PTC合并桥本甲状腺炎的患者在临床亦不在少数，但导致上述现象发生的具体机制仍有待进一步研究。

(三)基因突变

在过去的十年里，诸多研究均表明不同类型的基因变异决定了甲状腺肿瘤的不同病理分型，同时也决定了不同类型甲状腺癌不同的生物学行为。近年来，有关甲状腺癌发病机制的研究在分子水平取得了很大进展，*BRAF*和*TERT*基因突变在PTC发生发展中的作用机制是研究的热点问题。*RET*基因重排、*RAS*突变及*BRAF*突变在70%的PTC中被发现。

(四)其他因素

激素水平及饮食中碘、胡萝卜素、维生素C、维生素E的摄入可能与PTC的发生有关，但仍需进一步研究证实。

二、病理特征

(一)大体形态

肿瘤直径为数毫米至数厘米，可单发亦可多发，多为硬而坚实，亦可硬韧或呈囊实性。微小者多为实性，最小可为数毫米，倘不注意，易被忽略；癌灶多无包膜，常浸润正常甲状腺组织而无清楚分界，呈星芒状，有的似瘢痕组织结节。肿物较大者一般切面呈苍白色，胶样物甚少，常有钙化，切割时可闻磨砂音。可有包膜或不完整，有时可为囊性伴部分实性成分，有时可见乳头状突起，也有的肿物边界极不清楚，无明显肿物轮廓，切面呈散沙状。

(二)镜检

在镜下，典型的PTC乳头状结构表现为由中央为纤维血管轴心、表面衬覆一层肿瘤性上皮所构成。典型的乳头较长，有复杂的分支。衬覆在乳头表面和肿瘤性滤泡的上皮细胞核具有特征性改变。细胞核大、互相重叠在一起。核圆形或卵圆形，核边缘欠规则，呈锯齿状或有皱褶，可出现与核长轴平行的核沟。核染色质常平行排列，聚于核内膜下，致使核膜增厚，核空淡，呈毛玻璃样。核仁小，不明显。核分裂现象罕见或无。在乳头纤维血管轴心中、淋巴管内、实性上皮成分之间和肿瘤性滤泡之间的间质中常存在同心圆层状结构的砂粒体。

(三)分型

近年来，国内外认为PTC组织学上的多样性可能与其临床表现上的差异具有密切的联系。WHO已于肿瘤国际组织学分类标准中对PTC的组织学分型进行了重新分类，其中主要包括滤泡型、嗜酸性粒细胞型、弥漫硬化型、高细胞型、柱状细胞型等十余型。近年来也有研究将一类有纤维囊包裹的“滤泡亚型甲状腺乳头状癌”(EFVPTC)进行重新命名，现在它的名字则是“带有乳头状细胞核特征的非浸润性滤泡型甲状腺肿瘤”(NIFTP)，此类型为极低度恶性潜能肿瘤，绝大部分肿瘤完整切除后已经可以治愈，不需要追加 RAI 治疗。

下面将对乳头状癌各分型的临床病理特征进行分述。

1.弥漫硬化亚型

(1)该型常累及儿童和年轻成人，表现为双侧或单侧弥漫性甲状腺肿胀。

(2)大多数研究表明此型生物学上较经典型乳头状癌更具侵袭性，表现为更高的淋巴结转移率(几乎 100%)和较高的远处转移概率。

(3)经过充分的治疗，死亡率与经典型相似，大概与患者发病时年轻有关。

(4)甲状腺实质被白色较硬的组织弥漫替代，切面有砂粒感。典型的组织学特征包括：①弥漫累及单侧腺叶或双侧腺叶；②重度淋巴浆细胞浸润伴生发中心形成；③丰富散在的砂粒体；④多灶而分散的位于淋巴管内的乳头状癌小岛，伴明显的鳞状上皮化生巢；⑤在鳞状分化区域乳头状癌核特征缺失。

2.实性亚型

(1)指具有 50%以上实性生长方式的乳头状癌。

(2)由纤细的纤维血管分隔肿瘤细胞岛，肿瘤细胞圆形或不规则形，具有乳头状癌核的特征。

(3)不出现肿瘤坏死。

(4)与普通的乳头状癌相比，其远处转移的频率稍高，预后稍差。

(5)此亚型在术中冷冻切片诊断时具有一定难度，因其往往没有明显纤维化，核特征没有常规切片中明显，部分病例浸润性生长亦不明显，但仔细观察在肿瘤边缘多有异型的肿瘤性小结节形成。

(6)主要的鉴别诊断是低分化癌(核较深染，核分裂象常见，可见灶性坏死，Ki67 增殖指数较高，多高于 10%)和髓样癌。

3.高细胞亚型

(1)肿瘤细胞的高度至少是宽度的三倍，呈典型乳头状癌特征的核大多位于基底。

(2)胞质丰富，因线粒体堆积而呈嗜酸性，有时胞质局灶透明。

(3)常富于乳头及高度浸润性。

(4)肿瘤体积往往较大。

(5)更容易向甲状腺外扩展(2%～82%)。

(6)更具侵袭性(复发率 18%～58%，死亡率 9%～25%)。

4.柱状细胞亚型

(1)有包膜的肿瘤可有包膜浸润，有时有血管浸润。浸润性肿瘤常表现为甲状腺外扩散。

(2)以混合性乳头、复杂腺体、筛状和实性结构为特征。乳头和腺体被覆高柱状细胞，核呈假复层排列、深染、卵圆形或梭形(类似于结直肠癌或子宫内膜样腺癌)。可出现核下空泡及透明胞质。

(3)不同于高细胞亚型，柱状细胞更高，核深染，呈明显假复层排列，胞质缺乏嗜酸性改变，高细胞亚型更像典型的乳头状癌。

三、临床表现

PTC 患者初期多无自觉不适，甲状腺肿物为最常见表现。除微小癌外，甲状腺触诊可及单发或多发肿物，质硬，吞咽时肿块移动度减低。随病情进展，晚期可出现声音嘶哑、呼吸困难、吞咽困难等表现。若肿瘤压迫颈交感神经节，可产生 Horner 综合征。颈丛浅支受侵犯时，患者可有耳、枕部、肩等处疼痛。此外，有些患者就诊时可出现颈淋巴结转移及远处脏器转移。需注意的是，目前有相当比例 PTC 患者为微小癌，其临床表现隐匿。这类患者多在常规体检时行颈部超声检查发现甲状腺肿物，或以颈部淋巴结转移为首要症状就诊。颈淋巴结转移是 PTC 较常见的临床表现，可高达 50%。转移淋巴结部位以同侧Ⅵ区最为常见。Ⅱ、Ⅲ、Ⅳ区也可见转移。Ⅰ、Ⅴ区偶见。血型转移较少，多见于肺，亦可出现肝、脑、骨转移。

四、临床分期及危险分层系统

UICC 第 6 版及 AJCC 第 5 版更改后，在头颈肿瘤分期方面，应用美国的建议，统一了两机构的 TNM 分期系统，使得头颈肿瘤的分期更具有规范化和统一性。第 8 版 TNM 分期系统的分期更加细化。TNM 分期主要评估患者的死亡风险及预后，但对于 PTC 复发及转移风险，多采用危险分层系统进行评估。目前临床应用较多的有 AMES、MACIS、AGES 系统等（表 5-1～表 5-3）。

表 5-1　AMES 危险分层系统

危险分层	分层标准
低危组	(1)年龄<45 岁且无远处转移；(2)男性年龄≥40 岁，女性年龄≥50 岁且符合以下所有条件：①无腺体外侵犯；②肿瘤大小<5 cm；③无远处转移
高危组	(1)无论年龄，有远处转移者；(2)年龄≥40 岁，女性年龄≥50 岁，伴有以下任何一项：①腺体外侵犯；②肿瘤大小≥5 cm

表 5-2　MACIS 系统

项目	风险因素	评分
M 远处转移	是	3
	否	0
A 确诊年龄	<5	3.1
	≥40	0.08×年龄
C 肉眼腺外侵犯	是	1
	否	0
I 肿瘤	是	1
	否	0
S 肿瘤直径	/	0.3×大小(cm)

表 5-3　AGES 危险分层系统

项目	风险因素	评分
A 年龄	<40	0
	≥40	0.05×年龄
G 组织学分级(Broders 分级)	≤2	1
	≥3	3
E 甲状腺包膜外侵犯	无	0
	有	1
	远处转移	3
S 肿瘤直径	/	0.2×大小(cm)

总预后得分＝A＋G＋E＋S；≤4 分为低危组，>4 分为高危组。

五、诊断

PTC 诊断的首选方法推荐采用高分辨率超声影像检查，而计算机断层扫描(CT)、磁共振成像(MRI)及正电子发射断层扫描(PET-CT)对于 PTC 的定性效果均不及超声，因此不建议将 CT、MRI 和 PET-CT 作为诊断 PTC 的常规检查方法。对于转移灶较大且或怀疑有周围组织侵犯的 PTC，强化 CT 或 MRI 可以作为评估手段。

(一)超声

甲状腺超声影像检查有助于定性、定位及定量诊断。以下超声征象提示甲状腺癌的可能性大：①实性低回声结节。②纵横比大于 1。③结节形态和边缘不规则、晕圈缺如。④微小钙化、针尖样弥散分布或簇状分布的钙化。⑤同时伴有颈部淋巴结超声影像异常，如淋巴结呈圆形、边界不规则或模糊、内部回声不均、内部出现钙化、皮髓质分界不清、淋巴结消失或囊性变等，提示甲状腺癌的可能性大。临床上建议应用二维成像(横切面及纵切面成像)描述结节的位置和数量，进行“定位”与“定量”诊断，同时对颈部淋巴结情况进行全面评估。此外通过超声检查鉴别甲状腺结节良恶性的能力与超声医师的临床经验相关。目前在国内许多医院已应用甲状腺影像报告和数据系统分级(TI-RADS)。超声科医师应在 PTC 的 TI-RADS 分级方面统一认识。

(二)CT

甲状腺癌多表现为甲状腺内形态不规则且边缘模糊不整的低密度实质性肿块，其密度不均匀，无包膜或无完整包膜；病变区甲状腺不规则肿大及有小点状、砂粒状钙化或囊性变。由于肿瘤向周围组织侵犯，病区与正常甲状腺及周围组织器官的分界不清；可有颈部淋巴结肿大；同时可有气管受压造成移位，管壁粗糙。行增强扫描后可见实性部分强化明显，相关囊变坏死区域则并未强化。这是甲状腺癌较具特征性 CT 征象。

钙化是甲状腺癌的表现，但钙化不能作为鉴别甲状腺良、恶性肿瘤的依据，而砂粒状钙化却是甲状腺癌的特征性表现之一。砂粒状钙化或瘤内囊性钙化结节常出现于恶性肿瘤尤其是乳头状癌，在 CT 扫描时发现细沙样钙化首先应考虑甲状腺癌可能。甲状腺癌少有包膜，但周围组织因肿瘤生长的不断刺激可发生反应性纤维增生，从而形成假包膜。假包膜部分区域被肿瘤侵及或破坏，形成瘤周不完整包膜样低密度影是 CT 诊断甲状腺癌的特征性表现，在增强扫描时可形成“强化残圈征”。当 CT 上出现强化环的不完整或无强化环，同时有瘤壁乳头状强化结节，是肿瘤细胞已有向肿瘤包膜外部分侵蚀或多处深度浸润肿瘤包膜的表现，则提示甲状腺癌的诊断。

甲状腺右叶体积增大，平扫内见多发低密度结节，增强后强化不均，边界不清，较大者范围约 1.9 cm×1.5 cm；甲状腺下方气管周围、双侧锁骨上及双颈部多发肿大淋巴结，增强后明显强化，部分强化不均

与超声检查比较，CT 检查可以清楚地显示甲状腺癌病灶的大小、位置、性质，同时还可以显示肿块在周围组织的侵犯及淋巴结转移情况。故甲状腺恶性肿瘤尤其是甲状腺癌影像学表现具有特征性，CT 诊断该病具有较高准确性和一定优势。同时 CT 检查还可明确显示病变范围，尤其对扩展的病变范围及与邻近重要器官及大血管的关系，对术前制订手术方案及预测手术中可能发生的损伤有重要意义，必要时可行强化 CT。胸部 CT 还可早期发现有无肺转移。

六、治疗

PTC 的治疗以手术治疗为主，术后辅以内分泌抑制治疗、^{131}I 治疗，部分晚期患者可采用外放射治疗及靶向药物治疗。

(一)外科治疗

外科治疗为 PTC 治疗的主要手段，但目前临床上对本病的外科处理不甚统一，盲目扩大或缩小手术范围等不规范的问题依然存在，影响患者的生存质量和预后。正规、合理的初次治疗是本病处理的关键所在，同时应注重多学科联合的 MDT，方可获得令人满意的疗效。

国内外争议的另一个焦点主要是甲状腺微小乳头状癌(papillary thyroid microcarcinoma，PTMC)手术的必要性和手术范围。结合近年来 PTMC 领域的最新临床研究成果和国内的实际情况，中国抗癌协会甲状腺癌专业委员会(Chinese Association of Thyroid Oncology，CATO)制定了《甲状腺微小乳头状癌诊断与治疗专家共识》，以进一步提高我国 PTMC 的诊治水平，并提供更加合理及规范的诊治方案。

1.原发灶的处理

在既往相当长一段时期内，国内对 PTC 原发灶的术式一直缺乏统一的共识和规范。近年来，肿瘤规范化治疗理念不断深入，PTC 原发灶处理术式也趋于统一。依据我国甲状腺结节和分化型甲状腺癌治疗的实践经验，并结合国际权威指南精华，并由中国抗癌协会头颈肿瘤专业委员会甲状腺癌学组牵头编写了我国第一部《分化型甲状腺癌临床指南》，之后由中华医学会内分泌学分会、中华医学会外科学分会、中国抗癌协会头颈肿瘤专业委员会及中华医学会核医学分会联合出版了《甲状腺结节和分化型甲状腺癌诊治指南》，对 PTC 原发灶的处理进行了规范化建议。PTC 的原发灶切除术式应主要包括全/近全甲状腺切除术和甲状腺腺叶＋峡部切除术，而甲状腺次全切除及肿物切除等不规范术式不建议使用。在确定 PTC 手术原发灶切除范围时，需要考虑以下几个因素：①肿瘤大小；②有无侵犯周围组织；③有无淋巴结和远处转移；④单灶或多灶；⑤童年期有无放射线接触史；⑥有无甲状腺癌或甲状腺癌综合征家族史；⑦性别、病理亚型等其他危险因素。

(1)甲状腺腺叶＋峡部切除术：与全/近全甲状腺切除术相比，甲状腺腺叶＋峡部切除术有利于保留部分甲状腺功能，也利于保护甲状旁腺功能、减少对侧喉返神经损伤。需注意的是，这种术式可能遗漏对侧甲状腺内的微小病灶，不利于术后通过血清 Tg 和^{131}I 全身显像监控病情，如果术后经评估还需要^{131}I 治疗，则要进行再次手术切除残留的甲状腺。同时应根据临床 TNM(cTNM)分期、危险分层、各种术式的利弊和患者意愿，细化外科处理原则，不可一概而论。

(2)全/近全甲状腺切除术：行全/近全甲状腺切除时，应当尽量保留甲状旁腺及其血供，以减少术后甲状旁腺功能减低的发生。

全/近全甲状腺切除术可为 PTC 患者带来下述益处：①最大限度地保证原发灶切除的彻底性，可一次性治疗多灶性病变及隐匿病灶。②利于术后监控肿瘤的复发和转移。③利于术后^{131}I 治疗。④减少肿瘤复发和再次手术的概率(特别是对中、高危 PTC 患者)，从而避免再次手术导致的严重并发症发生率增加。⑤准确评估患者的术后分期和危险度分层。另一方面，全/近全甲状腺切除术后，将不可避免地发生永久性甲减；并且，这种术式对外科医师专业技能的要求较高，术后甲状旁腺功能受损和/或喉返神经损伤的概率增大。外科医师应参加专业培训、规范手术方式、掌握手术技巧，在行 PTC 手术时，应熟悉喉返神经及喉上神经的解剖及保护，重视甲

状旁腺的识别和原位血管化功能保留，以减少术后并发症的发生。

对局部存在严重侵犯的PTC，如累及气管、食管、喉返神经等，只要患者全身情况许可，应争取做扩大根治手术。如一侧喉返神经受累，可行神经切除，如缺损较小，可行神经端-端吻合；如缺损较大，且喉返神经入喉处及近迷走神经处保留有足够长的神经时，可行神经移植，游离舌下神经袢、颈丛神经深支移植吻合或者舌下神经袢喉返神经吻合。

对于PTC累及周围器官时，处理原则是在切净肿瘤的基础上尽可能地保留器官的功能，如部分喉切除和气管部分切除修补术等。甲状腺癌侵犯气管，对于气管软骨或腔内无侵犯的患者，可在保留气管形态完整的基础上，将肿瘤从气管表面锐性削切；对于侵犯严重的患者，根据气管受侵犯部位和程度不同，可选择气管部分切除术（楔形切除、窗状切除）、气管袖状切除端-端吻合术等，修复可选择胸锁乳突肌锁骨骨膜瓣修复术、胸锁乳突肌或颈阔肌皮瓣修复术等。肿瘤浸润至食管肌层时，只要未侵入食管腔内，可将肿瘤连同受累食管肌层切除，保留其食管黏膜，仍可取得满意效果。如肿瘤严重侵犯喉、下咽、食管、气管难以保留时，可将受累器官一并切除，以带血管蒂的游离皮瓣进行修复重建。天津医科大学肿瘤医院曾收治一例晚期双侧PTC患者，肿瘤已严重累及喉、下咽、气管、颈段食管并双颈淋巴结转移，癌肿同时累及左颈部分皮肤，就诊时已经呼吸及吞咽困难；遂行全喉、全下咽、颈段食管、气管切除加双侧颈淋巴结清除术，然后用带血管蒂的右侧股前外侧肌皮瓣进行颈段消化道重建及缺损皮肤修复并行气管造瘘，术后患者一期愈合，恢复进食，效果满意。

2.颈部淋巴结的处理

文献显示20%～90%的PTC患者在确诊时即存在颈部淋巴结转移，多发生于中央区。28%～33%的颈部淋巴结转移并不是在术前影像学和术中发现的，而是在预防性中央区淋巴结清除后才明确诊断，并由此改变了PTC的分期和术后处理方案。因此，应结合术前及术中的危险评估，在有技术保障的情况下，原发灶手术同时行预防性中央区淋巴结清除，要求手术医师熟练掌握喉返神经及甲状旁腺的显露及保留技巧，这是减少中央区淋巴结清除术后并发症的关键。同时，建议在行中央区淋巴结清除时，注意左右侧解剖结构的区别，不应遗漏右侧喉返神经深面的区域。

中央区淋巴结清除术的范围上界至甲状软骨，下界达无名动脉，外侧界为颈动脉鞘内侧缘，包括气管前、气管旁、喉前淋巴结等。

颈侧区淋巴结一般不建议进行预防性清扫，PTC颈侧区清扫的适应证为术前或术中证实有颈侧区淋巴结转移。对部分临床颈部中央区淋巴结转移（cN_{1a}）患者，应根据Ⅵ区转移淋巴结的数量和比例、PTC原发灶的位置、大小、病理分型和术中对非Ⅵ区淋巴结的探查情况等进行综合评估，行择区性颈部淋巴结清除术。

侧颈区淋巴结清除术的范围上至二腹肌，下至锁骨上，内侧界为颈动脉鞘内侧缘，外界至斜方肌前缘，包括Ⅱ～Ⅴ区的淋巴结和软组织。

关于手术方式，应以功能性颈淋巴结清除术（简称颈清术）为主，根据术中具体情况决定胸锁乳突肌、颈内静脉、副神经、颈外静脉、肩胛舌骨肌、颈丛神经及耳大神经、枕小神经等的保留与否，但必须强调的是一定要遵循肿瘤外科的原则，不可随意缩小手术范围。在双侧颈清术中应尽量保留一侧颈内静脉，否则要保留一侧或双侧颈外静脉，以保证脑血液回流。如双侧侧颈淋巴结转移较多需行双侧颈清术，建议分期进行。而且手术时期也要选择好，如分期行双侧全颈清术应间隔3个月或以上；如确实需要同期行双侧全颈清术时，更应注意颈内静脉的保留，术后减少保留侧的加压包扎以免影响血液回流，并应注意双侧迷走、交感、膈神经及喉返神经的保留和保护。上纵隔淋巴结转移的患者，多可于颈部低位切除，必要时应做胸骨劈开以清除该处的淋巴结。

(二)^{131}I 治疗

^{131}I 治疗是 PTC 术后一种重要的辅助治疗手段，是利用部分 PTC 具有吸碘功能的特点，将放射性碘高度浓聚于肿瘤组织中，达到杀死癌细胞的目的。^{131}I 治疗包含两个层次：一是采用^{131}I 清除 PTC 术后残留的甲状腺组织(^{131}I ablation for thyroid remnant)，简称^{131}I 清甲；二是采用^{131}I清除手术不能切除的 PTC 患者转移灶，简称^{131}I 清灶。

(三)内分泌抑制治疗

PTC 术后 TSH 抑制治疗是指手术后应用甲状腺激素将 TSH 抑制在正常低限或低限以下，甚至检测不到的程度，一方面补充 PTC 患者所缺乏的甲状腺激素，另一方面抑制 PTC 细胞生长。TSH 抑制治疗最佳目标值应满足：既能降低 PTC 的复发、转移率和相关死亡率，又能减少外源性药物导致的不良反应。根据 PTC 患者的肿瘤复发危险度和 TSH 抑制治疗的不良反应风险，制订个体化治疗目标；根据双风险评估结果，建议在 PTC 患者的初治期(术后 1 年内)和随访期中，设立相应 TSH 抑制治疗目标。

(四)PTC 的辅助性外照射治疗或化学治疗

侵袭性 PTC 经过手术和^{131}I 治疗后，外照射治疗降低复发率的作用尚不明确，不建议常规使用。下述情况下，可考虑外照射治疗：①以局部姑息治疗为目的；②有肉眼可见的残留肿瘤，无法手术或^{131}I 治疗；③疼痛性骨转移；④位于关键部位、无法手术或^{131}I 治疗(如脊椎转移、中枢神经系统转移、某些纵隔或隆突下淋巴结转移、骨盆转移等)。PTC 对化学治疗药物不敏感。化学治疗仅作为姑息治疗或其他手段无效后的尝试治疗。

(五)PTC 的靶向药物治疗

随着对甲状腺癌分子机制研究的不断深入，越来越多的靶向药物开展了针对甲状腺癌的临床试验。酪氨酸激酶抑制剂(tyrosine kinase inhibitors，TKIs)是目前在甲状腺癌中研究最多的靶向治疗药物。目前，国家市场监督管理总局(CFDA)已批准口服多激酶抑制剂索拉非尼(多吉美)用于治疗局部复发或转移的进展性的放射性碘难治性(RAI)分化型甲状腺癌。

七、预后

PTC 是低度恶性肿瘤，总体预后良好，10 年生存率可超过 95%。尽管大多数 PTC 患者预后良好、死亡率较低，但是约 30% 的 PTC 患者会出现复发或转移，其中 2/3 发生于手术后的 10 年内，有术后复发并有远处转移者预后较差。

对于选择严密观察的 PTC 患者，尤其是低危 PTMC，随访的目的在于确定是否发生肿瘤进展，是否需要及时行手术治疗。对手术治疗的 PTC 患者进行长期随访的目的在于：①对临床治愈者进行监控，以便早期发现复发肿瘤和转移；②对 PTC 复发或带瘤生存者，动态观察病情的进展和治疗效果，调整治疗方案；③监控 TSH 抑制治疗的效果；④对 PTC 患者的某些伴发疾病(如心脏疾病、其他恶性肿瘤等)病情进行动态观察。

以往对 PTC 死亡和复发危险度的评估，多为初始治疗结束时的单时点静态评估。近年来，国内外专家提出根据患者对治疗的反应，进行“连续危险度评估”，建立 PTC 的动态危险度评估模式，以指导后续治疗及随访。

(曹　明)

第五节　甲状腺滤泡癌

甲状腺滤泡癌(follicular thyroid cancer,FTC)是一种显示滤泡细胞分化,但缺乏乳头状癌特征的甲状腺恶性上皮来源肿瘤,与甲状腺乳头状癌同属于分化型甲状腺癌(DTC),是甲状腺癌第二种常见的组织学类型。目前全球FTC患者比重占所有甲状腺癌的9%~40%,其结果差异取决于人种、摄碘情况及甲状腺乳头状癌滤泡亚型作为诊断的应用等因素,例如文献报道低碘地区甲状腺滤泡癌相对偏多。美国SEER数据库统计甲状腺癌患者,发现75 992名患者中25.7%为甲状腺滤泡癌,而我国的FTC占比以往为10%~15%,但近年来有逐渐下降趋势。

一、病因学

碘缺乏一直被认为是FTC的高发因素,在加碘饮食地区和碘缺乏地区,FTC发病率分别为5%及25%~40%。在意大利西西里岛周边,甲状腺癌的相关风险在碘缺乏人群与碘充足人群之间的比值是1.4∶1。流行病学研究表明,无论是针对地区人群的流行病调查结果,还是针对人群迁移的分析,增加碘的供应都会在人群中产生从FTC向PTC转变的趋势。然而,由于技术和成本原因所限,目前所有与碘的状态相关的FTC和DTC的流行病学数据都缺乏对照组或其他相关变量的分析,同时基础研究方面也尚未获得有力的相关证据。

近年来,通过分子检测发现一部分FTC与*RAS*基因突变相关,最高可占FTC的40%~50%,突变位点主要为*H-RAS*和*N-RAS*基因的第61位密码子。值得一提的是,*RAS*突变同样可存在于甲状腺腺瘤中(20%~40%),因此在细针穿刺活检标本或组织标本中应用*RAS*基因突变进行诊断性检测目前仍有争议。另一方面,*RAS*突变阴性的FTC常可检测到*PPARG*基因重排,其中最常见的是*PAX8-PPARG*融合,发生率约为35%。*PPRAG*(过氧化物酶体增殖物激活受体γ)是类固醇/甲状腺激素受体家族的一个成员,融合基因多数由第2和第3对染色体之间的平衡易位产生,并导致编码甲状腺特异性配对盒转录因子*PAX8*和*PPARG*大部分序列之间的融合,另外一个比较少见的融合则是*CREB3L2-PPARG*融合。

PAX8在甲状腺分化过程中发挥重要作用,PPARG则主要调节细胞周期和细胞凋亡。而*PAX8-PPARG*重排除导致PPARG过度表达外,该PAX8-PPARG嵌合蛋白还会对PAX8或PPARG正常功能(显性负效应)产生干扰,诱发致癌活性,若该观点被证实,则有望通过使用PPARG激动剂来恢复其功能,从而达到治疗目的。虽然*PAX8-PPARG*重排目前尚不能用于FTC的临床诊断,但研究显示PAX8-PPARG阳性的滤泡型腺瘤有一定发生包膜浸润的潜能,因此,如果在FTC的细针穿刺中证实这种改变,则提示病理检测时注意检查是否存在包膜和血管侵犯。

二、病理特征

(一)大体表现

大多数甲状腺滤泡癌呈实性,瘤体存在包膜,剖面呈黄褐色或浅棕色。可发生继发性改变,如出血、囊性变。根据包膜是否完整,甲状腺滤泡癌可分两型:①有包膜,但有显微镜下血管和/或包膜浸润，此型称为包裹性血管浸润型。②包膜不完整并明显浸润周围甲状腺膜组织，此型称为浸润型。包裹性血管浸润型滤泡癌肉眼观察像甲状腺滤泡性腺瘤。浸润型滤泡癌切面灰白色，可侵占大部分甲状腺组织并侵出甲状腺包膜外，与周围组织粘连或侵入周围组织如气管、肌肉、皮肤和颈部大血管并常累及喉返神经。

(二)组织学表现

甲状腺滤泡癌以滤泡状结构为主要组织学特征，无乳头状形成，淀粉样物少见。癌细胞一般分化良好，常似正常甲状腺组织，且滤泡中含胶体，有些似甲状腺肿结构，癌细胞可见轻度或中度间变，常见包膜、血管、淋巴管侵犯，癌组织在包膜外浸润性生长。根据滤泡大小，可将甲状腺滤泡癌分为大滤泡型、正常滤泡型及小滤泡型。呈小梁状或实性排列的肿瘤可称为梁状或胚胎型。

除典型的滤泡癌外，许特莱细胞癌和透明细胞癌为甲状腺滤泡癌的两个特殊亚型。①许特莱细胞癌：形态与许特莱细胞腺瘤相似，具有丰富的嗜酸性胞质，因线粒体积聚而呈颗粒状，有包膜、血管和/或邻近甲状腺实质浸润或有卫星结节形成。过去研究认为该种亚型预后较差，5 年生存率 20%～40%；而新近研究表明组织学特征能准确地预测许特莱细胞的行为，无浸润的肿瘤可行腺叶切除治疗。②透明细胞癌：罕见，肿瘤由具有透明胞质的癌细胞构成。癌细胞界限清楚，胞质内富含糖原。诊断甲状腺透明细胞癌必须先除外转移性肾透明细胞癌和甲状旁腺癌。

三、临床表现

大部分患者的首发表现为甲状腺肿物，肿物生长缓慢，质地中等，边界不清，表面不光滑。早期随甲状腺的活动度较好，当肿瘤侵犯甲状腺邻近的组织后则固定，可出现不同程度的压迫症状，表现为声音嘶哑，发声困难，吞咽困难和呼吸困难等。与 PTC 相比，FTC 发生颈部和纵隔区域淋巴结转移较少，8%～13%，远处转移则较多，可高达 20%，以肺部和骨转移为常见，其他脏器如脑、肝、膀胱和皮肤等也可累及。骨转移灶多为溶骨性改变，较少出现成骨性改变，少部分患者则以转移症状，如股骨、脊柱的病理性骨折为首发表现。

四、诊断

术前诊断甲状腺癌除了病史、体征、常用辅助检查外，术前超声检查是极有参考价值的诊断方法。有助于确定病变的部位、大小、数量、范围，以及性质、淋巴结有无转移等。但目前临床上对于术前诊断 FTC 较为困难，原因在于：①对于早中期 FTC 患者，其肿瘤的彩色超声多普勒声像特征与甲状腺良性肿瘤，尤其是滤泡性腺瘤极为相似，并多伴有液化或囊性成分。②超声和术前细胞学检查均无法灵敏地发现包膜和血管的微浸润，特别是微小浸润型 FTC，很难从细胞形态和结构上与腺瘤进行区分。③目前仍未发现有效针对 FTC 的分子生物学标志可用于临床诊断。即使是术中冷冻组织学检查也无法完全克服以上问题，因此导致术前甚至术中 FTC 的诊断率远低于 PTC，从而对 FTC 治疗方案的早期确立造成困难。

五、治疗

基于 FTC 的术前诊断率显著低于 PTC，且预后仅比 PTC 稍差这两方面原因，目前在设定治疗策略时，通常把 FTC 和 PTC 一起归入分化型甲状腺癌(DTC)的范畴同等看待，原则上均以手术为主，根据需要辅以核素治疗和生物靶向治疗。

原发灶方面，根据美国甲状腺协会(ATA)针对甲状腺肿瘤的临床指南，低危型的 FTC(即

T_1～T_2、仅存在局限性包膜浸润，血管微浸润小于 4 处、cN_0）可选择单侧腺叶作为初始手术方案；而对于具有广泛血管浸润、cN_1 及被证实有远处转移的高危型患者，则需要行全甲状腺切除术，术后辅以核素治疗。

淋巴结转移病灶方面，对于术前考虑 cN_1 的患者应视淋巴结所处部位行侧颈清扫术或双侧中央区淋巴结清除术，对于颈侧区 cN_0 的患者，常规不行颈淋巴结清除术。目前的争议主要集中在预防性中央区淋巴结清除的指征方面，产生争议的原因在于：①中央区淋巴结术前评估的准确率较低；②在患者预后方面，预防性中央区清扫尚未获得强有力的循证医学证据。因此，现在各大临床指南均建议仅在分期较晚（$T_{3/4}$、N_{1b}）的 FTC 患者中考虑行预防性中央区淋巴结清除术。

需要注意的是，对于 FTC 来说，包膜浸润和血管浸润为评价 FTC 预后从而设计治疗方案的最重要因素，但在大多数患者中是否存在肿瘤外侵和浸润需要由术后石蜡病理检查来确定。因此临床上面临最常见的问题并非术前的手术方案选择，而是在获得石蜡病理报告后，决定是否需行补充性的健侧甲状腺叶切除术。考虑到 FTC 较高的远处转移率，其对术后核素治疗的需求较大，因此目前建议对除低危型 FTC 以外的患者行补充性健侧甲状腺切除术，并同期行中央区淋巴结清除术。

与 PTC 相同，FTC 肿瘤细胞常保留摄碘的功能，因此可在甲状腺全切术后行辅助性核素治疗。同时由于 FTC 远处转移率较高，核素治疗的总体获益较 PTC 更高。通过回顾近年有关不同复发风险分层患者经 ^{131}I 治疗获益的研究，目前各大临床指南对高危型 FTC 患者强烈推荐术后核素治疗，对低危分层患者则不推荐行该治疗。对于碘难治性的晚期 FTC 患者，以往尝试放疗或化疗，但疗效欠佳。近年来分子靶向药物的问世为甲状腺滤泡癌的治疗带来了福音，基于两项大型Ⅲ期临床试验的结果，索拉非尼和乐伐替尼已被 FDA 批准用于局部晚期或转移性放射性碘难治性 DTC 的治疗。

对于孤立的骨转移病灶可行手术彻底切除，可使生存率提高。无法切除的痛性病变也可考虑放射性碘、射线照射及动脉栓塞等治疗。这些方法主要是缓解骨性疼痛，并不是治疗甲状腺癌本身。脑转移见于晚期老年患者，预后较差。中枢神经系统的转移病变不论对放射性碘的吸收如何，均可手术切除或行X 刀、伽马刀及射波刀等治疗，因可使生存时间明显延长。国外文献资料显示射频消融法治疗甲状腺滤泡癌转移灶（尤其是骨转移灶）取得较好疗效，将来或可成为治疗甲状腺滤泡癌转移灶的重要方式之一。

六、预后

本病属低度恶性肿瘤，总体预后良好，但较甲状腺乳头状癌稍差。对于不存在血管浸润或仅存在血管微浸润的低危型 FTC 患者，复发率仅为 0～7％，报道的 10 年生存率最高超过 90％；包膜完整的、仅出现血管微浸润的（转移灶数量较少且限于囊内血管的）甲状腺滤泡癌复发率为0～5％。而血管浸润范围更大者（限于囊内血管但灶数＞4 灶或出现囊外血管浸润）提示预后不良。出现大范围血管浸润者预后最差。远处转移是 FTC 患者死亡的主要原因，而对于高危型 FTC 患者，其远处转移率可高达 30％～55％，其 10 年生存率仅为 40％～60％。甲状腺滤泡癌预后还与年龄、肿瘤直径、TNM 分期、手术范围及 ^{131}I 治疗效果等因素有关。45 岁以下患者预后较好，但 60％滤泡癌患者超过 40 岁，其中远处转移为其主要死亡原因。肿瘤局限在包膜内、直径小、TNM 分期较低、手术清扫彻底及对 ^{131}I 治疗敏感的滤泡癌预后较好。除此之外，滤泡癌细胞分化程度可能也是影响患者预后的因素之一。国外文献显示呈实性、小梁状及岛状生长的 FTC 存在碘治疗抵抗，提示患者预后不良。随着目前生物靶向治疗的兴起，尤其是免疫相关靶向治疗药物的深入研究，相信将来会有更多的晚期 FTC 患者从中获益。

（杜云龙）

第六节　甲状腺微小癌

一、发病率和流行病学

近年来，受发病率增高和诊断技术进步的双重影响，多数国家和地区甲状腺癌发病率迅速攀升，其中以“甲状腺微小癌”的发病率增加尤为显著，但其死亡率相对稳定。世界卫生组织（world health organization，WHO）将肿瘤直径≤1 cm 的甲状腺癌定义为甲状腺微小癌（thyroid microcarcinoma，TMC）。美国国家癌症研究机构流行病学监测（surveillance epidemiology and end results，SEER）数据库资料显示，诊断的甲状腺微小癌病例中，甲状腺微小乳头状癌（papillary thyroid microcarcinoma，PTMC）占比达 96.6%（19 943/19 257），发病率增长了近 5 倍。WHO 全球癌症报道显示，PTMC 占所有新发甲状腺癌的比例超过 50%，长期生存率高达 99%。在中国和其他国家，PTMC 也均占据较高权重，其诊治规范和争议日益凸显，社会关注也随之增多。而滤泡癌、髓样癌和未分化癌常因超声特征不明显、进展迅速等原因在直径较小时难以检出。本节着重就 PTMC 的相关热点问题，结合近年来最新研究成果和国内共识指南提出规范的诊治方案。

二、诊断与术前评估

甲状腺微小癌影像学定性诊断的首选方法推荐采用高分辨率超声，应包含颈部所有结节和淋巴结。需评估甲状腺的大小、实质回声；所有结节的大小、位置及超声特性（包括性状、回声、边缘情况、钙化及其类型、形状、长宽比及血供情况）；颈部中央区及颈侧区是否存在可疑的增大淋巴结病灶，并记录于报告中。建议采取甲状腺影像报告和数据系统分级（TI-RADS）。同时为进一步明确诊断，可采取超声引导下细针穿刺活检（FNAB），必要时辅助分子标志物检测。

目前，超声诊断甲状腺微小乳头状癌的敏感度为 94.2%，准确度为 95.8%，特异性为 96.6%，阳性预测值为 92.9%，阴性预测值为 97.2%，具有良好的应用价值。国内外文献研究发现，在超声众多特征中，微钙化、回声水平、周边声晕、内部回声和结节形态这 5 个主要诊断特征是 PTMC 的独立超声恶性征象。另外，超声引导下细针穿刺检查诊断甲状腺微小癌也具有较高的敏感度和准确性。天津医科大学肿瘤医院相关研究显示：对于超声影像中怀疑为甲状腺微小癌的 365 例结节，行超声引导下 FNAC 诊断，发现其诊断的灵敏度、特异度、阳性预测值、阴性预测值及准确率分别为 92.2%、96.2%、94.6%、94.4%和 94.5%，临床价值颇高。

尽管大多数 PTMC 患者表现出良性的临床行为，并且有一个较好的预后，但有一些 PTMC 与传统的 PTC 相似，同样会发生淋巴结转移。有研究报道甲状腺微小乳头状癌的淋巴结转移率为 24%～64%。淋巴结转移是影响 PTMC 局部复发和远处转移的重要因素之一。超声是目前广泛应用的对甲状腺肿瘤进行分级和诊断的方法，但对诊断中央区淋巴结转移的精准度尚不满意。天津医科大学肿瘤医院超声科通过分析甲状腺微小乳头状癌原发灶的超声图像特征，提高对于颈部淋巴结转移的诊断价值，通过回顾性分析在天津医科大学肿瘤医院手术且病理已证实的710例PTMC患者临床资料，分析不同超声特征与转移性淋巴结相关性研究。结果显示超声对于710例PTMC中央区转移的敏感性、特异性、阳性预测值、阴性预测值、约登指数分别为45.9%、87.3%、86.0%、48.7%和33.2%；侧颈区转移的敏感性、特异性、阳性预测值、阴性预测值、约登指数分别为89.0%、91.3%、80.1%、95.4%及80.2%。单因素分析显示直径＞0.5 cm、纵横比≥1、边界不清、低回声、微小钙化、被膜接触的长度/结节周长≥1/4与颈部淋巴结转移相关，多因素分析显示微小钙化、被膜侵及的接触/结节周长≥1/4是颈部淋巴结转移的独立危险因素，是预测颈部淋巴结转移的重要指标。依据PTMC超声基本特征，特别是被膜侵及的接触/结节周长指标的建立，为术前精准预测颈部淋巴结转移提供了有效的影像学手段，从而将术前精准评估PTMC淋巴结情况的准确率进一步提高。

临床上不建议将计算机断层扫描(CT)、磁共振成像(MRI)及正电子发射断层扫描(PET-CT)作为诊断PTMC的常规检查方法，但对于怀疑有腺外、结外浸润或预计手术难度较大的病例可使用增强CT/MRI作为辅助评估手段。血清降钙素和癌胚抗原也可作为微小髓样癌的血清学评估方法。

三、外科治疗适应证与手术方案

(一)甲状腺微小乳头状癌

《PTMC诊断与治疗中国专家共识》推荐：PTMC是否需手术治疗应综合危险评估、超声二维成像特征、肿瘤的组织学特性(浸润性、多灶性、淋巴结转移等)，并适当考虑患者的意愿及依从性等方面而决定。

1.手术指征

对于符合下列任一条高危因素的PTMC患者均建议行手术治疗(PTMC手术适应证)：①青少年或童年时期颈部放射暴露史；②甲状腺癌家族史；③已确定或高度怀疑颈淋巴结转移甚至远处转移；④癌灶有腺外侵犯(如侵犯喉返神经、气管、食管等)；⑤病理学高危亚型(高细胞亚型、柱状细胞亚型、弥漫硬化型、实体/岛状型、嗜酸性粒细胞亚型)；⑥穿刺标本检测*BRAF*基因突变阳性；⑦癌灶短期内进行性增大(6个月内直径增大超过3 mm)。建议PTMC手术治疗的相对适应证包括：①癌灶直径≥6 mm；②多灶癌，尤其双侧癌；③患者心理负担大，要求手术；④促甲状腺激素(TSH)水平持续高于正常。对于低危的PTMC患者，严格选择指征并充分结合患者意愿，可考虑密切观察随访。复查首选超声检查，初始周期可设为3～6个月，应清晰存储(可疑)病灶图像、准确记录并严格保存超声报告。

2.手术范围

(1)原发灶切除范围：大多数PTMC为早期病变，全甲状腺切除可能会对许多患者造成不必要的治疗过度，建议根据临床分期、危险评估及各种术式的利弊，同时一定程度上结合部分患者的意愿，制订个体化治疗方案。但应摒弃包块摘除、部分切除、次全切除等术式。

专家共识建议腺叶＋峡叶切除的适应证包括：①局限于一侧腺叶内的单发PTMC。②复发危险度低。③无青少年或童年时期颈部放射暴露史。④无甲状腺癌家族史。⑤无颈淋巴结转移和远处转移。⑥对侧腺叶内无结节。

PTMC行全/近全甲状腺切除术的适应证包括：①青少年或童年时期颈部放射暴露史；②甲

状腺癌家族史;③多灶癌,尤其是双侧癌;④双侧颈淋巴结转移或远处转移。⑤癌灶有腺外侵犯,不能保证手术能彻底切除,术后需行^{131}I治疗。

相对适应证包括:①同侧颈淋巴结转移;②伴有甲状腺癌复发高危因素;③合并对侧甲状腺结节;④病理学高危亚型(高细胞亚型、柱状细胞亚型、弥漫硬化型、实体/岛状型、嗜酸性粒细胞亚型)。

上述专家共识和全英多学科甲状腺癌治疗指南(英国指南)均把多灶性和肿瘤>5 mm作为潜在不良因素。但有研究结果显示,2 014 例 PTMC 中位随访 11.8(5~26)年,≤5 mm 和>5 mm两组,行单侧叶切除或全切死亡率和复发率(HR,3.1;95%CI:2.0~8.1;P =0.16)差异均无统计学意义(HR,1.1;95%CI:0.7~1.5;P =0.91)。韩国一项包含 1 376 例 PTMC 患者,严格排除性别、年龄、肿瘤大小、多灶性、腺外浸润和淋巴结转移干扰,按甲状腺单侧切除和全切1∶1匹配队列研究,中位随访 8.5 年,结果显示单侧叶切除和全切分别复发 26(3.8%)和 11 例(1.6%)(HR,0.4;95%CI:0.2~0.8;P =0.01)。排除对侧甲状腺复发,则无瘤生存率无差异(HR,2.8;95%CI:0.1~8.8;P =0.08)。但对单侧叶切除者,术前术后的影像学检查更为重要,因为在该组患者中 84.6%的复发出现在对侧甲状腺。一项包含 6 个国家 11 个中心中位随访58(26~107)个月的研究证实,在 PTMC 中是否多灶性与复发率(HR,1.4;95%CI:0.8~2.5;P =0.19)和死亡率(P =0.56)均不相关,该研究结果在 SEER 数据库中 89 680 例 PTC 中同样得到证实。总之,单侧或双侧叶切除方案的决定应建立在完备的术前检查、娴熟的手术技巧、预后不良风险和患者意愿的基础之上,需要手术医师个体化权衡利弊。

(2)淋巴结清除范围:淋巴结转移是 PTMC 最主要的转移途径,中央区是最常见的转移部位。ATA 指南认为预防性中央区淋巴结清除(CCND)未改善长期预后和镜下淋巴结微转移不具有 cN_1 淋巴结同样的复发风险,因此对于 T_1、T_2的 cN_0病例不推荐预防性 CCND,英国指南也赞同此观点。但在 cN_0的 PTMC 患者中,中央区淋巴结转移率仍高至 25.7%~30.5%,甚至更高;在 PTMC 中,中央区淋巴结复发占总复发例数的 80.0%;而有经验的外科医师完成CCND,并发症发生率未明显提高。上述证据说明 CCND 的利弊并存,目前尚缺乏常规不行预防性CCND 的大样本前瞻性研究资料,无强有力的证据支持,因此中国专家共识推荐,应结合术前及术中的危险评估,在有技术保障的情况下,原发灶手术同时行至少同侧预防性 CCND。同时建议在 CCND 时注意左右侧解剖结构的区别,右侧喉返神经深面的区域清扫时不应遗漏。颈侧区淋巴结一般不建议进行预防性清扫,PTMC 颈侧区清扫的适应证为术前或术中证实有颈侧区淋巴结转移。相对适应证包括:①中央区转移淋巴结有结外侵犯或淋巴结转移数≥3 枚;②癌灶位于甲状腺上极且存在被膜侵犯者。

(二)其他类型甲状腺微小癌

甲状腺微小滤泡癌淋巴结转移率较 PTMC 更低,外科治疗可参照 PTMC 执行。对于甲状腺微小髓样癌的手术范围应至少包括甲状腺全切+CCND,国内临床上受观念及家属和患者要求影响行单侧切除的比例较高。颈侧区阴性者是否行预防性清扫可结合血清降钙素水平决定,但目前尚未就此达成共识。所有未分化癌确诊时均为Ⅳ期,除少量局限于包膜内(Ⅳa 期)外,均难以手术彻底切除。

四、术后治疗与随访

(一)分化型甲状腺微小癌

分化型甲状腺微小癌主体为PTMC,中国专家共识推荐PTMC术后(全/近全甲状腺切除术)^{131}I清甲的适应证包括:①检查明确有远处转移灶;②肿瘤未能完整切除、术中有残留;③仍存在不易解释的异常血清Tg持续升高。ATA和NCCN指南同样建议,对未合并其他危险因素的分化型TMC患者不推荐常规^{131}I消融,接受^{131}I治疗并未使这部分患者复发率降低。但对于有腺外浸润、中央区淋巴结转移>5枚或肉眼可见转移、侧方或纵隔淋巴结转移、远处转移和一些侵袭性亚型病例中,可能需要术后进一步的^{131}I治疗。尤其是在≥45岁患者中,有证据证明^{131}I辅助治疗可提高淋巴结转移患者的总体生存率和无瘤生存率。

PTMC的术后TSH抑制治疗应参照分化型甲状腺癌的双风险评估策略。最佳的TSH控制目标必须在TSH抑制的潜在获益和患者基础疾病因亚临床甲亢进一步恶化的风险中取得平衡。TSH抑制治疗应使用左甲状腺素钠(LT_4)制剂,其平均半衰期为7天,因此复查周期应至少为5周,并根据检验结果调整药量,达标后逐步延长周期。在初始随访中应至少每6~12个月检测血清甲状腺球蛋白(Tg)和甲状腺球蛋白抗体(TgAb)水平,后续随访周期可据病情稳定程度调整。对于已清除全部甲状腺患者,提示无病生存的Tg切点值可设定为基础Tg(TSH抑制状态)1 ng/mL,TSH刺激后(TSH>30 mU/L)Tg 2 ng/mL。建议术后每6~12个月行甲状腺及颈部淋巴结超声监测,如发现可疑结构学病变可缩短监测周期或行FNAC明确诊断。

甲状腺微小滤泡癌术后治疗及随访可参考PTMC进行。

(二)甲状腺微小髓样癌

微小髓样癌术后仅需左甲状腺素替代治疗,重点为监测血钙和血清降钙素水平,降钙素持续升高或>150 μg/L时则需进行颈部超声、胸腹部增强CT/MRI和骨扫描等全面检查。髓样癌对^{131}I治疗无效,但在合并分化型甲状腺癌时也可考虑使用。处于进展性晚期患者可采用凡德尼布等酪氨酸激酶抑制剂靶向药物治疗。

五、争议与进展

(一)甲状腺微小乳头状癌是否存在“过度诊治”

几项超过500例的大宗尸检研究中,PTMC检出率为5.6%~17.9%。而在因良性疾病切除的标本中,意外PTMC发现率为7.3%~33.9%。日本两项研究显示,1 295例低危PTMC密切观察,5年和10年随访结果分别有5%和8%出现肿瘤增大(>3 mm),1.7%和3.8%出现淋巴结转移。230例低危PTMC患者密切观察5年,7.0%出现肿瘤增大,1.0%出现淋巴结转移。这些研究结果被多位学者作为PTMC过度诊治的佐证在权威杂志发表,甚至有学者认为自韩国政府启动全民颈部超声体检计划16年以来,甲状腺癌发病率升高15倍,其中90%为过度诊断。美国预防医学工作组明确反对无症状的成年人进行甲状腺癌筛查;美国甲状腺协会(ATA)指南也建议对无不良因素的≤1 cm的结节不需要进一步评估。Memorial Sloan-Kettering癌症中心进一步根据肿瘤特征、患者特征、医疗团队三方面评价设计了PTMC患者是否适合密切观察的分层方法。Haser等也通过研究证实,选择合适的PTMC病例密切随访可能在美国成为长期治疗策略。

但是,国内外也有大量学者认为,肿瘤大小只能代表生物学形态,并不能绝对代表低进展风险。PTMC中央区淋巴结转移率达23%～64%，甚至部分病例首发症状即为局部或远处转移。SEER数据显示，直径>1 cm的肿瘤同样也呈逐年增长趋势，说明未经干预的PTMC有可能发展为更大的肿瘤。虽然在国内部分医疗水平发达地区或三甲医院的生存率资料显示，甲状腺癌5年生存率可达90%，但据官方资料显示，中国整体甲状腺癌5年平均生存率仅为67.5%，远低于欧洲(86.5%)和美国(98.2%)，主要原因是诊治不足和不规范。因此，目前诊治不足仍是中国甲状腺癌诊疗急需解决的重点问题。更为重要的是，密切观察的治疗方案需配备专门负责随访观察的医疗团队，对患者依从性要求极高，上述日本两项研究长期随访脱落率仅为0和3%。而在其他国家尚未有达到如此理想随访率的研究报道，甚至在本团队一项研究中随访38(10～123)个月，失访率高达43.4%。在中国，PTMC患者采取密切观察管理模式是否合适尚需多中心前瞻性研究进一步证实。

(二)消融技术治疗甲状腺微小乳头状癌的争议

一项研究对92名患者的98个低风险PTMC病灶采用射频消融治疗，平均随访7.8±2.9(3～18)个月，经组织病理学检查证实未发现残余、复发和重大并发症，认为射频消融可作为低危PTMC的替代治疗方案。也有研究在激光和微波消融中同样证实了其对于低危PTMC治疗的有效性和安全性。值得注意的是，上述研究随访时间均较短，缺乏关于远期复发率和生存率的高质量证据。国内学者分析多篇消融治疗文献，结果显示消融治疗在≤1 cm的微小癌中病灶残留率为11.8%(4/34)，认为其不应作为甲状腺癌的常规治疗手段。韩国和意大利关于消融治疗的专家共识中，明确反对将消融技术应用于可手术的原发性甲状腺癌。中国版PTMC专家共识也认为：①消融技术属于局部治疗，不能保证PTMC治疗的彻底性且不符合最小治疗范围为侧叶切除的原则，属复发高危；②即使临床cN_0期的PTMC也可能存在隐匿性的颈淋巴结转移，消融无法解决；③经消融治疗后的病灶再次手术难度增大。因此消融技术治疗PTMC尚需更多的前瞻性研究和长期随访观察提供新的证据。同时，此技术的临床应用更应严格执行符合现代伦理学标准的患者知情告知制度和明确操作者的资质认证，这也是可能导致医患纠纷的极大隐患。

(三)甲状腺癌的基因分子生物学研究进展

甲状腺癌的基因突变常见于MAPK和ERK通路的编码区。基于多样化的大量刺激因素的影响(如有丝分裂、生长因子和促炎症细胞因子)，MAPK/ERK通路被激活，进而参与调节细胞的增殖、分化、凋亡。MAPK信号通路的遗传学改变导致信号的结构性激活，因此可以促进肿瘤发生。大多数PTC是以部分MAPK/ERK通路基因突变为特点，如*RET/PTC*和*BRAF*。基因突变在*BRAF*、*RET*、*RAS*中相互排斥，但其驱动作用是一致的。*BRAF*基因突变是PTC和部分低分化甲状腺癌或来源于PTC的未分化癌所特有的，也是甲状腺癌最常见的遗传学改变，主要是在外显子1799位核苷酸密码子600位从缬氨酸突变为谷氨酸($BRAF^{V600E}$)。也有其他位点的*BRAF*突变，如K601E或AKAP9/BRAF融合等被报道，但在散发性甲状腺癌中占比仅<2%。基因改变在甲状腺癌中的诊断价值已被证实，但在预后评估中尚存在争议。尽管在大量研究中证实$BRAF^{V600E}$突变与肿瘤复发风险相关(突变型11%～40%和野生型2%～36%)。但$BRAF^{V600E}$突变同时与侵袭性组织表型、淋巴结转移和腺外浸润等高复发风险密切相关，很难确定独立风险因素。但值得注意的是，其仅与1%～2%的PTMC复发风险相关，几乎不影响的预后。虽然目前基因突变在甲状腺癌的初始风险分层评估中并未提供重要参考信息，但基因标志物相关领域研究持续快速发展，相信不久的将来，其可在甲状腺癌的诊治中发挥重要价值。

(曹　明)

第七节　甲状腺低分化癌

一、定义

甲状腺低分化癌(poorly differentiated thyroid carcinoma，PDTC)是甲状腺滤泡细胞起源的恶性肿瘤，定义上也可称为分化不良甲状腺癌或分化差甲状腺癌。其分化程度、形态学及生物学行为介于分化型甲状腺癌和未分化甲状腺癌之间。PDTC曾被冠以多种名称，如低分化滤泡癌、实性型滤泡癌、低分化乳头状癌、梁状癌及岛状癌等。PDTC是较为少见的甲状腺恶性肿瘤，从全世界范围来看，各地报道的PDTC占所有甲状腺恶性肿瘤比例存在明显差异，日本小于1%，北美为2%～3%，而北意大利为15%，这可能是由于各地发病原因存在差异或是对该病的判断标准存在差异而导致的。目前PDTC的发病原因仍不明确，其中部分PDTC病例显示可能由原已存在的甲状腺乳头状癌或滤泡状癌发展而来，但大部分病例难以明确病因。

PDTC概念最先由Sakamoto等提出，主要根据肿瘤的生长模式，将岛状、索状、实体性生长的甲状腺滤泡癌或乳头状癌定义为PDTC。Carcangiu等又提出以肿瘤高级别特征，如异型性、坏死和高有丝分裂指数等作为诊断PDTC的依据。因此，在此后的几十年时间中，学术界对于PDTC的定义莫衷一是，其中日本学者普遍采用Sakamoto观点，而欧美学术多遵从Carcangiu的标准。

世界卫生组织甲状腺肿瘤分类正式将PDTC列为一种独立类型的肿瘤，并阐明其特征为实性、索状或岛状结构，浸润性生长，有坏死、脉管浸润。之后在意大利都灵召开了关于PDTC的共识会议，来自欧洲、日本、美国等12位甲状腺病理学家组成的工作组基于对WHO标准的诠释制定了统一的诊断标准。

(1)实体/索状/岛状结构。

(2)缺乏常见乳头状癌的核特征。

(3)至少存在以下特征之一。①核扭曲：比典型的乳头状癌的细胞核更小且颜色更深，具有不规则的轮廓，缺少核沟和毛玻璃样核外观。②肿瘤坏死。③每个高倍镜视野有3个或以上核分裂象。都灵标准的出炉对于PDTC诊断标准的统一具有划时代的意义。但都灵标准在针对同时含有高分化区域和低分化区域肿瘤的诊断时存在一定不足，因其并未明确指出在该类型肿瘤整体中实体/索状/岛状结构占多少比例时方能诊断为PDTC。WHO诊断标准认为需在肿瘤大部分区域中出现低分化特征时才能诊断PDTC，但仍无具体说明。根据目前文献报道，若50%以上的区域出现实体/索状/岛状结构将提示预后不良，因此，肿瘤整体中实体/索状/岛状结构占50%以上时诊断PDTC可能比较合适。

二、流行病学及临床体征

PDTC多在55～62岁发病，平均发病年龄在60岁左右，女性发病多于男性，男女比例约为1∶2，儿童及青少年发病罕见，因而对于30岁以下患者诊断应慎重。PDTC患者多以增长迅速的颈部肿块就诊，且多数患者就诊时已经是晚期，多存在局部组织的侵犯，部分患者也可因肿瘤侵犯喉返神经出现声音嘶哑或是肿块巨大压迫或侵及食管、气道引起吞咽困难或呼吸困难而就诊。PDTC极易发生转移，有50%～80%患者在初次就诊时就存在局部淋巴结转移，36%～85%患者存在远处转移，其中最常见的远处转移的器官为

三、辅助检查

PDTC患者术前评估检查主要包括实验室检查、影像学检查和病理学检查。实验室检查主要为甲状腺功能测定，用于评估患者TT_3、TT_4、FT_3、FT_4及TSH水平，以判定患者是否合并存在甲亢及甲减等基础代谢疾病，检测TPO-Ab、TG-Ab水平可以评估是否合并存在自身免疫性甲状腺炎。并且，根据上述各项指标预先判断患者甲状腺功能水平，可有效避免术中、术后出现甲状腺危象等严重并发症。

高分辨率超声检查是评估此类甲状腺结节的首选方法。对临床触诊怀疑，或在X线、计算机断层扫描(CT)、磁共振成像(MRI)或正电子发射断层成像(PET-CT)检查中提示的"甲状腺结节"，均应行颈部超声检查。因肿瘤腺外侵袭率较高(50%～70%)，极易侵犯喉返神经出现声音嘶哑，因此疑诊PDTC的患者，术前因常规行喉镜检查评估声带功能。对怀疑存在腺外侵犯、胸骨后肿瘤或远处转移的患者，术前增强CT或MRI检查可有助于评估甲状腺肿瘤与颈动脉、颈静脉、气管、食管、上纵隔的关系，以及颈部可疑淋巴结的分布区域，以便于外科医师评估手术可行性及制订具体手术方案。怀疑存在食管或气管侵犯的患者术前应完善食管造影、食管镜及支气管镜等检查以充分评估甲状腺周边结构侵犯范围。此外，由于PDTC分化较差，部分患者钠碘共运体表达缺失，摄碘能力较弱，^{131}I核素显像效果较差，故而对于怀疑存在远处转移的PDTC患者，可考虑行ECT、PETCT等检查，以便于进一步评估甲状腺癌远处转移情况。

目前临床常用的术前病理检测手段为细针细胞学检查(FNAC)和粗针组织学活检，可用于PDTC的术前诊断。FNAC实用性强，但与粗针活检相比，准确率低，且对PDTC的诊断具有一定的局限性，故对于怀疑PDTC的患者，粗针活检可能更为适宜。粗针穿刺的组织还可进一步行免疫组织化学检查及基因突变检测，将有助于提高诊断的特异性和准确率，并在一定程度上可指导临床治疗及预后评估。

四、诊断

目前，PDTC的诊断最终依赖于病理诊断，主要依据都灵标准。

(1)实体/索状/岛状结构。

(2)缺乏常见乳头状癌的核特征。

(3)至少存在以下特征之一。①核扭曲；②肿瘤坏死；③每个高倍镜视野3个或以上核分裂象。如肿瘤中同时存在高分化和低分化区域，则一般低分化区域面积占50%以上时，诊断PDTC比较合适。

免疫组织化学并非PDTC诊断的必备条件，但是适当的免疫组织化学指标有助于PDTC的诊断。但迄今为止尚无PDTC特异的免疫组织化学指标，通常PDTC呈p53、Ki-67、PAX8、TTF-1和甲状腺球蛋白(Tg)阳性表达。但是与高分化甲状腺癌相比，TTF-1和Tg在PDTC中的表达更弱，而且Tg常表现为核旁点状阳性，但此种特点并非PDTC所独有，其他主要呈实性或小梁状生长的甲状腺滤泡源性良恶性肿瘤中有时也可以观察到。p53蛋白在甲状腺高分化癌中常呈阴性表达，但在PDTC中有30%～50%的病例呈p53阳性表达，且其中约一半患者为弥

漫性阳性表达。通常情况下，Ki-67 增殖指数在高分化甲状腺癌中低于 5%，然而有报道显示在 PDTC 中平均 Ki-67 增殖指数为 10%，波动幅度为 3%～40%。因此，免疫组织化学结果显示 Ki-67 增殖指数大于 5%可能更加倾向于诊断 PDTC。

五、分子水平检测

分子水平检测可作为诊断 PDTC 的辅助手段，有助于提高诊断的准确性。同时，研究 PDTC 的分子水平异常还有助于获得更好的靶向治疗位点。在甲状腺滤泡细胞中，MAPK 或 PI3K/Akt信号通路的过度激活与致癌基因突变发生密切相关。具体来说，MAPK 信号通路(包括 MEK 和 ERK 通路)主要受*RET*、*RAS* 和*BRAF* 基因调节，*BRAF* 和*RAS* 基因发生点突变或 RET/PTC 的染色体易位导致 MAPK 通路信号过度激活，进而引起细胞的无限制增殖，导致恶性肿瘤发生。

BRAF 基因突变见于约 15%的 PDTC 患者，这部分患者可能由甲状腺乳头状癌发展而来。*BRAF* 基因突变与肿瘤腺外侵犯、淋巴结转移、远处转移及肿瘤复发密切相关，常提示预后不良。有研究显示，甲状腺乳头状癌中出现*BRAF* 基因突变可能导致病灶摄碘能力下降，进而导致放射性碘治疗抵抗，在 PDTC 中同样应引起重视。

RAS 基因突变见于约 35%的 PDTC 患者，是肿瘤去分化和不良预后的标志。与*BRAF* 基因突变单一激活 MAKP 信号通路不同的是，*RAS* 基因突变可同时激活 MAKP 信号通路和 PI3K/AKT 信号通路。这两条信号通路的持续激活，可导致细胞不可控制地增殖、恶变，同时凋亡减弱，不断促进肿瘤去分化。然而，*RAS* 基因突变并非只见于 PDTC，约 45%的高分化甲状腺癌(主要为滤泡癌)和部分良性甲状腺肿瘤中也可以检测到*RAS* 突变，故而肿瘤组织的去分化并非由*BRAF* 或*RAS* 等单个基因突变所驱动，而应该是多个基因突变协同作用的结果。

TP53 基因突变(*p53* 基因因 273 密码子突变而失活)见于 17%～38%的 PDTC 患者，但却很少见于高分化甲状腺癌，这说明 *TP53* 基因突变可能与肿瘤的失分化相关。在同时包含高分化和低分化成分的甲状腺癌组织中，*TP53* 基因突变往往只局限在低分化区域，这进一步说明，不同于*BRAF* 和*RAS* 突变，*TP53* 突变可能是肿瘤发展的晚期事件，在肿瘤失分化过程中发挥着重要作用。

六、鉴别诊断

(一)甲状腺髓样癌

低分化癌由于肿瘤细胞体积小，而且又有明显的滤泡形成，容易与甲状腺髓样癌混淆，但是髓样癌的肿瘤间质中常有淀粉样物沉积，刚果红染色阳性，而免疫组织化学染色 Ct 阳性，神经内分泌标志物 CgA、Syn 强阳性，TG 阴性可以明确支持髓样癌的诊断。

(二)不典型腺瘤或结节性甲状腺肿的不典型腺瘤增生结节

尽管这两者为良性病变，却在组织学上有一定的异型性和多样性，有时肿瘤细胞仅形成不明显的小滤泡或呈实性增生，但与甲状腺低分化癌相比，前两者的细胞异型性较少，病理性核分裂少见，而后者核分裂多，若发现坏死或甲状腺包膜外侵犯则更具诊断价值。

(三)实体亚型甲状腺乳头状癌

这一类型通常发生在具有放射线暴露史的年轻人，主要由实性片状排列的肿瘤细胞构成，具有典型的甲状腺乳头状癌的核形态(毛玻璃样核、核沟及核内包涵体)。

(四)甲状腺未分化癌

甲状腺未分化癌组织学上 TTF-1 及 Tg 表达阴性,且 PDTC 不具有未分化癌那样明显的核多形性,以此相互鉴别。需要注意的是,若在 PDTC 病例中见到灶性的未分化区域,则需明确指出,因为这些肿瘤往往具有未分化甲状腺癌的行为表现。

七、临床治疗

鉴于 PDTC 发病率低且之前一直缺乏非常明确统一的诊断标准,目前没有标准的 PDTC 诊治指南。外科手术一直是甲状腺肿瘤的主要治疗手段,大多数甲状腺外科医师认为对于早中期的 PDTC 患者实行全甲状腺切除加合理范围的淋巴结清扫仍是首选。然而,大部分 PDTC 患者首诊时往往临床分期较晚,多已侵犯周围重要组织,如气管、食管、重要神经、颈动静脉等,并可能伴有颈部淋巴结转移及远处转移,部分患者手术难度较大或已失去手术机会。因此,术前详细检查和准确评估十分重要。

目前,放射性碘治疗、外照射治疗、化疗及 TSH 抑制治疗效果仍存在争议。但 PDTC 细胞起源于甲状腺滤泡细胞,可能具有潜在摄碘能力且放射性碘治疗不良反应较轻,Sanders 等建议对于行甲状腺全切的 PDTC 患者常规行^{131}I 治疗。有报道显示超过 80%的 PDTC 患者存在摄碘能力,但是并无研究表明^{131}I 治疗可延长 5 年生存率。然而因 PDTC 侵袭能力强,局部及远处转移率高的特点,大部分学者还是建议常规行术后^{131}I 和内分泌抑制治疗。

外放射治疗(EBRT)对于分化类型较差的恶性肿瘤较为敏感,因而也可用于部分甲状腺低分化癌患者的治疗。EBRT 是一种局部治疗,可考虑用于要求积极治疗的患者或初次手术不彻底、颈部病灶残余的 PDTC 患者,以期待降低肿瘤的局部复发。目前,有学者提出满足以下任意一条的 PDTC 患者可考虑行 EBRT:①肿瘤最大径>4 cm,伴有最小腺外浸润并无远处转移(如浸润胸骨甲状肌肉或甲状腺周围软组织);②广泛的腺外侵犯转移,无论转移灶大小(如侵犯皮下组织、喉、气管、食管、喉返神经、纵隔血管)。但术后辅助 EBRT 的作用仍不明确,有回顾性研究发现术后辅助 EBRT 并不能延长 PDTC 患者的总生存期。

化疗主要针对原发灶不能手术或存在不能手术切除的远处转移的 PDTC 患者,但大剂量的化疗方案对 PDTC 的治疗效果尚存在争议。葛明华等采用脂质体多柔比星联合顺铂治疗 2 例晚期甲状腺低分化癌患者,其中 1 例达到 CR,1 例达 PR。在单中心扩大样本研究后,初步结果显示该方案总有效率达 62.5%,提示该方案可能对于甲状腺低分化癌具有较好的疗效。目前,该方案的全国多中心临床试验正在进行中,效果值得期待。

靶向治疗被认为是目前最有希望攻克癌症的治疗手段,部分药物已经在肺癌、乳腺癌、大肠癌等实体肿瘤的治疗中发挥着重要作用。近年来,对于甲状腺低分化癌的分子靶向研究也逐渐得到重视,新的治疗药物如 Sorafenib、Vandetanib、Sunitinib、Motesanib 等目前正在临床试验中,这些药物可靶向调控多个激酶途径,如抑制 *TP53* 基因、*BRAF* 基因、PI3K/Akt 通路、MAPK 通路等,有望为 PDTC 治疗提供一种新的途径。安常明等研究发现索拉非尼联合脂质体多柔比星对于甲状腺低分化癌移植瘤模型有明显的抑瘤作用,中等剂量联合组(脂质体多柔比星 6 mg/kg+索拉非尼 15 mg/kg)疗效明显且不良反应小。然而,Sorafenib、Vandetanib 用于治疗低未分化癌的临床Ⅱ期、Ⅲ期研究结果显示,靶向药物虽可不同程度延长晚期患者的无进展生存期,但是对于总生存率仍无明显提高,远期效果仍然欠佳。

由上可知,甲状腺低分化癌的治疗,单一手段难以获得满意效果,要有整体观念,应在以手术

治疗为主导的基础上，根据患者的 TNM 分期及耐受情况，采取个体化综合治疗的方式，最大限度地改善患者的预后，延长患者的生存时间。

八、预后

PDTC 的临床预后介于分化型甲状腺癌与未分化甲状腺癌之间。有研究报道 PDTC 患者 5 年、10 年、15 年生存率分别为 50%、34%、0，远远低于分化型甲状腺癌的 95%、86%、81%，PDTC 主要的死亡原因为远处转移，最常见的转移器官为肺、骨和脑。由于 PDTC 极易复发和转移的特点，推荐术后常规密切监测甲状腺球蛋白水平，并定期复查超声、胸部 CT 及颅脑 MRI 等监测肿瘤复发情况。必要时可行全身骨显像和 PET-CT 检查，因 PDTC 摄碘能力较差但对 ^{18}F-脱氧葡萄糖摄取能力较强，故而 PET-CT 检查有助于提早发现复发转移病灶，敏感度优于 ^{131}I核素显像。有研究显示，年龄＞45 岁、肿瘤最长径＞4 cm、切缘阳性、远处转移是影响预后的危险因素，因此对存在上述危险因素的患者应更加注意密切随访。

（曹　明）

第八节　家族性非髓样甲状腺癌

家族性非髓样甲状腺癌（familial non-medullary thyroid carcinoma，FNMTC）是甲状腺滤泡细胞起源的恶性肿瘤在一个家族中聚集，病理类型主要为甲状腺乳头状癌（PTC）、滤泡癌（FTC）。Robinson 和 Orr 首次报道了有遗传倾向证据的非髓样甲状腺癌（non-medullary thyroid carcinoma，NMTC）。在这个报道中，一对单卵双生的姐妹被诊断为多灶性双侧甲状腺乳头状癌合并区域淋巴结转移。此后，研究者们为更加准确地定义 FNMTC 的生物学行为和分子病因学做了更多努力。

一、定义

根据家族史统计，起源于甲状腺滤泡细胞的所有甲状腺癌中，近 5%～10%为 FNMTC。在细胞水平上，并没有可以用于鉴别 FNMTC 和散发性非髓样甲状腺癌（sporadic non-medullary thyroid carcinoma，SNMTC）的组织学特征。由于散发性非髓样甲状腺癌的发病率高，对于通过多少成员患病而定义为FNMTC家族尚缺少共识，使得 FNMTC 与 SNMTC 的生物学行为是否相似的问题复杂化。在普通人群中，NMTC 的高发生率预示 SNMTC 在一个家族中聚集可能也是常见现象，采用家族中最少有 2 个成员患病来定义 FNMTC 可能会导致将散发性患者归入 FNMTC 中。甲状腺良性疾病（例如多发性甲状腺结节）的纳入夸大了这种风险；而之后美国和欧洲的甲状腺疾病发生率都以每年近 2%的比例增加，正在上升的甲状腺疾病发生率也可能导致了这种风险被夸大。Charkes 评估了 FNMTC 临床和遗传学研究时样本中 SNMTC 的风险：如果采用家族中 2 例患者的模型来定义 FNMTC，将 SNMTC 纳入样本的可能性为62%～69%，但如果采用家族中 3 例或 3 例以上患者的模型定义 FNMTC，将 SNMTC 纳入的可能性减小到 6%以下。纵观目前的临床研究，均是采用家族中至少 2 例患者发生 NMTC 的模型定义FNMTC。

二、相关的家族性肿瘤综合征

FNMTC可以分为非综合征类和综合征类。非综合征类FNMTC是指在一个患病家族中，患者以发生甲状腺滤泡细胞起源的恶性肿瘤为特征，不合并其他内分泌肿瘤或疾病；综合征类是指以非甲状腺肿瘤为主要特征的家族性肿瘤综合征，符合孟德尔遗传规律，如家族性腺瘤性息肉病(familial adenomatouspolyposis，FAP)、考登综合征(Cowden syndrome)等。

家族性腺瘤性息肉病(FAP)是一种常染色体显性遗传病，由位于染色体5q21上的*APC*基因的失活突变引起。FAP的多发性息肉发生在胃肠道黏膜，尤其是结肠，息肉有恶变潜质，患者发病年龄较早。据报道，FAP家族的成员发生PTC风险约增加10倍，这类与FAP有关的甲状腺癌在组织学上表现出典型的筛块状，多数患者发病年龄早(小于30岁)，且多为女性。大多数同时患有FAP和PTC的女性患者，不仅存在*APC*基因上的胚系突变，同时具有RET/PTC体细胞突变。

Gardner综合征又称遗传性肠息肉综合征，是FAP的变异形式。患者的大肠息肉病与结肠外的明显特征相关，如额外牙、颅骨纤维结构异常、下颌骨骨瘤、纤维瘤、上皮囊肿、视网膜色素上皮增生、上消化道错构瘤和甲状腺肿瘤。甲状腺肿瘤的发病年龄早，且多为女性患者。患有该综合征的患者发生甲状腺肿瘤的整体风险约为2%。

Cowden病(多发性错构瘤综合征)是一种常染色体显性遗传病，致病基因是位于染色体10q22-23上的肿瘤抑癌基因*PTEN*。Cowden病患者以发生错构瘤和其他部位的肿瘤为特征，如甲状腺癌、乳腺癌、结肠癌、子宫内膜癌和脑部肿瘤。该综合征最常见的皮肤外表现是甲状腺肿瘤，大约发生在2/3的患者中。

Werner综合征(成人早老症)是一种常染色体隐性遗传病，主要特点是过早老化、硬皮样皮肤改变、白内障、皮下钙化、肌肉萎缩、糖尿病和肿瘤高发生率。其致病性突变发生在*WRN*基因上，该基因位于染色体8p11-21上。Werner综合征患者发生甲状腺癌的年龄早，主要为滤泡癌，乳头状癌和未分化癌也是常见类型。

Carney综合征主要表现为软组织黏液瘤、皮肤黏膜色素沉着(蓝痣)、神经鞘瘤和发生在肾上腺、垂体和睾丸的肿瘤。甲状腺疾病在Carney综合征患者中也很常见，包括腺瘤样增生或乳头状癌和滤泡状癌。它是由位于染色体17q24上的*PRKAR1*基因突变引起的常染色体显性遗传病。

三、遗传学研究

目前在分子水平上，对FNMTC这种独特综合征的遗传基础知之甚少。与原癌基因*RET*的胚系点突变导致的遗传性甲状腺髓样癌不同的是，FNMTC的致病基因尚未明确。FNMTC的多样性表达提示特异性致病基因可能导致甲状腺癌易感倾向。随着分子遗传学上新技术的出现，已经发现了一些潜在的FNMTC基因位点。另外，还有学者调查研究了不同的miRNA和端粒、端粒酶在FNMTC遗传易感中的作用。

(一)家族性非髓样甲状腺癌的易感位点

一些研究采用微卫星标记方法，针对信息完善、有多个成员患病的大家族进行了全基因组连锁分析，发现了一些潜在位点，同时也排除了一些被认为与FNMTC易感性相关的重要基因。

研究发现的第一个与FNMTC可能相关的基因是*MNG1*，位于染色体14q31上。该研究的对象是一个包含 18 例多发性甲状腺结节(multinodular goiter,MNG)患者和 2 例 NMTC 患者的加拿大家族。单体型分析与连锁分析的数据一致,显示该家族是一个常染色体显性遗传模式。为了验证这一发现,研究者在其他几个家族中重复进行了连锁分析。该基因在患有 MNG 的家族中得到了证实,但是在其他 FNMTC 家族中并没有发现相关的证据,这提示该基因与 FNMTC 的发病可能无关,或者它可能只是小部分伴有 MNG 的 FNMTC 患者的发病原因。另一种解释是,MNG1 位点上可能含有 MNG 而非 FNMTC 的致病基因。

法国 NMTC 协会对一个由 6 例 MNG 和 3 例 NMTC 患者组成的法国家族的研究发现,伴有嗜曙红细胞增多的甲状腺肿瘤(TCO)的基因定位于染色体 19p132 上。*TCO* 基因长达 2Mb,通过增加更多的标记和更多的有嗜酸性肿瘤患者的家族,进一步将其精确到一个 1.6Mb 的区段。最初推测 *TCO* 基因仅与这种合并嗜曙红细胞增多的 FNMTC 相关。然而,对 22 个 FNMTC 家族进行连锁分析时,发现其中 1 个家族与 *TCO* 基因有关联,但是这个家族中的患者仅患有甲状腺癌而不伴有嗜曙红细胞增多。重要的是,在之后的独立性研究中,也发现了 FNMTC 与 *TCO* 基因的关联。另外,对其他家族的分析发现了 *TCO* 基因与 2q21 上的 *NMTC1* 基因相互作用的证据,同时携带有这两个易感基因突变的患者发生 NMTC 的风险将会增加。

fPTC/PRN 首次在一个美国家族患者的 1q21 染色体上发现,这个家族中有 5 例 PTC 患者、1 例结肠癌和 2 例乳头状肾肿瘤(papillaryrenal neoplasm,PRN)患者。对这个家族中的 31 例成员进行了基因型和单体型分析,结果显示在这个连锁区域内,多例患者具有相同的表型。目前,fPTC/PRN 与 FNMTC 之间的关系尚没有在其他的独立研究中得到证实,也没有针对同时发生 PTC 和 PRN 的家族的深入研究报道。与 PRN 相关的 PTC,是一个独特的罕见 FNMTC 表型,以上这些研究提示 fPTC/PRN 基因座上可能含有一个与这种表型有关的易感基因。

位于染色体 2q21 上的 FNMTC 易感性基因(*NMTC1*)首次发现于一个含有复发性 PTC 的大家族中。在进行了一个广泛的全基因组扫描之后,又进行了一个单体型分析,结果显示 8 例 PTC 患者中有7 例患者都携带有染色体 2q21 上的一个共同的单体型。这些发现随后在一个针对 80 个 FNMTC 家族的连锁分析研究中得到证实。此外,一项对 10 个 FNMTC 家族(其中9 个家族包含伴有嗜曙红细胞增多的甲状腺癌)进行连锁分析的研究揭示了 *TCO* 和 *NMTC1* 基因遗传模型的有意义证据,提示 *TCO* 和 *NMTC1* 基因的相互作用可能会增加同时携带有这两个位点突变的患者发生 FNMTC 的风险。此外,在一些 FNMTC 的样本中还发现了 *TCO* 和 *NMTC1* 基因的杂合性丢失。总之,所有这些研究结果表明,*TCO* 和 *NMTC1* 上的突变可能对一小部分的 FNMTC 至关重要。

值得注意的是,所有这些研究表明在个别的家族中进行 FNMTC 遗传学研究具有一定局限性,这些 FNMTC 的变异形式(例如肾乳头状瘤),不存在于绝大多数 FNMTC 家族中。因此,已报道的基因位点在其他的 FNMTC 家族中仍有待证实。分别在染色体 9q22.33 和 14q13.3 上发现了与 FNMTC 易感性可能相关的两个常见的单核苷酸多态性变异,突变基因分别是编码甲状腺转录因子的*FOXE1* 基因和*NKX2-1* 基因,且该研究发现纯合型突变携带者发生甲状腺癌的风险比未携带者高 5.7 倍。此外,对来自美国和意大利的 38 个 FNMTC 家族的 SNP 阵列-基因型进行分析,发现 FNMTC 表型与分别位于染色体 1q21 和 6q22 上的 2 个 SNP 有关联。这两个区域可能包含至今尚未发现的 FNMTC 易感基因,然而,确切的基因还没有被鉴别出来。

另一方面,新技术在分子遗传学上的应用,如多重胚系突变分析,已经排除了散发性甲状腺癌相关基因上最常见的体细胞突变,包括 *RET* , *RET/PTC* , *MET* , *MEK1*, *MEK2*, *APC* ,

PTEN 和*NTRK*，这些基因曾被认为是 FNMTC 的候选致病基因。然而，在有 NMTC 患者的葡萄牙家族中也发现了*BRAF* 和*RAS* 基因的体细胞突变。有学者认为这些体细胞基因的改变可能参与 FNMTC 肿瘤的进展。

(二)家族性非髓样甲状腺癌中的 miRNAs

微小 RNA(miRNAs)是守恒的、单链、小分子(约 22 个核苷酸长度)非编码 RNA，它能够以 mRNA为目标，在转录后水平上抑制基因表达。目前一项研究将 FNMTC 患者的 miRNA 谱与散发性对照进行了对比。有学者发现了 miR-886-3p 和 miR-20a 在两组患者之间的表达有差异。重要的是，通过 RT-PCR 证实这两个 miRNA 分别差异性表达 3 倍和 4 倍。另外，相比于正常的甲状腺组织，miR-886-3p 和 miR-20a 在 NMTC 中也会下调 3.5～4 倍。miR-20a(13q31.3)和 miR-886-3p(5q31.2)均不在之前通过连锁分析研究发现的 FNMTC 易感位点上；但是，这并不奇怪，因为 miRNA 的核苷酸长度较小。miRNA 的生物学研究是一个新兴领域。为识别新的 miRNAs 在FNMTC中的作用，必须进行进一步的研究。

(三)家族性非髓样甲状腺癌与端粒和端粒酶

端粒位于真核生物染色体末端的非编码区域，由数百段简单的重复序列串联(脊椎动物中的 TTAGGG)组成，这些重复序列可以保证细胞分裂时染色体稳定复制。由于 DNA 链合成和氧化损伤的不完全滞后，随着每个细胞复制，端粒逐步缩短。当端粒变得非常短时，细胞发生衰老或凋亡。端粒酶是一种特异性的核糖核蛋白，有反转录酶活性；通过将端粒重复序列添加到G 富集链上，抵消端粒缩短。端粒酶再活化与癌症有很强的相关性，说明这种机制在癌症的发展中起着重要作用。此外，端粒酶活性(telomerase activity，TA)也可以被看作是人类癌症的标志。在正常甲状腺样本中，TA 几乎缺失，而在甲状腺癌中，所有的组织类型中均有发现 TA 增强(乳头状癌、滤泡癌、髓样癌和未分化癌)的现象。这个发现在首先报道出来时，在 100%的 FTC 样本中观察到 TA，而在 76%的良性甲状腺病变中没有观察到 TA，这提示端粒酶的表达在确定甲状腺癌的临床生物学行为可能很重要。

最近在 FNMTC 患者中发现了一些端粒异常，如端粒关联和端粒融合，使得了染色体变脆弱。此外，一项纳入 34 例 FNMTC 患者的研究报道了端粒-端粒酶复合物的不平衡，并且在另一项包含 18 例 FNMTC 患者的研究中得到验证。有学者观察到，与 SNMTC 患者相比，FNMTC 患者的端粒更短、*hTERT* 基因拷贝数扩增增加、端粒酶活性更高。FNMTC 患者中的端粒酶的高活性、放大的*hTERT* 活性及*hTERT* 基因拷贝数的增加，均代表基因异常，进而导致基因组不稳定性和永生化；基因组不稳定性使 DNA 损伤的细胞逃避凋亡。这些报道表明，先天性端粒短的患者可能更早达到足以引发癌症发展的端粒长度阈值。重要的是，相比家族中的第一代甲状腺癌患者，第二代患者被诊断出患有甲状腺癌的年龄总是比较早。以上这些有关端粒酶的发现与“遗传早现”现象一致，这更说明 FNMTC 是一个真正的家族遗传病而不是同一疾病偶然出现在一个家庭中。

四、临床诊治

在临床生物学行为方面，FNMTC 与 SNMTC 相比是否更具有侵袭性目前存在一定争议。支持 FNMTC 更具有侵袭性的研究显示，FNMTC 发病年龄早，双侧性和多灶性病变的发生率高，有较高的区域淋巴结转移率，并且区域复发率高、无病生存期短。还有证据显示在 FNMTC 家族的不同代之间有“遗传早现”想象，即 FNMTC 家族患者的第二代与第一代相比，第二代患者在确诊时年龄更小、肿瘤直径较大、侵袭性更强。

早期超声监测对家族成员是有利的。Rosario 的最近一项报道显示，与对照组相比，PTC 患者的同代亲属（$n=723$）甲状腺癌多中心性、腺外侵犯、区域淋巴结转移和远处转移的发生率增加。另外，与家族中的先证者相比，患有 PTC 的同代亲属中，超声监测与临床病变的早期发现具有相关性，同时超声监测还与较小的肿瘤直径（0.8 *vs.*2.9 cm；$P\leqslant0.001$）、较低的区域淋巴结转移率（23.2％*vs* .65.6％；$P\leqslant0.001$）和较低的腺外侵犯发生率（20.9％*vs.*56.2％；$P=0.002$）相关。

但同时也有一些研究显示 FNMTC 具有与 SNMTC 相似的生物学行为，并指出 FNMTC 的治疗应该完全依据 SNMTC 的处理指南。Robenshtok 等报道显示，FNMTC 患者（$n=67$）在诊断时的疾病分期与对照组（$n=375$）相似，经过平均（8.6±10.0）年的随访期后，持续性和复发性疾病的发生率相近，无病生存期也无差异。此外，在这项研究中也没有证据显示 FNMTC 在子代患者表现出更强的侵袭性。

综合以上研究，临床医师建议对 FNMTC 患者的家属进行早期筛查和监测甲状腺良恶性疾病的发生。另外，考虑到发生侵袭性疾病的风险增加，对 FNMTC 家族的患者可能会采用更加积极的治疗方案，如对所有 FNMTC 患者进行全甲状腺切除、预防性中央区淋巴结清除和放射性碘治疗。对侧颈部的处理原则与 SNMTC 相同，只在术前分期发现侧颈部存在恶性病变时推荐侧颈清扫，不推荐预防性的颈部淋巴结清除。

五、小结

自 1955 年对 FNMTC 的第一次描述后，将 FNMTC 作为一个独立的临床实体来研究的报道越来越多。对 FNMTC 的生物学行为，尽管还存在争议，但是很多研究，包括大型队列研究，均表明 FNMTC 比 SNMTC 的侵袭性高，发病年龄早，多发性甲状腺良性结节发病率增加，肿瘤多灶性、淋巴结受累和转移及复发比例高，而无病生存期短。对 FNMTC 的遗传学研究显示，它属于常染色体显性遗传，伴有不完全外显性，有研究对 FNMTC 易感性的潜在位点进行了分析，然而 FNMTC 的特异性致病基因尚未确定。最近一些研究表明，端粒和端粒酶的表达及活性可能导致基因组不稳定和 FNMTC 肿瘤细胞永生化。此外，miRNA 生物学代表着一个相对的新研究领域，未来仍需要进行以了解 miRNAs 如何整合入 FNMTC 为目的的研究。二代测序技术的出现，也使得大规模检测已知遗传易感基因突变变得方便可行，将此应用到 FNMTC 的遗传易感性筛查中，也可在一定程度上帮助 FNMTC 的早期预测，如最近天津医科大学肿瘤医院高明教授团队报道了利用二代测序技术对于家族性非髓样甲状腺癌的易感基因进行筛查，在 63 例非髓样甲状腺癌（NMTC）中，共发现分别位于 13 个基因的 45 个高质量的胚系突变，初步建立了 FNMTC 家族的筛查策略与方法。我们同时建议受累家族的所有一级亲属，即使无症状，也应进行仔细的病史记录和全面的体格检查。这样可及早发现、及时干预，并有望提高患者及其家属的预后。随着新的分子生物学方法的出现，对 FNMTC 遗传学的深入了解还需要更多更大规模的研究。

（张　强）

第六章 乳腺疾病

第一节 急性乳腺炎

急性乳腺炎是由细菌感染所致的乳腺的急性炎症，大多数发生在产后哺乳期的 3～4 周，尤以初产妇多见。病原菌大多为金黄色葡萄球菌，少数是由链球菌引起。病菌一般从乳头破口或皲裂处侵入，也可直接侵入乳管，进而扩散至乳腺实质。一般来讲，急性乳腺炎病程较短，预后良好，但若治疗不当，也会使病程迁延，甚至可并发全身性化脓性感染。

一、病因和病理

(一)乳汁淤积

乳汁的淤积有利于入侵细菌的繁殖。原因如下：乳头过小或内陷，妨碍哺乳，孕妇产前未能及时纠正乳头内陷；婴儿吸乳困难；乳汁过多，排空不完全，产妇未能将乳房内的乳汁及时排空；乳管不通或乳管本身炎症或肿瘤及外在的压迫；胸罩脱落的纤维也可以堵塞乳管引起乳腺炎。

(二)细菌入侵

急性乳腺炎的感染途径：致病菌直接侵入乳管，上行到腺小叶，腺小叶中央有乳汁潴留，使细菌容易在局部繁殖，继而扩散到乳腺的实质引起炎症反应；金黄色葡萄球菌感染常常引起乳腺的脓肿，感染可沿乳腺纤维间隔蔓延，形成多房性的脓肿；致病菌直接由乳头表面的破损、皲裂侵入，沿着淋巴管迅速蔓延到腺叶或小叶间的脂肪、纤维组织，引起蜂窝织炎。金黄色葡萄球菌常常引起深部的脓肿，链球菌感染往往引起弥漫性的蜂窝织炎。

二、临床表现

(一)急性单纯性乳腺炎

发病初期阶段，常有乳头皲裂现象，哺乳时感觉乳头有刺痛，伴有乳汁淤积不畅或乳腺扪及包块，继而乳房出现局部肿胀、触痛，患乳触及痛性肿块，界限不清，质地略硬，进一步发展则出现畏寒、发热、体温骤升、食欲缺乏、疲乏无力、感觉不适等全身症状。

(二)急性化脓性乳腺炎

患乳的局部皮肤红、肿、热、痛，出现较明显的结节，触痛明显，同时患者可出现寒战、高热、头痛、无力、脉快等全身症状。此时在患侧腋窝下可出现肿大的淋巴结，有触痛，严重时可合并败血症。

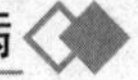

(三)脓肿形成

由于治疗措施不得力或病情进一步加重,局部组织发生坏死、液化,大小不等的感染灶相互融合形成脓肿。浅表的脓肿极易发现,而较深的脓肿波动感不明显,不易被发现。脓肿的临床表现与脓肿位置的深浅有关。位置浅时,早期可有局部红肿、隆起,皮温高;深部脓肿早期局部表现常不明显,以局部疼痛和全身症状为主。脓肿形成后,浅部可扪及波动感。脓肿可以是单房性或多房性,可以先后或同时形成;浅部脓肿破溃后自皮肤破溃口排出脓液,深部脓肿则可通过乳头排出,也可侵入乳腺后间隙中的疏松组织,形成乳腺后脓肿。如果乳腺炎患者的全身症状不明显、局部和全身性的治疗效果不明显时,可行疼痛部位穿刺,抽出脓液即可确诊。

三、辅助检查

血常规检查白细胞计数升高,中性粒细胞计数升高。影像学超声检查可探及乳腺包块,形成脓肿的患者可探及有液性暗区。

四、诊断

急性乳腺炎多发生于初产妇的哺乳期,起病急,早期乳腺内可出现一包块,有红、肿、热、痛,严重者可有畏寒、发热等全身中毒症状。病情如未得到及时的控制,数天后可在局部形成脓肿,有波动感,穿刺抽出脓液。

急性乳腺炎的包块注意与乳腺癌的肿块相鉴别。炎性乳腺癌患者乳房内可扪及肿块,皮肤红肿范围广,局部压痛及全身炎症反应轻,细胞学检查可鉴别。

五、治疗

(一)早期

注意休息,暂停患侧乳房哺乳,清洁乳头、乳晕,促进乳汁排泄(用吸乳器或吸吮),凡需切开引流者应终止哺乳。局部热敷或用鱼石脂软膏外涂,应用头孢或青霉素类广谱抗生素预防感染。

(二)手术治疗

对已有脓肿形成者,应及时切开引流。对深部脓肿波动感不明显者,可先行 B 超探查,针头穿刺定位后再行切开引流,手术切口可沿乳管方向做放射状切口,避免乳管损伤引起乳瘘,乳晕周围的脓肿可沿乳晕做弧形切开引流。如果有数个脓腔,则应分开脓腔的间隔,充分引流,必要时可做对口或几个切口引流。深部脓肿或乳腺后脓肿,可以在乳腺下皱褶处做弧形切开,在乳腺后隙与胸肌筋膜间分离,直达脓腔,可避免损伤乳管。

1.手术适应证

乳头周围或乳腺周围的炎性肿块开始软化并出现波动感,且 B 超检查有深部脓肿或脓液穿破乳腺纤维囊进入乳房后蜂窝组织内者,需及时切开引流。

2.术前准备

应用广谱抗生素治疗感染,局部热敷促进脓肿局限化。

3.麻醉与体位

多采用局部麻醉或硬膜外麻醉,患者取仰卧位或侧卧位,有利于彻底引流。局部麻醉镇痛效果差,适于浅表的脓肿引流。

4.手术步骤

(1)乳头平面以上部位的脓肿多做弧形切口,也可做放射状切口。乳头平面以下的脓肿多做放射状切口,切口两端不超过脓肿的边界,否则可引起乳瘘。乳头或乳晕周围的脓肿多做沿乳晕的弧形切口。深部的脓肿可做乳房皱襞下的胸部切口,引流畅通,瘢痕少。

(2)针头穿刺,抽出脓液后在脓腔顶部切开,适当分离皮下组织,插入血管钳直达脓腔,放出脓液。

(3)从切口伸入手指分离脓腔间隔,使小间隔完全贯通,排出分离的坏死组织。

(4)等渗盐水或过氧化氢冲洗脓腔,凡士林纱布或橡皮片引流。若脓肿较大,切口较高,则应在重力最佳位置再做切口,便于对口引流或放置引流管引流。

(5)脓液做细菌培养,对慢性乳房脓肿反复发作者应切取脓腔壁做病理检查,排除其他病变。

5.术后处理

伤口覆盖消毒敷料后,应用宽胸带或乳罩将乳腺托起以减轻坠痛感,继续给予抗生素等抗感染治疗,控制感染至患者体温正常。术后第2天更换纱布敷料和引流物。若放置引流管可每天换药时用等渗温盐水冲洗脓腔。引流量逐渐减少,直到仅有少量分泌物时拔出引流物。术后可热敷或理疗促进炎症浸润块吸收。

6.注意

手术后伤口要及时换药,每1～2天更换1次敷料,保证有效引流,防止残留脓腔、经久不愈或切口闭合过早。创腔可用过氧化氢、生理盐水等冲洗,排出的脓液要送细菌培养,确定是何种细菌感染,指导临床用药。哺乳期应暂停吮吸哺乳,改用吸乳器及时吸尽乳汁。如有漏乳或自愿断乳者,可口服乙蔗酚5 mg每天3次,3～5天即可。对感染严重伴全身中毒症状者,应积极控制感染,给予全身支持疗法。

六、乳腺炎的预防

要防止乳头破裂,乳头破裂既容易乳汁淤积,又有可能因伤口而发生细菌感染。怀孕6个月以后,每天用毛巾蘸水擦洗乳头。不要让小儿养成含乳头睡眠的习惯。哺乳后,用水洗净乳头,用细软的布衬在乳头与衣服之间,避免擦伤。要积极治疗乳头破裂,防止出现并发症。轻度乳头破裂仍可哺乳,但在哺乳后局部涂敷10%复方苯甲酸酊或10%鱼肝油铋剂,下次哺乳前清洗。重度乳头破裂,哺乳时疼痛剧烈,可用乳头罩间接哺乳或用吸奶器吸出后,用奶瓶哺食小儿。对乳头上的痂皮,不要强行撕去,可用植物油涂抹,待其变软,慢慢撕掉。防止乳汁淤积,产后应尽早哺乳。哺乳前热敷乳房以促进乳汁通畅。如果产妇感到乳房胀痛更要及时热敷,热敷后用手按捏乳房,提拔乳头。婴儿吸吮能力不足或婴儿食量小而乳汁分泌多者,要用吸奶器吸尽乳汁。宜常做自我按摩。产妇要养成自我按摩乳房的习惯。方法:一手用热毛巾托住乳房,另一手放在乳房的上侧,以顺时针方向转向按摩。如果乳房感到胀痛,或乳房上有肿块时,手法可以重一些。

(李　猛)

第二节 肉芽肿性乳腺炎

肉芽肿性乳腺炎又称肉芽肿性小叶性乳腺炎或特发性肉芽肿性乳腺炎，简称“肉芽肿”，病理特征是以小叶为中心的肉芽肿性炎症，主要细胞成分是上皮样细胞、多核巨细胞、中性粒细胞等，微脓肿形成和非干酪样坏死，是多种肉芽肿性乳腺炎的一种。Kessler 首次提出，之后国内才有 8 例报道，至今历史不长，以往发病率不高，所以目前还有较多乳腺科医师对该病缺乏认识，经常误诊为乳腺增生症、乳腺癌、化脓性乳腺炎或浆细胞性乳腺炎，导致治疗延误。该病好发于生育年龄，尤以经产妇多见。

一、病因

肉芽肿性乳腺炎的确切病因尚不明确，多数学者认为是自身免疫性疾病，是对积存变质的乳汁发生的Ⅳ型迟发型超敏反应。但究竟是什么原因触发了这种自身免疫性炎症反应，尚不能确定，催乳素可能是发病的触发器，并与哺乳障碍、饮食污染、避孕药或某些药物有关。Brown 等认为应用雌激素可诱发、加重本病的发生。

大体观察：肿块无包膜，边界不清，质较硬韧，切面灰白间杂淡棕黄色，弥漫分布粟粒至黄豆大小不等的暗红色结节，部分结节中心可见小脓腔。

二、临床表现

(1)多为年轻的经产妇，多在产后 6 年内发病，平均病程 4.5 个月，平均年龄 33 岁，未婚育的患者多与药物或垂体催乳素瘤有关。

(2)临床表现以乳腺肿块为主，肿块突然出现，常在一夜之间出现巨大肿块或全乳房肿块，或原有较小的肿块迅速增大，实发部位一般距乳晕较远，但很快波及乳晕。肿块呈明显的多形性，或为假足样延伸，或通过乳晕向对应部位横向蔓延。

(3)多数伴有疼痛，甚至是剧痛，有人甚至是以疼痛为首发症状，数天至 1 个月后才发现肿块。

(4)病情进展呈间歇性和阶段性，可有数月的缓解期，最长可达 3 年。病情的自限和缓解，经常被误认为是疗效或治愈，以后在月经前、生气或劳累后突然发作。

(5)切开引流后黄脓不多，多流淌黄色水样或米汤样物、血性脓液或出血多于出脓，有别于急性化脓性乳腺炎。

本病主要表现为乳晕区以外的乳腺其他部位肿块，生长较快，可伴有疼痛，肿块多为单发、质地较硬、活动、边界清楚，有的表面皮肤红肿，少数可以破溃。

三、诊断

本病临床上易误诊为恶性肿瘤，要根据病史及乳房肿块有触痛等情况进行细胞学检查，有助于诊断，彩超和 X 线钼靶检查缺乏特异性，必要时行空心针或麦默通活检，可明确诊断。

四、鉴别诊断

(一)乳腺导管扩张症

乳腺导管扩张症病变在小叶内,无大量浆细胞浸润,不可见扩张的导管,乳头溢液不常见。

(二)乳腺结核病

乳腺结核病肿块为无干酪样坏死,抗酸染色找不到结核杆菌,病灶中部常见小脓肿。

(三)乳腺癌

肉芽肿性乳腺炎与乳腺癌极相似,但仔细检查,肉芽肿性乳腺炎之肿块触之不适,皮肤可有红肿,细胞学检查找不到癌细胞。

五、治疗

本病与乳腺癌难鉴别,易发生误诊,因此发现乳房结节均应手术切除送病理检查,明确诊断后可行区段切除。

(田　娜)

第三节　浆细胞性乳腺炎

浆细胞性乳腺炎不是由细菌感染所致,而是导管内的脂肪性物质堆积、外溢,引起导管周围的化学性刺激和免疫性反应,导致大量浆细胞浸润,故本病称为浆细胞性乳腺炎。本病反复发作,破溃后形成瘘管,可以继发细菌感染,长久不愈,所以说是一种特殊的乳腺炎症。

一、病因及病理

浆细胞性乳腺炎其发生与乳头发育不良有关,如乳头内翻、乳头分裂等。内翻的乳头成为藏污纳垢的地方,常有粉刺样东西,有时还会有异味。乳头畸形也必然造成乳腺导管的扭曲、变形,导管容易堵塞。导管内容物为脂性物质,侵蚀管壁造成外溢,引起化学性炎症,大量淋巴细胞、浆细胞反应,形成小的炎性包块。

病灶多在乳晕附近,局部红肿、疼痛,一般不发热。过几天可以自行消退,当劳累、感冒等造成抵抗力低下时再次发作,但一次比一次重,肿块逐渐变大、红肿,容易误认为是小脓肿,或用抗生素治疗,导致最后切开引流形成瘘管,难以愈合。有时红肿也可自行破溃,长久不愈。发生于中老年妇女的浆细胞性乳腺炎,多是导管扩张、导管壁退行性改变所致。病灶还可多处发生,形成多个瘘管,甚至彼此相通,乳房千疮百孔,很像乳腺结核。肿块如果离乳头较远,与皮肤发生粘连,很容易误诊为乳腺癌。

二、临床表现

浆细胞性乳腺炎发病突然,发展快。患者感乳房局部疼痛不适,并可触及肿块。肿块位于乳晕下或向某一象限伸展。肿块质硬、韧,表面呈结节样,边界欠清,与胸壁无粘连。有的乳房皮肤有水肿,可呈橘皮样改变,一般无发热等全身症状。乳头常有粉渣样物分泌,有臭味。少数患者伴乳头溢液，为血性或水样液体，还可伴患侧腋下淋巴结肿大。晚期肿块发生软化，形成脓肿。脓肿破溃后流出混有粉渣样的脓汁，并形成瘘管，创口反复发作形成瘢痕，使乳头内陷。浆细胞性乳腺炎的临床表现多种多样，有的患者仅仅表现为长期乳头溢液，或仅仅表现为乳头内陷，少数患者表现为局部肿块，持续达数年之久。

三、诊断

本病多发生于30～40岁的非哺乳期妇女，早期可有一侧或两侧乳头浆液性排液，患者感乳房局部疼痛不适，在乳头或乳晕下扪及边界不清的小结节，肿块质硬、韧，表面呈结节样，与胸壁无粘连，病变局部可有红、肿、痛等症状，一般无发热等全身症状。也有的患者乳头常有粉渣样物分泌，有臭味。少数患者伴有血性溢液。乳晕周围或乳腺实质内的包块可与皮肤粘连，致乳头回缩、局部水肿以及腋淋巴结肿大等征象，易误诊为乳腺癌。本病逐渐发展，肿块破溃，形成瘘管，经久不愈。

四、辅助检查

（一）彩色B超检查

可探及乳晕区低回声肿块影，内部不均匀，无包膜，无恶性特征，导管呈囊状或串珠样扩张。

（二）X线钼靶检查

显示乳晕区密度不均匀团块，其间夹杂有条状或蜂窝状、囊状透亮影，可出现粗颗粒圆形钙化，但有别于乳癌集束沙粒样钙化。

（三）CT检查

炎症早期显示乳晕区皮肤增厚，主乳管区软组织阴影；后期病变周围有类圆形小结节且结节间有桥样连接，为浆细胞性乳腺炎的特有征象。

（四）纤维乳管内视镜检查

可见各级乳管扩张，管腔内充满棉絮样、网织状沉积物或黄金样炎性结晶体，部分病例可见合并有乳管内乳头状瘤。该检查可用于发现早期乳癌。

（五）细针穿刺细胞学、乳头溢液细胞学检查

可见坏死组织、炎性细胞、浆细胞、淋巴细胞、脓细胞等，但阳性率不高，缺乏特异性。

（六）术中快速冰冻切片和术后石蜡切片病理学检查

术中快速冰冻切片和术后石蜡切片病理学检查是诊断该病的可靠依据。

五、鉴别诊断

本病需要与以下疾病鉴别。

（一）乳腺增生症

乳腺增生症是女性最常见的乳房疾病，其发病率占乳腺疾病的首位，其临床表现如下。

1.乳房疼痛

乳房疼痛常为胀痛或刺痛，可累及一侧或两侧乳房，以一侧偏重多见。疼痛严重者不可触碰，甚至影响日常生活及工作。疼痛可向同侧腋窝或肩背部放射，常于月经前数天出现或加重，行经后疼痛明显减轻或消失；疼痛亦可随情绪变化、劳累、天气变化而波动。这种与月经周期及情绪变化有关的疼痛是乳腺增生症临床表现的主要特点。

2.乳房肿块

肿块可发于单侧或双侧乳房内,单个或多个,一般好发于乳房外上象限。表现为大小不一的片状、结节状、条索状等,其中以片状为多见。边界不明显,质地中等或稍硬,与周围组织无粘连,常有触痛。大部分乳房肿块也有随月经周期而变化的特点,月经前肿块增大变硬,月经来潮后肿块缩小变软。

3.乳头溢液

少数患者可出现乳头溢液,为自发溢液,多为淡黄色或淡乳白色,也有少数患者经挤压乳头可见溢出溢液。如果出现血性或咖啡色溢液需要谨慎。

乳腺B超及X线钼靶检查对鉴别诊断有一定的帮助。穿刺活检或局部切取活检可确诊。

(二)乳腺纤维腺瘤

乳腺纤维腺瘤是乳腺疾病中最常见的良性肿瘤,可发生于青春期后的任何年龄,多为20～30岁。乳房肿块是本病的唯一症状,多为患者无意间摸到或体检才检查出来,一般不伴有疼痛感,亦不随月经周期而发生变化。好发于乳房的外上象限,腺瘤常为单发,亦有多发者,呈圆形或卵圆形,直径以1～3 cm者较为多见,偶可见巨大者。表面光滑,质地坚韧,边界清楚,与皮肤和周围组织无粘连,活动度大。腋下淋巴结无肿大。B超及钼靶检查可发现边界清楚的包块,不伴有浸润现象,切除活检可确诊。

(三)乳腺癌

乳腺癌是女性排名第一的常见恶性肿瘤。乳房肿块是乳腺癌最常见的表现,其次是乳头溢液。乳头溢液多为良性改变,但对50岁以上有单侧乳头溢液者应警惕发生乳癌的可能性。乳头凹陷、瘙痒、脱屑、糜烂、溃疡、结痂等湿疹样改变常为乳腺湿疹样癌(Paget病)的临床表现。肿瘤侵犯皮肤的Cooper韧带,可形成"酒窝征"。肿瘤细胞堵塞皮下毛细淋巴管,造成皮肤水肿,而毛囊处凹陷形成"橘皮征"。当皮肤广泛受侵时,可在表皮形成多数坚硬小结节或小条索,甚至融合成片,如病变延伸至背部和对侧胸壁可限制呼吸,形成铠甲状癌。炎性乳腺癌会出现乳房明显增大,皮肤充血红肿、局部皮温增高。另外,晚期乳腺癌会出现皮肤破溃,形成癌性溃疡。本病还可有腋窝淋巴结肿大,即同侧腋窝淋巴结可肿大,晚期乳腺癌可向对侧腋窝淋巴结转移引起肿大;另外,有些情况下还可触到同侧和/或对侧锁骨上肿大淋巴结。X线钼靶检查:乳腺癌在X线片中病灶表现形式常见有较规则或类圆形肿块、不规则或模糊肿块、毛刺肿块、透亮环肿块四类。乳腺钼靶对于细小的钙化敏感度较高,能够早期发现一些特征性钙化(如簇状沙粒样钙化等)。乳腺B超检查:B超扫描能够鉴别乳腺的囊性与实性病变。乳腺癌B超扫描多表现为形态不规则、内部回声不均匀的低回声肿块,彩色超声检查可显示肿块内部及周边的血流信号。B超扫描可发现腋窝淋巴结肿大。磁共振检查是软组织分辨率最高的影像检查手段,较X线和B超检查有很多优势,可以旋转或进行任意平面的切割,可以清晰显示微小肿瘤。肿瘤微血管分布数据可以提供更多肿瘤功能参数和治疗反应。

六、治疗

(一)非手术治疗

1.适应证

(1)年龄30岁以下或55岁以上者。

(2)红肿、疼痛明显的急性阶段患者。

(3)肿块不明显、病程短于3周者。

(4)暂不愿意接受手术治疗者。

2.非手术治疗方法

(1)抗感染治疗:因为本病不是细菌引起的,所以不必用抗生素,但患者有红肿、疼痛等炎症反应时,可予以有效抗生素如头孢类广谱抗生素静脉滴注,每天2次。

(2)局部理疗:用红外线乳腺治疗仪局部治疗,每天2次,每次30分钟。

(3)乳管冲洗:对于能找到乳管开口者(有条件者可在纤维乳管内视镜引导下),用地塞米松、α-糜蛋白酶、庆大霉素、甲硝唑等做乳管冲洗,2天1次。

(4)中药治疗:如用金黄散加生理盐水调至糊状敷在红肿部位上,每天更换2次。一般情况下,治疗2~3天即可见病情好转表现,炎症减轻,范围缩小,乳管疏通,肿块缩小,质地变软,可继续治疗直至痊愈。若治疗7~10天仍无明显好转,应采取手术治疗。对于肿块与肿瘤难于鉴别者,不宜采用局部理疗和按摩,以免发生肿瘤细胞扩散。

(二)手术治疗

应根据具体情况选择相应的手术方式。

1.乳腺小叶切除术

乳腺小叶切除术是治疗本病的主要术式,适用于肿块较大或超出乳晕区以外及反复发作者,应切除病变所累及的整个乳腺小叶。手术开始前,可从病灶远端向乳头方向轻轻按压肿块,观察乳头有无溢液,沿溢液的乳管口向管腔内缓慢、低压注入少量亚甲蓝,使病变乳腺小叶着色,便于完整切除又不伤及邻近正常腺叶组织。近端乳管应从乳头根部切断,以避免复发和未发现乳管内微小肿瘤残留。此外,切面如有小导管少量点状牙膏样脂性溢液不影响疾病的治愈,乳头内陷者可加行乳头成形术。

2.病灶局部楔形切除术

对于肿块较小、仅位于乳晕区深部的年轻患者,可行病变乳管、肿块、连同周围部分乳腺组织楔形切除。

3.乳房单纯切除术

肿块较大,累及多个乳腺小叶,或与皮肤广泛粘连,已有乳房形态改变,年龄较大者,在征得患者的同意后,可行乳房单纯切除术。

4.脓肿切开引流术

对于已经形成乳房脓肿者,可先行脓肿切开引流,待炎症完全消退后再行病变小叶切除术。

5.慢性窦道及瘘管切除术

对于久治不愈的慢性窦道及瘘管,应行窦道、瘘管及病变组织全部切除。应当注意的是,除急性乳房脓肿切开引流术外,施行其他任何手术,都必须常规进行术中快速冰冻切片和术后石蜡切片病理检查,以明确诊断,避免漏诊和误诊。

发作间期,即伤口愈合期是最佳手术时机,手术成功的关键是翻转乳晕,彻底清除病灶,清洁所有创面。手术的技术关键是保持外形的完美,必须做乳头内翻的整形术。

(1)手术步骤:①术前病灶定位;②麻醉后消毒、铺巾;③乳房下皱褶处做弧形切口或沿乳房外侧缘做纵向弧形切口;④切开皮肤和皮下组织,找到病灶部位;⑤从皮下脂肪组织开始,锐性游离病灶;⑥组织钳提起病灶,切除病变的乳腺组织,连同周围0.5~1.0 cm的正常组织一并切除;⑦创口仔细止血,残腔内无活动性出血,用0号丝线将乳腺残面对合,注意缝闭创腔底部,不留无效腔，尽可能避免局部出现凹陷，缝合皮下脂肪层和皮下组织，应使切口满意对合，覆盖敷料，绷带适当加压包扎伤口；⑧术后 8～10 天拆线。

(2)术后处理：①为防止伤口渗血，局部纱布加压包扎 24～48 小时；②病变组织切除后常规送病理检查，排除恶性病变；③创面较大、术后遗留残腔较大时可放置橡皮片引流，并注意缝闭创腔底部。

（曹　明）

第四节　乳房湿疹

乳房湿疹多发生在乳头及乳晕处，是皮肤的一种非特异性过敏性炎症。男女均可发生，但以哺乳期妇女多见，有时可与身体其他部位皮肤损害同时伴发。皮疹为多形性，常有皲裂、瘙痒，易复发。

一、病因及发病机制

病因较复杂，多由于一些外界或体内因素的相互作用所致。

(一)外界因素

如日光、寒冷、炎热、多汗、摩擦，以及各种动物皮毛、植物、化学物质、化妆品、肥皂、人造纤维、染料、塑料制品等均可诱发湿疹，有些食物如蛋类、鱼虾、蟹、牛奶等异性蛋白，尤其在哺乳期过食各种不新鲜的异性蛋白食物可使一些乳房湿疹加重。

(二)内在因素

如过敏性体质、代谢、内分泌或消化道功能紊乱、神经精神功能障碍、过度疲劳、精神紧张、病灶感染、肠寄生虫病等。

从发病机制上看，本病主要是由复杂的内外因素激发引起的一种迟发型变态反应。患者可能是具有一定的湿疹体质，在一些因素激发下发病。本病常涉及多方面因素，病因复杂，且有些还不太清楚，尚待进一步研究。

二、临床表现

多见于哺乳期妇女，病变多发生于乳头、乳晕特别是乳房下部，常反复发作而转慢性，急性期常出现多数密集粟粒大的小丘疹、疱疹或小水疱、基底潮红、有点状渗出及糜烂面、有浆液不断渗出，可伴有结痂、脱屑等。皮损易转为亚急性或慢性而经久不愈，此时临床表现为皮肤表面粗糙、肥厚、乳头皲裂，一般双侧乳房受累，自觉瘙痒。婴儿吸吮时可有剧烈疼痛。停止哺乳后多易治愈。

三、诊断和鉴别诊断

根据患者多为哺乳期妇女，对称发生于乳头、乳晕红斑处，有糜烂、渗出及皲裂、瘙痒、易反复发作等特点，诊断不难。一般应与湿疹样癌、接触性皮炎等疾病鉴别。

(一)湿疹样癌

湿疹样癌又称 Paget 病，是一种特殊类型的乳腺癌，多发生于中老年女性，偶可发生于男性乳房及其他富有大汗腺的部位。一般多见于女性单侧乳头、乳晕及其周围，呈湿疹样外观，但为境界清楚的红色斑疹，常有浸润结痂，逐渐向外扩大。一般无自觉症状，抗湿疹药物无效，细胞学检查可以协助诊断。

(二)接触性皮炎

本病有明显的接触一些物品史。较常见的局部外涂正红花油、风油精、花露水或其他药品以及橡皮膏等。其皮损特点为单一性的皮疹，如丘疹或小疱，边界清楚，非对称性。去除诱因，皮损很快减轻或消失。

四、治疗

(一)一般防治原则

(1)尽可能寻找该病发生的原因，对患者的生活环境、饮食习惯等做深入了解，并对全身情况进行全面检查，有无慢性病灶及内脏器官疾病，以排除可能的致病因素。

(2)避免各种外界刺激，如热水烫洗、剧烈搔抓、过度洗拭及接触其他患者敏感的物质如皮毛制品等。

(3)避免使用易致敏和刺激食物，如鱼、虾、蟹、羊肉、酒类等。

(4)对局部糜烂渗出或皲裂较重的患者，应适当减少哺乳的次数，可采取方法将乳汁挤入奶瓶给婴儿喂服，以缓解局部炎性渗出。另外要外用或内服抗湿疹药物。

(二)外用疗法

局部皮肤有渗出时，可用 0.05％小檗碱水(用 2 000 mL 开水冲 10 片小檗碱溶解放凉即可)或 1∶8 000 高锰酸钾水湿敷；轻度糜烂时可外用氧化锌丁香油酚糊剂(酚锌油)、曲咪新乳膏(皮康霜)、复方康纳乐或健疗霜外涂；对慢性湿疹可外用丙酸氯倍他索软膏(恩肤霜)、复方醋酸地塞米松乳膏(皮炎平)或曲安西龙尿素软膏外涂，有皲裂时可外涂肝素软膏。

(三)内用疗法

患者在哺乳期一般不给予口服抗组胺药物治疗，皮损较重时可服氯苯那敏 4 mg，每天 3 次；或赛庚啶 2 mg，每天 3 次；也可给予唯尔本注射液 0.5 mg，隔天 1 次肌内注射，或胸腺素 5～10 mg，每天 1 次，肌内注射；较重者也可口服转移因子口服液 10 mL，每天 1 次，也可口服中药肤痒冲剂 8 g，每天 3 次。

(四)半导体激光照射治疗

可用于哺乳期患者，半导体激光照射前先给予患者生理盐水纱布冷湿敷患处 30 分钟，清除患处分泌物与痂屑，期间每隔 3～5 分钟浸湿纱布 1 次，湿敷完毕后进行激光照射治疗。患者取仰卧位，激光输出功率设定为 510 mW，激光探头距患处约 1 cm，每次照射 15 分钟，照射完毕后外涂适量甘油，每天 2 次，7 次为 1 个疗程。

(杜云龙)

第五节　乳头皲裂

乳头皲裂是哺乳期乳头发生的浅表溃疡，初产妇多于经产妇。

一、病因

常见的原因是乳头发育不良（内陷、过小），哺乳困难，婴儿吸乳用力过大发生损伤；其次是乳汁分泌过多，外溢侵蚀乳头及周围皮肤，引起糜烂或湿疹；乳头外伤、婴儿口腔有炎症，哺乳过程中将乳头咬破也可造成乳头皲裂。

二、临床表现

首先是乳头表面有小裂口和溃疡，哺乳时有剧烈疼痛；其次，因哺乳疼痛减少哺乳时间和次数，造成乳汁淤积或细菌感染而出现乳腺炎。

三、预防及治疗

（一）预防保护

在妊娠期要注意乳头的清洁卫生，乳头内陷时可轻轻牵拉矫正。

（二）哺乳习惯

养成良好的哺乳习惯，勿让婴儿含乳头睡觉，同时要养成哺乳前后清洗乳头、注意婴儿口腔卫生的习惯。

（三）治疗方法

已出现皲裂者可清洗乳头周围后涂用红柳膏、红霉素油膏等药物；也可用食物油使皲裂处软化，使之易于愈合、减轻疼痛。乳头皲裂较严重者可暂停哺乳1～2天，用吸乳器吸出乳汁，坚持外用药治疗，另外应避免刺激性食物。

（潘乐玉）

第六节　乳腺脂肪坏死

乳腺脂肪坏死多发生在乳房较大、脂肪丰富、下垂型乳腺的患者，常有外伤病史，多见于30岁以上的患者。

一、病因

外伤是造成乳腺脂肪坏死的主要原因，多数病例有明确的外伤史，如撞击、跌跤、挤压、手术和穿刺等病史，但有少数病例外伤轻微，以致患者无法回忆起外伤史。根据脂肪组织本身结构的特点，如细嫩而脆弱、血供较少等，均使脂肪组织在经受外伤后出现血供障碍及脂肪细胞的破裂与坏死。此外，现代人的活动范围的扩大、劳作、运动的增加等，均可增加体表软组织包括乳房脂肪组织的外伤可能性。

二、临床表现

起病常较急，患者常有外伤，伤后早期局部皮肤略红或有瘀斑，轻度压痛。坏死广泛或外伤累及较大的血管者，可以出现大片瘀斑，随后有微痛或无痛的肿块于伤处皮下出现，肿块中央液化后可出现柔软区或有波动。局部切开或穿刺后可见暗红色或血性颗粒状坏死脂肪组织。病变靠近乳房皮肤及皮下浅层者，常可扪及皮下结节。皮肤粘连及病变靠近乳头、乳晕者，可以有乳头内陷等表现。坏死脂肪在乳腺实质内者，常扪及边界不清的结节，质地较硬，有压痛，部分病例还可有腋淋巴结肿大。

三、诊断

乳腺外伤后，局部皮肤先出现瘀斑，随后出现结节，可做出诊断。

但是凡有乳房肿块与皮肤粘连、乳头内陷、腋淋巴结肿大而外伤史不明确者，应与乳腺癌做鉴别。后者年龄常较大，病程进行性发展，无外伤及皮肤瘀斑。细针穿刺活检及病理切片检查可以确诊。在活检中或细针抽吸中，常可见有脂质细胞，无异形细胞，可以排除乳腺癌。X线辅助检查有助于诊断。少数病例于病区可见含脂囊肿或片状钙化，其与乳腺癌的沙粒状钙化不同。

四、治疗

早期局部可热敷、理疗，促进吸收，局部可外敷活血化瘀的散剂。局部手术切除是乳腺脂肪坏死最有效的治疗方法。局部包块明显，可切除活检。切除的坏死组织切面呈白色，镜检在早期可见脂肪细胞结构模糊。广泛坏死时可见慢性炎症反应，病变中心有异形巨细胞和淋巴细胞浸润，周围有巨噬细胞和新生的结缔组织包围。进一步发展，肿块中央液化，出现波动或有继发感染者，应切开引流，手术方法同上。无明确外伤史者，不能排除乳腺癌的可能，需要局部切除后活检。

（田　娜）

第七节　积乳囊肿

积乳囊肿又称为乳汁淤积症，是哺乳期因一个腺叶的乳汁排出不畅，致使乳汁在乳腺内积存而成。因临床上发现主要是乳内肿物，常被误诊为乳腺肿瘤，故应引起重视。

一、病因与病理

引起积乳囊肿的原因很多，但临床上较常见的原因有以下几点：①原发性乳腺结构不良或畸形导致泌乳不畅，逐步发展成乳汁潴留，形成囊肿；②乳腺肿瘤、炎症、外伤或手术因素，引起正常乳腺结构破坏，输乳管部分或完全阻塞，引起乳汁潴留；③不良哺乳习惯或不正确的哺乳体位；

④生理性或机械性的牵拉。哺乳期妇女乳房充盈,体积大,乳房上部长期在重力作用下受牵拉,引起乳腺上象限乳汁潴留。

积乳囊肿可继发感染导致急性乳腺炎或乳腺脓肿,如不继发感染可长期存在,囊内容物变稠,随时间的延长可使囊内水分被吸收而使囊肿变硬。

积乳囊肿病理:囊肿壁由薄层纤维组织构成,内面附以很薄的上皮细胞层,有些地方甚至脱落,囊内为淡红色无定型结构物质及吞噬乳汁的泡沫样细胞,囊肿周围间质内可见多量的单核细胞、类上皮细胞、多核巨细胞、淋巴细胞浸润,还可见小导管扩张及哺乳期腺小叶组织,病程长者囊壁还可以发生沙砾样钙化从而形成硬性肿块。

二、临床表现

乳腺肿物为最初症状,单侧多见,肿物多位于乳晕区以外的乳腺周边部位。呈圆形或椭圆形、边界清楚、表面光滑、稍活动、触之囊性感、有轻度触痛,直径常在 2～3 cm。腋下淋巴结一般不大。

三、诊断

年轻妇女在哺乳期或之后发现乳房边界较清的肿物,并主诉在哺乳期中曾经患过乳腺炎,检查在乳晕区以外的边缘部位触到边界清楚、活动、表面光滑的肿物,应想到积乳囊肿的可能。

(一)X 线检查

多呈圆形或椭圆形的透亮区,多数直径在 1～3 cm,可见于乳腺任何部分,早期周围尚无纤维囊壁形成时、继发感染或囊肿破裂后,X 线图像显示形成局限浸润阴影,边缘模糊不清。

(二)彩色多普勒超声检查

肿块轮廓明显,边界清楚,表面光滑,探头加压时有一定弹性感,水分较少,时而见有乳酪样、均匀细密的强回声光点漂浮。当乳汁内水脂分离时,水分吸收,乳汁稠厚,可表现均质的回声反射,类似实性肿物。

(三)针吸细胞学检查

病史较短,穿刺液为白色乳汁,病史长的穿刺为黏稠黄白色奶酪样物,穿刺肿物可缩小而不消失,可见大量肿胀变性乳汁分泌细胞等。

四、鉴别诊断

(1)乳腺囊肿病常为多囊性,囊内容物为淡黄色液体或棕褐色血性液体。未切开囊肿顶部多呈蓝色。

(2)积乳囊肿与乳腺纤维腺瘤两者的临床表现相似,但乳腺纤维腺瘤多发生在卵巢功能旺盛时期(18～25 岁),而积乳囊肿多为哺乳期及以后;乳腺纤维腺瘤开始即为实性感,而积乳囊肿早期囊性感,后期质地较硬,穿刺细胞学检查可以协助诊断。

(3)乳腺癌患者发病年龄偏大,肿块和周围组织边界不清,而积乳囊肿早期囊性感,多见于哺乳期,且边界清楚。如不继发感染,积乳囊肿患者腋下淋巴结不大,虽然到后期积乳囊肿质地硬,但在细胞学检查过程中还是可以鉴别的。

五、治疗

本病属于乳腺的良性疾病，如发现应考虑手术切除。手术只需肿物单纯切除，如在哺乳期，同时有继发感染时，应先控制感染并回奶，然后行肿物切除并送病理检查。

（田　娜）

第八节　乳腺导管内乳头状瘤

乳腺导管内乳头状瘤是指发生于乳腺导管上皮的良性乳头状瘤，发生于青春期后任何年龄的女性，经产妇多见，尤多发于40～50岁女性。根据其病灶的多少及发生的部位，可将其分为单发性大导管内乳头状瘤及多发性中、小导管内乳头状瘤两种。前者源于输乳管的壶腹部内，多为单发，位于乳晕下区，恶变者较少见；后者源于乳腺的末梢导管，常为多发，位于乳腺的周边区，此类较易发生恶变。本病恶变率达5%～10%，被称为癌前病变，临床上应予以足够重视。

一、病因和病理

乳腺导管内乳头状瘤是发生于导管上皮的良性乳头状瘤。根据病灶的多少或发生的部位，可分为大导管内乳头状瘤（发生于输乳管壶腹部内）和多发性导管内乳头状瘤（多发生在中、小导管内）。本病的发生是雌激素过度刺激导致的。

二、临床表现

导管内乳头状瘤以乳头溢液为主要的临床表现。本病病灶不同，表现症状各异。

（一）单发性大导管内乳头状瘤

单发性大导管内乳头状瘤可在乳晕下或乳晕边缘部位扪及长约1 cm的索状肿块，或扪及枣核大小的结节。由于肿瘤所在的导管内积血积液，按压肿块即有血样、奶样或咖啡样分泌物从乳头溢出，但溢液口固定。本病常为间歇性自发溢液或挤压、碰撞后溢液。溢液排出，瘤体变小，疼痛不明显，偶尔有压痛、隐痛，恶变较少见。

（二）多发性中、小导管内乳头状瘤

多发性中、小导管内乳头状瘤源于末梢导管，位于周边区，是由中、小导管内的腺上皮增生形成的。多在患侧外上象限有多个结节、颗粒，成串珠状，边界不清，质地不均，部分有溢液症状，也有部分无溢液者，溢液呈血样、黄水样、咖啡样。本病恶变可达10%，被称为“癌前病变”。

三、诊断

本病临床主要表现为乳头溢出浆液、血样或咖啡样的液体，呈间歇性或持续性，行经期间有量增加。部分患者在乳头附近可触及小的圆形肿物，质较软，与皮肤无粘连，可推动。本病确诊困难，要对肿块行针吸细胞学检查或活体组织病理检查方可确诊。

四、鉴别诊断

乳腺导管内乳头状瘤需与乳腺导管内乳头状癌及乳腺导管扩张综合征相鉴别。

(一)乳腺导管内乳头状癌

两者均可见到自发的、无痛性乳头血性溢液，均可扪及乳晕部肿块，且按压该肿块时可自乳管开口处溢出血性液体。由于两者的临床表现及形态学特征都非常相似，故两者的鉴别诊断十分困难。一般认为，乳腺导管内乳头状瘤的溢液可为血性，亦可为浆液血性或浆液性；而乳头状癌的溢液则以血性者为多见，且多为单侧单孔。乳头状瘤的肿块多位于乳晕区，质地较软，肿块一般≤1 cm，同侧腋窝淋巴结无肿大；而乳头状癌的肿块多位于乳晕区以外，质地硬，表面不光滑，活动度差，易与皮肤粘连，肿块一般＞1 cm，同侧腋窝可见肿大的淋巴结。乳腺导管造影显示导管突然中断，断端呈光滑杯口状，近侧导管显示明显扩张，有时为圆形或卵圆形充盈缺损，导管柔软、光整者，多为导管内乳头状瘤；若断端不整齐，近侧导管轻度扩张、扭曲、排列紊乱、充盈缺损或完全性阻塞，导管失去自然柔软度而变得僵硬等，则多为导管内乳头状癌。溢液涂片细胞学检查乳头状癌可找到癌细胞。最终确立诊断则以病理诊断为准，而且应做石蜡切片，避免因冰冻切片的局限性造成假阴性或假阳性结果。

(二)乳腺导管扩张综合征

导管内乳头状瘤与导管扩张综合征的溢液期均可以乳头溢液为主要症状，但导管扩张综合征常伴有先天性乳头凹陷，溢液多为双侧多孔，性状可呈水样、乳汁样、浆液样、脓血性或血性；乳头状瘤与导管扩张综合征的肿块期均可见到乳晕下肿块，但后者的肿块常较前者为大，且肿块形状不规则，质地硬韧，可与皮肤粘连，常发生红肿疼痛，后期可发生溃破而流脓。导管扩张综合征还可见患侧腋窝淋巴结肿大、压痛。乳腺导管造影显示导管突然中断，有规则的充盈缺损者，多为乳头状瘤；若较大导管呈明显扩张，导管粗细不均匀，失去正常规则的树枝状外形者，则多为导管扩张综合征。必要时可行肿块针吸细胞学检查或活组织病理检查。

五、治疗

乳腺导管内乳头状瘤最有效的方法是手术治疗，药物治疗通常只能减轻症状。

本病的首选治疗方法是手术治疗。术前均应行乳腺导管造影检查，以明确病变的性质及定位。术后宜做石蜡切片检查，因为冰冻切片检查在辨别乳腺导管内乳头状瘤和乳腺导管内乳头状癌时最困难，两者常易发生混淆，故不宜以冰冻切片表现为恶性依据而行乳腺癌根治术。如果为单发的乳腺导管内乳头状瘤，手术时将病变的导管系统切除即可；如果为多发的乳腺导管内乳头状瘤，因其较易发生恶变，则宜行乳腺区段切除，即将病变导管及其周围的乳腺组织一并切除。对于那些年龄在 50 岁以上、造影显示为多发的乳腺导管内乳头状瘤或经病理检查发现有导管上皮增生活跃甚至已有上皮不典型性改变者，则宜行乳房单纯切除术，以防癌变。

(一)术前准备

纤维乳管镜确定乳腺导管内乳头状瘤与乳头的距离、深度和乳房皮肤的体表投影。

(二)麻醉方法和体位

采用局部浸润麻醉或硬膜外麻醉，患者取仰卧位。

(三)手术切口

从乳头根部向乳晕外方做放射状切口，也可沿乳晕边缘做弧形切口。

(四)手术步骤

(1)术前乳管镜确定病变部位,并在体表做标记及手术切口方案,必要时在病变乳管内保留探针,或在乳头处找到血性液体溢口,将细软的探针涂上液状石蜡后,注入 0.2～0.5 mL 亚甲蓝,作为寻找病变乳管的引导。

(2)消毒、铺巾。

(3)切口皮肤、皮下组织,止血钳钝性分离,暴露病变乳管。

(4)分离、切除病变乳管。

(5)0 号丝线将残腔缝合,彻底止血后逐层缝合乳腺组织及皮肤切开,覆盖敷料,加压包扎。

(五)对病变限定在某一区段的乳腺囊性增生患者,可做乳腺区段的切除

(1)病变位于乳腺上半部者,按病变的长轴做弧形切口或放射状切口,位于乳腺下半部者,做放射状切口或乳房下皱褶纹的弧形切口。

(2)切开皮肤及皮下组织,潜行分离皮瓣,使肿块全部显露。

(3)仔细检查确定肿块的范围后,在其中心缝置一根粗不吸收线或用鼠齿钳夹持牵引。

(4)沿肿块两侧,距病变处 0.5～1 cm 做楔形切口,然后自胸大肌筋膜前将肿块切除。

(5)严密止血后,用不吸收线间断缝合乳腺组织创口,避免出现残腔,逐层间断缝合浅筋膜、皮下组织和皮肤。如有较多渗血可放置橡皮片或橡皮管引流,加压包扎,也可放置多空负压引流管。

(六)病变广泛者可行经皮下乳腺全切或乳房单纯切除术

(1)以乳头为中心,在第 2～6 肋之间,从外上到内下做一斜行梭形切口或以乳头为中心做横行梭形切口。

(2)选择切口时,将乳房尽量上提,在乳晕下方用亚甲蓝液画一水平线;再将乳房尽量下位,同样在乳晕(肿瘤)上方画一水平线。这两条线可根据病变位置而上下移动,待乳房恢复原位后,即表示横行梭形切口线。

(3)顺切口线切开皮肤、皮下脂肪组织,切除与否及范围取决于病变的性质。

(4)分离范围上起第 2～3 肋骨,下至第 6～7 肋骨,内达胸骨旁,外抵腋前线。当一侧皮肤分离后,用热盐水纱布填塞止血,再分离另一侧皮肤。然后沿着乳房上缘,围绕乳房基底部边切边止血,直切到胸大肌筋膜缘止。

(5)用组织钳将乳房拉下,用锐刀将整个乳房及周围脂肪组织从胸大肌筋膜上切除。

(6)乳房组织切除后,清创创口,清除残留的血凝块、脱落的脂肪组织,在切口最低位或切开外侧方戳孔置入有侧孔的引流管或橡皮卷,妥善固定在皮肤上或用安全针固定于引流物上以免脱位。

(7)按层缝合皮下组织和皮肤,切口用纱布垫适当加压包扎。

(七)术后处理

(1)术后 2～3 天拔出引流管,乳房全切者要加压包扎 3～5 天。

(2)术后 7～9 天拆线。

(3)乳房全切者容易发生局部皮瓣坏死、皮下积液,处理方法是术后 24 小时检查创口,积血者改善引流,48 小时后仍有积血者,应局部穿刺洗净血清或置负压引流管引流,适当加压包扎。

(张　强)

第九节　乳腺纤维腺瘤

乳腺纤维腺瘤是乳腺疾病中最常见的良性肿瘤，可发生于青春期后的任何年龄，多在20～30岁。其发生与雌激素刺激有关，所以很少发生在月经来潮前或绝经期后的女性，为乳腺良性肿瘤，少数可发生恶变。一般为单发，但有15％～20％的患者可以多发。单侧或双侧均可发生。一般为圆形、卵圆形，大的可呈分叶状。初期如黄豆大小，生长比较缓慢，可以数年无变化，因为无明显不适，因此很少引起患者的注意。肿块在不知不觉中逐渐长大，还有患者由于怕羞不愿找医师检查，直到肿块长得较大时，才不得不去医院诊治，耽误诊治。

一、病因和病理

乳腺纤维腺瘤的病因及发病机制尚不十分清楚，但多数学者认为与以下因素有关。

(一)雌激素水平失衡

多数患者有雌激素水平相对或绝对升高，雌激素水平的过度刺激可导致乳腺导管上皮和间质成分异常增生形成肿瘤。

(二)局部乳腺组织对雌激素过度敏感

正常乳腺的各部组织对雌激素敏感性高低不一，敏感性高的组织易患病，不同女性乳腺组织对雌激素刺激的敏感性不同，对雌激素刺激敏感的女性患病概率大大增加。

(三)饮食及身体因素

高脂肪、高能量饮食，肥胖，肝功能障碍等使体内雌激素增多，进而刺激乳腺导管上皮及间质纤维组织增生引起本病。

(四)遗传倾向

该病提示有一定的遗传因素。

二、临床表现

乳腺纤维腺瘤最主要的临床表现就是乳房肿块，而且多数情况下，乳房肿块是本病的唯一症状。乳腺纤维腺瘤的肿块多为患者无意间摸到或查体检查出来，一般不伴有疼痛感，亦不随月经周期而发生变化。少部分患者乳腺纤维腺瘤同时伴有乳腺增生，此时则可有经前乳房胀痛不适等症状。乳腺纤维腺瘤在乳腺的各个象限均可发生，尤其好发于乳房的外上象限。腺瘤常为单发，也有多发者。腺瘤呈圆形或卵圆形，直径以1～3 cm者较为多见，偶可见巨大者表面光滑，质地坚韧，边界清楚，与皮肤和周围组织无粘连，活动度大。腋下淋巴结无肿大。腺瘤多无痛感，也无触痛。通常生长缓慢，可以数年无变化，但在妊娠哺乳期可迅速增大，个别可发生肉瘤样变。乳腺纤维腺瘤与乳腺癌的关系不大，其恶变的概率不大。

临床上见到的乳腺纤维腺瘤常有两种情况，一种是单纯的纤维腺瘤，另一种是乳腺增生伴发的纤维腺瘤。前者表面光滑，边缘清楚，质中等，活动度大，能在扪诊的手指下滑脱；后者则仅可扣及部分露在增生乳腺组织外的光滑瘤体，边缘不清，有一定的自限性，其活动性则随增生组织的活动而活动。

根据临床表现乳腺纤维腺瘤可分为三型。

(一)普通型纤维腺瘤

本型最常见，瘤体直径常在 1～3 cm，生长缓慢。

(二)青春型纤维腺瘤

本型较少见，月经初潮前发生，肿瘤生长速度快，瘤体较大，可致皮肤紧张变薄，皮肤静脉怒张。

(三)巨纤维腺瘤

本型亦称为分叶型纤维腺瘤，多见于 15～18 岁青春期及 40 岁以上绝经前女性。瘤体常超过 7 cm，甚至可达 20 cm，形状常呈分叶状。

三、诊断

乳腺纤维腺瘤最主要的临床表现就是乳房肿块，而且多数情况下，乳房肿块是本病的唯一症状，多为患者无意间发现，一般不伴有疼痛感，亦不随月经周期而发生变化。少部分患者乳腺纤维腺瘤与乳腺增生症共同存在，此时则可有经前乳房胀痛，肿块好发于乳房的外上象限。腺瘤常为单发(75%单发)，也有多发者。腺瘤呈圆形或卵圆形，直径以 1～3 cm 者较为多见，亦有巨大者。乳腺纤维瘤表面光滑，质地坚韧，边界清楚，与皮肤和周围组织无粘连，活动度大，触之有滑动感，表面皮肤无改变；腋下淋巴结无肿大。腺瘤多无痛感，亦无触痛。肿瘤大小、性状一般不随月经周期而变化。肿块通常生长缓慢，可以数年无变化，但在妊娠哺乳期可迅速增大，个别的可于此时发生肉瘤变。对于诊断困难者，借助乳腺的特殊检查，常可明确诊断。

四、辅助检查

(一)超声检查

B 超检查能显示乳腺各层次软组织结构及肿块的形态、大小和密度。纤维腺瘤的瘤体多为圆形或椭圆形低回声区，边界清晰整齐，内部回声分布均匀，呈弱光点，后壁线完整，有侧方声影。肿瘤后方回声增强，如有钙化时，钙化点后方可出现声影。近年来，使用彩色多普勒超声检测乳腺肿瘤的供血状况以判断肿瘤的良、恶性，对诊断本病甚有帮助。

(二)乳腺钼靶 X 线检查

乳腺内脂肪较丰富者，纤维腺瘤表现为边缘光滑、锐利的圆形阴影，密度均匀，有的在瘤体周围见一层薄的透亮晕。无血管增多现象。致密型乳腺中，由于肿瘤与乳腺组织密度相似，在X 线显示不清。有的肿瘤发生钙化，可为片状或轮廓不规则的粗颗粒钙化灶，大小为 1～25 mm，与乳腺恶性肿瘤的细沙砾样钙化完全不同。

(三)细针穿刺细胞学检查

针感介于韧与脆之间，针吸细胞量常较多。导管上皮细胞分布多呈团片排列整齐，不重叠，如铺砖状，有较多双极裸核细胞。诊断符合率达 90%，少数胞核较大，有明显异型性，染色质粗糙，细胞大小不等，可被误诊为癌，造成假阳性，应特别留意。

(四)红外线扫描检查

肿瘤与周围乳腺组织透光度基本一致，或呈相对边缘锐利的灰色阴影，无周围血管改变的暗影。

(五)局部组织切除病理组织学检查

1.大体标本

纤维腺瘤的巨体态极具特征,甚至肉眼下即可诊断。肿块大致呈圆形或椭圆形,直径一般为1～3 cm,但有时可达10 cm以上,巨大者多出现于青春期前后少女中。表面光滑、结节状,质韧、有弹性,边界清楚,有完整包膜,易于剥出。切面质地均匀,呈灰白或淡粉色。导管型(管内型)纤维腺瘤及分叶型纤维腺瘤的切面常呈黏液样,并有大小不等裂隙。围管型纤维腺瘤切面呈颗粒状。病程长的纤维腺瘤的间质呈编织状而致密,有时还可见钙化或骨化区。囊性增生型纤维腺瘤的切面可见小囊肿。

2.镜下特点

根据肿瘤中的纤维组织和腺管结构的互相关系,分为导管型(管内型)纤维腺瘤、围管型(管周型)纤维腺瘤、混合型纤维腺瘤、囊性增生型纤维腺瘤和分叶型纤维腺瘤(巨纤维腺瘤)五型。

五、鉴别诊断

(一)乳腺增生

两者均可摸到乳腺内肿块,单发或多发,质地韧。乳腺纤维腺瘤的肿块以单侧单发者较为多见,多呈圆形或卵圆形,边界清楚,活动度大,肿块无痛感及触痛,与月经周期无明显关系,发病年龄以30岁以下者多见。乳腺增生的肿块以双侧多发者较为常见,可呈结节状、片块状或串珠颗粒状,质地略韧,肿块常有触痛,可随月经周期而发生变化,月经前整个乳腺常有胀感,经后可缓解,发病年龄以30岁以上者多见。必要时可行有关辅助检查予以鉴别,如乳腺X线摄片,乳腺纤维腺瘤常可见到圆形或卵圆形密度均匀的阴影,其周围可见有圈环形的透明晕,据此可与乳腺增生症相鉴别。

(二)乳腺囊肿

两者均为无痛性的乳腺肿块,多为单侧单发,边界清楚,表面光滑。但乳腺纤维腺瘤的肿块质地较囊肿稍硬韧,活动度较囊肿为大,发病年龄以18～25岁最为多见;乳腺积乳囊肿的肿块有囊性感,活动度不似腺瘤那样大,且多发于妊娠哺乳期,乳腺单纯囊肿则除囊肿外尚有乳腺增生的临床特征。可行超声检查,超声检查对于囊性肿物和实性肿物的鉴别有很大的优势。

(三)乳腺癌

两者均可见到无痛性乳腺肿块,多为单发。乳腺纤维腺瘤的肿块呈圆形或卵圆形,质地韧实,表面光滑,边界清楚,活动度大。肿块生长缓慢,一般以1～3 cm大者较常见,超过5 cm者少见。同侧腋窝淋巴结无肿大,发病年龄以30岁以下者为多见。乳腺癌的乳腺肿块可呈圆形或卵圆形,亦可呈不规则形,质地较硬,肿块表面欠光滑,活动度差,易与皮肤及周围组织发生粘连。肿块可迅速生长,同侧腋窝淋巴结常有肿大。发病年龄多见于35岁以上者,尤以中老年女性多见。乳腺X线摄片,纤维腺瘤可见圆形或卵圆形密度均匀的阴影及其周围的环行透明晕;而乳腺癌可见肿块影、细小钙化点、异常血管影及毛刺、皮肤有凹陷、乳头内陷等。必要时活组织病理检查可提供组织学证据进行鉴别。

六、治疗

乳腺纤维腺瘤虽属良性肿瘤,但极少数有恶变的可能性,而且这种恶变的危险性为累积性增加。故多数学者主张,一旦诊断,原则上均应手术切除。各类药物治疗,效果多不可靠。妊娠、哺乳期内分泌环境急骤变化时，有的乳腺纤维腺瘤会加速生长，故应早期切除。乳腺纤维腺瘤如完整切除，多可治愈。由于致病的内分泌环境持续存在，10%～25%的患者可同时多发，也可先后多发，不应将这种多发性倾向视为复发。

乳腺纤维腺瘤最有效的治疗方法就是手术，但并不是一发现腺瘤就需立即手术，而是应严格掌握手术时机及手术适应证：20 岁左右的未婚女性，如果腺瘤不大，约 1 cm，甚至更小，则不宜立即手术，因腺瘤体积过小，且活动度较大，手术时不容易找到；未婚的年轻女性，因小的腺瘤手术使乳房部皮肤留下了瘢痕，影响了美观；如果在观察过程中，乳腺纤维瘤不停地在缓慢增长，已长至 1.5 cm 左右，采用保守法治疗无效者，则宜考虑手术切除，以免腺瘤长得较大后，手术创伤较大，瘢痕也较明显，而且如果继续长大也有发生恶变的可能。如果腺瘤刚发现时就较大，超过 2 cm，或患者年龄较大超过35 岁，则主张一发现就立即手术，因为往往在妊娠哺乳期，由于体内雌性激素的大幅增加，可能刺激腺瘤迅速增长，甚至可能诱发肉瘤变；如果乳腺纤维腺瘤为多发性的，可同时多个切除；除诊断为乳腺纤维腺瘤外，乳房有乳管内乳头状瘤、乳腺囊肿、乳腺小叶增生、乳腺脂肪瘤、寄生虫性囊肿，因性质未明确而怀疑乳腺纤维腺瘤时均可做切除术。

乳腺纤维腺瘤手术切除的禁忌证：乳房及其周围皮肤上有急性感染者暂不做手术；乳腺纤维瘤的诊断不明确时，可穿刺诊断，暂不立即手术；乳腺纤维腺瘤的疗效判定标准有变化时暂不手术。

(一)乳腺纤维腺瘤手术方法

1.乳腺纤维腺瘤摘除术

乳腺纤维腺瘤摘除术传统的方法是在瘤体表面做放射状切口，目的是避免损伤乳腺管，但势必会留有瘢痕。将传统的放射切口选择性地改良为乳晕切口，效果满意。

(1)传统手术切除：手术切口的设计应考虑美学与功能的需要。如需要哺乳者，应做以乳头为中心的放射状切口。若以后不需要哺乳者，可沿乳晕边缘行弧形切口。如是多发者可行乳腺下缘与胸壁交界处切口或沿乳晕切口。①在瘤体表面用亚甲蓝画一个瘤体大小的圆圈，然后由圆圈的中点至乳头用亚甲蓝画一直线，用细长针注射 0.5%利多卡因做局部浸润麻醉，始为乳晕部做半月形浸润麻醉，而后自乳晕部进针，沿亚甲蓝直线浸润麻醉至瘤体周围。②沿所画切口切开皮肤、皮下组织，分离浅筋膜，用血管钳或爱力斯夹住切口外侧筋膜，用血管钳沿乳腺组织表面分离至瘤体部位，爱力斯或缝线将瘤体牵引至直视下分离切除瘤体。③彻底止血，瘤体创面乳腺组织间断缝合数针。④皮内缝合或间断缝合乳晕切口。乳房表面用绷带适当加压包扎 24～48 小时，切除的肿块常规应做病理检查。⑤注意事项。手术时最好将整个肿瘤及其周围部分正常乳腺组织一并切除，在被切除的肿瘤以外的乳腺内，或对侧乳腺内术后再发生同样的肿瘤，不应认为复发，严格地说应为多发倾向。在原位又重新出现此种肿瘤者为复发，反复复发应警惕叶状肿瘤的可能。这种术式会在乳腺上留下瘢痕，影响美观，对于乳腺多个象限内的多个肿物不能完全切除。

(2)微创手术切除：是在腋下或乳晕等隐蔽的地方戳孔(约3 mm)，在超声或钼靶引导下应用旋切针将肿物旋切出来，痛苦小，术后只留下一个 3 mm 左右大小的印痕，恢复快，无须住院，不用拆线。而且可以通过一个切口一次性同时切除多个肿瘤，多发肿物或临床触摸不到的微小肿物的患者特别适合采用这种手术。微创旋切的技术优势还体现在对于性质不明的肿块可以在 B 超定位下进行活检和病理检查，对3 mm微小的肿瘤也可精确切除，这对于乳腺癌的早期诊断和治疗无疑也是一种非常好的方法。缺点是费用高，对于接近乳头、皮肤、乳腺边缘的肿物无法保证完全切除,易有残留等。

2.多发性乳腺纤维腺瘤的处理

多发性乳腺纤维腺瘤是指乳房部有2个以上的纤维腺瘤者,其发生的比例约为15%。因为多发的乳腺纤维腺瘤可相互临近而彼此融合,也可散布于一侧或两侧的多个部位,手术全部切除有一定的困难,所以对于那些腺瘤体积不太大的多发腺瘤,临床可予以观察,腺瘤体积有所缩小,继续观察;如肿物继续生长,体积较大,超过2 cm的腺瘤,则可考虑将其切除。切除时如果附近尚有1 cm左右的纤维腺瘤亦可一并切除,而距离较远且腺瘤体积较小者,则可以继续对其进行观察。由于多发性乳腺纤维腺瘤切除后,有些仍可于原部位再发,或于其他部位继续有新发的纤维腺瘤出现,因此可在腺瘤手术切除后,即服用一段时间的中药,防止其再发。

(二)中医辨证治疗

中医称乳腺纤维瘤为乳核。多因情志内伤,肝气郁结,或忧思伤脾,运化失司,痰失内生;或冲任失调,气滞血瘀痰凝,积聚乳腺而成。乳房纤维瘤属于中医"乳癖"范畴,其主要病因多为情志内伤,多虑善感、肝气郁结、气滞痰凝或忧思伤脾、运化失职、痰浊积聚,导致气血、痰浊凝聚而成。现代医学认为本病的发生与内分泌激素水平失调有关,是雌激素相对或绝对升高引起,因此治疗本病应根据患者不同症状表现,以疏肝解郁,活血化痰,从根本上调整机体内分泌系统。

辨证论治:肝气郁结,肿块小,发展缓慢,不红、不热、不痛,推之可移,可有乳腺不适,胸闷叹气。舌苔薄白,脉弦。

药用:复方夏枯草膏、小金丹、乳结散。

用药注意事项:诊断明确的小纤维瘤可服药治疗,2个月无效者可行手术切除;较大的或妊娠前的纤维瘤应行手术切除。

疗效标准如下。①痊愈:乳房肿块消散,乳房疼痛消失。②显效:乳房肿块缩小1/2,乳房疼痛消失。③有效:乳房肿块缩小不足1/2,乳房疼痛减轻。④无效:肿块无缩小或增长,疼痛未缓解。

(三)其他治疗

还有激素疗法等病因治疗。

七、预防

(1)保持良好的心态和健康的生活节奏,克服不良的饮食习惯和嗜好,有规律地工作、生活是预防乳腺疾病发生的有效方法。

(2)少穿束胸或紧身衣,合理使用文胸。型号合适的文胸对乳房健康很重要,最好能选用柔软、透气、吸水性强的棉制文胸。平时能不戴文胸时尽量不戴,不要戴文胸睡觉。

(3)慎用含雌激素类药物和保健品,慎用丰胸产品。

(4)洗澡时避免长时间用热水刺激乳房,更不要在热水中长时间浸泡,洗澡时的水温以27 ℃左右为宜。规律的性生活能促进乳房的血液循环、性激素分泌的增加,有利于女性乳房的健康。

(5)保持适量的运动。运动不仅有助于乳房健美,还能降低乳腺疾病的发病率。

(6)每月进行乳房自检,每年进行专业检查。一般月经后的1周到2周是检查的最佳时期。如果发现乳房有肿块、乳房局部皮肤或乳头凹陷、腋窝淋巴结肿大,一定要及时就诊。

(曹 明)

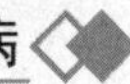

第十节　乳房其他良性肿瘤

一、脂肪瘤

乳房脂肪瘤是由脂肪细胞增生形成的一种良性肿瘤。脂肪瘤是最常见的一种体表良性肿瘤，它可发生于体表任何部位，多见于肩背部、四肢，发生于乳腺者少见。

脂肪瘤肉眼观察与正常脂肪组织相似，但色泽较黄。有一薄层完整的纤维包膜，肿瘤呈圆形或扁圆形，表面呈分叶状。有的肿瘤富含血管及结缔组织，为血管脂肪瘤。镜下观察，肿瘤由分化成熟的脂肪细胞组成，其间有纤维组织间隔，外有薄层纤维组织包膜。瘤细胞较大，呈圆形，细胞质内充满脂滴，细胞核被挤到近包膜处。

临床表现同其他一般体表脂肪瘤。本病好发于中年以上女性，乳房较丰满、肥胖，常为无意中发现，无疼痛，无乳头溢液及其他不适症状。检查：肿瘤多为单发，圆形或椭圆形，分叶状，一般为 3～5 cm，大者亦可达 10 cm，质软，边界清楚，活动，肿瘤不与皮肤及胸壁粘连。发生于皮下脂肪层者较表浅，发生于腺体内脂肪组织者较深在。肿瘤生长缓慢。

关于本病的治疗，对较大者或生长较快者可行手术切除，一般切除后不复发。对生长较缓慢、较小的脂肪瘤允许观察。

二、平滑肌瘤

乳房平滑肌瘤是一种少见的乳房良性肿瘤。本瘤可来自乳头、乳晕的平滑肌组织及乳腺本身的血管平滑肌组织。根据生长部位、细胞来源的不同，病理分为三型：来源于乳晕区皮肤平滑肌者称浅表平滑肌瘤；来源于乳腺本身血管平滑肌者为血管平滑肌瘤；来源于乳腺本身血管平滑肌和腺上皮共同构成腺样平滑肌瘤。

大体观察：肿瘤呈圆形或椭圆形，边界清楚或有包膜、实性、质韧，一般直径为 0.3～0.5 cm，切面呈灰白色或淡红色，稍隆起，呈编织状。镜下可见肿瘤由分化成熟的平滑肌细胞组成。瘤细胞呈梭形、细胞质丰富、粉染、边界清楚，并可见肌原纤维。细胞核呈杆状，两端钝圆，位于细胞中央，无核分裂。瘤细胞排列呈束状、编织状或栅栏状，间质有少量的纤维组织。血管平滑肌由平滑肌和厚壁血管构成。腺样平滑肌瘤在平滑肌瘤细胞之间夹杂着数量不等的乳腺小管状结构。

临床上，肿瘤既可位于真皮也可在乳腺实质内。位于真皮者表面皮肤隆起，略呈红色，局部有痛感或有压痛。位于乳腺实质内者，位置深在，多为血管平滑肌瘤或腺样平滑肌瘤，肿瘤有包膜，易推动，生长缓慢。

本病发生于真皮者，诊断较易确定，可行手术治疗，手术时，连同受累皮肤一并切除。对于发生于乳腺实质内者，与纤维瘤较难鉴别，有时需待手术后病理切片方可证实。本病一般不恶变，手术后不复发。

三、神经纤维瘤

乳房神经纤维瘤少见，常为神经纤维瘤的一部分。好发于皮肤及皮下的神经纤维，神经纤维瘤多位于乳头及乳头附近，可为单发或多发，肿瘤直径为 1～2 cm，生长缓慢，一般不恶变，无疼痛及其他症状。单发者手术切除后一般不复发，多发者可致乳头变形，可考虑切除病变皮肤，并进行乳房整形。

四、汗腺腺瘤

乳腺汗腺腺瘤罕见，是发生于乳腺皮肤汗腺上的良性肿瘤。肿瘤在真皮内由无数小囊形管构成，管腔内充满胶样物质，管壁的两层细胞受压变扁平。

临床上，本病开始时是在皮肤上发现透明而散在的结节，软且有压缩性。结节位于真皮内，一般大小为 2 cm，有时高出皮肤，肿瘤可逐渐增大呈乳头状，并发生破溃。一般不恶变，手术切除可治愈。

五、错构瘤

乳房错构瘤又称腺脂肪瘤。本病临床较少见，好发于中青年女性，一般为单发、生长缓慢、无症状、肿物边界清楚、质软、活动度好，与周围无粘连。在钼靶 X 线片上，本病表现为圆形或椭圆形肿块阴影，中央密度不均匀，边缘光滑，且有一圈透亮带。病因为胚芽迷走或异位，或胚胎期乳腺发育异常，造成乳腺正常结构成分比例紊乱。

(一)肉眼观察

肿瘤呈实性，圆形或椭圆形，有一层薄而完整的包膜，直径为 1～17 cm，质软。切面脂肪成分较多时呈淡黄色；腺体成分较多时呈淡粉红色，纤维组织为主者呈灰白色。

(二)镜下观察

肿瘤为数量不等、杂乱无章的乳腺导管、小叶和成熟的脂肪组织、纤维组织混杂而成，包膜完整。小叶和导管上皮可正常，也可增生。有时可见导管扩张及分泌物潴留。当脂肪组织占肿瘤大部分时，称腺脂肪瘤。

本病需经手术切除后病理切片确诊，预后好，手术后不复发。

六、海绵状血管瘤

乳房海绵状血管瘤临床极为少见，是由血管组织构成的一种良性血管畸形。本病一般多发于乳腺皮下组织内，肿瘤体积不定，质地柔软，边界清楚。切面呈暗红色，可见多数大小不等的腔隙。腔壁厚薄不均，腔内充满血液。镜下可见肿瘤组织由大量充满血液的扩张的腔隙及血管构成，腔壁上有单层内皮细胞，无平滑肌。腔隙之间由很薄的纤维组织条索构成间隔，状如海绵，可有完整包膜，也可境界不清。本病可发生于任何年龄，一般为单发，也可多发。肿瘤境界清楚、质软、有压缩性，或呈囊性感。常无任何不适，生长缓慢。局部肿瘤穿刺抽出血性液体时，可明确诊断。较小的血管瘤可局部手术切除，范围较大者，可考虑行乳房单纯切除术。

七、淋巴管瘤

乳房淋巴管瘤临床极罕见。由淋巴管和结缔组织构成，是一种先天性良性肿瘤。淋巴管瘤多见于锁骨上区及颈部，乳房淋巴管瘤生长缓慢，无不适表现。瘤体大小不一、触之无压痛、质软，有囊性感或波动感，透光试验阳性，局部穿刺可抽出淡黄色清亮液体。临床上，肿瘤较小者行肿瘤切除，较大者行乳房单纯切除术。

八、颗粒细胞瘤

乳房颗粒细胞瘤亦称为颗粒性肌母细胞瘤，是一种少见的乳腺良性肿瘤。颗粒细胞瘤可发生于身体任何部位，好发于舌、皮下及软组织，乳腺也是本病常见的发病部位之一。

颗粒细胞瘤并非发生于乳腺组织本身，而是来源于乳腺神经鞘细胞。大体观察肿瘤无包膜，与周围组织分界不清，直径为 0.5～4 cm，质硬，切面呈灰白色或灰黄色，均质状，表面受累皮肤可发生凹陷。镜下观察肿瘤无明确分界，瘤体体积大，呈多边形或卵圆形。细胞质丰富，内含均匀分布的嗜酸性颗粒；细胞核小而圆。瘤细胞呈松散的巢状或条索状排列，其间有数量不等的纤维组织包绕。受累皮肤呈假上皮瘤样增生。

临床上，本病好发于 20～50 岁女性。主要为无痛性肿块，质硬，呈结节状，边界不清，活动度差，且常与皮肤粘连，致受累皮肤凹陷，故易与乳腺癌相混淆。依靠镜下瘤细胞核小而圆、规则、细胞质丰富呈嗜酸性颗粒状与乳腺癌鉴别。

本病手术切除预后良好。

九、软骨瘤和骨瘤

乳房软骨瘤和骨瘤极少见，可见于老年女性的乳房纤维腺瘤内。肉眼见该瘤表面呈颗粒状突起、色淡黄、质硬、无明显包膜，但境界清楚。镜下可见骨膜、断续的骨板及排列紊乱的骨小梁，小梁之间可见疏松纤维组织。一般认为一部分由成纤维细胞化生而成，另一部分由纤维瘤内纤维成分组成而来。

临床上，患者一般无自觉症状，肿瘤质硬、无触痛、可活动，与周围组织无粘连。

手术切除后一般无复发。

十、腺肌上皮瘤

乳腺腺肌上皮瘤临床少见，术前多易误诊为乳腺纤维腺瘤。本病好发于 50 岁以上女性，也有年轻女性及男性腺肌上皮瘤报道。常因无痛性肿块就诊、边界清楚、质地韧实、表面光滑、生长缓慢、无痛。

肉眼观察肿瘤可有或无包膜，切面呈灰白色或灰黄色，质脆或鱼肉状，少数为囊实性或囊性。镜下肿瘤组织由增生的腺上皮和肌上皮组成，以肌上皮增生为主。腺上皮可有乳头状增生；肌上皮呈巢状、片状、小梁状分布，细胞呈梭形或为透明细胞。Tavassoli 根据肿瘤结构及肌上皮形态不同，将其分为三型。①梭形细胞型：由巢状和片状分布的梭形肌上皮细胞和少量腺腔组成；②腺管型（经典腺肌上皮瘤）：主要由大小不等的腺管组成，内覆腺上皮细胞，外围为肌上皮细胞；③小叶型：增生的上皮细胞呈巢状，围绕并挤压腺腔，肿瘤周围纤维组织向瘤内生长，分隔肿瘤呈小叶状。当核分裂象超过5 个/10 个高倍视野、细胞有明显异型性、肿瘤呈浸润性生长以及肿瘤出现坏死时，考虑有恶性可能。

本病治疗方法为手术切除，应切除肿瘤周围部分正常腺体组织，否则易复发。反复复发则有恶性可能。考虑为恶性时，宜行乳房切除或改良根治术。

十一、乳头腺瘤

乳头腺瘤又称乳头导管腺瘤，是发生于乳头内的导管即乳窦部，是一种局限于集合管内或其周围的良性上皮增生。好发于40～50岁女性，偶有男性，发病率不到乳腺良性肿瘤的1%，病程长，生长缓慢，肿瘤体积小，直径一般不超过2 cm。

(一)临床表现

乳头腺瘤单侧多见，罕见双侧患者。乳头溢液为主要表现，约占2/3患者，其次可有乳头增粗、变硬、糜烂、溃疡、结痂出血，乳头内或其底部扪及结节等症状，切除的结节质硬，边界可清或不清楚，呈灰白色，此结节有时不在导管内。

(二)诊断与鉴别诊断

乳头腺瘤是一种少见病，对临床上有乳头溢液伴有乳头内或乳窦部有硬结节或肿块者，同时若有乳头糜烂、溃疡、出血、结痂者应高度重视，影像学检查方法，钼靶X线摄片通常不把乳头包括在内，所以影像学不易发现，临床上对可疑者，申请加拍乳头在内的头尾位和内外侧斜内，有时可见乳头及乳晕区有高密度肿块影。彩色B超可显示乳头内有实性肿块影，可协助诊断，但最终需靠病理学确诊。

乳头腺瘤多因临床表现不典型，医师经验不足，术前诊断较困难，临床检查常有漏诊或误诊，必须与乳头慢性炎症、良性肿瘤、Paget病、乳头状癌等进行鉴别。

1.湿疹样癌(Paget病)

初期表现为一侧乳头瘙痒、变红，继而皮肤增厚，粗糙、糜烂、出血、结痂，可见乳头变形或破坏，病理检查乳头、乳晕表皮基底层内可查到Paget细胞，乳头下导管内可见管内癌。即可确诊。而乳头腺瘤是导管上皮细胞增生改变、表皮内无Paget细胞。

2.导管内乳头状瘤

临床表现主要是以乳头溢液为主，半数左右为血性，在乳晕附近可扪及圆形肿物，乳导管造影和乳管镜检查加上取病理活检，一般可以确诊。

3.乳腺管状腺瘤

乳腺管状腺瘤是由密集增生的管状结构构成的圆形结节状良性病变，多见于年轻妇女，多为无意中发现皮肤触及包块，系为卵圆形，可单发、多发，生长较快，活动度较好，界限较清，质地中等、压痛，无皮肤及乳头改变，疼痛随月经期前后变化明显。影像学检查通常为边界清晰，偶含微钙化的肿物，乳腺管状腺瘤是良性病变，切除后无复发，预后较好，主要靠切除后行组织学检查以确诊。

4.乳头汗腺样瘤

发生部位与乳头腺瘤相似，但无乳头糜烂及乳头溢液，检查无Paget细胞，病理检查以乳头大导管的乳头状增生为主，该病罕见，临床检查不易确诊，而病理检查确诊不困难。

(三)治疗与预后

本病应尽量行乳头结节局部完整切除保留乳头，一般不主张行乳房单切术，术后常见复发，未见癌变报告。

十二、乳腺结节性筋膜炎

发生于乳腺的结节性筋膜炎又称假肉瘤性筋膜炎，是乳腺深、浅筋膜的成纤维细胞/肌成纤维细胞的瘤样增生性病变。由于增生的成纤维细胞数量丰富，具有一定的异型性，可见核分裂象，周边无包膜形成，生长较迅速，极易误诊为恶性肿瘤而过度治疗。

大体观察：病变位于乳腺筋膜处，向上可长入皮下，向下可长入乳腺间质。通常体积较小，平均直径2 cm,多不超过 3 cm,病灶较局限,呈单一梭形或圆形结节,有时在主结节周围可有小的卫星结节。切面灰白、淡红或棕褐色,可有胶冻状或黏液样区域,切面呈实性,质地中等或较韧,有时较软。显微镜下可见,增生的成纤维细胞呈短束状或车辐状排列,分布于黏液样基质中,常伴有小血管增生和炎症细胞浸润。成纤维细胞的密度随病程发展变化较大。早期细胞丰富,形态多样,似肉瘤样改变,细胞呈梭形,较肥胖,核圆或卵圆形,空泡状,相对一致或轻度异性,核仁明显,核分裂象比较常见(<1 个/高倍视野),有时可较多,但均为生理性。部分病例可见多核巨细胞钙化与骨化,周边组织间隙中常见红细胞外渗。免疫组化染色 Vimentin 强阳性,肌源性标记常阳性,actin 可局灶阳性,偶尔可有 Desmin 表达。

本病为一反应性、自限性病变,可发生于任何年龄,以 20～40 岁多见。最常见部位为上肢,特别是前臂屈侧、躯干和颈部,乳腺结节性筋膜炎可发生于乳房皮下组织,亦见于乳腺实质,临床表现为快速生长和局部肿块,一般为 1～2 周,通常不超过 3 个月,局部有肿胀或触疼(约 50%),数月后可自行消退。如病史超过 6 个月,或肿块>5 cm,应排除其他病变。由于本病的临床、大体及显微镜下均易与恶性肿瘤相混淆,故临床病理诊断须通过病史、病理所见,免疫组化检查等与乳腺的梭形细胞肿瘤及病变相鉴别,如恶性纤维组织细胞瘤、纤维肉瘤、黏液性脂肪瘤、平滑肌肿瘤、神经纤维瘤、纤维瘤病、叶状肿瘤、增生性肌炎,术后梭形细胞结节,放射治疗后成纤维细胞不典型增生等。

尽管该病变可自行消退,但其特别的临床表现往往导致需进行活检或手术切除,因其具有浸润性生长方式,切除后仍可有 1%～2%病例复发,故局部切除仍不失为较适当的治疗方法。

十三、乳腺结节病

乳腺结节病又称乳腺 Boeck 肉样瘤,类肉瘤病。一般是全身性结节病累及乳腺组织,也有少部分病例原发于乳腺。因本病可同时累及全身较多器官,起病隐匿,临床缺乏特异性,虽然少见,一旦发生,临床易误诊为肿瘤性疾病。

结节病是一种全身性肉芽肿病,病程长而隐蔽,不同阶段病理改变有所不同。急性期一般无皮肤及组织学改变,慢性期约 30%可出现皮肤斑块,丘疹或皮下结节。典型的乳腺结节病肉眼观察为乳腺皮下或实质中灰白,灰褐色形态大小较一致,境界较清楚的圆形结节,实性,中等硬度。显微镜下早期可见灶性上皮样细胞增生,散在少量 Langhans 多核巨细胞,较后期病灶扩大,形成大小相对一致,分布均匀的非坏死性结核样的肉芽肿结节,主要由上皮样细胞构成,中央无干酪坏死,偶见纤维素样坏死,周边可有少量淋巴细胞浸润,即所谓"裸结节"。其中可有多少不等的多核巨细胞,多核巨细胞内、外可见到星状包涵体,层状小体(钙化小体),有时结节周边可有蜡样小体(巨大的溶酶体)。晚期上皮样细胞消失,结节逐渐纤维化。

本病原因不明,近年来认为与自身免疫性反应有关,特别是 T 细胞介导的免疫反应,有些病例与遗传因素有关。主要发生于 20～40 岁青壮年,其累及部位除淋巴结和肺以外,还可累及骨、软组织、眼、涎腺和纵隔,尤其是肺部及支气管旁淋巴结占 60%～90%,肉芽肿病变可出现在很多疾病之中,如结核病、分枝杆菌感染、麻风、真菌、异物,甚至霍奇金淋巴瘤等,故本病是一个排除性诊断,除临床大体观察和显微镜观察之外,需通过多种实验室检查慎重鉴别才能确诊。

本病原则上以内科治疗为主,单纯皮肤及淋巴结病变常能自然缓解,不需治疗。部分病例特别是单纯性乳腺结节病因形成明显肿块,术前难以确诊,常以手术切除为主,配以内科治疗,预后良好。

十四、乳腺囊肿

乳腺囊肿在临床很常见，由于乳腺囊肿为乳房触摸明显肿物，往往引起患者的负担和恐惧，有时，一夜之间，小的囊肿即可增大明显。囊肿多发或周围组织有炎症表现，积乳囊肿、外伤性囊肿、单纯性乳腺囊肿为乳腺良性病变，是女性常见病和多发病，占所有女性病的7%左右，其发生与内分泌功能紊乱密切相关。

(一)病因

大多数学者认为乳腺囊肿发生与内分泌紊乱密切相关。本病好发于中年妇女，此期的妇女由于生理因素易出现内分泌紊乱，当黄体酮分泌减少或缺乏，雌激素水平相对增高，刺激乳腺导管上皮增生，致使导管延伸、折叠、迂曲，大量上皮细胞脱落及伴有部分导管细胞坏死，造成管腔堵塞，其分泌物大量在管腔内积聚，管内压增高而形成囊肿。乳腺囊肿病在病理上表现为一种以上皮组织增生和囊肿形成的非炎非瘤病变。乳腺囊肿一般不会恶变，只有少数不典型导管上皮增生和重度乳头状瘤、乳头状增生，才有恶变可能。

有研究显示，患乳腺囊肿的女性患者约为其他乳腺病女性患者的腋臭发病率的8倍。根据统计欧美人士有腋臭者高达80%，而东方人较少约10%。行腋臭手术切除术后5～10年是乳腺囊肿高发期，呈多发性，乳晕区多见，部分患者伴有乳头溢液。

究其原因，乳腺组织由汗腺演化而来，腋臭是由腋部增生的大汗腺所产生的油脂、蛋白质经细菌分解形成特殊气味所形成的。同源性可能为二者紧密相关的基础。两者均来源于胚胎外胚层，表皮生发层深入到真皮部分，分化为汗腺和哺乳动物的乳腺。当乳腺受到刺激时，乳腺导管上皮出现再生，新生的幼稚细胞往往向着其同源和形态类似的汗腺上皮方向生长分化。

随着乳腺彩超及磁共振等检查的临床普及，越来越多的乳腺囊肿被早期发现。生活水平的提高而腋臭手术切除术的增加，乳腺囊肿疾病亦同时得到发现和治疗。腋臭患者与乳腺囊肿之间是否还存在其他内在关系，有待进一步观察和研究。

积乳囊肿又称为乳汁淤积症，或乳汁潴留样囊肿，较单纯囊肿少见。主要由于泌乳期乳导管阻塞，引起乳汁淤积而形成囊肿。如哺乳期患有乳腺增生、炎症或肿瘤压迫、小叶增生，可造成乳腺的1个腺叶或小叶导管填塞。另外，因哺乳期习惯不当，乳汁淤积于导管内，致使导管扩张形成囊肿，细菌入侵继发感染，导致急性乳腺炎或乳腺囊肿。

(二)病理

囊肿大小不等，体积可以很大，直径>3 mm者称为肉眼可见囊肿，对囊肿直径在3～5 mm称为囊肿早期阶段，>7 mm称为囊肿晚期阶段，直径在5～7 mm称为过渡阶段。

囊肿常常含有浑浊或清亮液体。有的囊肿外观呈蓝色，又称蓝顶囊肿，大囊肿周围可见多个小囊肿，囊壁较薄。显微镜下：大多数囊肿被覆扁平上皮，上皮可以缺如，囊肿内充满多量泡沫细胞和胆固醇结晶，称为脂性囊肿。

囊肿也可破裂，内容物溢出，引起周围间质炎症反应，也可见多量泡沫细胞和胆固醇结晶，本病常同时伴有其他增生性病变，临床病例可见孤立性的大囊，也可见大囊附近又有多个小囊，囊内常含有流黄色液体或棕褐色血性液体。

(1)单纯囊肿镜下特点：乳腺腺管增大，扩张形成小囊肿，被覆立方上皮。

(2)乳头囊肿镜下特点：囊肿上皮乳头状增生，细胞较轻度异型性，同时有单纯囊肿。

(3)脂性囊肿镜下特点：囊肿壁上皮呈泡沫细胞样，囊内为大量脂性物质，并有胆固醇结晶。

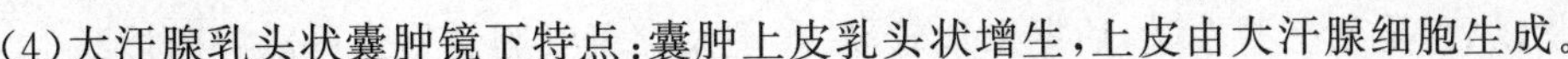

(4)大汗腺乳头状囊肿镜下特点：囊肿上皮乳头状增生，上皮由大汗腺细胞生成。

(三)辅助检查

1.乳房钼靶X线摄片

大多可见圆形或椭圆形边缘光整，密度均匀的致密阴影，囊肿因挤压周围腺体脂肪组织，在其周围可见透明晕，囊内有出血的，因含铁血黄素与正常组织相比较，密度较高，大的囊肿因凸于挤压皮下组织，但皮肤并不增厚，囊壁内偶可见蛋壳样或斑点样钙化。单发囊肿常为圆形，多发囊肿常为椭圆形高密度影，以两侧者多见。X线片中很难区分囊实性肿块。

2.典型的乳腺囊肿彩超图像表现

内部无回声区，伴有后方回声增强；形状为圆形或椭圆形；边界清晰、边缘光整、囊壁薄而均匀。不典型者多为结节状囊肿及小囊肿，伴有扁平状的囊肿多不伴后方回声增强。有些病例囊壁可见钙化。

3.针吸细胞学检查

细针穿刺诊断即可做出诊断，囊肿较大者可抽出液体注入气体，行囊肿充气X线造影，这样可了解囊内有无隐藏的肿瘤，乳头状瘤或囊内上皮增生的存在，细胞涂片除了能见到腺上皮细胞外，还可见较多的泡沫细胞，其细胞大小不一，圆形边界清楚，核小、细胞质极为丰富，充满大小不等的空泡而呈泡沫状。

穿刺抽完囊液后，注入碘水造影剂，刺激囊壁，使囊腔自行封闭，约有95%的患者可以自行封闭。故穿刺还有一定的治疗意义。

(四)临床表现

患者多无明显临床症状。常因肿物而就诊，经常为多发。触诊肿物质中或韧，边界尚清，活动度可，大小不一。较小肿物触诊不明显。大而单发的囊肿多数为圆形，小而多发的囊肿多数为椭圆形，边界清楚，活动，月经来潮前胀痛，而乳房大小无变化，肿块逐渐增大，增多，多发囊肿及双侧乳房多见。有时触诊肿物质硬，不活动，边界欠清，疑似乳腺癌，细针穿刺或彩超检查可协助诊断。部分患者伴有明显的多孔乳头溢液。

单发囊肿一般无血性液体，如有则为囊内肿瘤，临床行常规穿刺检查，单发囊肿内多为浆液性或淡黄色液体，也有囊内坏死，有棕褐色血性液体。

不典型者多为结节状囊肿，个别绝经期妇女的单纯囊肿，可自行缩小或消失，这就需要临床医师密切观察。囊肿手术后容易复发，囊肿随着月经周期的改变而逐渐增大，由于某些原因，短期内囊肿分泌较多液体，张力明显升高，囊肿临床触诊硬韧感较强。

(五)诊断

(1)病史数月或数年，乳房内触及多发囊性肿物，常位于外上象限。

(2)圆形或椭圆形肿物边界清楚，触及弹性感，张力大，活动差。

(3)彩超引导下的穿刺有液体。

(六)鉴别诊断

1.乳腺脂肪瘤

常见于大乳房内，也可见中年及绝经后妇女，单纯囊肿绝经后较少见，脂肪瘤触之无囊性感，伸张缓慢。

2.乳腺纤维腺瘤

两者的临床表现相似，但乳腺纤维腺瘤多发生在卵巢功能旺盛时期(18～25岁)，囊肿多发生在哺乳期及以后，早期有囊性感，后期质地较硬，彩超及穿刺细胞学检查可以协助诊断。

3.外伤性乳房血性囊肿

各种原因引起乳房血管的断裂出血，形成局部血性囊肿，外伤史穿刺血液即可确诊，临床表现有外伤病史，乳房疼痛，局部皮肤青紫色瘀斑表现，少量血肿可自行吸收，大的血肿不能够吸收，逐渐形成纤维性硬化，有个别患者表现为腋窝淋巴结肿大，X线检查有阴影较高的肿物，周围有透明环带，有时易与乳腺癌混淆，切除病理检查即可确诊。早期小血肿行理疗、热敷即可吸收。大的血肿穿刺，抽完后流入适量抗生素，如果血肿处理不当，可引起乳房炎症反应，后期应用活血化瘀类中药进行治疗。

4.大汗腺囊肿

实际大多数妇女都有大汗腺囊肿，只是体积小而未被发现。

5.分泌型囊肿

不常见，含脓液，可与单纯囊肿相鉴别。

6.蓝顶囊肿

乳房囊性增生形成较大的囊肿，由于液体色蓝而得名，多恶变(10%左右)，上述囊肿均行常规手术切除。

7.乳腺癌

乳腺癌患者发病年龄偏大，肿块和周围组织边界不清，质硬、活动差、腋下淋巴结可有转移肿大。一般针吸细胞学检查或粗针穿刺可明确诊断。积乳囊肿多见于哺乳期，且边界清楚。如不继发感染，患者腋下淋巴结不大。

(七)治疗

单纯囊肿切除术及多发囊肿区段切除术，预后良好。近年来，采用微创旋切术治疗亦取得良好效果，因其创伤小，不留瘢痕，患者易于接受，具有良好的发展前景。

(曹　明)

第七章 胃十二指肠疾病

第一节 消化性溃疡

消化性溃疡主要是指胃、十二指肠的溃疡，是最常见的疾病之一。主要病变是黏膜的局限性组织缺损、炎症与坏死性病变，深达黏膜肌层。溃疡的形成有多种因素，但酸性胃液对黏膜的消化作用是溃疡形成的基本因素，故称为消化性溃疡。十二指肠溃疡占消化性溃疡的80%。最近30年来，国内外十二指肠溃疡的发病率和需要住院率逐步减少，但溃疡病的急性并发症，如穿孔、大出血、幽门梗阻，需入院急诊手术的病例并没有减少，因而外科治疗在溃疡病的治疗中仍有重要地位。

一、十二指肠溃疡

胃酸在十二指肠溃疡的发病机制中起重要的作用，Schwartz 很早就提出“无酸就无溃疡”。此外，十二指肠黏膜防御机制减弱和幽门螺杆菌也在十二指肠溃疡的发生发展中发挥重要作用。

典型的十二指肠溃疡发生在十二指肠第一部(95%)，最常见在距幽门 3 cm 以内(90%)，发生在前后壁机会均等，偶可见两者均有。十二指肠溃疡一般不发生恶变。未经治疗的十二指肠溃疡自然史为自发性愈合和复发交替，至少 60%的愈合的十二指肠溃疡在 1 年内复发，80%～90%的在 2 年内复发。

(一)临床表现

1.症状

(1)节律性、周期性上腹疼痛，10%以上的患者可无症状。

(2)春、秋季节多发，夏季和冬季缓解。

(3)一般发生在餐后 90 分钟至 3 小时，常可夜间痛醒，进食和服抗酸药后缓解。

(4)疼痛性质的改变提示可能产生并发症，如溃疡疼痛变成持续性，不再为食物或抗酸药缓解，或放射至背部，提示溃疡可能穿透。

2.体征

(1)常规体检一般无异常发现。

(2)急性溃疡发作期，可出现上腹部轻压痛。

(二)辅助检查

1.上消化道内镜检查

可见溃疡面。内镜检查是十二指肠溃疡诊断的最重要方法,不仅可做出十二指肠溃疡的诊断,亦可检查其他病变,如胃溃疡、十二指肠炎、胃炎或食管炎。

2.上消化道钡餐检查

典型可见龛影,可作为十二指肠溃疡初步诊断依据。钡餐检查亦可用作其他病变的鉴别诊断,如钡餐检查有龛影,一般不再做内镜检查。

3.胃酸测定和血清胃泌素测定

主要用于胃泌素瘤的排除。胃酸对十二指肠的诊断作用不大,但术前、术后测定胃酸,对评估患者行迷走神经切断术后迷走神经是否完整切断有帮助。成功的迷走神经切断后单胺氧化酶下降 70%。

(三)鉴别诊断

1.慢性胆囊炎

右上腹痛多为餐后发作,常向右肩和背部放射,可伴发热。多伴有厌油腻食物,超声检查多可确诊。

2.慢性胰腺炎

反复发作性腹痛,多在饭后或酗酒后发作,呈持续性,患者常采取一些体位来减轻疼痛。伴有消瘦和营养不良,晚期出现腹泻、糖尿病等症状。B 超可见胰腺肿大,内部回声不均匀,胆管、胰管扩张等,CT 检查可见胰腺不规则,内有钙化灶及结石表现。

3.功能性消化不良

症状无特异性。其 X 线检查是正常的。

4.胃泌素瘤

来源于胰腺 G 细胞的肿瘤,肿瘤往往<1 cm,生长缓慢,大量分泌胃泌素,刺激壁细胞增生,分泌大量胃酸,导致胃、十二指肠壶腹部和不典型部位发生多发性溃疡。多发生于不典型部位,具有难治性特点,高胃酸分泌,空腹血清胃泌素>200 pg/mL。

(四)治疗

治疗目的:疼痛缓解、促进溃疡愈合、防止复发、减少并发症。

1.非手术治疗

(1)避免致溃疡因素:烟草、刺激性调味品、精神过度紧张等,鼓励正常有规律的一日三餐。

(2)降低胃酸药物:包括抗酸药(如氢氧化铝)、组胺 H_2受体拮抗剂(如西咪替丁)、质子泵抑制剂(PPI)(如奥美拉唑),其中,质子泵抑制剂是目前最强有力的胃酸抑制剂。

(3)胃黏膜保护药物:硫糖铝、枸橼酸铋钾等。

(4)根治幽门螺杆菌方案:一般采用三联方案及两种抗生素合并胶态次枸橼酸铋,或抗分泌药,推荐方案是 PPI(标准剂量)+阿莫西林(1.0 g)+克拉霉素(0.5 g),每天 2 次,共 7 天。

2.手术治疗

(1)适应证:①合并有穿孔、出血、梗阻的十二指肠溃疡患者。②无并发症的十二指肠溃疡出现以下情况者:穿透性溃疡、复合溃疡、球后溃疡患者;难治性溃疡,经严格的内科治疗,仍发作频繁,影响生活质量者;有穿孔或出血病史者,溃疡复发。

(2)手术禁忌证:①单纯性溃疡无严重并发症者;②年龄在 30 岁以下或60 岁以上又无绝对

适应证；③患者有严重的内科疾病，致手术有严重的危险者。

(3)经典手术方式：①胃大部切除术；②胃迷走神经切断术。

(4)微创手术：腹腔镜下迷走神经切断术具有创伤小、疼痛轻微、住院时间短等优点，而腹腔镜胃大部切除术、胃空肠吻合术经实践证明安全可行。

(5)术后恢复：①术后继续给予抑酸治疗。②术后饮食由流质饮食向半流质、软食、普食过渡。

二、胃溃疡

胃溃疡患者平均胃酸分泌比正常人低，胃排空延缓、十二指肠液反流是导致胃黏膜屏障破坏形成溃疡的重要原因。幽门螺杆菌感染和非甾体抗炎药(NSAID)是影响胃黏膜防御机制的外源性因素。根据溃疡位置可分为四型。①Ⅰ型：最常见，占57%，位于小弯侧胃切迹附近，发生在胃窦和胃体黏膜交界处临床症状不典型，胃酸分泌正常或偏低。②Ⅱ型：复合溃疡，占22%，呈高胃酸分泌。内科治疗往往无效，易合并出血，常需手术治疗。③Ⅲ型：占20%，幽门管溃疡或距幽门2 cm以内的胃溃疡，临床症状与十二指肠溃疡相似，常呈高胃酸分泌。内科治疗容易复发。④Ⅳ型：高位溃疡，多位于胃近端，距食管胃连接处4 cm以内，较少见。患者多为O型血，常为穿透性溃疡，易并发出血和穿孔，梗阻少见。

(一)临床表现

胃溃疡发病年龄多为40～59岁，较十二指肠溃疡晚了15～20年。腹痛节律性不如十二指肠溃疡明显，进食加重，且发生在进餐后0.5～1.0小时，进食不能缓解。疼痛性质多为深在性痛，常有恶心、呕吐。体检通常是正常的，发作或穿透性溃疡上腹部剑突下或稍偏左侧可有压痛。

(二)辅助检查

1.上消化道内镜检查

内镜检查可正确评估溃疡的范围和程度，胃溃疡有一定的恶性可能，因此所有胃溃疡必须做活检，胃窦和胃体黏膜活检用尿素酶试验或组织学检查评估幽门螺杆菌感染。

2.钡餐检查

良性胃溃疡的X线特征包括突出胃轮廓外的龛影，放射形黏膜皱襞至溃疡边缘，周围黏膜完整，无充盈缺损。

(三)鉴别诊断

1.胃癌

癌性溃疡常较大(直径>2.5 cm)，边缘隆起不规则，呈“火山口”样，溃疡底部不平整、质硬、污秽。必要时多次活检以排除恶性胃溃疡。

2.功能性疾病

不完全的食管裂孔、萎缩性胃炎、肠易激综合征等功能性疾病的非特异的症状常与胃溃疡的症状混淆。相应的放射学检查或胃镜检查是鉴别的必要手段。

(四)治疗

1.非手术治疗

主要应用组胺 H_2受体拮抗剂和质子泵抑制剂治疗，溃疡的愈合更重要的是依靠治疗的持续时间，而不是抑酸剂的程度。质子泵抑制剂是针对难治性溃疡最有效的制剂。治疗6～8周检查无充分愈合的证据，须重做活检，即使是恶性胃溃疡也可能暂时愈合，若第3次复发或怀疑为恶性肿瘤，是手术指征。

2.手术治疗

良性溃疡选择性手术的两个主要目的是切除溃疡灶及受损的黏膜组织和减少胃酸和蛋白酶的分泌，其次是减少胆汁反流和胃潴留。

(1)手术适应证：①经严格的内科治疗 4～6 周，溃疡未愈合或愈合后又复发者。②年龄在 45 岁以上的患者。③巨大溃疡(>3 cm)，穿透性溃疡或高位溃疡者。④出现出血、穿孔、梗阻等并发症或可疑恶性肿瘤。

由于胃溃疡有一定的恶性可能，因此手术指征可适当放宽。

(2)经典手术方式：①胃大部切除术，Ⅰ式胃切除术是Ⅰ型和Ⅲ型胃溃疡最常用的术式，因这类胃溃疡大多数十二指肠正常，易于毕Ⅰ式重建，而术后并发症较毕Ⅱ式胃切除为少。②高位溃疡可行溃疡局部切除加远端的胃部分切除术，也可行局部切除加近段选择性迷走神经切断术。③复合溃疡，手术方式同十二指肠溃疡。

三、术后并发症

(一)术后梗阻

1.吻合口梗阻

一般胃切除患者在术后 3～6 天可开始耐受口服进食，若食后引起腹胀、呕吐，可继续给予禁食、胃肠减压、肠外营养等治疗措施，最早可在术后第 7 天进行钡餐检查，早期吻合口梗阻的主要原因为吻合口水肿，通过保守治疗可缓解，若梗阻继续延长，不能解除，则考虑为手术技术不当，需再次手术。

2.输入袢梗阻

输入袢梗阻一般是由于胃空肠吻合时输入袢过长，粘连、扭曲、内疝等形成梗阻。输入袢梗阻为闭袢性梗阻，胆汁和胰液潴积导致肠内压增高，急性完全性梗阻时患者突发上腹部剧烈疼痛，呕吐频繁，呕吐物不含胆汁，查体上腹部压痛，偶可扪及包块，上消化道造影或 CT 有助于明确诊断。诊断明确或高度可疑时应及时手术，手术根据梗阻原因选择术式，如扭转复位，肠段坏死切除等。

当输入袢黏膜内翻过多、输入袢过短或过长、输入袢粘连成角时可发生慢性不全性梗阻，患者间歇性大量呕吐胆汁，多于餐后不久出现，呕吐前出现腹痛，早期考虑为吻合口处黏膜水肿，应予禁食、胃肠减压、肠外营养等保守治疗，持续不缓解时可行上消化道造影或 CT 检查予以诊断。

3.输出袢梗阻

输出袢梗阻与输出袢肠段粘连、大网膜水肿或横结肠系膜压迫有关，主要表现为腹痛、腹胀、恶心、呕吐，呕吐物含胆汁和食物，呕吐后腹胀缓解。上消化道造影可提示输出袢梗阻。经保守治疗如禁食、胃肠减压、肠外营养等无效后可考虑手术进行吻合口重建。

(二)术后胃出血

(1)术后胃管引流出的暗红色或咖啡色液体通常在 24 小时终止，极少引起明显循环容量减少，若术后引流新鲜血液，24 小时后仍未停止，则为术后出血，术后 2～3 天发生严重和持续的出血必须考虑再次手术，可在吻合口上方几厘米的胃壁另做一横切口，清除积血，予以止血。

(2)若术后 5～6 天发生出血，见于吻合口黏膜坏死、脱落，可在内镜下检查止血或再次手术。

(三)瘘

1.吻合口瘘

多见于患者一般情况较差、缝合技术不当、组织血供不足的情况下,患者可发生发热、腹痛、腹膜炎的表现,若症状较轻,可先予充分引流,禁食、胃肠减压,肠外营养,抗感染、抑酸、抑制胰酶等保守治疗,感染情况及腹膜炎持续进展时需及时手术治疗。

2.十二指肠残端瘘

十二指肠残端瘘为毕Ⅱ式胃切除严重并发症,多发生于十二指肠球部周围广泛炎症、血供不足或患者营养状态不良的情况下。患者可于术后2～5天突发右上腹剧痛,有腹膜炎体征,体温、白细胞计数升高,可发生休克。病变局限、腹膜炎较轻的情况下可行穿刺引流,加强营养保守治疗。若腹膜炎明显,发生脓毒血症等严重并发症需及时手术治疗。

手术一般均需残端造瘘,并放置引流管及空肠饲养管,术后持续抗生素治疗,控制脓毒血症,应用生长抑素或其类似物减少漏出量。

(四)功能性胃排空障碍

发病原因不明,通常出现于术后最初两周,常在流质饮食改为半流质时发生,表现为上腹饱胀、呕吐,呕吐物为含胆汁的胃液,肠鸣音减弱。胃管引流量＞800 mL/d。无明显水、电解质和酸碱平衡紊乱,造影可见胃无张力,稍扩大,造影剂滞留于胃内24小时以上,无机械性梗阻。可给予胃肠减压,静脉营养支持,多数患者可在3～4周后缓解。

(五)溃疡复发

复发原因多为迷走神经切除不完全或胃窦切除不够,大多数复发性溃疡可通过药物治疗获得理想的效果。反复复发的溃疡提示有胃泌素瘤或胃排空障碍。

(六)倾倒综合征

主要由于胃容积缩小和幽门括约肌功能丧失,食物过快由胃进入肠道所致的一系列症状,表现为胃肠道症状,如上腹胀满、恶心、腹部绞痛、腹泻等,和神经循环系统如心慌、出汗、眩晕、无力等。

此类患者应以高蛋白、高脂肪、低糖食物为宜,避免过甜、过咸、过浓饮食和乳制品,固体食物较流质食物为好,少食多餐,应用抗组胺药、抗胆碱药、抗痉挛药和镇静药。

预防倾倒综合征主要是术中避免残胃过小和吻合口过大。

(七)碱性反流性胃炎

碱性反流性胃炎多见于毕Ⅱ式吻合术后,由于丧失了幽门括约肌,导致胆汁反流入胃,少数患者表现为上腹或胸骨后持续性烧灼痛,伴恶心、呕吐,进食后加重,胃镜可见胆汁反流入胃,胃黏膜充血、水肿、易出血,轻度糜烂。

诊断应排除其他上腹部疾病,尤其胃排空障碍。治疗方法为手术将毕Ⅱ式吻合改为Roux-en-Y胃空肠吻合,同时行胃迷走神经切断术。

(八)吻合口空肠溃疡

吻合口空肠溃疡多发于胃空肠吻合口对侧的空肠壁上,为胃酸作用于空肠黏膜所致,多见于以下情况。

(1)胃切除范围不够。

(2)胃窦部黏膜残留。

(3)空肠输入袢过长。

(4)空肠输入输出袢侧-侧吻合。

(5)胃迷走神经切断不完全。

(6)胃泌素瘤患者。表现为腹痛,常合并出血或慢性穿孔。

针对此并发症可采用制酸治疗,如穿孔形成腹腔脓肿或内瘘则需手术治疗。

(九)残胃癌

残胃癌指因良性疾病行胃部分切除术后5年以上残胃内发生的癌。多发生在毕Ⅱ式胃大部切除术后,与胃酸降低,胆汁反流有关。

(李　猛)

第二节　应激性溃疡

应激性溃疡又称应激性黏膜病变,是指机体在各种严重创伤、危重疾病等严重应激状态下继发的急性消化道黏膜糜烂、溃疡,乃至大出血、穿孔等病变,因其表现不同于常见的消化性溃疡,故命名为应激性溃疡。应激性溃疡也被称为急性出血性胃炎、急性糜烂性胃炎等。由不同应激因素引起的又有不同的命名,如继发于严重烧伤者称之为Curling溃疡,由中枢神经系统病损引起者称之为Cushing溃疡。

一、病因与发病机制

引发应激性溃疡的病因多而复杂,各种机体创伤、精神创伤、严重感染时人体都会出现应激反应,但是否出现应激性溃疡与病因(应激源)的强度及伤病者对应激的反应强弱有关。

常见应激性溃疡的病因有:①严重颅脑外伤;②重度大面积烧伤;③严重创伤及各种大手术后;④全身严重感染;⑤多脏器功能障碍综合征或多脏器功能衰竭;⑥休克或心肺复苏术后;⑦心脑血管意外;⑧严重心理应激,如精神创伤、过度紧张等。应激性溃疡的发生是上述应激源使机体神经内分泌功能失调、对胃黏膜的损伤作用相对增强和胃黏膜自身保护功能削弱等因素综合作用的结果。

(一)神经内分泌功能失调

已有的研究证实在严重应激状态下中枢神经系统及其分泌的各种神经肽主要通过自主神经系统及下丘脑-垂体-肾上腺轴作用于胃肠靶器官,引起胃肠黏膜的一系列病理改变,导致发生应激性溃疡。其中下丘脑是应激时神经内分泌的整合中枢,下丘脑分泌的促甲状腺素释放激素(TRH)参与应激性溃疡的发生,其机制可能是通过副交感神经介导促进胃酸与胃蛋白酶原分泌以及增强胃平滑肌收缩造成黏膜缺血。此外,中枢神经系统内的5-羟色胺也参与调节应激反应,其作用的强度与甲状腺激素水平和血浆皮质激素水平有关。应激状态下,交感神经-肾上腺髓质系统强烈兴奋,儿茶酚胺释放增多,糖皮质激素分泌增加,两者共同持续作用下胃黏膜发生微循环障碍,最终导致应激性溃疡的形成。

(二)胃黏膜损伤作用相对增强

应激状态使胃黏膜局部许多炎性介质含量明显增加,其中脂氧化物含量随应激时间的延长而升高,具有保护作用的巯基化合物含量反降低,氧自由基随之产生增加,这些炎性介质和自由

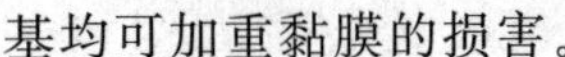

基均可加重黏膜的损害。

应激状态使胃十二指肠蠕动出现障碍,平滑肌可发生痉挛,加重黏膜缺血。十二指肠胃反流更使胆汁中的卵磷脂在胃腔内积聚使黏膜屏障受到破坏。在多数应激状态下,胃酸分泌受抑,但由于黏膜屏障功能削弱和局部损害作用增强,实际反流入黏膜内的 H^+ 总量增加,使黏膜内 pH 明显降低,其降低程度与胃黏膜损害程度呈正相关。H^+ 不断逆行扩散至细胞内,黏膜细胞呈现酸中毒状态,细胞内溶酶体裂解,释出溶酶,细胞自溶、破坏而死亡,加上能量不足,DNA 合成受损,细胞无法增殖修复,形成溃疡。

(三)胃黏膜防御功能削弱

正常的胃黏膜防御功能由两方面组成。

1.胃黏液-碳酸氢盐屏障

主要由胃黏膜细胞分泌附于胃黏膜表面的一层含大量 HCO_3^- 不溶性黏液凝胶构成,它可减缓 H^+ 和胃蛋白酶的逆向弥散,其中的 HCO_3^- 可与反渗的 H^+ 发生中和,以维持胃壁-腔间恒定的 pH 梯度。

2.胃黏膜屏障

胃黏膜上皮细胞的腔面细胞膜由磷脂双分子层结构及上皮细胞间的紧密连接构成,可防止胃腔内的胃酸、胃蛋白酶对胃黏膜的损伤作用。胃黏膜上皮迁移、增殖修复功能更是胃黏膜的重要保护机制。

应激状态下黏膜屏障障碍表现为黏液分泌量降低,黏液氨基己糖及保护性巯基物质减少,对胃腔内各种氧化物等有害物质的缓冲能力由此降低,黏膜电位差下降,胃腔内反流增加,黏膜内微环境改变,促进黏膜上皮的破坏。应激时肥大细胞释出的肝素和组胺可抑制上皮细胞的 DNA 聚合酶并降低其有丝分裂活性,使得上皮细胞增殖受抑。

在低血压、低灌流情况下,胃缺血、微循环障碍是应激性溃疡的主要诱因。缺血可影响胃黏膜的能量代谢,削弱其屏障功能。血流量不足也可导致 H^+ 在细胞内积聚,加重黏膜内酸中毒造成细胞死亡。

二、病理

根据诱发病因的不同,应激性溃疡可分为 3 类。

(一)Curling 溃疡

Curling 溃疡见于大面积深度烧伤后,多发生在烧伤后数天内,溃疡多位于胃底,多发而表浅;少数可发生在烧伤康复期,溃疡多位于十二指肠。

(二)Cushing 溃疡

发生颅脑外伤、脑血管意外时,颅内压增高,直接刺激中枢迷走神经核而致胃酸分泌亢进,导致 Cushing 溃疡的发生。溃疡常呈弥漫性,位于胃上部和食管,一般较深或呈穿透性,可造成穿孔。

(三)常见性应激性溃疡

该类型多见于严重创伤、大手术、感染和休克后,也可发生在器官衰竭、心脏病、肝硬化和恶性肿瘤等危重患者。溃疡可散在于胃底、胃体含壁细胞泌酸部位。革兰阴性菌脓毒血症常引起胃黏膜广泛糜烂、出血和食管、胃、十二指肠或空肠溃疡。

病理肉眼所见胃黏膜均呈苍白,有散在红色淤点,严重的有糜烂、溃疡形成。镜检可见多处上皮细胞破坏或整片脱落，溃疡深度可至黏膜下、固有肌层及浆膜层，一般在应激情况发生4～48小时后整个胃黏膜有直径1～2 mm的糜烂，伴局限性出血和凝固性坏死。如病情继续恶化，糜烂灶相互融合扩大，全层黏膜脱落形成溃疡，深浅不一，如侵及血管，破裂后即引起大出血，深达全层可造成穿孔。

三、诊断要点

应激性溃疡多发生于严重原发病、应激产生后的3～5天，一般不超过2周，不同于消化性溃疡，其往往无特征性前驱症状，抑或症状被严重的原发病所掩盖。

主要的临床表现为上腹痛和反酸，可有呕血或黑便，甚至上消化道大出血，出现失血性休克，后者预后凶险。在危重患者发现胃液或粪便隐血试验呈阳性、不明原因短时间内血红蛋白的浓度降低20 g/L以上，应考虑有应激性溃疡出血可能。

纤维胃镜检查可明确诊断并了解应激性溃疡发生的部位以及严重程度。如应激性溃疡发生上消化道穿孔，视穿孔程度可有局限性或弥漫性腹膜炎的症状和体征。

Cushing溃疡是由中枢神经病变引起的以消化道出血为主要临床表现的应激性溃疡，与一般应激性溃疡相比有以下特点：溃疡好发于食管和胃，呈多发性，形态不规则，直径0.5～1.0 cm，部分溃疡较深易引起穿孔。

Curling溃疡为发生于严重大面积烧伤后的应激性溃疡，溃疡多在胃、十二指肠，常为单个较深的溃疡，易发生出血，如发生大出血，病死率高。

四、防治措施

(一)预防

应激性溃疡重在预防发生。预防措施的核心是减轻应激反应，其中包括损伤控制、微创技术利用、快速康复和药物干预等现代医学理念和手段的综合应用。高危患者应作重点预防。发生应激性溃疡的高危人群为：①高龄(年龄＞65岁)；②严重创伤(颅脑外伤、大面积烧伤、各种大型手术等)；③各类休克或持续低血压；④严重全身感染；⑤多脏器功能衰竭、机械通气＞2天；⑥重度黄疸；⑦凝血功能障碍；⑧脏器移植术后；⑨长期用免疫抑制剂与胃肠外营养；⑩一年内有溃疡病史。

另外，美国学者Herzig等提出的应激性溃疡致消化道出血的临床风险评分系统(表7-1)也可供临床参考。

表7-1　应激性溃疡致消化道出血的临床风险评分系统

危险因素	评分
年龄＞60岁	2
男性	2
急性肾功能不全	2
肝脏疾病	2
脓毒症	2
预防性抗凝药物	2
凝血障碍	3
合并内科疾病	3

注：低危＜7分，低中危8～9分，中高危10～11分，高危＞12分。

应激性溃疡不仅是胃肠功能障碍的一种表现，同时也提示存在全身微循环灌注不良和氧供不足现象。预防措施应从全身和局部两方面同时着手。

1.全身性措施

积极去除应激因素，治疗原发病，纠正供氧不足，改善血流灌注，维持水、电解质和酸碱平衡。鼓励进食，早期进食可促进胃黏液分泌，中和胃酸，促进胃肠道黏膜上皮增殖和修复，防止细菌易位。不能口服进食者可予管饲。注意营养支持的实施与监测。

2.局部措施

对胃肠功能障碍伴胃潴留者应予鼻胃管减压。抑酸剂或抗酸剂的应用有一定的预防应激性溃疡发生的作用。推荐应用胃黏膜保护剂硫糖铝，硫糖铝有促进胃黏膜前列腺素释放、增加胃黏膜血流量和刺激黏液分泌的作用，同时能与胃蛋白酶络合，抑制该酶分解蛋白质，与胃黏膜的蛋白质络合形成保护膜，阻止胃酸、胃蛋白酶和胆汁的渗透和侵蚀，同时不影响胃液的 pH，不会有细菌过度繁殖和易位导致医院获得性肺炎发生率增加的危险。可给硫糖铝 6 g，分次口服或自胃管内灌入，用药时间不少于 2 周。此外，使用谷氨酰胺奥磺酸钠颗粒亦有一定预防作用。

(二)治疗

1.胃管引流和冲洗

放置鼻胃管，抽吸胃液，清除胃内潴留的胃液和胆汁，改善胃壁血液循环，减轻胃酸对黏膜溃疡的侵蚀作用。可用冷生理盐水做胃腔冲洗，清除积血和胃液后灌入 6～12 g 硫糖铝，可根据情况多次使用。反复长时间应用去甲肾上腺素加冰盐水灌注是有害的，因可加重黏膜缺血使溃疡不能愈合。口服或胃管中灌注凝血酶、巴曲酶有局部止血作用。

2.药物治疗

使用质子泵抑制剂(PPI)可迅速提高胃内 pH，以促进血小板聚集和防止凝血块溶解，达到使溃疡止血的目的。可予奥美拉唑或埃索美拉唑 80 mg 静脉推注，以后以 8 mg/h 的剂量维持。出血停止后应继续使用直至溃疡愈合，病程一般为 4～6 周。因奥美拉唑有损害中性粒细胞趋化性及吞噬细胞活性使其杀菌功能降低，故危重患者使用奥美拉唑有加重感染可能，应引起重视。生长抑素可抑制胃酸分泌，减少门静脉和胃肠血流量，如有应激性溃疡大出血可选用八肽生长抑素 0.1 mg，每 8 小时皮下注射 1 次，或生长抑素 14 肽 6 mg 24 小时持续静脉注射。

3.内镜及放射介入治疗

药物止血无效时，可经胃镜局部喷洒凝血酶、高价铁溶液等止血，或选择电凝、激光凝固止血。如果内镜治疗失败也可行放射介入定位、止血治疗，选择性血管栓塞止血尤其适合手术高风险的患者。

4.手术治疗

如出血量大无法控制，或反复多次大量出血应考虑手术治疗。手术术式以切除所有出血病灶为原则。全胃切除止血效果好，但创伤大病死率高。一般选用迷走神经切断加部分胃切除术或胃大部切除术。如患者不能耐受较大手术时，可对明显出血的部位行简单的缝扎术，或选择保留胃短血管的胃周血管断流术。

（李　猛）

第三节　急性胃扩张

急性胃扩张是指短期内由于大量气体和液体积聚，胃和十二指肠上段的高度扩张而致的一种综合征。由 Von Rokitansky 首次报道。其发病原因可能是胃运动功能失调或机械性梗阻，通常为某些内外科疾病或麻醉手术的严重并发症，国内报道多因暴饮暴食所致。任何年龄均可发病，但以 21～40 岁男性多见。

一、病因学

急性胃扩张通常发生于外科手术后，也可见于非手术疾病包括暴饮暴食、延髓型脊髓灰质炎、慢性消耗性疾病、伤寒、机械性梗阻及分娩等。常见的病因可以归纳为两大类。

（一）胃及肠壁神经肌肉麻痹

引起胃及肠壁神经肌肉麻痹的主要原因：①创伤、麻醉和外科手术，尤其是腹腔、盆腔手术及迷走神经切断术，均可直接刺激躯体或内脏神经，引起胃的自主神经功能失调，胃壁的反射性抑制，造成胃平滑肌弛缓，进而形成扩张。麻醉时气管插管，术后给氧和胃管鼻饲，亦可使大量气体进入胃内，形成扩张。②中枢神经损伤。③腹腔及腹膜后的严重感染。④慢性肺源性心脏病、尿毒症、肝性脑病是毒血症及缺钾为主的电解质紊乱。⑤情绪紧张、精神抑郁、营养不良所致的自主神经功能紊乱，使胃的张力减低和排空延迟。⑥糖尿病神经病变、抗胆碱药物的应用均可影响胃的张力和胃排空。⑦暴饮暴食可导致胃壁肌肉突然受到过度牵拉而引起反射性麻痹，也可产生胃扩张。⑧各种外伤产生的应激状态，尤其是上腹部挫伤或严重复合伤，其发生与腹腔神经丛受强烈刺激有关。

（二）机械性梗阻

正常解剖中腹主动脉与肠系膜上动脉之间成一锐角，十二指肠横部位于其中。此段十二指肠又由 Treitz 韧带将十二指肠空肠曲固定而不易活动。胃扭转以及各种原因所致的十二指肠壅积症、十二指肠肿瘤、异物等均可引起胃潴留和急性胃扩张；幽门附近的病变，如脊柱畸形、环状胰腺、胰腺癌等偶可压迫胃的输出道引起急性胃扩张；躯体部上石膏套后 1～2 天引起的所谓“石膏套综合征”，可引起脊柱伸展过度，十二指肠受肠系膜上动脉压迫引起急性胃扩张。

有人认为神经肌肉麻痹和机械性梗阻两者可能同时存在，而胃壁肌肉麻痹可能占主导作用。

除了吞气症外，其他疾病所致的急性胃扩张的发病机制均不明确。术后急性胃扩张的发病机制与麻醉性肠梗阻相似。糖尿病酮症酸中毒时，代谢及电解质紊乱可能参与急性胃扩张的发病。外源性中枢去神经支配及平滑肌变性在神经源性胃扩张中起重要作用。

急性胃扩张的发生、发展是一个连续性的过程。胃及十二指肠受到各种病因的刺激，其自主神经反射性抑制，平滑肌张力减低，运动减弱，排空延缓。胃内气体增加，胃内压升高。当胃扩张到一定程度时，胃壁肌肉张力减弱，使食管与贲门、胃与十二指肠交界处形成锐角，阻碍胃内容物的排出。膨大的胃可压迫十二指肠，并将肠系膜及小肠挤向盆腔，导致肠系膜及肠系膜上动脉受牵拉压迫十二指肠，造成幽门远端梗阻。胃液、胆汁、胰液及十二指肠液分泌增多并积存于胃及十二指肠却不被重吸收，加上吞咽及发酵产生的气体，胃、十二指肠进一步扩张。扩张进一步引起肠系膜被牵拉而刺激腹腔神经丛，加重胃肠麻痹，形成恶性循环。

二、病理解剖和病理生理学

病理解剖发现胃及十二指肠高度扩张，可以占据几乎整个腹腔。早期胃壁因过度扩展而变薄，黏膜变平，表面血管扩张、充血，胃壁黏膜层至浆膜层均可见出血，少数血管可见血栓形成。由于炎症和潴留胃液的刺激，胃壁逐渐水肿、变厚。后期胃高度扩张而处于麻痹状态，血液循环障碍，在早期胃黏膜炎症的基础上可发生胃壁全层充血、水肿、微血栓形成、坏死和穿孔。

病程中由于大量胃液、胆汁、胰液及十二指肠液积存于胃及十二指肠却不被重吸收，胃内液体可至 6 000～7 000 mL；又可因大量呕吐、禁食和胃肠减压引流，引起不同程度的水和电解质紊乱。扩张的胃还可以机械地压迫门静脉，使血液淤滞于腹腔内脏，亦可压迫下腔静脉，使回心血量减少，最后可导致严重的周围循环衰竭。扩张的胃还可以使膈肌抬高，使呼吸受限而变得浅快，过度通气导致呼吸性碱中毒。

三、临床表现

大多数起病慢，手术后的急性胃扩张可发生于手术期或术后任何时间，迷走神经切断术者常于术后第 2 周开始进行流质饮食后发病。

主要临床症状有上腹部饱胀或不适，上腹部或脐周胀痛，可阵发性加重，但多不剧烈。由于上腹部膨胀，患者常有恶心、频繁呕吐甚至持续性呕吐，为溢出性，呕吐物初为胃液和食物，以后混有胆汁，并逐渐变为黑褐色或咖啡样液体，呕吐后腹胀、腹痛临床症状并不减轻。随着病情的加重，全身情况进行性恶化，严重时可出现脱水、碱中毒，并表现为烦躁不安、呼吸急促、手足抽搐、血压下降和休克。

突出的体征为上腹膨胀，呈不对称性，可见毫无蠕动的胃轮廓，局部有压痛，叩诊过度回响，胃鼓音区扩大，有振水声，肠鸣音多减弱或消失。膈肌高位，心脏可被推向上方。典型病例于脐右侧偏上出现局限性包块，外观隆起，触之光滑有弹性、轻压痛，其右下边界较清，此为极度扩张的胃窦，称“巨胃窦症”，乃是急性胃扩张特有的重要体征，可作为临床诊断的有力佐证。本病可因胃壁坏死发生急性胃穿孔和急性腹膜炎。

四、辅助检查

潜血试验常为强阳性，并含有胆汁。因周围循环障碍、肾脏缺血，可出现尿少、蛋白尿及管型，尿比重增高。可出现血液浓缩、血红蛋白、红细胞计数升高，白细胞总数常不高，但胃穿孔后白细胞总数及中性粒细胞比例可明显升高。血液生化分析可发现低血钾、低血钠、低血氯和二氧化碳结合力升高，严重者可有尿素氮升高。

立位腹部 X 线片可见左上腹巨大液平面和充满腹腔的特大胃影及左膈肌抬高。腹部 B 超可见胃高度扩张，胃壁变薄，若胃内为大量潴留液，可测出其量的多少和在表的投影，若为大量气体，与肠胀气不易区分。

五、诊断与鉴别诊断

根据病史、体征，结合实验室检查和腹部 X 线征象及腹部 B 超，诊断一般不难。手术后发生的胃扩张常因临床症状不典型而与术后一般胃肠病临床症状相混淆造成误诊。如胃肠减压引流出大量液体(3～4 L)可协助诊断。本病需与以下疾病鉴别。

(一)高位机械性肠梗阻

常有急性发作性腹部绞痛,可出现高亢的肠鸣音,腹胀早期不显著,呕吐物为肠内容物,有臭味。除绞窄性肠梗阻外,周围循环衰竭一般出现较晚。腹部立位X线片可见多数扩大的呈梯形的液平面。

(二)弥漫型腹膜炎

本病常有原发病灶可寻,全身感染中毒临床症状较重,体温升高。腹部可普遍膨隆,胃肠减压后并不消失,有腹膜炎体征及移动性浊音。腹部诊断性穿刺往往可抽出脓性腹水。应注意与急性胃扩张并穿孔时鉴别。

(三)胃扭转

起病急,上腹膨胀呈球状,脐下平坦,下胸部及背部有牵扯感,呕吐频繁,呕吐物量少,并不含胆汁,胃管不能插入胃内。腹部立位X线平片可见胃显著扩大,其内出现一个或两个宽大的液平面,钡餐检查显示钡剂在食管下段受阻不能进入胃内,梗阻端呈尖削影。

(四)急性胃炎

胃扩张好发于饱餐之后,因有频繁呕吐及上腹痛而易与急性胃炎相混淆,但急性胃炎时腹胀并不显著,呕吐后腹部疼痛可缓解,急诊内镜可确诊。

(五)幽门梗阻

有消化性溃疡病史,多为渐进性,以恶心、呕吐和上腹痛临床症状为主,呕吐物为隔天或隔顿食物。体检可见胃型和自左向右的胃蠕动波,X线检查可发现幽门梗阻。

(六)胃轻瘫

多由于胃动力缺乏所致,一般病史较长,反复发生,可有糖尿病、系统性红斑狼疮、系统性硬化症等病史。以呕吐为主要表现,呕吐物为数小时前的食物或宿食,伴上腹胀痛,性质以钝痛、绞痛、烧灼痛为主。上腹部膨隆或胃型,无蠕动波,表明胃张力缺乏。上消化道造影提示4小时胃内钡剂残留50%,6小时后仍见钡剂残留。

六、治疗

本病以预防为主。如上腹部手术后即采用胃肠减压,避免暴饮暴食,对于预防急性胃扩张很重要。

(一)内科治疗

暂时禁食,放置胃管持续胃肠减压,经常变换卧位姿势,以解除十二指肠横部的压迫,促进胃内容物的引流。纠正脱水、电解质紊乱和酸碱代谢平衡失调。低钾血症常因血液浓缩而被掩盖,应予注意。病情好转24小时后,可于胃管内注入少量液体,如无潴留,即可开始少量进食。

(二)外科治疗

以简单有效为原则,可采取的术式有胃壁切开术、胃壁内翻缝合术、胃部分切除术手术、十二指肠-空肠吻合术。以下情况发生为外科手术指征:①饱餐后极度胃扩张,胃内容物无法吸出;②内科治疗8～12小时后,临床症状改善不明显;③十二指肠机械性梗阻因素存在,无法解除;④合并有胃穿孔或大量胃出血;⑤胃功能长期不能恢复,静脉高营养不能长期维持者。

术后处理与其他胃部手术相同,进食不宜过早,逐渐增加食量。若经胃肠减压后胃功能仍长期不恢复而无法进食时,可做空肠造瘘术以维持营养。

七、预后

伴有休克、胃穿孔、胃大出血等严重并发症者，预后较差，病死率高达60%。近代外科在腹部大手术后多放置胃管，并多变换体位。注意水、电解质及酸碱平衡，急性胃扩张发生率及病死率已大为降低。

（李　猛）

第四节　急性胃黏膜病变

一、病因

（一）药物

多种药物，常见的有非甾体抗炎药（如阿司匹林、吲哚美辛、保泰松等）以及肾上腺皮质激素类。阿司匹林在酸性环境中呈非离子型及相对脂溶性，能破坏胃黏膜上皮细胞的脂蛋白层，削弱黏膜屏障引起氢离子逆渗至黏膜内，引起炎症渗出、水肿、糜烂、出血或浅溃疡。其他药物，如洋地黄、抗生素、钾盐、咖啡因等亦可引起本病。

（二）乙醇（酒精）中毒

乙醇（酒精）中毒也是本病常见的原因。大量酗酒后引起急性胃黏膜糜烂、出血。

二、临床表现

上消化道出血是其最突出的症状，可表现为呕血或黑粪，其特点是：①有服用有关药物、酗酒或可导致应激状态的疾病史。②起病骤然，突然呕血、黑粪。可出现在应激性病变之后数小时或数天。③出血量多，可呈间歇性、反复多次，常导致出血性休克。起病时也可伴上腹部不适，烧灼感、疼痛、恶心、呕吐及反酸等症状。

三、诊断

（1）X线钡剂检查常阴性。

（2）急性纤维内镜检查（24～48小时进行），可见胃黏膜局限性或广泛性点片状出血，呈簇状分布，多发性糜烂、浅溃疡。好发于胃体底部，单纯累及胃窦者少见，病变常在48小时以后很快消失，不留瘢痕。

四、鉴别诊断

（一）急性腐蚀性胃炎

有服强酸（硫酸、盐酸、硝酸）、强碱（氢氧化钠、氢氧化钾）或来苏水等病史。服后引起消化道灼伤、出现口腔、咽喉、胸骨后及上腹部剧烈疼痛，伴吞咽疼痛，咽下困难，频繁恶心、呕吐。严重者可呕血，呕出带血的黏膜腐片，可发生虚脱、休克或引起食管、胃穿孔的症状，口腔、咽喉可出现接触处的炎症，充血、水肿、糜烂、坏死黏膜剥脱、溃疡或可见到黑色、白色痂。

(二)急性阑尾炎

本病早期可出现上腹痛、恶心、呕吐、但随着病情的进展,疼痛逐渐转向右下腹,且有固定的压痛及反跳痛,多伴有发热、白细胞计数增高、中性粒细胞明显增多。

(三)胆囊炎、胆石症

有反复发作的腹痛、常以右上腹为主,可放射至右肩、背部。查体时注意巩膜、皮肤黄疸。右上腹压痛、墨菲征阳性,或可触到肿大的胆囊。血胆红素定量、尿三胆检测有助于诊断。

(四)其他

大叶性肺炎、心肌梗死等发病初期可有不同程度的腹痛、恶心、呕吐。如详细询问病史、体格检查及必要的辅助检查,不难鉴别。

五、治疗

(一)一般治疗

去除病因,积极治疗引起应激状态的原发病,卧床休息,流质饮食,必要时禁食。

(二)补充血容量

5%葡萄糖盐水静脉滴注,必要时输血。

(三)止血

口服止血药如白药、三七粉或经胃管吸出酸性胃液,用去甲肾上腺素 8 mg 加入 100 mL 冷盐水中。每 2～4 小时次 1 次。亦可在胃镜下止血,喷洒止血药(如孟氏溶液、白药等)或电凝止血、激光止血、微波止血。

(四)抑制胃酸分泌

西咪替丁 200 mg,每天 4 次或每天 800～1 200 mg 分次静脉滴注,雷尼替丁 150 mg,每天 2 次或静脉滴注。

近来有用硫糖铝或前列腺素 E_2,亦获得良好效果。

(陆　江)

第五节　胃肠道异物

胃肠道异物主要见于误食,进食不当或经肛门塞入。美国消化内镜学会 2011 年《消化道异物和食物嵌塞处理指南》指出,异物摄入和食物团嵌塞在临床上并非少见,80%以上的异物可以自行排出,无须治疗。但故意摄入的异物 63%～76%需要行内镜治疗,12%～16%需要外科手术取出。经肛途径异物常见于借助器具的经肛门性行为,医源性(纱布、体温计等)遗留,外伤或遭恶意攻击塞入,绝大多数可通过手法取出,少数需外科手术治疗。下文按两种途径分别阐述。

一、经口吞入异物

(一)病因

1.发病对象

多数异物误食发生在儿童,好发年龄段在 6 个月至 6 岁之间;成年人误食异物多发生于精神

障碍、发育延迟、乙醇中毒等，可一次吞入多种异物，也可有多次吞入异物病史；牙齿缺如的老年人易吞入没有咀嚼大块食物或义齿。

2.异物种类

报道种类相当多，多为动物骨刺、牙签、果核、别针、鱼钩、食品药品包装、义齿、硬币、纽扣电池等，也有磁铁、刀片、缝针、毒品袋及各种易于拆卸吞食的物品，以及订书机、门扣、钢笔等。在押人员吞食的尖锐物品较多，常用纸片、塑料等包裹后再吞下，但仍存在风险。

(二)诊断

1.临床表现

多数病例并无明显症状。完全清醒、有沟通能力的儿童和成人，一般都能确定吞食的异物，指出不适部位。一些患者并不知道他们吞食了异物，而在数小时、数天甚至数年后出现并发症。幼儿及精神病患者可能对病史陈述不清，如果突然出现呛咳、拒绝进食、呕吐、流涎、哮鸣、血性唾液或呼吸困难等症状时，应考虑到吞食异物的可能。颈部出现肿胀、红斑、触痛或捻发音提示口咽部损伤或上段食管穿孔。腹痛、腹胀、肛门停止排气应考虑肠梗阻。发热、剧烈腹痛，腹膜炎体征提示消化道穿孔可能。在极少数情况下可出现脸色苍白、四肢湿冷，心悸、口渴，焦虑不安或淡漠以至昏迷，可能为异物刺破血管，造成失血性休克。

2.体格检查

对于消化道异物病例，病史、辅助检查远较体格检查重要。多数患者无明显体征。当出现穿孔、梗阻及出血时，相应出现腹膜炎、腹胀或休克等体征。

3.辅助检查

(1)胸腹正侧位 X 线检查：可诊断大多数消化道异物及位置，了解有无纵隔和腹腔游离气体，然而鱼刺、木块、塑料、大多数玻璃和细金属不容易被发现。不推荐常规钡餐检查，因有误吸危险，且造影剂裹覆异物和食管黏膜，可能会给内镜检查造成困难。

(2)CT 检查：可提高异物检出的阳性率，且更好的显示异物位置和与周围脏器的关系，但是对透 X 线的异物为阴性。

(3)手持式金属探测仪：可检测多数吞咽的金属异物，对儿童可能是非常有用的筛查工具。

(4)内镜检查：结肠镜和胃镜是消化道异物诊疗的最常用方法，且可以直接取出部分小异物。

需特别指出的是，一些在押人员为逃避关押，常用乳胶避孕套或透明薄膜包裹尖锐金属异物后吞食，或将金属异物贴于后背造成 X 线检查假象，应当予以鉴别。

(三)治疗

首先了解通气情况，保持呼吸道通畅。

1.非手术治疗

非手术治疗包括等待或促进异物自行排出和内镜治疗。

(1)处理原则：消化道异物一旦确诊，必须决定是否需要治疗、紧急程度和治疗方法。影响处理方法的因素包括患者年龄，临床状况，异物大小、形状和种类，存留部位，内镜医师技术水平等。内镜介入的时机，取决于发生误吸或穿孔的可能性。锋利物体或纽扣电池停留在食管内，需紧急进行内镜治疗。异物梗阻食管，为防止误吸，也需紧急内镜处理。圆滑无害的小型异物则很少需要紧急处理，大多可经消化道自发排出。任何情况下异物或食团在食管内的停留时间都不能超过 24 小时。儿童患者异物存留于食管的时间可能难以确定，因此可发生透壁性糜烂、瘘管形成等并发症。喉咽部和环咽肌水平的尖锐异物，可用直接喉镜取出。而环咽肌水平以下的异物，则应用纤维胃镜。胃镜诊治可以在患者清醒状态下或是在静脉基础麻醉下进行，取决于患者年龄、配合能力、异物类型和数量。

(2)器械：取异物必须准备的器械包括鼠齿钳、鳄嘴钳、息肉圈套器、息肉抓持器、Dormier篮、取物网、异物保护帽等。有时可先用类似异物在体外进行模拟操作，以设计适当的方案。在取异物时使用外套管可以保护气道，防止异物掉入，取多个异物或食物嵌塞时允许内镜反复通过，取尖锐异物时可保护食管黏膜免受损伤。对于儿童外套管则并不常用。异物保护帽用于取锋利的或尖锐的物体。为确保气道通畅，气管插管是一备选方法。

(3)钝性异物的处理：使用异物钳、鳄嘴钳、圈套器或者取物网，可较容易地取出硬币。光滑的球形物体最好用取物网或取物篮。在食管内不易抓取的物体，可以推入胃中以更易于抓取。有报道在透视引导下使用 Foley 导管取出不透 X 线的钝性物体的方法，但取出异物时 Foley 导管不能控制异物，不能保护气道，亦不能评估食管损伤状况，故价值有限。如果异物进入胃中，大多在 4～6 天内排出，有些异物可能需要长达 4 周。在等待异物自行排出的过程中，要指导患者日常饮食，可以增服一些富有纤维素的食物(如韭菜)，以利异物排出，并注意观察粪便以发现排出的异物。小的钝性异物，如果未自行排出，但无症状，可每周进行一次 X 线检查，以跟踪其进程。在成人，直径>2.5 cm 的圆形异物不易通过幽门，如果 3 周后异物仍在胃内，就应进行内镜处理。异物一旦通过胃，停留在某一部位超过 1 周，也应考虑手术治疗。发热、呕吐、腹痛是紧急手术探查的指征(图 7-1)。

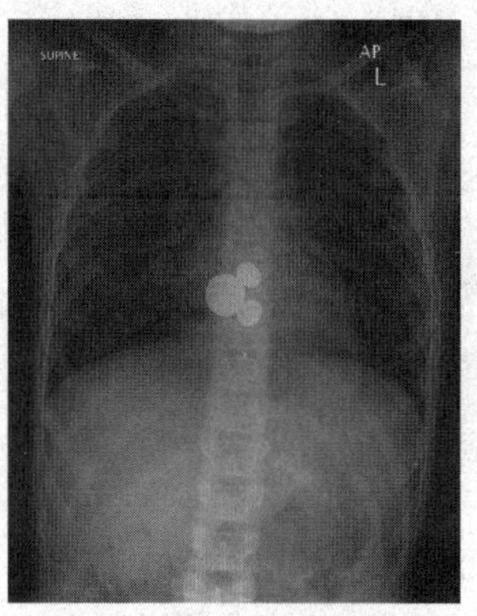

图 7-1　X 线检查见钝性异物

(4)长形异物的处理：长度超过 10 cm 的异物，诸如牙刷、汤勺，很难通过十二指肠。可用长型外套管(>45 cm)通过贲门，用圈套器或取物篮抓住异物拉入外套管中，再将整个装置(包括异物、外套管和内镜)一起拉出(图 7-2)。

(5)尖锐异物的处理：因为许多尖锐和尖细异物在 X 线下不易显示，所以，X 线检查阴性的患者必须行内镜检查。停留在食管内的尖锐异物应急诊治疗。环咽肌水平或以上的异物也可用直接喉镜取出。尖锐异物虽然大多数能够顺利通过胃肠道而不发生意外，但其并发症率仍高达35%。故尖锐异物如果已抵达胃或近端十二指肠，应尽量用内镜取出，否则应每天行 X 线检查确定其位置，并告诉患者在出现腹痛、呕吐、持续体温升高、呕血、黑便时立即就诊。对于连续 3 天不前行的尖锐异物，应考虑手术治疗。使用内镜取出尖锐异物时，为防黏膜损伤，可使用外套管或在内镜端部装上保护兜。

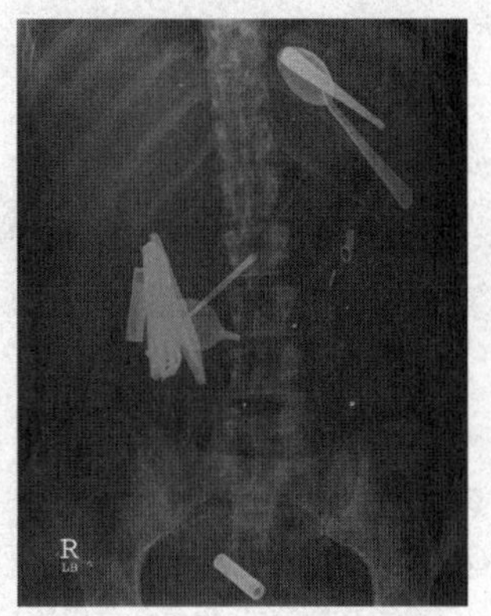

图 7-2　X 线见长形异物

(6)纽扣电池的处理:对吞入纽扣电池的患者要特别关注,因纽扣电池可能在被消化液破坏外壳后有碱性物质外泄,直接腐蚀消化道黏膜,很快发生坏死和穿孔,导致致命性并发症(图 7-3),故应急诊处理。通常用内镜取石篮或取物网都能成功。另一种方法是使用气囊,空气囊可通过内镜工作通道,到达异物远端,将气囊充气后向外拉,固定住电池一起取出。操作过程中应使用外套管或气管插管保护气道。如果电池不能从食管中直接取出,可推入胃中用取物篮取出。若电池在食管以下,除非有胃肠道受损的症状和体征,或反复 X 线检查显示较大的电池(直径>20 mm)停留在胃中超过 48 小时,否则没有必要取出。电池一旦通过十二指肠,85%会在 72 小时内排出。这种情况下每 3～4 天进行一次 X 线检查是适当的。使用催吐药处理吞入的纽扣电池并无益处,还会使胃中的电池退入食管。胃肠道灌洗可能会加快电池排出,泻药和抑酸剂并未证明对吞入的电池有任何作用。

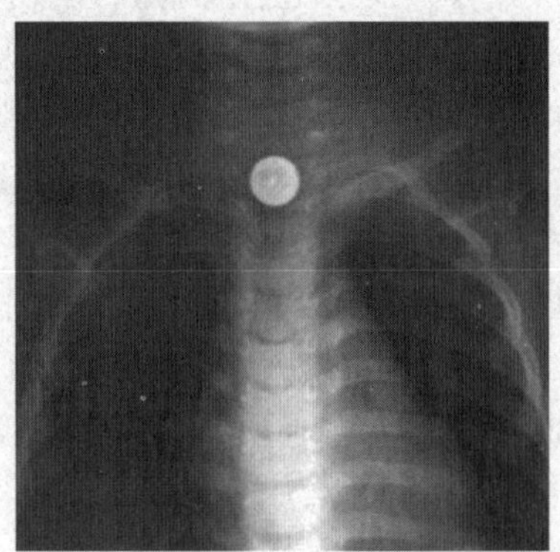

图 7-3　食管内纽扣电池的 X 线表现

(7)毒品袋的处理:"人体藏毒"是现代毒品犯罪的常见运送方法,运送人常将毒品包裹在塑料中或乳胶避孕套中吞入。这种毒品包装小袋在 X 线下通常可以看到,CT 检查也可帮助发现。毒品袋破损会致命,用内镜取出时有破裂危险,所以禁用内镜处理。毒品袋在体内若不能向前运动,出现肠梗阻症状,或怀疑毒品袋有破损可能时,应行外科手术取出。

(8)磁铁的处理:吞入磁铁可引起严重的胃肠道损伤和坏死。磁铁之间或与金属物体之间的引力,会压迫肠壁,导致坏死、穿孔、肠梗阻或肠扭转,因此应及时去除所有吞入的磁铁。

(9)硬币的处理:最常见于幼儿吞食。如果硬币进入食管内,可观察 12～24 小时,复查 X 线检查,通常可自行排出且无明显症状。若出现流涎,胸痛,喘鸣等症状,应积极处理取出硬币。若吞入大量硬币，还需警惕并发锌中毒。

(10)误食所致直肠肛管异物的处理：多因小骨片、鱼刺、小竹签等混在食物中，随进食时大口吞咽而进入消化道，随粪便进入直肠，到达狭窄的肛管上口时，因位置未与直肠肛管纵轴平行而嵌顿，可刺伤或压迫肠壁过久，导致直肠肛管损伤。小骨片等直肠异物经肛门钳夹取出一般不难，但有时异物大部分刺入肠壁，肛窥直视下不易寻找，需用手指仔细触摸确定部位，取出异物后还需仔细检查防止遗漏。

2.手术治疗

(1)处理原则：需手术治疗的情况包括以下几种。①尖锐异物停留在食管内，或已抵达胃或近端十二指肠，内镜无法安全取出者，或已通过近端十二指肠，每天行 X 线检查连续 3 天不前行。②钝性异物停留胃内 3 周以上，内镜无法取出，或已通过胃，但停留在某一部位超过 1 周。③长形异物很难通过十二指肠，内镜也无法取出。④出现梗阻、穿孔、出血等症状及腹膜炎体征。

(2)手术方式：进入消化道的异物可停留在食管、幽门、回盲瓣等生理性狭窄处，需根据不同部位采取不同手术方式。①开胸异物取出术：尖锐物体停留在食管内，内镜无法取出，或已造成胸段食管穿孔，甚至气管割伤，形成气管-食管瘘，继发纵隔气肿、脓肿，肺脓肿等，均应行开胸探查术，酌情可采用食管镜下取出异物加一期食管修补术、食管壁切开取出异物或加空肠造瘘术。②胃前壁切开异物取出术：适用于胃内尖锐异物，或钝性异物停留胃内 3 周以上，内镜无法取出者，术中全层切开胃体前壁，取出异物后再间断全层缝合胃壁切口，并作浆肌层缝合加固。③幽门切开异物取出术：适用于近端十二指肠内尖锐异物，或钝性异物停留近端十二指肠 1 周以上，或长形异物无法通过十二指肠，内镜无法取出者。沿胃纵轴全层切开幽门，使用卵圆钳探及近端十二指肠内的异物并钳夹取出，过程中注意避免损伤肠壁，不可强行拉出，取出异物后沿垂直胃纵轴方向横行全层缝合幽门切口，并作浆肌层缝合加固，行幽门成形术。④小肠切开异物取出术：适用于尖锐异物位于小肠内，连续 3 天不前行，或钝性异物停留小肠内 1 周以上时。术中于异物所在部位沿小肠纵轴全层切开小肠壁，取出异物后，垂直小肠纵轴全层缝合切口，并作浆肌层缝合加固。⑤结肠异物取出术：适用于尖锐异物位于结肠内连续 3 天不前行，或钝性异物停留结肠内 1 周以上，肠镜无法取出者。绝大多数结肠钝性异物可推动，对于降结肠、乙状结肠的钝性异物多可开腹后顺肠管由肛门推出，对于升结肠、横结肠的钝性异物可挤压回小肠，再行小肠切开异物取出术。对于结肠内尖锐异物，可在其所处部位切开肠壁取出，根据肠道准备情况决定是否一期缝合，也可将缝合处外置，若未愈合则打开成为结肠造瘘，留待以后行还瘘手术，若顺利愈合则可避免结肠造瘘，3 个月后再将外置肠管还纳腹腔。⑥特殊情况：对于梗阻、穿孔、出血等并发症，如梗阻严重术中可行肠减压术、肠造瘘术等；穿孔至腹腔者，需行肠修补术(小肠)或肠造瘘术(结肠)，并彻底清洗腹腔，放置引流；肠坏死较多者需切除坏死肠段，酌情一期吻合(小肠)或肠造瘘(结肠)；尖锐异物刺破血管者予相应止血处理。

二、经肛门置入异物

(一)病因

1.发病对象

多由非正常性行为引起，患者多见为 30～50 岁的男性。偶有外伤造成异物插入，体内藏毒，或因排便困难用条状物抠挖过深难以取出等，极少数为医疗操作遗留。

2.异物种类

多为条状物和瓶状物,种类繁多,曾见于临床的有按摩棒、假阳具、黄瓜、衣架、茄子、苹果、雪茄、灯泡、圣诞饰品、啤酒瓶、扫帚、钢笔、木条等,也有因外伤插入的钢条,极少数情况为医源性纱布、体温计等(图 7-4)。

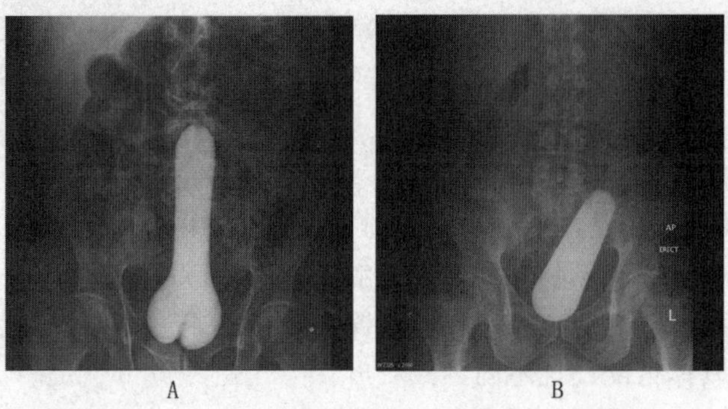

图 7-4 经肛塞入直肠的异物(腹部 X 线检查)

(二)诊断

1.临床表现

异物部分或全部进入直肠,造成肛门疼痛,腹胀,直肠黏膜和肛门括约肌损伤者有疼痛及出血,若导致穿孔可出现剧烈腹痛、会阴坠胀、发热等症状,合并膀胱损伤者有血尿、腹痛、排尿困难等症状。一部分自行取出异物的患者,仍有可能出现出血和穿孔,此类患者往往羞于讲述病因,可能为医师诊断带来困难。较轻的异物性肛管直肠损伤,由于就诊时间晚,多数发生局部感染症状。

2.体格检查

由于患者多羞于就医,就医前多自行反复试图取出异物,就医后也可能隐瞒部分病史,因此体格检查尤为重要。腹部体检有腹膜炎体征者,应怀疑穿孔和腹腔脏器损伤,肛门指诊为必需项目,可触及异物,探知直肠和括约肌损伤情况。

3.辅助检查

体格检查怀疑穿孔可能时,血常规检查白细胞计数和中性粒细胞比值升高有助于帮助判断。放射学检查尤为重要,腹部立卧位 X 线检查可显示异物形状、位置,CT 检查有助于判断是否穿孔及发现其他脏器损伤。

(三)治疗

1.处理原则

(1)对直肠异物病例首先需明确是否发生直肠穿孔,向腹腔穿孔将造成急性腹膜炎,腹膜返折以下穿孔将引起直肠周围间隙严重感染。腹部 X 线检查可显示异物位置和游离气体,可帮助诊断穿孔。若患者出现低血压,心动过速,严重腹痛或会阴部红肿疼痛,发热,体查发现腹膜炎体征,腹部 X 线检查存在游离气体,可诊断为直肠穿孔。应立即抗休克和抗生素治疗,尽快完善术前准备,放置尿管,急诊手术。若病情稳定,生命体征正常,但不能排除穿孔,可行 CT 检查以协助诊断。此类穿孔通常发生于腹膜返折以下,CT 检查可发现直肠系膜含气、积液,周围脂肪模糊。当异物被取出或进入乙状结肠,行肛门镜或肠镜检查可明确乙状结肠直肠损伤或异物位置。

(2)对于没有穿孔和腹膜炎,生命体征稳定的患者,大多数异物可在急诊室或手术室内取出。

近肛门处异物可直接或在骶麻下取出。对远离肛门进入直肠上段或乙状结肠的异物不可使用泻剂和灌肠,这可能造成直肠损伤,甚至可能将异物推至更近端的结肠,可尝试在肛门镜或肠镜下取出,否则只能手术取出异物。

(3)取出异物后,应再次检查直肠,以排除缺血坏死或肠壁穿孔。

(4)应当指出的是,直肠异物患者中同性恋者较多,为 HIV 感染高危人群,在处理直肠异物尤其是尖锐异物时,医务人员应注意自身防护。

2.经肛异物取出

多采用截石位,有利于暴露肛门,而且便于下压腹部,以助取出异物。

使直肠和肛门括约肌放松是经肛异物取出的关键,可以用腰麻、骶麻或静脉麻醉,配合充分扩肛,以利于暴露和观察。如果异物容易被手指触到,可在扩肛后使用 Kocher 钳或卵环钳夹持住异物,将其拉至肛缘取出。之后需用乙状结肠镜或肠镜检查远端结肠和直肠有无损伤。直肠异物种类很多,需根据具体情况设计不同方式取出。

(1)钝器:如前所述,在患者充分镇静、扩肛、异物靠近肛管的情况下,使用器械钳夹或手指可较为容易地取出异物。在操作过程中可要求患者协助作用力排便动作,使异物下降靠近肛管,以便取出(图 7-5)。

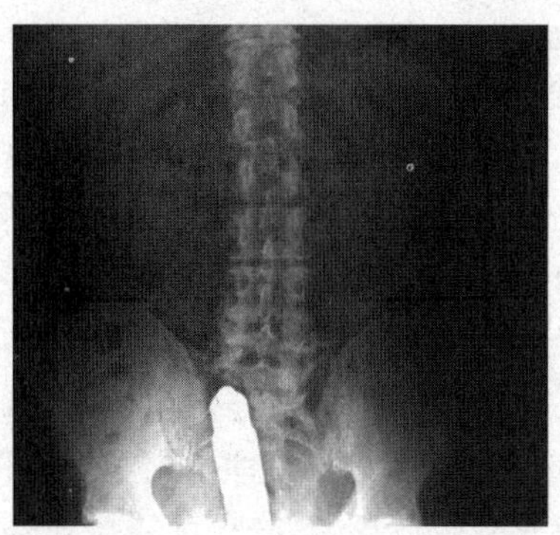

图 7-5　直肠内钝器的 X 线表现

(2)光滑物体:光滑物体如酒瓶、水果等不易抓取,水果等破碎后无伤害的物体可以破碎后取出,但酒瓶、灯泡等破裂后可造成损伤的物体应小心避免其破碎。光滑异物与直肠黏膜紧密贴合,将异物向下拉扯时可形成真空吸力妨碍取出,此时可尝试放置 Foley 尿管在异物与直肠壁之间,扩张尿管球囊,使空气进入,去除真空状态,取出异物(图 7-6)。

(3)尖锐物体:尖锐物体的取出比较困难,而且存在黏膜撕裂、出血、穿孔等风险,需要外科医师在直视或内镜下仔细、耐心操作。异物取出后应再次检查直肠以排除损伤(图 7-7)。

3.肠镜下异物取出

适用于上段直肠或中下段乙状结肠,肠镜可提供清晰的画面,可观察到细小的直肠黏膜损伤。有报道使用肠镜可顺利取出 45%的乙状结肠异物和 76%的直肠异物,而避免了外科手术。常用方法是用息肉圈套套住异物取出。使用肠镜还可起到去除真空状态的作用,适用于光滑异物的取出。成功取出异物后应在肠镜下再次评估结直肠损伤情况。

4.手术治疗

经肛门或内镜多次努力仍无法取出异物时需手术取出。有穿孔、腹膜炎等情况也是明确的手术适应证。在开腹或腹腔镜手术中,可尝试将异物向远端推动,以尝试经肛门取出。不能成功则须开腹切开结肠取出异物，之后可根据结肠清洁程度一期缝合，或将缝合处外置。若异物已导致结直肠穿孔，则按结直肠损伤处理。还应注意勿遗漏多个异物，或已破碎断裂的异物部分。

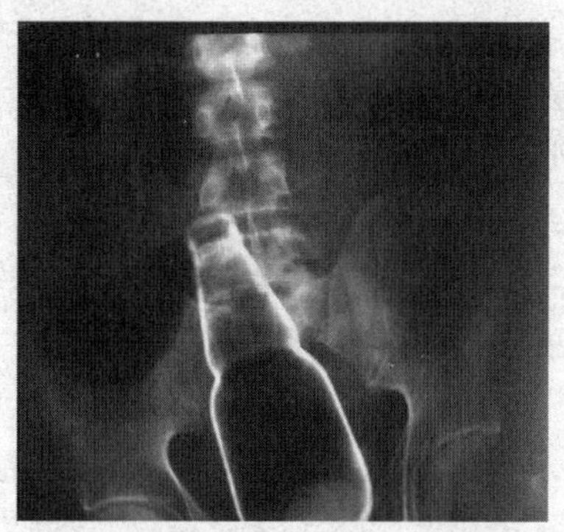

图 7-6　直肠内光滑物体 X 线表现

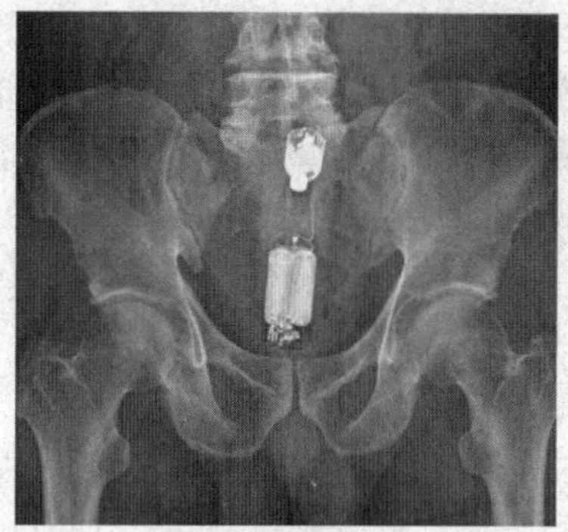

图 7-7　直肠内尖锐物体 X 线表现

(四)并发症及术后处理

直肠异物最危险的并发症是直肠或乙状结肠穿孔，接诊医师应作三方面的判断：①患者全身情况。②是否存在穿孔，穿孔部位位于腹腔还是腹膜返折以下。③腹腔穿刺是否存在粪样液体。治疗的原则是粪便转流、清创、冲洗远端和引流。

若发现直肠黏膜撕裂，最重要的是确认有否肠壁全层裂伤，若排除后，较小的撕裂出血一般为自限性，无须特殊处理，而撕裂较大时需在麻醉下缝合止血，或用肾上腺素生理盐水纱布填塞。术后 3 天内应调整饮食或经肠外营养支持，尽量减少大便。

开腹取异物术后易发切口感染，对切口的处理可采用甲硝唑冲洗、切口内引流，或采用全层减张缝合关腹，并预防性使用抗生素。

若因肛门括约肌损伤或断裂导致不同程度大便失禁，需进行结肠造瘘术、括约肌修补或成形术和造瘘还纳术的多阶段治疗。

(李　猛)

第六节　胃平滑肌肉瘤

胃是消化道平滑肌肿瘤最常发生的部位，50％以上的胃肠间质细胞肿瘤发生在胃。胃平滑肌肉瘤占胃恶性肿瘤的 0.25％～3％，胃肉瘤的 20％。多数为原发恶性，少数由良性平滑肌瘤恶变而致。

一、组织发生与病理

胃平滑肌肉瘤是来源于胃壁平滑肌的恶性间质性肿瘤，可单发或多发，好发于胃的中上部，以胃体部多见，其次是胃底。肿瘤位于黏膜下，基底宽，生长迅速，瘤体直径常在 10 cm 以上，球形或半球形，质地坚韧，表面呈结节状或分叶状，无包膜。肿瘤表面被覆黏膜常可发生溃疡出血，由于瘤体巨大其中央部常因血供不足而形成坏死、液化、囊性变，并可能有窦道与胃腔相通甚至破入腹膜腔。肿瘤生长方式有 3 种类型:①胃内型(黏膜下型):肿瘤突入胃腔内;②胃外型(浆膜下型):肿瘤向胃外生长;③胃壁型(哑铃型):肿瘤同时向胃内、胃外生长。剖面呈灰白色,质地柔软呈鱼肉状,常发生坏死、出血和囊性变。镜下瘤细胞呈梭形,胞质嗜酸性,束状或漩涡状排列。

区分良、恶性平滑肌肿瘤的组织病理学指标包括肿瘤大小、细胞致密度、核的多形性及核深染、核分裂情况,肿瘤>5 cm 及每 10 个高倍镜视野有丝分裂数>5 个者为恶性平滑肌肿瘤。有丝分裂情况是重要的指标,并与转移播散的早晚直接相关。但最重要的区分良、恶性的指标是肿瘤的生物学行为,有转移或胃内或胃外的浸润性生长可肯定为恶性。

二、临床表现

多见于中老年人,好发年龄较胃癌年轻。症状无特异性,其出现时间和程度取决于肿瘤的部位、大小、生长速度以及有无溃疡。主要临床表现为上消化道出血、上腹部疼痛不适、恶心呕吐、食欲减退、体重减轻、发热。上消化道出血是最常见的症状,可表现为急性大出血,也可表现为慢性少量出血,临床上有呕血、黑便、贫血。腹痛性质与消化性溃疡相似。由于多数患者的瘤体巨大而可在上腹部扪及肿块,局部有压痛。如肿瘤位于胃远端,可出现胃出口梗阻。

三、转移途径

除局部浸润转移外,主要是血行转移,转移至肝者为多,占 15%～20%,转移至肺次之。淋巴结转移少见。

四、诊断

胃平滑肌肉瘤的临床表现没有特异性,常与胃癌和消化性溃疡相混淆,胃外型平滑肌肉瘤甚至在瘤体相当大的情况下仍然没有胃肠道症状。

(一)X 线钡餐检查

黏膜下型胃平滑肌肉瘤于胃腔内可见边缘整齐的球形或半球形充盈缺损,其中央常有典型的黏膜溃疡“脐样”龛影;浆膜下型仅可见胃壁受压及推移征象,胃壁黏膜完整,皱襞有拉平现象。胃底平滑肌肉瘤在胃泡内空气的对比下,可见半弧形软组织块影。通常将大小在 5 cm 以上、外形不规整、表面溃疡较大视为平滑肌肉瘤的特征。

(二)纤维胃镜检查

黏膜下型胃平滑肌肉瘤呈突向胃腔的肿瘤,半球形或结节状,边界较清楚,表面黏膜呈半透明状,中央有“脐凹”或溃疡,其周围黏膜可见“桥形”皱襞。肿瘤向胃壁浸润时,其边界不清,可见溃疡及粗大的黏膜皱襞,胃壁僵硬。活检往往不易取得肿瘤组织,应在溃疡边缘深层次取材或同一活检多次采取标本。局部肿瘤组织往往不能区别肿瘤的良、恶性,但其作用是排除胃癌,以做出胃平滑肌肿瘤的诊断。

(三)B 超检查

主要用于位置表浅的胃外型平滑肌肉瘤,肿瘤团块大,球形或分叶状,内部回声出现点片状强反射。

(四)CT 检查

具有很高的诊断价值,可清楚地显示肿瘤的位置、大小及与周围组织器官的相互关系。

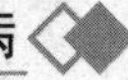

五、治疗

胃平滑肌肉瘤对化疗、放疗均不敏感，手术切除是唯一的治愈手段，手术的方式取决于肿瘤的大小和位置。总的原则是完全切除肿瘤，尽可能保留胃的容量。

（一）局部切除术

对瘤体较小者，做瘤体连同肿瘤边缘2～3 cm正常胃壁的楔形切除。胃体部的肿瘤可作袖形切除。局部切除标本应做冰冻切片病理检查，以确定是否为平滑肌肿瘤，排除腺癌或淋巴瘤，并了解切缘有无残留病变。

（二）胃部分切除或全胃切除

瘤体较大，尤其是邻近幽门或贲门者行楔形切除易导致切除边缘不足或术后狭窄、梗阻，需做远端或近端胃部分切除。多发性肿瘤，尤其是同时侵及胃窦和胃底的，或胃切除后复发者，需行全胃切除。

（三）扩大的胃切除术

肿瘤侵及邻近器官时应连同肿瘤和部分胃一并切除，这类患者一般预后不佳。转移至胃周或区域性淋巴结者少见，在胃切除时可同时切除胃周淋巴结，扩大的淋巴清除术没有必要。

对肝转移和复发病例，亦应积极手术切除转移和复发灶，有时仍可获得较长期生存。

六、预后

胃平滑肌肉瘤的预后远较胃癌为佳，肿瘤完全切除后的5年生存率超过50%，有邻近脏器受累者亦可达17%，生存期的长短与核分裂情况成反比。

（曹　明）

第七节　胃　腺　瘤

胃腺瘤亦称腺瘤性息肉，为最多见的胃良性肿瘤，约占良性肿瘤的3/4。

一、组织发生与病理

来源于胃黏膜上皮，在萎缩性胃炎、胃酸缺乏及恶性贫血患者中发生率较高。好发于胃窦部，多为单发，少数为多发，呈球形或半球形，表面光滑，常有蒂，基底边界清楚，瘤体色泽与周围胃黏膜相同。瘤体直径＞2 cm、宽蒂或无蒂，特别是基底宽度大于高度者均倾向恶变，当瘤体表面不光整而呈结节状、糜烂、溃疡甚或有菜花样改变，瘤体色泽较周围胃黏膜苍白者，常提示有癌变的可能。大体形态：①扁平腺瘤：为管状腺瘤，恶变率约10%；②乳头状（绒毛状）腺瘤，恶变率约40%。

WHO组织学分型：①乳头状（绒毛状）腺瘤；②管状腺瘤；③管状绒毛状腺瘤。

二、临床表现

可发生于任何年龄，以50～70岁为多见。较小的腺瘤可无任何症状，较大者可引起上腹部饱胀不适、隐痛、恶心。位于幽门管处的带蒂腺瘤可脱垂入十二指肠引起间歇发作性幽门梗阻，甚至导致胃十二指肠套叠。腺瘤表面黏膜可因糜烂、溃疡出血而引起间歇性或持续性黑便，临床表现酷似胃癌。

三、诊断

诊断主要依靠X线钡餐和胃镜检查。X线钡餐检查显示为直径1cm左右、形状规则、边界完整的圆形或半圆形充盈缺损，周围胃黏膜和胃壁蠕动正常，带蒂腺瘤推压时充盈缺损阴影可以移动。胃腺瘤常与隆起型早期胃癌相混淆，当腺瘤直径＞2cm，特别是其基底宽度大于高度，表面不光整而呈高低不平时，应首先考虑为恶性病变。胃镜检查不仅对腺瘤的部位、形态、大小及数目做出诊断，还可通过活组织检查明确有无恶变。

四、治疗

胃腺瘤有明显的恶变潜能，癌变率为9%～59%，一旦诊断明确，应积极予以手术切除。对瘤体较小或带有长而细蒂者可切开胃壁后将瘤体连同周围部分正常黏膜做楔形切除，也可采用经内镜电切术。对广基而瘤体较大者宜行胃次全切除术，对术中冰冻切片证实有癌变者按胃癌手术原则处理。

（孟　庚）

第八节　胃　　癌

胃癌是来源于胃黏膜上皮的恶性肿瘤，占胃恶性肿瘤的90%～95%。我国是胃癌的高发地，发病率居全身各种恶性肿瘤的第2位，消化道肿瘤的首位，年死亡率居各种恶性肿瘤的首位，而且目前仍呈上升趋势。

一、病因

（一）癌前期疾病与病变

胃癌的发生与胃的良性慢性疾病和胃黏膜上皮异型增生有关。

1.慢性萎缩性胃炎

慢性萎缩性胃炎由于胃酸低下或缺乏，有利于胃内细菌的繁殖，增加了胃内致癌物质的浓度。常伴有肠上皮化生，并可出现非典型增生，继而发生癌变。

2.胃息肉

腺瘤性息肉的癌变率为9%～59%，特别是直径超过2 cm者。增生性息肉是以胃黏膜上皮增生为主的炎性病变，很少恶变。

3.胃溃疡

虽可癌变，但恶变率并不高。以往不少被诊断为胃溃疡癌变的患者，其实是癌性溃疡，经药物治疗后症状暂时消失，甚至溃疡也能缩小、愈合，以致被误认为良性胃溃疡。

4.胃大部切除术后残胃

因良性病变行胃切除15～20年后残胃发生胃癌的危险性增加2～6倍；间隔时间越长，发病率越高。大多数病例发生在 Billroth Ⅱ式吻合术后。

5.胃巨皱襞症

癌变率约为10％。

6.恶性贫血

有恶性贫血者发生胃癌的风险较正常人高4倍。

7.胃黏膜上皮异型增生

胃黏膜上皮异型增生是主要的癌前病变。分轻度、中度和重度3级，重度异型增生易与高分化腺癌混淆。有重度异型增生者70％～80％的患者可能发展成胃癌。

(二)流行病学因素

1.幽门螺杆菌(*Helicobacterpylori*，Hp)感染

幽门螺杆菌是慢性活动性胃炎的病原菌和消化性溃疡的重要致病因子，还可能是胃癌的协同致癌因子，胃癌发病率与Hp感染率有平行关系。目前认为Hp感染是胃癌发病危险增加的标志，尤与肠型胃癌发病关系密切。Hp感染→慢性浅表性胃炎→慢性萎缩性胃炎→肠上皮化生及异型增生→肠型胃癌，此演变过程已经明确。

2.化学致癌物质

亚硝胺类化合物(N-亚硝基化合物)及多环芳香烃类化合物是强烈的致癌物质。

3.遗传因素

胃癌有家族集聚性。

4.饮食和环境因素

饮食习惯在胃癌发生中有重要影响。高盐饮食可损伤胃黏膜，对胃癌的发生与发展起促进作用，新鲜水果、蔬菜和牛奶富含维生素C和β胡萝卜素，可抑制胃内致癌物质形成、保护胃黏膜。外界环境因素如土壤、水质主要通过食物链进入人体对胃癌的发生产生影响。

5.微量元素

饮食中镍、铅含量增高与胃癌的发病率呈正相关；硒则能抑制某些致癌物质的致癌作用，血清硒的降低与胃癌的发病率呈正相关。

6.社会经济状况

流行病学调查发现，胃癌的发生和发展与社会经济状况有关，社会经济状况低的阶层胃癌发病率高、死亡率高。

(三)癌基因与抑癌基因

胃癌的发生和发展是化学、物理和生物等多种因素参与的多阶段、多步骤的演变过程，涉及多种癌基因与抑癌基因的异常改变，是多基因变异积累的结果。癌基因的激活和/或抑癌基因的失活使细胞生长发育失控、功能紊乱，最终导致细胞增殖和分化的失衡而形成肿瘤。

二、病理

(一)大体类型

1.早期胃癌

癌变局限于黏膜或黏膜下层者，不论病灶大小、有无淋巴结转移均为早期胃癌，近年又称为

Borrmann 0 型。早期胃癌主要见于胃的远端,肉眼形态分为三型。①Ⅰ型:隆起型,癌灶隆起高度大于正常黏膜2倍,突出胃黏膜表面5 mm以上。②Ⅱ型:浅表型,癌灶微隆与低陷在5 mm以内。有3个亚型:Ⅱa型浅表隆起型,癌灶隆起高度小于正常黏膜2倍,Ⅱb型浅表平坦型,Ⅱc浅表凹陷型,其中Ⅱc型最为常见。③Ⅲ型:凹陷型,病变从胃黏膜表面凹陷深度超过5 mm。此外还有混合型,即单个癌灶有1个以上的基本类型,如Ⅱa+Ⅱc,Ⅱa+Ⅱc+Ⅲ等。癌灶直径0.6～1.0 cm和<0.5 cm的早期胃癌分别称为小胃癌和微小胃癌。早期胃癌多中心性病灶不少见,占早期胃癌的6%～10%,这些病灶常是小胃癌或微小胃癌。早期胃癌的5年生存率在70%～95%,主要影响因素是淋巴结是否转移。

2.进展期胃癌

癌变超过黏膜下层,浸润达肌层或浆膜,又称中、晚期胃癌。一般把癌组织浸润肌层称为中期胃癌,超出肌层称为晚期胃癌。依据肿瘤在黏膜面的形态和胃壁内浸润方式,Borrmann分型法将其分为四型。①Borrmann Ⅰ型(结节蕈伞型):肿瘤呈结节、息肉状,表面可有浅溃疡,主要向胃腔内生长,切面边界清楚,生长慢,向深部组织浸润和转移较晚,此型最少见,预后佳。②Borrmann Ⅱ型(溃疡局限型):溃疡较深,边缘略隆起呈环堤样改变,肿块较局限,周围浸润不明显,切面边界清楚,易发生穿孔、出血,易向深部侵入淋巴管,此型最常见。③Borrmann Ⅲ型(溃疡浸润型):溃疡底较大,边缘不整齐,癌组织向周围及深部浸润明显,切面边界不清楚,此型较常见;④Borrmann Ⅳ型(弥漫浸润型):癌组织沿胃壁各层弥漫性浸润生长,胃壁增厚变硬,黏膜皱襞消失,有时伴浅溃疡,累及全胃时整个胃壁僵硬,胃腔狭窄,如皮革状,称皮革胃;恶性程度最高,发生淋巴转移早。全国胃癌协作组提出分为九型:结节蕈伞型、盘状蕈伞型、局部溃疡型、浸润溃疡型、局部浸润型、弥漫浸润型、表面扩散型、混合型和多发癌。进展期胃癌常有淋巴、远处转移或邻近组织器官的播散。

(二)组织学类型

1.WHO分型法

依据肿瘤的组织结构、细胞性状和分化程度分为如下类型。①乳头状腺癌:癌细胞常呈高柱状,形成大型腺管,表面有明显的乳头状突起,多数为早期癌;②管状腺癌:癌细胞呈低柱状或立方状,形成小型或较大腺管;③低分化腺癌:可呈髓样癌、单纯癌、硬癌和索状癌等结构,癌细胞以立方形为主,呈单层或多层排列,有形成不规则腺管或腺泡的倾向;④黏液细胞(印戒细胞)癌:癌细胞呈圆形,胞质内含不等量黏液,有些黏液量较多将核挤压于一侧,形成新月状或印戒状;⑤黏液腺癌:癌细胞产生大量黏液,排出细胞外在间质中聚集成黏液池,癌细胞可漂浮于大片黏液之中;⑥未分化癌:癌细胞呈卵圆形或多边形,弥漫成片,与恶性淋巴瘤相似,但有成巢或条索状排列的倾向;⑦特殊型癌,包括腺鳞癌、鳞状细胞癌、类癌、小细胞癌(神经内分泌癌)等。

2.芬兰Lauren分型法

将胃癌分为两型:肠型和弥漫型,这种分类法具有流行病学特点,有助于判断预后。①肠型胃癌:为胃癌高发地区主要的组织形态,多见于老年,往往有较长期的癌前病变过程,以胃窦和贲门居多,局限生长,边界清楚,分化好,恶性程度较低,预后较好;②弥漫型胃癌:为胃癌低发病率地区主要的组织形态,多见于青中年,以胃体居多,浸润生长,边界不清,分化差,恶性程度较高,淋巴结侵犯和腹腔内转移更常见,预后不良。

3.Ming生长方式分型

(1)膨胀型:癌细胞聚集成团块状,膨胀式生长,与周围组织界限比较清楚,多为分化高的腺癌。

(2)浸润型:癌细胞散在生长或呈条索状向周围浸润,与周围组织分界不清,以分化差的癌多见。

(3)中间型:难以划分膨胀型或浸润型,或两种类型并存于同一肿瘤。膨胀型预后最佳,中间型次之,浸润型最差。

(三)癌肿部位

胃癌好发于胃窦和幽门部,约占50%。发生在贲门部和胃食管连接部者近年来呈明显上升趋势。10%~15%的胃癌呈弥漫型(皮革胃),小弯部较大弯部常见。

三、临床表现

(一)症状

早期胃癌多无明显症状,随病情发展可出现一些非特异性上消化道症状,类似胃炎或胃溃疡,包括上腹部饱胀不适或隐痛、消化不良、反酸、嗳气、恶心,偶有呕吐、黑便等。进展期胃癌除上述症状外,还可发生梗阻及上消化道出血。病灶位于贲门部可发生进行性吞咽困难。病灶位于幽门部可出现幽门梗阻症状,表现为食后上腹部饱胀、呕吐宿食。上消化道出血的发生率约为30%,表现为黑便或呕血,多数为慢性小量出血,可自行停止,但多有反复出血,大出血的发生率为7%~9%,但有大出血并不意味着肿瘤已属晚期。胃癌常伴有胃酸低下或缺乏,约有10%患者出现腹泻,多为稀便,每天2~4次。多数进展期胃癌有厌食、消瘦、乏力等全身症状,严重者常伴有贫血、下肢水肿、发热、恶病质等。上腹部疼痛和体重下降是最常见的症状,发生率可达95%和62%,肿瘤侵及胰腺或后腹壁腹腔神经丛时出现上腹部持续性剧痛并可放射至腰背部,贲门或食管胃连接部肿瘤可有胸骨后或心前区疼痛。约10%的患者就诊时已有转移性症状,包括锁骨上或盆腔淋巴结肿大、腹水、黄疸或肝大。

(二)体征

早期胃癌多无明显体征,大多数体征是中、晚期胃癌的表现。部分患者上腹部有轻度压痛,位于幽门窦或胃体的进展期胃癌有时可扪及肿块,常呈结节状,质地硬。肿瘤浸润邻近脏器或组织时,肿块常固定,不能推动,提示手术切除可能性小。女性患者于中下腹部扪及可推动的肿块常提示为Krukenberg瘤可能。发生肝转移时,有时能在大的肝脏中触及结节状肿块。肝十二指肠韧带、胰十二指肠后淋巴结转移或原发灶直接浸润压迫胆总管时,可出现梗阻性黄疸。有幽门梗阻者上腹部可见胃蠕动波并可闻及震水音。胃癌经肝圆韧带转移至脐部时在脐孔处可触及质硬结节,经胸导管转移可出现左锁骨上淋巴结肿大。晚期胃癌有盆腔种植时直肠指检于膀胱(子宫)直肠窝内可触及结节,有腹膜转移时出现腹水。小肠或系膜转移使肠腔缩窄、胃癌腹膜腔播散造成肠道粘连可导致部分或完全性肠梗阻,溃疡型癌穿孔可导致弥漫性腹膜炎,亦可浸润邻近空腔脏器形成内瘘。以上各种体征大多提示肿瘤已属晚期,往往已丧失治愈机会。

(三)发展与转归

胃癌一经发生,癌细胞即不断增殖并向周围组织浸润扩展或向远处播散转移,引起全身组织器官的衰竭而导致死亡。进展期胃癌的自然病程为3~6年,其发展的快慢主要取决于肿瘤的生物学行为及患者的免疫状态。一般来说,肿瘤呈团块状浸润或膨胀性生长者,淋巴结转移率较低,机体的免疫功能较强;而肿瘤呈浸润性生长者,淋巴结转移率较高,癌周免疫活性细胞反应不明显。因此,胃癌的转归与其类型、生物学行为、机体的免疫功能以及治疗方法等因素密切相关。

四、转移途径

(一)直接浸润

指肿瘤细胞沿组织间隙向四周的扩散,是胃癌扩散的主要方式之一。

(1)癌细胞最初局限于黏膜层,逐渐向纵深浸润发展,穿破浆膜后,直接侵犯大小网膜、肝、胰、横结肠、脾、腹壁等邻近组织脏器,是肿瘤切除困难和不能切除的主要原因。胃癌的浸润深度与预后关系密切。

(2)癌组织突破黏膜肌层侵入黏膜下层后,可沿黏膜下淋巴网和组织间隙向周围直接蔓延,直接蔓延部位与胃癌部位有关。由于胃贲门和食管的黏膜下淋巴管相通,贲门胃底癌常向上侵及食管引起吞咽困难,浸润距离可达 6 cm。胃窦部癌向十二指肠蔓延主要是经由肌肉层直接浸润或经由浆膜下层淋巴管,因此胃癌浸润至十二指肠的病例较少见,而且大多不超过幽门下 3 cm。

(3)胃癌向胃壁浸润时,可侵入血管、淋巴管,形成癌栓。淋巴管有癌栓形成易有淋巴结转移,血管有癌栓形成易引起器官转移。

(二)淋巴转移

淋巴转移是指肿瘤细胞通过淋巴管向外播散的过程,是胃癌的主要转移途径。胃癌的浸润深度与淋巴结转移频度有明显的正相关关系,早期胃癌的淋巴结转移率为 3.3%～34%,多在 10%左右;进展期胃癌的淋巴结转移率至 48%～89%,其中第 1 站淋巴结转移占 74%～88%,有第 2 站以上淋巴结转移的为 10%～20%。淋巴结转移的部位和程度与胃癌的部位、大小及组织学类别都有关系。

胃癌的淋巴结转移是以淋巴引流方向、动脉分支次序为分站的原则,并在此基础上根据原发肿瘤的不同部位,从胃壁开始由近及远将胃的区域淋巴结进行分组分站。胃癌细胞一般由原发部位经淋巴管网向紧贴胃壁的局部第 1 站淋巴结转移;进一步可伴随支配胃的血管,沿血管周围淋巴结向心性转移,为第2 站转移;然后再向更远的第 3、4 站转移。转移率由近至远依次递减,最后汇集至腹主动脉周围,习惯上用 N_1、N_2、N_3、N_4 表示。淋巴转移既可是如上述的逐步转移,亦可有跳跃式转移,即第 1 站无转移而第 2 站有转移或未经过第 2 站就直接转移到了第 3、4 站。恶性程度较高或较晚期的胃癌可经胸导管转移到左锁骨上淋巴结(Virchow 淋巴结),或经肝圆韧带转移到脐周淋巴结(Sister MaryJoseph 淋巴结)。进展期胃癌的胃周淋巴结转移与预后显著相关。

将胃大、小弯各 3 等分,连接其相应点,可将胃分成 3 区,即上区(胃底贲门,C 或 U)、中区(胃体,M)和下区(胃窦,A 或 L),食管和十二指肠分别以 E、D 表示。胃癌浸润仅限于 1 区者分别以 C、M、A 表示,如癌浸润 2 个分区或 2 个分区以上则以主要部位在前,次要部位在后表示,如 AM、MC 或 MAC;贲门癌累及食管下端时以 CE 表示,胃窦癌累及十二指肠则以 AD 表示。

(三)血行转移

血行转移是指癌组织浸润破坏局部血管,癌细胞进入血流向远处播散形成新的肿瘤病灶的过程。胃癌晚期常发生血行转移。以肝转移最多见,主要是通过门静脉转移。其他依次为肺、胰、肾上腺、骨、肾、脑、脾、皮肤、甲状腺、扁桃体及乳腺。

(四)腹膜种植性转移

癌细胞穿破浆膜后,游离的癌细胞可脱落、种植于腹膜及其他脏器的浆膜面形成种植性转移，广泛播散可形成血性腹水。累及器官依次为卵巢、膈肌、肠、腹膜壁层、胆道，盆腔种植为8.6%。癌细胞腹膜种植或血行转移至卵巢称为Krukenberg瘤，可为黏液细胞癌、低分化腺癌或管状腺癌，往往为双侧性。癌细胞脱落至直肠前窝(Douglas窝)，直肠指检可触及肿块。

五、诊断

早期发现、早期诊断、早期治疗是提高胃癌治疗效果的关键。但胃癌的早期诊断困难，85%～90%的病例一经确诊即属中、晚期胃癌。

(一)X线钡餐检查

X线钡餐检查是胃癌早期诊断的主要手段之一，具有重要的定位和定性诊断价值，可以确定病灶的位置、形态、浸润范围，有助于术前评估手术切除的范围和术式。

1.早期胃癌

X线气钡双重对比造影可观察胃黏膜微细改变，包括局限性隆起、胃小区和胃小凹的破坏消失、浅在龛影、周围黏膜中断和纠集等。早期胃癌的X线表现可分为四型：①隆起型(Ⅰ型)，肿瘤向腔内凸起形成充盈缺损，外形不整齐；②浅表型(Ⅱ型)，X线表现为不规则的轻微隆起或凹陷，包括浅表隆起型(Ⅱa)、浅表平坦型(Ⅱb)、浅表凹陷型(Ⅱc)3个亚型；③凹陷型(Ⅲ型)，肿瘤呈浅溃疡改变，X线表现为大小不等的不规则龛影，边缘呈锯齿状；④混合型。

2.进展期胃癌

可表现为不规则充盈缺损或腔内龛影、黏膜中断、破坏、胃腔狭窄、胃壁僵硬、蠕动消失。进展期胃癌的X线表现与大体病理分型有密切关系，大致可分为4种类型：①增生型，肿瘤呈巨块状，向腔内生长为主，X线表现为不规则充盈缺损、病灶边缘多清楚、胃壁僵硬蠕动差；②浸润型，肿瘤沿胃壁浸润生长，X线表现为黏膜紊乱、破坏，胃腔狭窄、胃壁僵硬蠕动消失，严重者呈皮革胃改变；③溃疡型，肿瘤向胃壁生长，中心坏死形成溃疡，X线表现为不规则腔内龛影；④混合型。

(二)纤维胃镜检查

纤维胃镜检查是目前胃癌定性诊断最准确有效的方法，可直接观察黏膜色泽改变，局部黏膜隆起、凹陷和糜烂，肿块或溃疡的部位、范围和大体形态，胃的扩张度等。多点取材与组织学检查联合应用，可使诊断准确率达95%。对病变的定位不如X线钡餐精确。

(三)超声诊断

1.腹部B超

随着饮水充盈胃腔方法及胃超声显像液的应用，B超用于胃癌的诊断日益受到重视。B超将胃壁结构分为5层，可显示胃壁增厚、隆起、蠕动减缓甚至消失，肿瘤低回声或等回声，局部黏膜中断，并判断肿瘤对胃壁浸润的深度和广度；对胃外肿块可在其表面见到增厚的胃壁，对黏膜下肿块则在其表面见到1～3层胃壁结构，可鉴别胃平滑肌肿瘤；可判断胃癌的胃外侵犯及肝、淋巴结的转移情况。

2.胃镜超声检查

在观察内镜原有图像的同时，又能观察到胃壁各层次和胃邻近脏器的超声图像，判断胃壁浸润的深度以及邻近器官受侵和淋巴结转移情况。同时也能在超声引导下通过胃镜进行深层组织和胃外脏器穿刺，达到组织细胞学诊断及明确胃周围肿大淋巴结有无转移的目的，有助于胃癌的术前临床分期(cTNM)。胃镜超声对胃癌T分期的准确率为80%～90%，N分期为65%～70%，与分子生物学、免疫组化、胃癌组织血管计数等技术相结合，对胃癌的分期诊断及恶性度可进行综合判断。

(四)CT 检查

CT 诊断胃癌的最常见征象是胃壁增厚、肿块,并可显示肿瘤累及胃壁的范围和浸润深度、邻近组织器官侵犯以及有无转移等。胃壁增厚的范围为 0.5～4 cm,超过 2 cm 可确定为恶性。CT 检查能准确分辨直径＞1cm 的淋巴结、直径＞2 cm 的肝脏病变和受侵的邻近组织器官。几乎所有的胃癌患者都可以进行此项检查,对术前判断肿瘤能否切除有重要价值。根据 CT 所见可将胃癌分为 4 期:①Ⅰ期,腔内肿块,无胃壁增厚;②Ⅱ期,胃壁增厚超过 1 cm,无直接扩散和转移征象;③Ⅲ期,胃壁增厚,伴有直接扩散至胃周围脂肪层或邻近脏器,局部有或无淋巴结肿大,无远处转移;④Ⅳ期,有远处转移。CT 所见胃癌淋巴结可分为 3 组。①1 组:贲门旁,胃大小弯,幽门上下。②2 组:脾门,脾动脉,肝总动脉,胃左动脉。③3 组:腹腔动脉旁,腹主动脉和肠系膜血管根部。第 3 组淋巴结累及时,手术不能根治。

六、治疗

治疗原则:①根治性手术切除是目前唯一有可能治愈胃癌的方法,诊断一旦确立,只要患者全身及局部解剖条件许可,应争取及早手术治疗;②中晚期胃癌由于存在亚临床转移灶而有较高的复发及转移率,必须积极地辅以术前、后的化疗、放疗及生物治疗等综合治疗以提高疗效;综合治疗方法应根据病期、肿瘤的生物学特性以及患者的全身状况综合考虑,选择应用;③如病期较晚或心、肺、肾等主要脏器有严重合并症而不能根治性切除,应视具体情况争取做原发灶的姑息性切除,以利进行综合治疗;④对无法切除的晚期胃癌,应积极采用综合治疗,多能取得改善症状、延长生命的效果;⑤应根据局部病灶特点及全身状况,按照胃癌的分期及个体化原则制定治疗方案。

综合治疗方案选择原则。①早期胃癌:无淋巴结转移的早期胃癌(Ⅰa 期),原发病灶切除后一般不需辅助治疗;有淋巴结转移者须行辅助化疗;②进展期胃癌:争取做根治性切除手术;对临床估计为Ⅲ期,尤其肿瘤较大、细胞分化较差者可行术前化疗或放疗,以提高手术切除率和术后疗效;所有进展期胃癌,尤其是浆膜面有明显浸润者应行术中腹腔内化疗;所有进展期胃癌,无论根治性切除或姑息性切除,术后均应进行辅助化疗;有条件者可对已做根治切除的Ⅱ、Ⅲ期胃癌行术中放疗;行姑息性切除者可于残留癌灶处以银夹标记定位,术后局部放疗。

(一)外科治疗

外科手术是治疗胃癌的主要手段,根据切除肿瘤的程度分为根治性手术和姑息性手术。根据病灶的位置、大小、大体形态选择合理的手术方式,施行彻底的淋巴结清除是提高疗效的重要环节。手术范围包括整块切除原发肿瘤和超越已有转移站别的淋巴结清除,根治程度取决于胃及其周围淋巴结的切除范围。胃切除和淋巴结清除范围以 D(dissection)表示,可分为 D_0～D_4 共 5 级:D_0 指姑息性手术,未能完全切除胃周淋巴结;D_1 表示完全切除胃周第 1 站淋巴结;D_2 表示完全切除第 2 站淋巴结;D_3 表示完全切除第 3 站淋巴结;D_4 是在 D_3 的基础上切除腹主动脉旁淋巴结;D_n 切除表示根据原发肿瘤的部位切除相应站别的淋巴结。

1.手术指征、术式选择

(1)手术指征:凡临床检查无明显转移征象,各重要脏器无明显器质性病变,估计全身营养状态、免疫功能能耐受麻醉和手术者,均应考虑根治性手术。即使有远处转移,但患者伴有梗阻、出血、穿孔等严重并发症而一般情况尚能耐受手术者,亦应进行姑息性切除,以缓解症状、减轻痛苦。但对于无梗阻、出血而有锁骨上和腹股沟淋巴结肿大、广泛的肝转移、脐周淋巴结肿大、盆腔包块等患者不应手术探查。

(2)早期胃癌的术式选择:①胃切除范围,早期胃癌手术治疗的复发率为2.7%~9%,其中切缘有癌残留为失败原因之一。由于早期胃癌在开腹探查时胃浆膜面无病灶可见,而且病灶微小或浅表,术者常无法扪摸清楚病灶的部位及范围,因此需手术前用胃镜行色素涂布或于胃壁内注射色素加以标记,或胃镜检查仔细描述病灶大小以及病灶上、下缘距贲门、幽门的距离,以供术者作为确定切除线的依据。一般对分化型癌要求切缘距病灶至少 3 cm,未分化癌 5 cm。如疑有多发癌或浅表扩散型早期胃癌可能者,应做冰冻切片检查,以确保切缘无癌残留。②淋巴结清除范围,由于术时较难确定有无局部淋巴结转移,多数学者认为早期胃癌应做 D_2 根治术,但亦可根据病灶情况做恰当的改良,对仅浸润黏膜层早期胃窦部癌,做以胃左动脉干淋巴结清除为中心的选择性 D_2 根治术已足够。

(3)进展期胃癌的术式选择:①胃切除范围,贲门癌行近端胃次全切除时,下切缘距肿瘤边缘至少5 cm处断胃,上切缘切除 4~5 cm 食管下段,如癌累及食管下端,则应在肿瘤上缘 5 cm 处切断食管。幽门部癌行远端胃次全切除时,上切缘距肿瘤上方至少 5 cm 处断胃,下切缘应切除 3~4 cm 十二指肠。病灶浸润范围超过 2 个分区、皮革胃、贲门癌累及胃体或有远隔部位淋巴结转移者,如贲门癌有幽门上淋巴结转移、幽门部癌有贲门旁淋巴结转移均为全胃切除指征。②淋巴结清除范围,进展期胃癌至少应做 D_2 根治术。凡有 N_3 转移者应做 D_3 以上根治术,包括结扎切断腹腔动脉以彻底清除其周围淋巴结的 Appleby 式手术。

2.根治性手术

根治性手术是指将原发肿瘤连同转移淋巴结及受浸润的周围组织一并切除,从而有可能治愈的切除手术。根治的标准包括 3 个方面:远近切缘无肿瘤残留;淋巴结清除超越已有转移的淋巴结站别(D>N);邻近组织器官无肿瘤残留。

(1)远端胃次全切除术:胃下区及部分病灶较小的胃体远端癌适于做远端胃次全切除术。上腹正中切口,进入腹腔后先探查肝脏、盆腔有无转移或种植灶,最后探查原发灶及区域淋巴结情况。手术步骤:自横结肠缘分离大网膜、结肠系膜前叶及胰腺包膜至胰腺上缘,探查、清除 No15、14 组淋巴结;根部切断结扎胃网膜右动、静脉,清除 No6 幽门下淋巴结、No4d 胃大弯淋巴结;分离结肠肝曲,Kocher 切口切开十二指肠降部外侧腹膜,将十二指肠、胰头内翻,显露下腔静脉,清除 No13 胰头后淋巴结;切开脾结肠韧带,切断结扎胃网膜左动、静脉,分离脾胃韧带,切断结扎最后 2~3 支胃短动脉,清除 No4s 胃大弯淋巴结;显露脾门,沿胰尾上缘探查脾动脉周围,如有 No10 脾门淋巴结、No11 脾动脉干淋巴结肿大则一并清除;于幽门下 3~4 cm 切断十二指肠,近肝缘切开肝十二指肠韧带前叶及小网膜,清除肝固有动脉及胆总管旁脂肪、淋巴结 No12,根部切断结扎胃右动、静脉,清除 No5 幽门上淋巴结,沿肝固有动脉表面显露肝总动脉,清除 No8 肝总动脉旁淋巴结向左直达腹腔动脉周围;自贲门右侧向下沿胃小弯清除脂肪及 No1、3 组淋巴结至肿瘤上方 5 cm 处;根部结扎切断胃左动、静脉,清除 No7 胃左动脉干淋巴结、No9 腹腔干周围淋巴结;于肿瘤上方 5 cm 处切断胃,以 28 mm 管状吻合器做胃十二指肠端侧吻合,如肿瘤巨大胃切除范围广做 Billroth Ⅰ 式有困难时则宜行 Roux-en-Y 吻合。

(2)近端胃次全切除术:胃底贲门部癌病灶大小未超过 1 个分区者、小弯侧上 1/3 癌适于做近端胃次全切除术。一般以胸腹联合切口为首选手术径路,优点:①先在腹部做小切口探查腹部情况,如腹腔内已有广泛转移而不适于手术,可免除开胸;②手术野暴露良好,有利于病灶及淋巴结的彻底清除；③可切除足够的食管下段，减少切缘阳性的危险性。对病灶较小、未累及食管下段或因年迈伴有心肺功能不全者可考虑经腹手术，暴露不满意时可切除剑突甚或劈开胸骨。手术步骤：切开膈肌，游离食管下段，切断迷走神经前、后干，清除 No110 食管旁淋巴结；分离大网膜及结肠系膜前叶，探查、清除 No15、14 组淋巴结，显露胃网膜右动、静脉，沿大弯向左切开大网膜至肿瘤下缘 5 cm 处；近肝缘切开小网膜、右胃膈韧带及部分膈脚，清除 No1 贲门右淋巴结及 No3 胃小弯淋巴结，胃右动脉旁如无肿大淋巴结可予保留，沿小弯远端向近端分离小网膜至肿瘤下缘 5 cm 处；提起食管下段，切开左侧胃膈韧带、部分膈脚及脾胃韧带，切断结扎胃短动脉、胃网膜左动、静脉，游离胃上部大弯侧，清除 No2 贲门左淋巴结及 No4 胃大弯淋巴结；将已游离的胃、大网膜及结肠系膜前叶上翻，分离胰包膜至胰腺上缘，结扎切断胃后动脉，清除 No10 脾门淋巴结、No11 脾动脉周围淋巴结；于肿瘤上方 5 cm 切断食管，将近端胃向下翻，根部结扎切断胃左动、静脉，清除 No7 胃左动脉干淋巴结、No8 肝总动脉旁淋巴结及 No9 腹腔干周围淋巴结；于肿瘤下方 5 cm 切断胃，以 28 mm 管状吻合器做食管胃端侧吻合。近端胃大部切除的操作程序基本上同远端胃大部切除术，但保留远端胃及胃网膜右动、静脉，清除贲门左、脾门及脾动脉旁淋巴结。由于贲门癌浸润食管下端远远超过幽门部癌浸润至十二指肠，故宜于肿瘤上方 5 cm 处切断食管做胃食管端侧吻合术。

(3)全胃切除术：胃体部癌、癌侵及两个分区、皮革胃或下区癌有贲门旁淋巴结转移、上区癌有幽门上下淋巴结转移者均适于做全胃切除术。手术径路以胸腹联合切口暴露较好，操作方便。手术步骤：胃中、下部游离与淋巴结清除的步骤及方法同远端胃次全切除术，十二指肠于幽门下 3～4 cm 切断关闭；游离食管下段、贲门小弯侧、胃上部大弯侧及淋巴结清除同近端胃次全切除术；食管空肠端侧吻合完成消化道重建。当病灶直接侵及脾、胰实质或胰上淋巴结、脾动脉干淋巴结与胰实质融合成团而无法彻底清除时，则做全胃合并脾、胰体尾切除。

全胃切除后消化道重建的种类繁多，理想的消化道重建方式应达到以下功能：①代胃有较好的储存功能，使食糜不过早地排入空肠；②重建消化道尽量接近正常的生理通道；③防止十二指肠液的返流，减少返流性食管炎的发生；④保持较好的营养状况和生活质量；⑤手术安全、简便，手术死亡率低。各种重建的术式各有利弊。Roux-en-Y 吻合减少了十二指肠液返流，但储存功能较差；食管空肠袢式吻合操作简单，但十二指肠液返流发生率较高；双腔、三腔肠管代胃改善了食物的储存功能，但操作复杂、手术时间长。术者宜根据患者的具体情况，在术时选择合适的重建方法。

(4)Appleby 手术：是将腹腔动脉根部结扎后清除全部第 2 站淋巴结，连同全胃、脾、胰体尾部整块切除的根治性手术。手术操作与全胃切除合并脾、胰体尾切除术相似，所不同的是根部切断结扎腹腔动脉后可更彻底地清除腹腔动脉周围的淋巴结，并连同原发灶做整块切除。切断腹腔动脉后肝脏的血供全靠来自肠系膜上动脉的胰十二指肠前下动脉和后上动脉与胃十二指肠动脉吻合后的动脉弓供应肝固有动脉血液，因此在手术时必须确认胃十二指肠动脉并仔细保护免受损伤，肝总动脉必须在胃十二指肠动脉的左侧切断结扎。上述侧支循环的供血量常低于肝总动脉，术后易导致胆囊坏死，故行此术时常规做胆囊切除术。切除后的消化道重建同全胃切除术。肝硬化肝功能明显不全者不宜做此手术。

(5)胃癌合并受累脏器联合切除术：适用于肿瘤直接浸润邻近脏器或为了彻底清除转移淋巴结而需将邻近脏器合并切除者。60%以上是为清除脾动脉周围及脾门淋巴结而合并胰体、尾及脾切除的扩大根治术。由于脾的免疫功能因而丧失，对无明确脾门淋巴结转移者，做合并胰体、尾及脾切除的扩大根治术应持慎重态度。对胃癌直接浸润食管下端、横结肠、肝、胰等邻近脏器但无远处转移征象者，一般均主张积极将受累脏器合并切除。

(6)腹主动脉旁淋巴结清除术：癌肿已浸润至浆膜外或浸润至周围脏器伴第 2、3 站淋巴结明显转移者适于做此手术。手术步骤：切除大网膜及结肠系膜前叶至胰腺下缘，清除 No15 结肠中动脉周围淋巴结、No14 肠系膜上动静脉根部淋巴结；切断结扎胃网膜右动、静脉，清除 No4d 胃大弯淋巴结、No6 幽门下淋巴结；十二指肠降部外侧做 Kocher 切口，将十二指肠、胰头内翻，清除 No13 胰头后淋巴结，显露下腔静脉、腹主动脉，将结肠肝曲牵向左下，显露肠系膜下动脉，向上清除 $No16b_1$ 淋巴结；切除小网膜，清除 No12、No5、No7、No8、No9、No1、No3 淋巴结；游离食管下段，切开左侧胃膈韧带，切断腹段食管，清除 No2 贲门左淋巴结，切开脾胃韧带，切断结扎胃短动脉及胃网膜左动、静脉，清除 No4s、No19、No20 和 $No16a_1$ 淋巴结；将结肠系膜前叶及胰包膜分离至胰腺上缘，显露脾动脉，由脾门向右沿脾动脉清除 No10、No11 淋巴结至腹腔动脉根部；沿脾动脉根部下缘向右分离显露肝总动脉根部下缘，游离胰腺背侧，自脾动脉及肝总动脉根部下缘沿腹主动脉前向下分离至肠系膜上动脉及左肾静脉上缘，清除 $No16a_2$ 淋巴结；切断十二指肠，将全胃及 4 站淋巴结全部切除，消化道重建同全胃切除术。本术式称 D_4 手术，日本学者报告伴有腹主动脉周围淋巴结转移者行 D_4 手术后的 5 年生存率可至 10%～20%。但 D_4 手术创伤大、手术时间长、术后并发症多，而且临床实践证明有第 4 站淋巴结转移者其 5 年生存率难以达到 20%的良好效果，因此选择 D_4 手术应持慎重态度。

3.姑息性手术

主要指姑息性切除，是仅切除原发病灶和部分转移病灶，尚有肿瘤残留的切除手术。

胃癌可因局部浸润、腹膜播散、远处淋巴结转移或血道播散而失去根治性手术的机会，只能做姑息性切除手术以缓解症状，防止或减少出血、穿孔、梗阻等严重并发症的发生。姑息性切除能减轻机体的肿瘤负荷，有利于提高术后化疗、生物治疗等综合治疗的疗效，有助于改善生活质量、延长生存时间。因此，除患者一般情况差不能耐受手术探查外，只要原发病灶局部解剖条件许可，应尽量做姑息性切除术。姑息性切除的原则：对患者的手术创伤愈小愈好；胃切除线不强求距肿瘤边缘 5 cm 以上，但也不可在切缘有明显的癌残留；淋巴结一般只清除胃周的 N_1 淋巴结，对明显肿大而切除又无困难的 N_2 淋巴结亦可予以摘除；切除后的消化道重建尽量采取简便易行的吻合方法，切忌手术时间冗长、复杂的重建方法；对姑息性全胃切除术应持慎重态度。对癌灶位于幽门部引起幽门梗阻者，如不能姑息性切除，可行胃-空肠吻合术缓解梗阻症状，可适当延长患者的生存时间。对梗阻性胃上部癌伴有转移者，可采用放置食管内支架或内镜激光治疗，也可采用空肠造瘘术，食管-空肠短路手术很少采用。

4.内镜手术

主要适用于无淋巴结转移的早期胃癌，手术方式包括内镜高频电切术、内镜剥离活检术、内镜双套息肉样切除术、局部注射加高频电切术等。由于癌组织的浸润深度和有无局部淋巴结转移难以估计，必须严格掌握指征：①隆起型、浅表隆起型、浅表平坦型，病灶未侵及黏膜肌层、直径＜2 cm 的高分化黏膜内早期胃癌；②浅表凹陷型，病灶未侵及黏膜肌层、＜1 cm 的中分化黏膜内早期胃癌；③浅表凹陷型，病灶未侵及黏膜肌层、＜0.5 cm 的低分化早期胃癌；④因年老体弱不愿意接受手术或伴有心、肺、肝、肾严重的器质性疾病不能耐受手术者。

5.腹腔镜手术

(1)腹腔镜胃局部切除术：适用于位于胃前壁＜2 cm 的早期胃癌。经胃镜将癌灶部胃悬吊后，插入腹腔镜自动切割缝合器切除病灶及其周围部分正常胃壁。优点为手术创伤小、失血少、恢复快、并发症少、术后生活质量高，但其远期疗效有待进一步证实。

(2)腹腔镜胃癌根治术：腹腔镜消化道肿瘤根治是目前腹腔镜技术领域中的热点问题，许多外科学者进行了腹腔镜手术治疗恶性胃肠道肿瘤的探索。腹腔镜胃癌根治术操作复杂，无论是游离胃体、清扫淋巴结、切除标本还是消化道重建，操作步骤及操作平面都较多，整个手术操作没有单一的间隙，需要多层面跳跃进行，使手术难度增加。而且目前有关腹腔镜胃癌根治术的研究均为小样本、非随机的短期试验，有待开展大宗病例的随机临床试验。

(二)化学治疗

化疗作为综合治疗的重要组成部分，是胃癌治疗的重要手段之一。

1.术前化疗(新辅助化疗)

对病期较晚的进展期胃癌，术前化疗可使肿瘤缩小，癌灶局限，消灭亚临床转移灶，增加手术切除率，减少术中播散和术后复发，提高手术治疗效果，延长生存期。

2.术中化疗

手术操作可能使癌细胞逸入血液循环而导致血道播散，浸润至浆膜或浆膜外的癌细胞易脱落而引起种植性播散，手术过程中被切断脉管内的癌栓随淋巴液和血液溢入腹腔内可造成腹膜种植，术中化疗为防止医源性播散的重要措施之一。常用药物为 MMC 20 mg 静脉注射，次日再静脉注射 MMC 10 mg。

消灭腹腔内脱落的癌细胞已成为进展期胃癌外科治疗的重要环节，为达此目的术中应进行腹腔内化疗。术中持续高温腹腔灌注化疗是近年来开展的新方法，利用腹腔灌洗、热效应及化疗药物作用杀灭腹腔内残存癌细胞，以预防或减少腹膜转移，具有控制腹水、减少局部复发和延长生存期的作用。

(1)CHpP 的主要作用机制为：①与正常细胞相比，肿瘤细胞的热耐受性差；②腹腔化疗造成腹腔及门静脉药物高浓度，药物浓度越高，抗癌作用越强；③热疗与化疗药物有协同作用，可以增加肿瘤细胞对化疗药物的敏感性；④腹腔灌洗对腹腔内游离癌细胞具有机械性清除作用。

(2)CHpP 的适应证：癌肿浸润至浆膜或浆膜外和/或伴有腹膜播散；术后腹膜复发，或伴有癌性腹水。

(3)CHpP 的灌洗液温度：输入温度 44～45 ℃，腹腔内温度 42～43 ℃，输出温度 40～42 ℃。持续灌洗时间为 60～90 分钟。

(4)常用化疗药物：MMC 20 mg/m^2，DDP 200 mg/m^2。

3.术后化疗

术后辅助化疗是胃癌最常采用的综合治疗方法，有淋巴结转移的早期胃癌和所有进展期胃癌术后均应做辅助化疗。一般于手术后 4 周开始，1～2 年内给 3～4 个疗程化疗。术后化疗多采用联合化疗，联合化疗方案的种类繁多，常用的有 FAM、EAP 及 FLP 方案。

(1)FAM 方案：5-FU 500 mg/m^2 静脉滴注，第 1、8、29、36 天；ADM 30 mg/m^2 静脉注射，第 1、29 天；MMC 10 mg/m^2 静脉注射，第 1 天；6 周为 1 个疗程，ADM 总量不超过 550 mg。

(2)EAP 方案：ADM 20 mg/m^2 静脉注射，第 1、7 天；Vp-16 100 mg/m^2 静脉滴注，第 4～6 天；DDP 40 mg/m^2 水化静脉滴注，第 2、8 天；3 周为 1 周期，3 周期为 1 个疗程；EPA 方案疗效较好，但毒性反应明显。

(3)FLP 方案：CF 200 mg/m^2 静脉注射，第 1～5 天；5-FU 500 mg/m^2 静脉滴注，第 1～5 天；

DDP 30 mg/m^2 水化静脉滴注，第 3～5 天；3 周为 1 周期，3 周期为 1 个疗程。联合化疗既可用于术后辅助治疗，亦可用于不能切除及术后复发转移胃癌的姑息性化疗。

4.晚期胃癌化疗

对无法切除的晚期胃癌采用以化疗为主的综合治疗，可以缓解或减轻症状、改善生活质量、延长生存期。

（三）放射治疗

放射治疗是进展期胃癌的治疗手段之一，目的在于减少术后局部复发。

1.适应证及禁忌证

未分化癌、低分化癌、管状腺癌、乳头状腺癌均对放疗有一定敏感性；癌灶小而浅在、无溃疡者效果最好，可使肿瘤完全消退；有溃疡者亦可放疗，但肿瘤完全消退者少见。黏液腺癌及印戒细胞癌对放疗耐受，为放射治疗禁忌证。

2.术前放疗

进展期胃癌病灶直径＜6 cm 者适宜术前放疗，＞10 cm 者则不宜。术前放疗剂量以每 4 周 40 Gy 为宜，可使 60％以上患者原发肿瘤有不同程度的缩小，手术切除率、生存率提高，局部复发率降低。术前放疗与手术的间隔以 2 周为宜，最迟不超过 3 周。

3.术中放疗

术中放疗的适应证：①Ⅱ、Ⅲ期胃癌原发灶已切除；②无腹膜及肝转移；③淋巴结转移在 2 站以内；④原发灶侵及浆膜面或累及胰腺。剂量以一次性照射 20～30 Gy 为宜，能减少术后局部复发和远处转移，提高生存率。

4.术后放疗

术后放疗一般不作为胃癌的常规辅助治疗手段，但对姑息性切除者，应在癌残留处以银夹标记定位，术后经病理证实其组织学类型非黏液腺癌或印戒细胞癌者可行局部补充放疗。剂量一般为每 5 周 50 Gy，因应用较少，疗效无法肯定。

（四）生物治疗

生物治疗的适应证包括：①胃癌根治术后适合全身应用免疫刺激剂；②不能切除或姑息切除的病例可在残留癌内直接注射免疫刺激剂；③晚期患者伴有腹水者腹腔内注射免疫增强药物。目前主要有 2 类。

1.过继性免疫治疗

主要原理是给患者输注大量具有抗肿瘤效应的免疫活性细胞，以淋巴因子激活的杀伤细胞（LAK 细胞）和肿瘤浸润淋巴细胞为代表。

2.非特异性生物反应调节剂

通过增强机体总体免疫功能达到治疗目的。目前可能有疗效的有：①BCG（卡介苗）；②OK-432；③PS-K；④香菇多糖；⑤N-CWS（奴卡菌壁架）。

七、预后

胃癌是威胁生命健康最严重的恶性肿瘤之一，由于病情发展较快，如出现症状后不进行手术治疗，90％以上的患者在 1 年内死亡。近年来随着早期胃癌发现率的提高、手术方法的改进和综合治疗的应用，胃癌的治愈率有所提高，但总的 5 年生存率仍徘徊于 20％～30％。

在影响预后的诸多因素中，病灶的浸润深度与淋巴结转移情况是最重要的因素。淋巴结转移与否对预后的影响极大，淋巴结转移的数量与预后的关系尤为密切，淋巴结转移数越多预后越差。其次是治疗方法包括手术类型、淋巴结清除范围、综合治疗措施等，其他如肿瘤的病理类型及生物学行为、患者的年龄性别等对预后亦有一定影响。

提高早期胃癌的诊断率和早期胃癌在治疗患者中的构成比，是改善胃癌预后最为有效的措施之一。合理选择手术方式及淋巴结清除范围，加强手术、化疗、放疗及生物治疗的综合治疗措施，亦是改善预后的方法之一。

（李德会）

第九节　十二指肠血管压迫综合征

十二指肠血管压迫综合征也称为十二指肠淤滞症、十二指肠血管压迫征、十二指肠麻痹、胃肠系膜麻痹、肠系膜上动脉十二指肠压迫综合征或 Wilkie 病，而 SMAS 是目前普遍接受的命名。本病为十二指肠水平部受肠系膜上动脉压迫导致的十二指肠梗阻，也有学者认为是由十二指肠功能紊乱所致。临床表现为间歇性上腹痛、呕吐等上消化道梗阻症状。本病并不少见，可发生于任何年龄，但以体型瘦长的中、青年女性多见。慢性 SMAS 的临床表现无特异性，往往被误诊为胃炎、胆囊炎、消化性溃疡、神经官能症、早孕反应等，急性 SMAS 则症状持续而严重。X 线钡餐检查和 CT 是本病主要诊断方法，十二指肠空肠吻合术是目前最肯定的治疗方法。

一、病因

肠系膜上动脉（SMA）病因多为先天性因素，少为后天性因素。主要原因是 SMAS 和腹主动脉夹角变小（正常角度 30°～50°），SMA 压迫十二指肠水平部而导致梗阻（图 7-8）。消瘦造成 SMA 和腹主动脉间脂肪过少，Treitz 韧带过短，SMA 开口过低，胃或肠管下垂，腰椎前突等，均可导致这一效果。肠系膜上动脉根部淋巴结核、肿大淋巴结压迫也可造成梗阻。骨科治疗中使用躯体石膏固定，造成长时间的脊柱过伸姿势，也可能引起急性 SMAS，即“石膏管型综合征”。另外，十二指肠功能失调也是引起肠系膜上动脉综合征的一个不容忽视的原因。

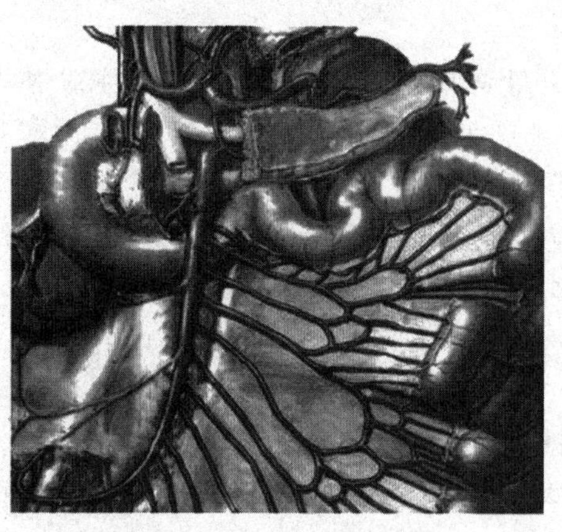

图 7-8　SMAS 的解剖基础

二、临床表现

急性SMAS通常表现为无诱因的餐后上腹部饱胀不适、疼痛和呕吐,有的可出现中上腹绞痛,但能自行缓解。其中呕吐为主要症状,一般发生在餐后半小时,呕吐物为含胆汁的胃内容物,呕吐后、取俯卧位或胸膝位时症状可得到缓解。症状频繁发作,间歇期长短不一。患者近期可能有情绪不佳,体重锐减,因严重疾病卧床或躯体石膏固定的病史。体格检查可见上腹部饱满,胃型及蠕动波,上腹部轻压痛,可闻及振水音。长期反复发作者可出现消瘦、贫血、低蛋白血症,急性严重发作时可出现水、电解质酸碱平衡紊乱。

三、辅助检查

(一)X线检查

单纯立位腹部平片可见左上腹扩大的胃泡及其内的液平面,右上腹液平面,此即为十二指肠梗阻所特有的"双液面征"。钡餐检查具有特征性的表现,钡剂在十二指肠水平部的中1/3和远1/3处通过受阻、中断,呈典型垂直的钡柱截断征,也称"笔杆征"(图7-9),近端十二指肠及胃扩张,胃潴留,胃下垂等(图7-10),或有明显的十二指肠逆蠕动,也称"钟摆征",改变为俯卧位后梗阻消失,钡剂能顺利通过十二指肠水平部进入空肠。

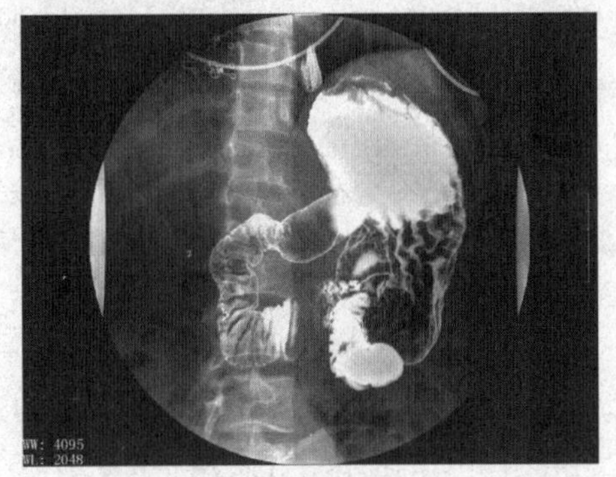

图7-9 "笔杆"征

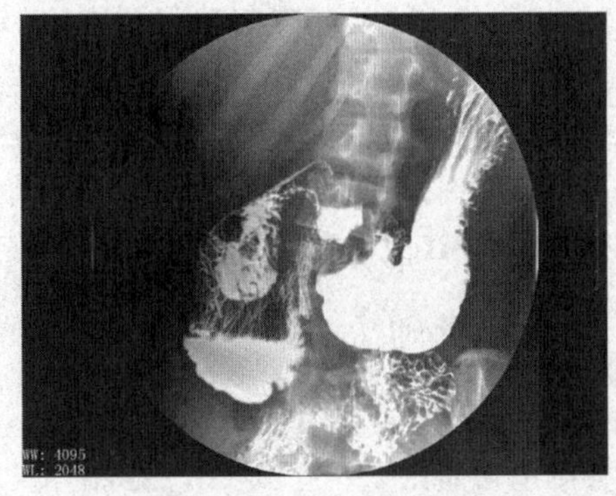

图7-10 近端十二指肠扩张

(二)其他检查

如电子胃镜可发现胃十二指肠的扩张,多普勒超声检查、CT三维重建、MRA均可测量SMA和腹主动脉之间的夹角,可发现夹角变小至10°～22°,十二指肠受压处前后径<1 cm,近端十二指肠前后径>3 cm。

四、诊断

根据临床症状和影像学证据诊断。但要排除可引起类似症状的器质性病变,如消化性溃疡,胆道疾病,胰腺和十二指肠肿瘤,腹膜后肿瘤等,不要轻易诊断SMAS。

五、治疗

(一)保守治疗

治疗SMAS首选保守治疗,缓解期宜少食多餐,以易消化食物为主,餐后取侧卧位或俯卧位,预防发作。严重发作时应禁食、持续胃肠减压,并给予全肠外营养支持,调整水、电解质平衡。

必要时输注清蛋白纠正低蛋白血症，输血纠正贫血，以改善患者全身状况。若以上保守治疗无效，呕吐发作频繁，消瘦明显，严重影响工作和生活则需手术治疗。

（二）手术治疗

过去针对SMAS的手术方式有很多，有的手术还比较复杂，创伤较大，术后并发症多，但疗效并无明显优势，如胃大部切除术、胃空肠吻合术、十二指肠环形引流术等，现已很少应用，在此不详释。目前公认较为合理的术式为Treitz韧带松解术和十二指肠空肠吻合术。前者通过切断Treitz韧带，使十二指肠水平部下移至肠系膜上动脉与腹主动脉之间较宽处，此术式仅适用于十二指肠悬韧带过短的患者，且并不能使所有病例的十二指肠下降满意，而且，在一些病例中若SMA周围淋巴结形成硬质索带压迫十二指肠的因素未能解除，十二指肠下降亦不能改善症状。十二指肠空肠吻合术是将梗阻近端十二指肠水平部与空肠近段行侧侧吻合，尤其适合于梗阻近端十二指肠扩张明显者。此术式疗效好（有效率80%～100%），且不复杂，故临床应用较多。

Treitz韧带松解术手术步骤：向上提起翻转横结肠中部，向前提起空肠上段，显露Treitz韧带。横行切断此韧带及其附近的后腹膜，游离十二指肠，使十二指肠与空肠交接点的位置下移4～5 cm。十二指肠水平部肠管上缘、肠系膜上动脉起始点与腹主动脉三者之间的间隙能通过两横指较为理想。最后横行缝合后腹膜。

十二指肠空肠吻合术手术步骤：向上提起横结肠，在右侧选一无血管区横行切开横结肠系膜，显露扩张的十二指肠降部和水平部，尽量游离十二指肠水平部，应注意勿损伤结肠中动脉。将距离Treitz韧带7.5～10 cm的近段空肠提至右侧，与已游离的十二指肠做侧侧吻合，建议使用可吸收抗菌缝线行双层间断缝合，吻合口宜大，最好宽5 cm以上。吻合完成后将横结肠系膜切口边缘缝合固定于十二指肠壁上，以消除裂隙，防止内疝形成。术中注意空肠切开吻合处在保证无张力的情况下，应尽量靠近Treitz韧带，以减少盲袢，避免“盲袢综合征”发生。

六、术后处理

手术之后应继续禁食、持续胃肠减压、全肠外营养支持1周左右。鼓励患者尽早下床活动，促进胃肠道功能恢复。肛门排气后可酌情拔除胃管及腹腔引流管，循序渐进恢复经口进食。

（李德会）

第十节　十二指肠肿瘤

一、十二指肠良性肿瘤

十二指肠良性肿瘤少见，良、恶性比例为1∶2.6～1∶6.8。据国内1 747例与国外2 469例十二指肠良恶性肿瘤综合统计，十二指肠良性肿瘤分别占21%与33%。十二指肠良性肿瘤本身虽属良性，但部分肿瘤有较高的恶变倾向，有的本身就介于良、恶性之间，甚至在镜下均难于鉴别。尤其肿瘤生长的位置常与胆、胰引流系统有密切关系，位置固定，十二指肠的肠腔又相对较窄，因此常常引起各种症状，甚至发生严重并发症而危及生命。由于十二指肠位置特殊，在这些肿瘤的手术处理上十分棘手。

(一)十二指肠腺瘤

十二指肠腺瘤是常见的十二指肠良性肿瘤,约占小肠良性肿瘤的25%。从其发源可分为Brunner腺瘤和息肉样腺瘤两种。

1.Brunner腺瘤

Brunner腺瘤系十二指肠黏液腺(Brunner腺)腺体增生所致,故有人认为它并非真正的肿瘤。该腺体位于十二指肠黏膜下层,可延伸至黏膜固有层,其导管通过Lieberkuhn腺陷窝开口于十二指肠腔,分泌含黏蛋白的黏液和碳酸氢盐。此腺体绝大多数位于十二指肠球部,降部和水平部依次减少。

Brunner腺瘤有三种类型:①腺瘤样增生最多见,为单个瘤样物突出肠腔内,有蒂或无蒂,质较硬,呈分叶状。国外报道其直径多不超过1 cm,国内报道肿瘤均较大,最大达8 cm。②局限性增生,表面呈结节状,多位于十二指肠乳头上部。③弥漫性结节增生:呈不规则的多发性小结节,分布于十二指肠的大部分。

Brunner腺瘤显微镜下所见无明显包膜,由纤维组织、平滑肌分隔成大小不等的小叶结构,可见腺泡、腺管和潘氏细胞,故认为属错构瘤,极少恶变。

(1)临床表现:十二指肠Brunner腺瘤常无明显临床症状,当肿瘤生长到一定程度可出现上腹部不适、饱胀、疼痛或梗阻,约45%病例有上消化道出血,以黑便为主,伴贫血,少有呕血。

(2)诊断:十二指肠Brunner腺瘤常由上消化道辅助检查发现十二指肠黏膜下隆起性病变,而获得临床诊断,最后确诊常依赖病理组织检查。

常用辅助检查手段为钡餐或气钡双重造影和十二指肠镜。前者见球后有圆形充盈缺损或呈光滑的"空泡征",若为弥漫性结节样增生,则呈多个小充盈缺损,如鹅卵石样改变。十二指肠镜则可见肿瘤位于黏膜下,向肠腔内突出,质较硬,黏膜表面有炎症、糜烂,偶见溃疡,行活体组织病理检查时必须取材较深方能诊断。

(3)治疗:理论上Brunner腺瘤属错构瘤性质,很少恶变,加之有学者认为Brunner腺瘤系胃酸分泌过多的反应。因而认为可经药物治疗消退,或长期追踪,但因于术前很难对Brunner腺病定性,而且腺瘤发展到一定大小常致出血、贫血等,因此绝大多数学者认为仍应手术治疗,特别是对单个或乳头旁局限性增生的腺瘤应予切除。处理方法如下。①肿瘤小且蒂细长者可经内镜切除。②肿瘤较大,基底较宽应经十二指肠切除。③球部肿瘤直径>3 cm,基底宽,切除后十二指肠壁难以修复者,可行胃大部切除。④肿瘤位于乳头周围,引起胆、胰管梗阻或疑有恶变经快速病理检查证实者,应做胰头十二指肠切除。

2.十二指肠腺瘤性息肉

十二指肠腺瘤多属此类。源于十二指肠黏膜腺上皮,有别于Brunner腺瘤。由于腺瘤的结构形态不同,表现各异,预后亦有较大的差异。目前按腺瘤不同结构和形态将其分为3类。①绒毛状腺瘤:腺瘤内有大量上皮从管腔黏膜表面突起,呈绒毛状或乳头状,表面如菜花样,基底部、质软、易出血,恶变率高达63%,临床较少见。②管状腺瘤:较多见,肿瘤多数较小、有蒂、质较硬,肿瘤内以管腔为主,少见绒毛状上皮,恶变率较低,约14%。③管状绒毛状腺瘤:其形状结构和恶变率居前两者之间。

(1)临床表现:早期多无症状,肿瘤发展到一定大小则可有上腹部不适、隐痛等胃十二指肠炎表现。较长病史者可出现贫血,大便隐血阳性,其中尤以绒毛状腺瘤表现突出。位于乳头部腺瘤可因阻塞胆总管而致黄疸,或诱发胰腺炎。较大的肿瘤可致十二指肠梗阻,但较罕见。

(2)诊断:同其他十二指肠肿瘤诊断方法一样,依赖于十二指肠低张造影和十二指肠镜检查,前者表现为充盈缺损;后者则可见向肠腔突起的肿块、呈息肉样或乳头状,病理学检查常可明确诊断。B超及CT等检查对诊断较大的腺瘤也有一定参考价值。

值得注意的是十二指肠腺瘤可伴发于家族性息肉、Gardner综合征等,因而对十二指肠腺瘤做出诊断的同时,应了解结肠等其他消化道有无腺瘤存在。

(3)治疗:十二指肠腺瘤被认为是十二指肠腺癌的癌前期病变,恶变率高。因此,一旦诊断确定应争取手术治疗。具体方法如下。①经内镜切除:适用于单发、较小、蒂细长、无恶变可能的腺瘤。蒂较宽、肿瘤较大则不宜采用。应注意电灼或圈套切除易发生出血和穿孔。切除后复发率为28%~43%,故应每隔半年行内镜复查,1~2年后每年复查1次。②经十二指肠切除:适用于基底较宽、肿瘤较大经内镜切除困难者。乳头附近的肿瘤亦可采用此法。切除后同样有较高的复发率,要求术后内镜定期随访。手术方法是切开十二指肠侧腹膜(Kocher切口),游离十二指肠,用双合诊方法判断肿瘤部位和大小,选定十二指肠切开的部位,纵向切开相应部位侧壁至少4 cm,显露肿瘤并切取部分肿瘤行术中快速病理切片检查。如肿瘤位于乳头附近,则经乳头逆行插管以判断肿瘤与乳头和胆管的关系,如有黄疸则应切开胆总管,经胆管内置管以显露十二指肠乳头。注意切除肿瘤时距瘤体外周0.3~0.5 cm切开黏膜,于肌层表面游离肿瘤。乳头附近肿瘤常要求连同瘤和乳头一并切除,因而应同时重做胆胰管开口。其方法是:在胆管开口前壁切断Oddi括约肌,用两把蚊式钳夹住胆管和胰管开口相邻处,在两钳之间切开约0.5 cm,分别结扎缝合,使胆、胰管出口形成一共同通道,细丝线间断缝合十二指肠黏膜缘与胆、胰管共同开口处的管壁,分别于胆管和胰管内插入相应大小的导管,以保证胆汁、胰液引流通畅,亦可切开胆总管,内置T管,下壁穿过胆管十二指肠吻合口达十二指肠,胰管内置管,经T形管引出体外,缝合十二指肠切口,肝下置引流,将胃肠减压管前端置入十二指肠。本法虽然术后胆胰管开口狭窄、术后胰腺炎、十二指肠瘘等并发症较少,但切除范围有限。③胃大部切除:适用于球部腺瘤,蒂较宽,周围有炎症,局部切除后肠壁难以修复者。④胰头十二指肠切除:适用于十二指肠乳头周围单个或多发腺瘤,或疑有恶变者。十二指肠良性肿瘤是否应行胰头十二指肠切除术尚有争议。

(二)其他十二指肠良性肿瘤

十二指肠良性肿瘤有的前面已经提到(如平滑肌瘤、脂肪瘤等),有的十分罕见(如神经源性肿瘤、错构瘤、纤维瘤、内分泌肿瘤等),以及一些组织的异位等在本节中不再阐述。

1.十二指肠血管瘤(肉瘤)

血管瘤90%以上见于空肠与回肠,十二指肠少见,通常来自黏膜下血管丛。多数为很小的息肉状肿瘤,呈红色或紫血色,向肠腔内突出,可单发,也可多发,可呈局限性生长,也可弥漫性分布。可分为三型:①毛细血管瘤。无包膜,呈浸润性生长,在肠黏膜内呈蕈状突起的鲜红色或仅呈暗红色或紫红色斑。②海绵状血管瘤。由扩张的血窦构成,肿瘤切面呈海绵状。③混合型血管瘤。常并发出血,在诊断与治疗上均感棘手。极少数血管瘤可恶变为血管肉瘤。

血管肉瘤亦来自十二指肠的血管组织,除了能转移外,临床表现与血管瘤相似,但血管肉瘤的血管丰富,易向黏膜生长而形成溃疡与出血。

2.十二指肠纤维瘤(肉瘤)

纤维瘤(fibroma)好发于回肠黏膜,十二指肠纤维瘤很少见,常为单发,也可多发。由肠黏膜纤维组织发生的良性肿瘤,也可发生在黏膜下、肌层、浆膜下。外观呈结节状,有包膜、界限清楚的肿瘤,切面呈灰白色,可见编织状的条纹,质地韧。镜下由胶原纤维和纤维细胞构成,其间是血管和其周围少量疏松的结缔组织。瘤组织内纤维排列成索状，纤维间含有血管的细胞，一般不见核分裂象。纤维肉瘤镜下瘤细胞大小不一，呈梭形或圆形，分化程度差异很大，瘤细胞核大深染，核分裂象多见，生长快，预后不佳。术后易复发。

临床主要症状为腹痛、恶心、呕吐、食欲缺乏、消瘦等，偶可发生梗阻与出血。

十二指肠肿瘤可引起严重并发症，少数可发生恶变，故一旦确诊，应以手术治疗为主。切除率一般可达98%，切除方案应根据病灶所在十二指肠的部位，大小、形态、肿瘤的类型而定，一般肿瘤较小，且距十二指肠乳头有一定的距离时，可行局部肠壁楔形切除，或局部摘除，有学者主张经十二指肠将肿瘤做黏膜下切除；肿瘤较大或多发性者，可行部分肠段切除术；肿瘤累及壶腹部或有恶变倾向时，应行部分十二指肠切除术。术中一定要注意将切除的肿瘤标本送冰冻切片检查，才能根据病理结果确定切除的范围。对十二指肠小的、单发的、带蒂的良性肿瘤可在内镜下用圈套器切除，或用微波、激光凝固摘除。

二、十二指肠恶性肿瘤

本节主要讨论的十二指肠恶性肿瘤指原发于十二指肠组织结构的恶性肿瘤，即原发性十二指肠恶性肿瘤，较少见，国外报道尸检发现率为0.02%～0.05%，约占胃肠道恶性肿瘤的0.35%，但小肠肿瘤以十二指肠发生率最高，约占全部小肠肿瘤的41%。其中恶性肿瘤多于良性肿瘤，前后两者比例约为6.8∶1。

(一)十二指肠腺癌

十二指肠腺癌是指起源于十二指肠黏膜的腺癌。其发病率国外文献报道占十二指肠恶性肿瘤的80%，占全消化道恶性肿瘤的1%偏低。国内报道占十二指肠恶性肿瘤的65%左右，占全消化道肿瘤的0.3%，占小肠恶性肿瘤的25%～45%。好发于50～70岁，男性稍多于女性。中南大学湘雅二医院病历资料显示，近年来仅发现十二指肠腺癌18例，占同期内十二指肠恶性肿瘤的70%左右。

1.病因病理

目前对十二指肠腺癌的病因不甚清楚。胆汁和胰腋中分泌出来的可能是致癌原的一些物质如石胆酸等二级胆酸对肿瘤的形成起促进作用。十二指肠腺癌与下列疾病有关：家族性息肉病、Gardner和Turcot综合征、Von Reeklinghausen综合征、Lynch综合征、良性上皮肿瘤如绒毛状腺瘤等。另有报道与溃疡或憩室的恶变以及遗传等因素也有一定关系。

根据癌瘤发生的部位可将十二指肠腺癌分为壶腹上段、壶腹段(不包括发生于胰头、壶腹本身及胆总管下段的癌)及壶腹下段。以发生于壶腹周围者最多，约占50%。其次为壶腹下段，壶腹上段最少。

十二指肠癌大体形态分为息肉型、溃疡型、环状溃疡型和弥漫浸润型，以息肉型多见，约占60%，溃疡型次之。镜下所见多属乳头状腺癌或管状腺癌，位于十二指肠乳头附近以息肉型乳头状腺癌居多，其他部位多为管状腺癌，呈溃疡型或环状溃疡型，溃疡病灶横向扩展可致十二指肠环形狭窄。

2.分期

国内对十二指肠腺癌尚未进行详细分期，其分期方法多沿引美国癌症联合会制订的分期法。

临床分期为第Ⅰ期，肿瘤局限于十二指肠壁；第Ⅱ期，肿瘤已穿透十二指肠壁；第Ⅲ期，肿瘤有区域淋巴结转移；第Ⅳ期，肿瘤有远处转移。

TNM 分期如下。

T：原发肿瘤。

T_0：没有原发肿瘤证据。

T_{is}：原位癌。

T_1：肿瘤侵犯固有层或黏膜下层。

T_2：肿瘤侵犯肌层。

T_3：肿瘤穿破肌层浸润浆膜或穿过无腹膜覆盖的肌层处(如系膜或后腹膜处)并向外浸润≤2 cm。

T_4：肿瘤侵犯毗邻器官和结构，包括胰腺。

N：局部淋巴结。

N_0：无局部淋巴结转移。

N_1：局部淋巴结有转移。

M：远处转移。

M_0：无远处转移。

M_1：有远处转移。

3.临床表现

早期症状一般不明显，或仅有上腹不适、疼痛、无力、贫血等。其症状、体征与病程的早晚及肿瘤部位有关。根据文献统计现将常见症状、体征分别如下。

(1)疼痛：多类似溃疡病，表现为上腹不适或钝痛，进食后疼痛并不缓解，有时疼痛可向背部放射。

(2)厌食、恶心、呕吐：此类消化道非特异性症状在十二指肠腺癌的发生率为30%～40%，如呕吐频繁，呕吐内容物多，大多是由于肿瘤逐渐增大堵塞肠腔，引起十二指肠部分或完全梗阻所致。呕吐内容物是否含有胆汁可判别梗阻部位。

(3)贫血、出血：贫血、出血为最常见症状，其出血主要表现为慢性失血，如大便隐血、黑便；大量失血则可呕血。

(4)黄疸：黄疸系肿瘤阻塞壶腹所致，此种肿瘤引起黄疸常因肿瘤的坏死、脱落而使黄疸波动，常见于大便隐血阳性后黄疸也随之减轻；另外黄疸常伴有腹痛。以上两点有别于胰头癌常见的进行性加重的无痛性黄疸。

(5)体重减轻：此种症状亦较常见，但进行性体重下降常预示治疗效果不佳。

(6)腹部包块：肿瘤增长较大或侵犯周围组织时，部分病例可扪及右上腹包块。

4.诊断、鉴别诊断

由于本病早期无特殊症状、体征，故诊断主要依赖于临床辅助检查，其中以十二指肠低张造影和纤维十二指肠镜是术前确诊十二指肠肿瘤的主要手段。

十二指肠低张造影是首选的检查方法，如行气钡双重造影可提高诊断率。因癌肿形态不同，其X线影像有不同特征，一般可见部分黏膜粗、紊乱或皱襞消失，肠壁僵硬。亦可见息肉样充盈缺损、龛影、十二指肠腔狭窄。壶腹部腺癌与溃疡引起的壶腹部变形相似，易误诊。十二指肠纤维内镜检查因难窥视第3、4段，故可能遗漏诊断。临床可采用超长内镜或钡餐弥补其不足。镜下见病变部位黏膜破溃，表面附有坏死组织。如见腺瘤顶部黏膜粗糙、糜烂，应考虑癌变，对可疑部位需取多块组织行病理检查，以免漏诊。

B超、超声内镜和CT检查可见局部肠壁增厚，并可了解肿瘤浸润范围、深度、周围区域淋巴结有无转移，以及肝脏等腹内脏器情况。

对上述检查仍未能确诊者，行选择性腹腔动脉和肠系膜上动脉造影，有助于诊断。

由于发生在壶腹部癌可原发于十二指肠壁黏膜、胰管或胆管，而来源部位不同其预后可能不同，因此，Dauson 和 Connolly 对肿瘤产生的黏蛋白进行分析来提示肿瘤组织来源，唾液黏蛋白来自真正的壶腹的肿瘤是胆管上皮和十二指肠黏膜的特征，中性黏蛋白是 Bruner 腺特征性分泌蛋白；硫酸黏蛋白则主要由胰管产生。

需与十二指肠腺癌相鉴别的疾病繁多，但根据主要临床征象不同，考虑不同疾病的鉴别：①表现为梗阻性黄疸者，需与其鉴别的常见疾病有胰头癌、胆管癌、胆管结石、十二指肠降部憩室等。②表现为呕吐或梗阻者，则需与十二指肠结核、溃疡病幽门梗阻、环状胰腺、肠系膜上动脉综合征相鉴别。③消化道出血者，需与胃、肝胆系、结肠、胰腺、右肾和腹膜后等肿瘤相鉴别。④上腹隐痛者，需与溃疡病、胆石症等相鉴别。

5.治疗

十二指肠腺癌原则上应行根治切除术，其术式可根据癌肿的部位和病期选用十二指肠节段切除或胰头十二指肠切除等术式。对于不能切除的肿瘤可采用姑息性胆肠引流或胃肠引流等术式。据文献报道，目前十二指肠腺癌而行胰头十二指肠切除率上升至 62%～90%，使术后 5 年生存率达到 25%～60%。由于胰头十二指肠切除符合肿瘤手术治疗、整块切除和达到淋巴清除的原则，同时有良好的治疗效果，目前已基本被公认为治疗十二指肠癌的标准术式。现对几种常用术式及注意事项介绍如下。

(1)胰头十二指肠切除术：十二指肠腺癌手术时，淋巴结转移率为 50%～65%，尽管很多医者认为淋巴结阳性并不影响术后生存率，但胰头十二指肠切除因其能广泛清除区域淋巴结而倍受推崇。随着手术技巧的提高和围术期管理的加强，胰头十二指肠切除术后死亡率降至 10%以下。胰头十二指肠切除术包括保留幽门和不保留幽门两种基本术式，应根据肿瘤所在部位和生长情况加以选择。但应注意的是十二指肠腺癌行胰头十二指肠切除术后较之胰腺或胆管病变行胰头十二指肠切除有更高的并发症发生率，如胰瘘等，其机制可能与软胰结构即胰腺质地正常、胰管通畅有关。一般认为，原发十二指肠癌行胰头十二指肠切除术应注意下列各点：①采用套入式法的胰空肠端端吻合为好，特别是胰管不扩张者更为适宜。②十二指肠肿瘤侵及胰腺钩突部机会较少。因此，处理钩突部时在不影响根治的原则下，可残留薄片胰腺组织贴附于门静脉，较有利于手术操作；另外，分离其与门静脉和肠系膜上静脉间细小血管支时，不可过度牵拉，避免撕破血管或将肠系膜上动脉拉入术野将其损伤。门静脉保留侧的血管支需结扎牢固，采用缝合结扎更加妥善。③不伴梗阻性黄疸者，胆胰管常不扩张。因此，经胆管放置细 T 型管引流，其横臂一端可经胆肠吻合口放入旷置的空肠袢内，另一端放在近侧胆管，有助于减少胆肠、胰肠吻合口瘘的发生。④伴有营养不良、贫血、低蛋白血症者，除考虑短期 TPN 治疗外，术中宜于空肠内放置饲食管(经鼻或行空肠造瘘置管)备术后行肠内营养，灌注营养液或(和)回收的消化液如胆、胰液等，颇有助于术后患者的恢复。⑤对高龄或伴呼吸系统疾病者，应行胃造瘘术。⑥术后应加强防治呼吸系统并发症，尤其是肺炎、肺不张等，采用有效的抗生素，鼓励咳嗽和床上活动等措施。

(2)节段性十二指肠管切除术：本术式选择适当，能达到根治性切除的目的，其 5 年生存率不低于胰头十二指肠切除术的效果，且创面小，并发症少，手术死亡率低。此术式主要适用于水平部、升部早期癌，术前及术中仔细探查，必须确定肠壁浆膜无浸润，未累及胰腺，区域淋巴结无转移。充分游离十二指肠外侧缘，切断十二指肠悬韧带，游离十二指肠水平部和升部，切除包括肿瘤在内的十二指肠段及淋巴引流区域组织，在肠系膜上血管后方将空肠远侧端拉至右侧，与十二指肠降部行端端吻合。若切除较广泛，不可能将十二指肠行端端吻合时，也可行 Roux-en-Y，即空肠、十二指肠和空肠、空肠吻合术。

(3)乳头部肿瘤局部切除术：对肿瘤位于乳头部的高龄患者或全身情况欠佳不宜行胰头十二指肠切除术者，可行乳头部肿瘤局部切除术。手术要点为：①纵行切开胆总管下段，探查并明确乳头及肿瘤的部位。通过胆总管切口送入乳头部的探条顶向十二指肠前壁做标志，在其上方 1 cm处切开做一长 5 cm 的纵向切口，也可做横行切口，在肠腔内进一步辨认乳头和肿瘤的关系。②在十二指肠后壁乳头肿瘤上方，可见到胆总管的位置，在牵引线支持下，距肿瘤约 1 cm 处切开十二指肠后壁和胆总管前壁，并用细纯丝线将两者的近侧切端缝合，其远侧切端亦予以缝合作牵引乳头部肿瘤。用相同的方法，距肿瘤 1 cm 的周边行边切开边缝合十二指肠后壁和胆总管，直至将肿瘤完整切除。大约在 12 点至 3 点方向可见胰管开口，分别将其与胆总管和十二指肠后壁缝合，在切除肿瘤的过程中，小出血点可缝扎或用电凝止血。切除肿瘤后，创面需彻底止血。③经胰管十二指肠吻合口置一口径适宜、4～5 cm 长的细硅胶管，纳入胰管内支撑吻合口，并用可吸收缝线将其与胰管缝合一针固定。经胆总管切口置 T 型管，其横壁一端置入近侧肝管，另一端伸向并通过胆总管十二指肠吻合口，入十二指肠腔内，起支撑作用。横行缝合十二指肠前壁切口和胆总管切口，T 型管从后者引出。④切除胆囊，放置腹腔引流管关腹。⑤乳头部肿瘤局部切除，不仅要求完整切除肿瘤，而且边缘不残留肿瘤组织，应行冰冻切片检查协助诊断。⑥在完成胆总管、胰管与十二指肠后壁吻合之后，如果已放置 T 型管，可不必再行胆总管十二指肠侧侧吻合术。但应保留 T 型管 3～6 个月。⑦术后应加强预防胰瘘、胆瘘、胰腺炎和出血等并发症。使用生长抑素、H_2 受体拮抗剂等。

(4)胃大部分切除术：对十二指肠球部的早期癌，病灶靠近幽门可采用本术式。注意切缘必须距肿瘤 2 cm 以上，不要误伤周围重要结构。

放疗、化疗对十二指肠腺癌无显著疗效，个别报道化疗能延长存活时间，可在术中或术后配合使用。

6.预后

十二指肠腺癌总的预后较胰头癌与胆总管下段癌等好。其手术切除率 70％以上，根治性切除后 5 年生存率为 25％～60％。但不能切除的十二指肠癌预后差，生存时间一般为 4～6 个月，几乎无长期生存病例。而十二指肠癌根据发生的部位不同其预后亦有差异，一般认为发生于十二指肠第 3、4 段的腺癌预后比发生于第 1、2 段者预后好，其原因认为有如下 3 点：①生物学特征不同，第 3、4 段肿瘤生物学特征表现为中肠特性而第 1、第 2 段表现为前肠特性。②第 3、4 段肿瘤临床发现常相对较早，即使肿瘤虽已突破固有肌层，但常不侵犯周围器官而仅侵及周围脂肪组织。③第 3、4 段腺癌由于可行肠段切除而手术死亡率低。有很多资料显示，十二指肠腺癌预后与淋巴结阳性与否、肿瘤浸润的深度、组织学分化程度及性别等无关。但有胰腺等侵犯，被认为是导致局部复发和致死的原因。

(二)十二指肠类癌

类癌是消化道低发性肿瘤，仅占消化道肿瘤的 0.4％～1.8％，而十二指肠类癌发病率更低，仅占全胃肠类癌的 1.3％，占小肠类癌的 5％。十二指肠第 2 段多见，第 1 段次之。

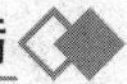

1.病理

十二指肠类癌是起源于肠道 Kultschitzsky 细胞(肠嗜铬细胞),能产生多种胺类激素肽,是胺前体摄取和脱羧肿瘤(APUD 肿瘤),属神经内分泌肿瘤范畴。肿瘤一般较小,单发或多发。随肿瘤增长可出现恶性肿瘤浸润生长的特征,诸如浸润和破坏黏膜、肌层,继而侵及浆膜和周围脂肪结缔组织、淋巴管和血管。十二指肠类癌一般属于低度恶性肿瘤,生长缓慢。转移较少,最常见的转移部位是肝脏,其次是肺。判断类癌的良、恶性不全取决于细胞形态,主要取决于有无转移。一般认为肿瘤的转移与其大小有关,肿瘤＜1 cm 者转移率为 2%,1～2 cm 者转移率为 50%,＞2 cm 者则 80%～90%有转移。

十二指肠类癌多发生于降部黏膜下,质硬、表面平滑,易发生黏膜浅表溃疡。肿瘤切面呈灰白色,置于甲醛溶液固定后转为鲜黄色。如肿瘤呈环形浸润可引起十二指肠肠腔狭窄;位于十二指肠乳头附近者可压迫胆管出现黄疸;若向浆膜外生长,则可浸润周围脏器。

2.临床表现

十二指肠类癌一方面有十二指肠肿瘤的共同表现,如黑便、贫血、消瘦、黄疸或十二指肠梗阻症状;另一方面由于类癌细胞分泌多种具有生物活性的物质,如 5-羟色胺、血管舒张素、组胺、前列腺素、生长抑素、胰高糖素、胃泌素等,当这些生物活性物质进入血循环时,尤其是类癌肝转移时这些生物活性物质直接进入体循环,可出现类癌综合征,表现为发作性面、颈、上肢和躯干上部皮肤潮红和腹泻等。腹泻严重时有脱水、营养不良、哮喘,甚至出现水肿、右心衰竭等。

5-HIAA(5-hyaroxyindo-leaceticacid,5-羟基吲哚乙酸)但应注意的是:个别绒毛管状腺瘤患者也可分泌 5-羟色胺,使升高,从而产生中肠型类癌症。

3.诊断

胃肠钡剂造影和纤维十二指肠镜检查有助于诊断,但 X 线和镜检所见有时难以与腺癌鉴别,需行活体组织病理检查。

测定 24 小时尿 5-HIAA 排出量是目前诊断类癌和判定术后复发的重要依据之一。类癌患者排出量超过正常 1～2 倍,类癌综合征患者排出量更高。

B 超和 CT 检查主要用于诊断有无肝脏或腹腔淋巴转移灶。

4.治疗

以手术治疗为主。局部切除适用于＜1 cm、远离十二指肠乳头的肿瘤,如肿瘤较大呈浸润性发生,或位于十二指肠乳头周围,应行胰头十二指肠切除术。

对类癌肝转移,可在切除原发灶同时切除转移灶。肝内广泛转移者可行肝动脉结扎或栓塞治疗。

类癌综合征病例可用二甲麦角新碱和磷酸可待因控制症状,前者易引起腹膜后纤维化。腹泻难以控制可用对氯苯丙氨酸,每天 4.0 g,但可能引起肌肉痛和情绪低落。

广泛转移病例可用多柔比星、5-FU、长春碱、甲氨蝶呤、环磷酰胺等可有一定疗效。最近研究表面链佐星疗效最好,单独用赛庚啶亦有疗效。放疗可缓解骨转移所引起的疼痛,但不能使肿瘤消退。

(三)十二指肠恶性淋巴瘤

原发性十二指肠恶性淋巴瘤,是指原发于十二指肠肠壁淋巴组织的恶性肿瘤,这有别于全身恶性淋巴瘤侵及肠道的继发性病变。Dawson 提出原发性小肠恶性淋巴瘤的 5 项诊断标准:①未发现体表淋巴结肿大。②白细胞计数及分类正常。③X 线胸片无纵隔淋巴结肿大。④手术时未发现受累小肠及肠系膜区域淋巴结以外的病灶。⑤肝、脾无侵犯。

原发性小肠恶性淋巴瘤发病率的地区差异很大，中东国家的发生率甚高，但美国仅占小肠恶性肿瘤的1%，而我国的小肠恶性淋巴瘤大约占小肠恶性肿瘤的20%～30%。据国内1 389例小肠恶性淋巴瘤统计，发生于十二指肠者有218例，占15.7%，国外908例中有102例，占11.2%。虽然恶性淋巴瘤占全部小肠恶性肿瘤的一半以上，但其主要发生于回肠，约占47%，其次为空肠，十二指肠少见。

1.病理

原发性十二指肠恶性淋巴瘤起源于十二指肠黏膜下淋巴组织，可向黏膜层和肌层侵犯，表现为息肉状或为黏膜下肿块或小肠管纵轴在黏膜下弥漫性浸润，常伴有溃疡。肿瘤常为单发，少有多发。按组织学形态可分为淋巴细胞型、淋巴母细胞型、网织细胞型、巨滤泡型及Hodgkin病。按大体病理形态可分为：①肿块型或息肉型；②溃疡型；③浸润型；④结节型。按组织学类型可分为：霍奇金病与非霍奇金淋巴瘤两大类，以后者最多见。转移途径可经淋巴道、血运及直接蔓延，淋巴结转移较腺癌为早。

2.临床表现

原发性十二指肠恶性淋巴瘤好发于40岁左右，比其他恶性肿瘤发病年龄较轻，男女发病率比例为1∶1～3∶1。该病在临床上表现无特异性，可因肿瘤的类型和部位而异。Noqvi提出临床病理分期标准：Ⅰ期，病灶局限，未侵犯淋巴结；Ⅱ期，病灶局限，已侵犯淋巴结；Ⅲ期，邻近器官组织受累；Ⅳ期，有远处转移。

(1)腹痛：腹痛大多由于肠梗阻；肿瘤的膨胀、牵拉；肠管蠕动失调；肿瘤本身的坏死而继发感染，溃疡、穿孔等因素所致。腹痛为该病的最常见症状，据国内资料统计，发生率约为65%以上。出现较早，轻重不一，隐匿无规律，呈慢性过程。初起为隐痛或钝痛，随病情的发展逐渐加重，转为阵发性痉挛性绞痛，晚期疼痛呈持续性，药物不能缓解。腹痛多数位于中腹部、脐周及下腹部，有时可出现在左上腹或剑突下。一旦肿瘤穿孔而引起急性腹膜炎时，可出现全腹剧痛。

(2)肠梗阻：肿瘤阻塞肠腔或肠壁浸润狭窄均可引起肠梗阻。临床常见的症状，出现较早。多为慢性、部分性梗阻，反复发作的恶心、呕吐、进餐后加重。乳头部以上梗阻者，呕吐物中不含胆汁；乳头部以下梗阻者，呕吐物中含大量胆汁。腹胀不明显。

(3)腹部肿块：因有60%～70%的肿瘤直径超过5 cm，大者有10 cm以上，故临床上据国内资料统计约25.5%的患者可扪及腹部包块，有的以该病为主诉。

(4)黄疸：因恶性肿瘤侵犯或阻塞胆总管开口部或因转移淋巴结压迫胆总管而引起梗阻性黄疸。黄疸发生率远远低于腺癌，大约为2%。

(5)肠穿孔与腹膜炎：因肿瘤侵犯肠壁发生溃疡，坏死、感染而致穿孔，急性穿孔引起弥漫性腹膜炎，慢性穿孔可以引起炎性包块、脓肿、肠瘘。在十二指肠恶性淋巴瘤中的发生率为15%～20%。北京协和医院统计发生率为19.4%，比其他恶性肿瘤发生率高。

(6)其他：十二指肠恶性淋巴瘤尚可出现上消化道出血、消瘦、贫血、腹泻、乏力、食欲下降、发热等一些非特异性临床表现。

3.诊断与鉴别诊断

该病的早期诊断十分困难，往往被误诊为胃十二指肠炎、消化性溃疡、慢性胰腺炎、胆管疾病等。经常延误诊断超过数月之久。误诊率可高至70%～90%。具体原因分析：①缺乏特异性临床表现。②医师对该病的认识不足，甚至缺乏这方面的知识，故警惕性不高。③该病往往以急症

就诊，常被急腹症的临床表现所掩盖。④该病的诊断方法，尤其在基层医院常常没有有效的诊断手段。出现未能查明原因的发热、恶心、呕吐、食欲下降、消瘦、贫血、肠道出血、上腹部疼痛、慢性肠梗阻等临床表现时，应警惕有该病的可能性。而进行各项检查。

(1)实验室检查：缺乏特异性，可能出现红细胞数与血红蛋白量下降，呕吐物与大便隐血试验阳性。

(2)X线检查：X线平片可能显示十二指肠梗阻的X线表现，或软组织块影。胃肠道钡餐双重对比造影对十二指肠肿瘤的诊断准确率至42%～75%，主要表现为十二指肠黏膜皱襞变形、破坏、消失、肠壁僵硬，充盈缺损、龛影或环状狭窄。十二指肠恶性淋巴瘤X线表现更具有一定特征。因该病破坏肌层中肠肌神经丛，故肠管可能出现局限性囊样扩张，呈动脉瘤样改变，肠壁增厚，肠管变小，呈多发性结节状狭窄。十二指肠低张造影，更有利于观察黏膜皱襞的细微改变，使其诊断准确率提高到93%左右。

(3)内腔镜检查：十二指肠镜对该病可以直接进行观察病灶的大小、部位、范围、形态等，同时可进行摄像、照相、刷检脱落细胞和活检以获病理确诊。

(4)其他：B超、CT和DSA等对该病的诊断有一定作用，但价值不大。

4.治疗

该病应以手术治疗为主，手术有诊断与治疗的双重作用。国内报告原发性十二指肠恶性肿瘤的手术率约为60%。手术方案根据该肿瘤所在部位、病变的范围而决定。可以考虑局部切除，但应行胰十二指肠根治性切除为妥。

该病对化疗和化疗有不同程度的敏感性。故术前和术后可以配合进行。疗效优于单纯手术治疗。一般放疗的剂量为40 Gy(4 000 rad)左右为宜。化疗一般采用CTX、VCR、ADM、MTX、PCB及泼尼松等药组成的各种联合化疗方案。

(四)十二指肠平滑肌肉瘤

十二指肠平滑肌肉瘤是起源于十二指肠黏膜肌层或固有肌层或肠壁血管壁的肌层肿瘤，根据其组织学特征，分为平滑肌瘤、平滑肌肉瘤和上皮样平滑肌瘤(或称平滑肌母细胞肌瘤)，后者罕见。平滑肌瘤和平滑肌肉瘤分别居十二指肠良、恶性肿瘤发病率的第二位，但也有统计认为淋巴瘤发生率稍高于平滑肌肉瘤者。由于临床上平滑肌瘤和平滑肌肉瘤表现无明显差异，大体观难以区别其性质，因而列入一并讨论。

1.病理

十二指肠平滑肌肉瘤根据其生长方式可分为腔外型、腔内型、腔内外型和壁间型等四型。平滑肌肉瘤主要见于腔外型、腔内外型。平滑肌肉瘤的特点是肿瘤较大，瘤内易发生出血、坏死、囊变，形成多个内含黄色液体的囊腔，若囊内继发感染，破溃后与肠腔相通形成假性憩室，若向腹腔破溃、穿孔则形成局限性脓肿。区分良恶性肿瘤缺乏统一标准。一般认为肿瘤直径大于10 cm或已有转移者，可诊断为肉瘤；直径大于8 cm、质脆、血供丰富者，肉瘤可能性大。

术中快速切片病理检查有时难以正确判定其良、恶性，应以石蜡切片观察核分裂象的数目作为诊断的主要依据，判定标准有如下几种：①每个高倍镜视野下核分裂象多于2个则为恶性。②每10个高倍镜视野下核分裂象超过5个为肉瘤。③每25个高倍镜视野下核分裂象为1～5个为低度恶性，多于5个为肉瘤。④镜下有不典型核分裂象，核的多形性和染色深是肉瘤的基本特征。⑤每25个高倍镜视野下核分裂象数≥4个，圆形核超过20%为肉瘤。平滑肌瘤能否恶变尚不清楚。上皮样平滑肌瘤的大多数瘤细胞呈圆形或多边形，胞质内有空泡或核周有透明区，以此可与平滑肌瘤和平滑肌肉瘤鉴别。以往认为上皮样平滑肌瘤属良性肿瘤，有恶性趋向，现认为此型肿瘤存在良性和恶性两种，恶性较少，后者多向肝转移或腹膜种植。平滑肌肉瘤多向肝转移或腹腔瘤床种植。少有淋巴转移。

2.临床表现

十二指肠平滑肌肿瘤所产生的症状、体征与其他十二指肠良、恶性肿瘤相似，但以出血、腹部肿块较为突出。有统计肉瘤的出血发生率约为80%，肌瘤约为50%，可为少量、持续或间歇大出血，出血与否和出血程度与肿瘤大小无直接关系。肿块多在右上腹，表面较光滑，硬或囊性感，活动度差，个别肿块可在右下腹触及。

3.诊断

十二指肠平滑肌肿瘤首选的检查方法：①胃肠道钡剂造影，其X线特征视肿瘤生长方式和大小而异。腔内型肿瘤可表现为表面光滑、边界清楚的充盈缺损，如形成溃疡则于充盈缺损部有龛影；腔外型肿瘤见十二指肠受压，黏膜皱襞紊乱；如肿瘤破溃与肠腔相通时，有巨大憩室征。②十二指肠内镜检查可见肠壁外压性改变或黏膜下隆起病变，黏膜糜烂。十二指肠降部以下病变易被漏诊，活检亦因取材受限难，以明确诊断。③CT检查在十二指肠部位有边界限清楚的实质性肿块影，若肿瘤内有对比造影剂和气体，更有助于诊断。增强扫描为中等血供或血供较丰富的肿瘤，应与胰头部肿瘤鉴别。

4.治疗

该病一旦确诊，即使肿瘤局部复发，或转移病灶，均应积极手术探查，不应轻易放弃手术机会。力争根治性切除，对于晚期的或复发的病例，只要全身情况和局部解剖条件许可即积极做姑息性切除或其他手术，这样可以延长生存期，有时甚至可以达到意想不到的效果。其手术方案应根据肿瘤大小、生长部位和生长方式决定。局部切除仅适用于十二指肠外侧壁腔外型肌瘤。由于肉瘤术后复发主要是瘤床和腹腔内肿瘤种植，因此，术中避免瘤体包膜破裂是预防复发的关键之一。术毕于瘤床部位可用蒸馏水浸泡和冲洗。胰头十二指肠切除术适用于较大或位于十二指肠乳头周围的肿瘤。

平滑肌肉瘤肝转移病灶的边界较清楚可沿肿块边缘切除。若有多个转移灶局限于一叶，宜于肝叶切除。对不能切除的肝转移灶，可行肝动脉插管和门静脉插管化疗。

（五）十二指肠脂肪瘤和脂肪内瘤

临床上十二指肠脂肪瘤与脂肪肉瘤表现无明显差异，大体观乃至镜下均难以区别其性质，因而列入一并讨论。脂肪肉瘤（瘤）来自原始间叶组织，多发生于腹膜后。小肠脂肪瘤占整过消化道脂肪瘤的50%以上，占小肠良性肿瘤的20%，发病率次于平滑肌瘤，60%发生于回肠，十二指肠与空肠各占20%左右，多见于老年人，男性略多于女性。

脂肪瘤外观呈黄色，质软，有一层极薄的外膜，有油脂样光泽，瘤组织分叶规则，并有纤维组织间隔存在。其镜下结构与正常脂肪组织基本一样，有包膜。脂肪肉瘤极少数由脂肪瘤恶变而来，而且一开始即具有恶性特征。肉眼观大体标本差异较大，有的似一般脂肪瘤，有的呈鱼肉样外观或黏液样外观。镜下组织学分类有：①分化良好型；②黏液样型；③圆形细胞型；④多形性脂肪瘤等四型。

十二指肠脂肪肉瘤早期无特异性临床表现，根据肿瘤的大小、部位、范围而异，有肠梗阻、腹痛、黄疸、呕吐、食欲下降，乏力、消瘦等不同表现，少有肠套叠与出血的发生。绝大多数患者是通过消化道钡餐检查或十二指肠镜发现肿瘤的。

（李德会）

第十一节 胃十二指肠憩室

胃十二指肠憩室是指胃壁或十二指肠壁的局限性袋状扩张或囊样突出，其发生可能与胃肠胚胎起源有关。胃、十二指肠憩室的发病率文献报道不一，常规胃肠钡餐检查胃憩室的发现率为0.043%～0.1%，十二指肠憩室在消化道中的发生率仅次于结肠憩室，发病率为2%～22%。本病可发生于任何年龄，其发生率随年龄的增长而增高，多见于年龄50～60岁者，男女发病率无明显差异。

一、病因学

胃憩室的病因分为先天性及后天性两种。前者与胃壁肌层先天性薄弱肌层发育不良有关，好发于胃贲门近小弯后壁，多单发，常为真性憩室，即憩室壁包含有正常胃壁所有的全层。后天性胃憩室多发生于幽门附近，为假性憩室，即仅有黏膜和黏膜下层膨出，憩室壁内缺乏固有肌层，其成因可分为内压性和牵引性。内压性憩室多为胃壁先天性解剖薄弱(环肌缺如、斜行肌薄弱、纵肌分离等)，加之胃内病变引起的压力增加所致。牵引性憩室多继发于炎症、溃疡及肿瘤等病理因素，与自身及邻近病变的牵拉等因素有关。

局部肠壁薄弱和肠腔内压力增高是十二指肠憩室发生的主要原因。肠壁薄弱的原因可能是先天性肠壁肌层发育不全或内在肌张力低下，或年龄增加肠壁发生退行性变化而致。肠腔外病变如炎症性粘连造成的牵拉、肠外脂垂过多、肥胖、便秘和局部血供不足亦是憩室形成的相关因素。十二指肠降段壶腹部由于有胰管、胆管、血管通过，缺乏结缔组织且肌层薄弱，加上Oddi括约肌的不断收缩牵拉，故更易发生憩室，多为肠壁全层膨出的真性憩室。位于十二指肠球部的大多为假性憩室，即憩室壁中没有肌层，由于球部溃疡痊愈后瘢痕收缩及局部肠壁变弱所致。

二、分类

按其病因可分为真性憩室和假性憩室，按憩室多少分为单发憩室与多发憩室。十二指肠憩室按憩室膨出方向与十二指肠腔的关系，可分为腔内型憩室和腔外型憩室，后者更为常见。按憩室的解剖部位可分为十二指肠乳头旁憩室和非乳头旁憩室，前者是指发生在十二指肠乳头周围2～3 cm以内的憩室，是十二指肠憩室的主要类型。

三、临床表现

胃憩室患者临床症状取决于病变部位和憩室的大小，多无明显临床症状，部分患者可出现上腹饱胀感或隐痛不适，餐后及卧位时临床症状加重，变换体位临床症状可缓解。严重者可伴有恶心、呕吐、反酸、嗳气、黑便等临床症状，与食物在憩室内滞留引起憩室炎、溃疡或出血等并发症有关。

多数十二指肠憩室无明显的临床症状，常在上消化道钡剂造影或经内镜逆行胰胆管造影(ERCP)检查胆胰疾病时偶然发现。是否出现临床症状与憩室的大小、部位及与周围脏器的关系等有关。部分患者可出现腹部不适、腹痛、反酸、呕吐，饱食后加重。并发憩室炎或溃疡时，临床症状较重甚至出现呕血、黑便。十二指肠乳头旁憩室多可合并胆胰疾病，称为 Lemmel 综合征，表现为胆囊结石、胆囊切除术后综合征、反复形成的胆管结石、并发胆管炎、胰腺炎等，多是由于憩室机械性压迫胆胰管造成引流不畅、憩室炎或 Oddi 括约肌功能障碍所致。

四、影像学检查

(一)X 线钡餐检查

X 线钡餐检查表现为圆形或椭圆形凸出腔外的囊袋影，边缘锐利，轮廓光整，与胃壁或肠壁间有狭颈连接，并可见黏膜伸入其内。有憩室炎时憩室轮廓可不规则，边缘毛糙。憩室的排空取决于憩室颈部狭窄的程度。较大的憩室内立位可见气、钡分层或气、液、钡分层现象(图 7-11)。

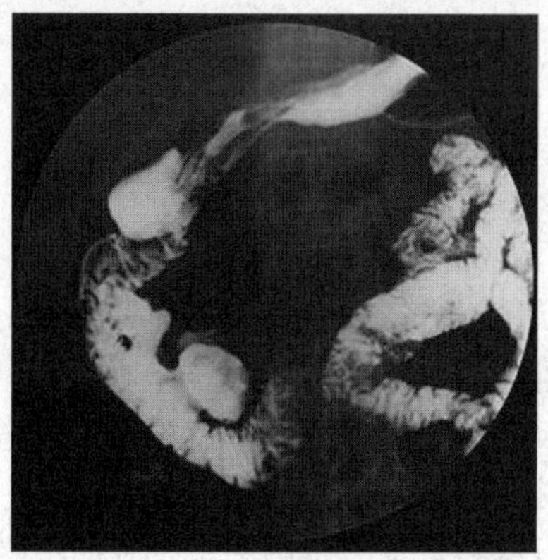

图 7-11　十二指肠憩室钡餐表现

(二)内镜检查

内镜对胃十二指肠憩室的诊断更为直观，可以直接观察病变形态及特点。胃十二指肠憩室的内镜表现为胃壁或肠壁的局部凹陷或膨出，憩室口多呈圆形，边缘规则清楚，黏膜皱襞向憩室内伸展，有时可见憩室腔黏膜充血、水肿及溃疡形成，偶有食物残渣潴留(图 7-12)。

十二指肠乳头旁憩室根据憩室与乳头的关系，又可分为乳头旁憩室(图 7-13)和憩室内乳头(图 7-14)。内径逆行胰胆管造影(ERCP)可明确憩室与胰胆管之间的关系，以及憩室合并胆胰疾病的情况。ERCP 不仅有诊断价值，同时可对某些有临床症状十二指肠憩室患者进行内镜治疗。

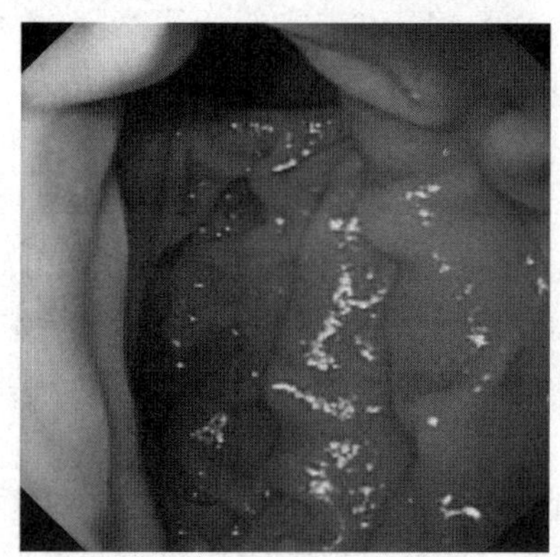

图 7-12　胃憩室内镜表现

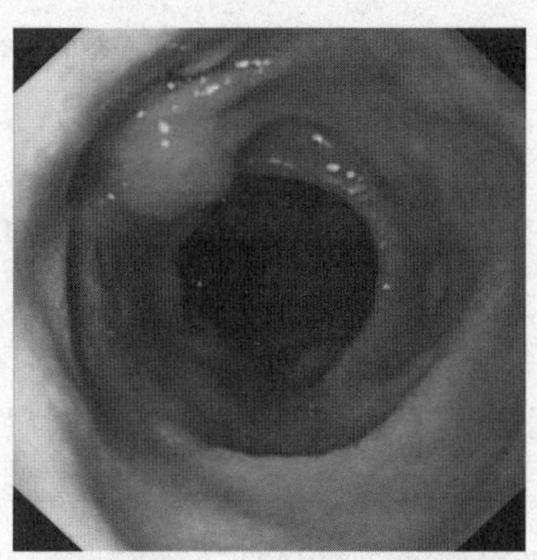

图 7-13　十二指肠乳头旁憩室（乳头旁憩室）内镜表现

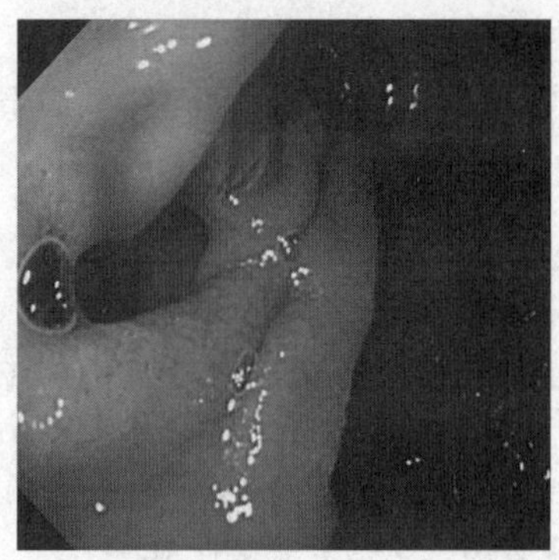

图 7-14　十二指肠乳头旁憩室（憩室内乳头）内镜表现

（三）CT、MRI 检查

CT 扫描能提示胃、十二指肠憩室诊断，典型胃、十二指肠 CT 表现为突出于胃或十二指肠轮廓之外的大小不一的圆形或椭圆形的囊袋状影，增强时可呈不均匀强化，特异性表现是于肿物内发现气体回声（图 7-15）。如憩室内容物存留时间过长，造成憩室炎、糜烂、出血及恶性变等并发症，表现为憩室轮廓不规整及内有小丘状阴影等。多层螺旋 CT 扫描还能观察十二指肠乳头旁憩室全貌及其与胆胰管解剖关系，可鉴别梗阻性黄疸的病因和急慢性胰腺炎诊断。CT 检查还有助于诊断十二指肠憩室穿孔，表现为肠壁增厚，网膜脂肪聚集包裹，肠腔外、后腹膜积液或积气。

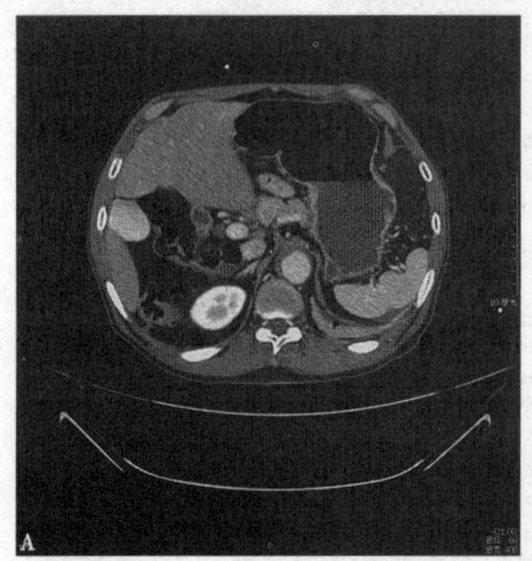

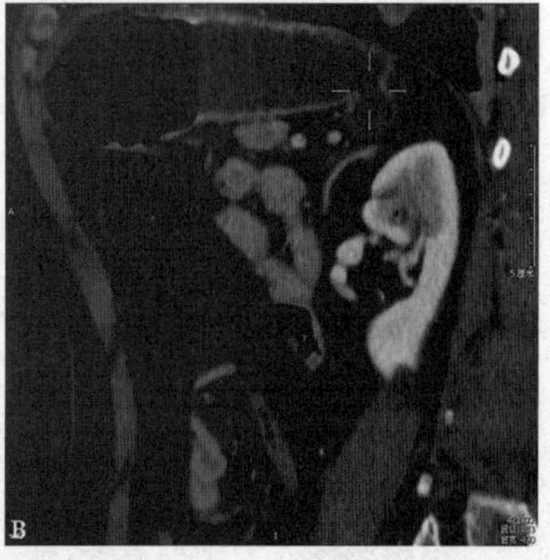

图 7-15　胃憩室 CT 表现

A.轴位连续层面；B.多平面重组

MRI 图像分辨率高、清晰，对胃底憩室的显示较好，特别是对胃黏膜及周围间隙及结构的显示优于 CT。磁共振胰胆管造影(MRCP)能够发现并诊断十二指肠憩室，特征性表现为肠外囊袋状影，内含气液平面，具有较高的诊断准确性，但完全液性或气性憩室需与胰腺囊性占位鉴别。MRCP 还有助于胰胆管疾病的检查，对 ERCP 及内镜下治疗有指导意义。

五、诊断与鉴别诊断

胃、十二指肠憩室无特异性临床症状，诊断有赖于 X 线钡餐检查和内镜检查。

胃憩室主要与胃溃疡相鉴别，一般而言胃憩室多有明显的狭颈、大小形态可变以及内有黏膜伸入、好发于胃底、贲门附近等特点，据此与胃良性溃疡相鉴别。胃小弯角切迹附近是胃溃疡的好发部位，发生于此处的憩室尤其是较大的憩室需与穿透性溃疡、胃癌相鉴别。有时胃底憩室还需与胃底间质瘤、左肾上腺区肿物鉴别。

十二指肠憩室需与消化系统常见疾病如急慢性胆囊炎、胆石症、慢性胃炎、消化性溃疡、胰腺炎、胰腺肿瘤等相鉴别。

六、治疗

无临床症状或仅有轻微临床症状的胃、十二指肠憩室无须治疗。如果确认临床症状是胃、十二指肠憩室所致，应首先采用非手术治疗，包括饮食调节、体位引流、抑酸、抗炎等，多能缓解。

随着诊疗性 ERCP 的广泛开展，内镜治疗已成为十二指肠乳头旁憩室伴胆胰疾病的新方法，可清除堵塞在憩室内的食物残渣或异物，还能解除憩室引起的胆道下端狭窄，清理结石，畅通引流，减少胆胰疾病复发。

如临床症状不改善，X 线检查证实憩室口较小，引流不畅，有大出血或穿孔等并发症者或不能除外恶性病变者，需要手术治疗。

内科综合治疗无效或合并严重并发症，需要手术治疗。手术适应证有：①由憩室引起的消化道临床症状经非手术治疗无效者；②憩室有出血、坏疽及穿孔；③憩室癌变；④十二指肠憩室引起胆道、十二指肠、胰管梗阻。手术方式取决于外科适应证及憩室部位，包括憩室切除术、憩室内翻缝合术、憩室旷置术及憩室成形术等。

(王开旭)

第十二节　胃十二指肠溃疡急性穿孔

急性穿孔是胃十二指肠溃疡的严重并发症，也是外科常见的急腹症之一。起病急、病情重、变化快是其特点，常需紧急处理，若诊治不当，可危及患者生命。

一、流行病学调查

近年来，胃十二指肠溃疡的发生率下降，住院治疗的胃十二指肠溃疡患者数量明显减少，特别是胃十二指肠溃疡的选择性手术治疗数量尤为减少，但溃疡的急性并发症(穿孔、出血和梗阻)的发生率和需要手术率近 20 年并无明显改变。

溃疡穿孔每年的发病率为 0.7/万～1/万；穿孔病住院患者占溃疡病住院患者的 7%；穿孔多发生在 30～60 岁人群，占 75%。约 2%十二指肠溃疡患者中穿孔为首发症状。估计在诊断十二指肠溃疡后，在第 1 个 10 年中，每年约 0.3%患者发生穿孔。十二指肠溃疡穿孔多位于前壁，“前壁溃疡穿孔，后壁溃疡出血”。胃溃疡急性穿孔大多发生在近幽门的胃前壁，偏小弯侧，胃溃疡的穿孔一般较十二指肠溃疡略大。

二、病因及发病机制

胃、十二指肠溃疡穿孔发生在慢性溃疡的基础上，患者有长期溃疡病史，但在少数情况下，急性溃疡也可以发生穿孔。下列因素可促进穿孔的发生。

(1)精神过度紧张或劳累，增加迷走神经兴奋程度，溃疡加重而穿孔。

(2)饮食过量，胃内压力增加，使溃疡穿孔。

(3)应用非甾体抗炎药(nonsteroidal anti-inflammtary durgs，NSAIDs)和十二指肠溃疡、胃溃疡的穿孔密切相关，现在研究显示，治疗患者时应用这类药物是主要的促进因素。

(4)免疫抑制，尤其在器官移植患者中应用激素治疗。

(5)其他因素包括患者年龄增加、慢性阻塞性肺疾病、创伤、大面积烧伤和多器官功能障碍。

三、病理生理

急性穿孔后，有强烈刺激性的胃酸、胆汁、胰液等消化液和食物溢入腹腔，引起化学性腹膜炎，导致剧烈的腹痛和大量腹腔渗出液，甚至可致血容量下降，低血容量性休克。6～8 小时后，细菌开始繁殖，并逐渐转变为化脓性腹膜炎，病原菌以大肠埃希菌及链球菌多见。在强烈的化学刺激，细胞外液丢失的基础上，大量毒素被吸收，可导致感染中毒性休克的发生。胃、十二指肠后壁溃疡可穿透全层，并与周围组织包裹，形成慢性穿透性溃疡。

四、临床表现

(一)症状

患者以往多有溃疡病症状或肯定溃疡病史，而且近期常有溃疡病活动的症状。可在饮食不当后或在清晨空腹时发作。典型的溃疡急性穿孔表现为骤发腹痛，十分剧烈，如刀割或烧灼样，为持续性，但也可有阵发加重。由于腹痛发作突然而猛烈，患者甚至有一时性昏厥感。疼痛初起部位多在上腹或心窝部，迅即延及全腹面，以上腹为重。由于腹后壁及膈肌腹膜受到刺激，有时可引起肩部或肩胛部牵涉性疼痛，可有恶心感及反射性呕吐，但一般不重。

(二)体征

患者仰卧拒动，急性痛苦病容，由于腹痛严重而致面色苍白、四肢凉、出冷汗、脉率快、呼吸浅。腹式呼吸因腹肌紧张而消失。在发病初期，血压仍正常，腹部有明显腹膜炎体征，全腹压痛明显，上腹更重，腹肌高度强直，即所谓板样强直。肠鸣音消失。如腹腔内有较多游离气体，则叩诊时肝浊音界不清楚或消失。随着腹腔内细菌感染的发展，患者的体温、脉搏、血压、血常规等周身感染中毒症状以及肠麻痹、腹胀、腹水等腹膜炎症也越来越重。

溃疡穿孔后，临床表现的轻重与漏出至游离腹腔内的胃肠内容物的量有直接关系，亦即与穿孔的大小，穿孔时胃内容物的多少(空腹或饱餐后)以及孔洞是否很快被邻近器官或组织粘连堵塞等因素有关。穿孔小或漏出的胃肠内容物少或孔洞很快即被堵塞，则漏出的胃肠液可限于上腹,或顺小肠系膜根部及升结肠旁沟流至右下腹,腹痛程度可以较轻,腹膜刺激征也限于上腹及右侧腹部。

五、辅助检查

如考虑为穿孔,应做必要的实验室检查,检查项目包括血常规、血清电解质和淀粉酶,穿孔时间较长的需检查肾功能、血清肌酐、肺功能并进行动脉血气分析、监测酸碱平衡。常见白细胞升高及核左移,但在免疫抑制和老年患者中有时没有。血清淀粉酶一般是正常的,但有时升高,通常小于正常的 3 倍。肝功能一般是正常的。除非就诊延迟,血清电解质和肾功能是正常的。

胸部 X 线片和立位及卧位腹部 X 线片是必需的。约 70%的患者有腹腔游离气体,因此无游离气体的不能排除穿孔。当疑为穿孔但无气腹者,可做水溶性造影剂上消化道造影检查,确立诊断腹膜炎体征者,这种 X 线造影是不需要的。

诊断性腹腔穿刺在部分患者是有意义的,若抽出液中含有胆汁或食物残渣常提示有消化道穿孔。

六、诊断和鉴别诊断

(一)诊断标准

胃、十二指肠溃疡急性穿孔后表现为急剧上腹痛,并迅速扩展为全腹痛,伴有显著的腹膜刺激征,结合 X 线检查发现腹部膈下游离气体,诊断性腹腔穿刺抽出液含有胆汁或食物残渣等特点,正确诊断一般不困难。在既往无典型溃疡病者,位于十二指肠及幽门后壁的溃疡小穿孔,胃后壁溃疡向小网膜腔内穿孔,老年体弱反应性差者的溃疡穿孔及空腹时发生的小穿孔等情况下,症状、体征不太典型,较难诊断。另需注意的是,X 线检查未发现膈下游离气体并不能排除溃疡穿孔的可能,因约有 20%患者穿孔后可以无气腹表现。

(二)鉴别诊断

1.急性胰腺炎

溃疡急性穿孔和急性胰腺炎都是上腹部突然受到强烈化学性刺激而引起的急腹症,因而在临床表现上有很多相似之处,在鉴别诊断上可能造成困难。急性胰腺炎的腹痛发作虽然也较突然,但多不如溃疡穿孔者急骤,腹痛开始时有由轻而重的过程,疼痛部位趋向于上腹偏左及背部,腹肌紧张程度也略轻。血清及腹腔渗液的淀粉酶含量在溃疡穿孔时可以有所增高,但其增高的数值尚不足以诊断。急性胰腺炎 X 线检查无膈下游离气体,B 超及 CT 提示胰腺肿胀。

2.胆石症、急性胆囊炎

胆绞痛发作以阵发性为主,压痛较局限于右上腹,而且压痛程度也较轻,腹肌紧张远不如溃疡穿孔者显著。腹膜炎体征多局限在右上腹,有时可触及肿大的胆囊,Murphy 征阳性,X 线检查无膈下游离气体,B 超提示有胆囊结石,胆囊炎,如血清胆红素有增高,则可明确诊断。

3.急性阑尾炎

溃疡穿孔后胃、十二指肠内容物可顺升结肠旁沟或小肠系膜根部流至右下腹,引起右下腹腹膜炎症状和体征,易被误诊为急性阑尾炎穿孔。仔细询问病史当能发现急性阑尾炎开始发病时的上腹痛一般不十分剧烈,阑尾穿孔时腹痛的加重也不以上腹为主,腹膜炎体征则右下腹较上腹明显。

4.胃癌穿孔

胃癌急性穿孔所引起的腹内病理变化与溃疡穿孔相同，因而症状和体征也相似，术前难以鉴别。老年患者，特别是无溃疡病既往史而近期内有胃部不适或消化不良及消瘦、体力差等症状者，当出现溃疡急性穿孔的症状和体征时，应考虑到胃肠穿孔的可能。

七、治疗

对胃、十二指肠溃疡急性穿孔的治疗原则首先是终止胃肠内容物继续漏入腹腔，使急性腹膜炎好转，以挽救患者的生命。经常述及的三个高危因素是：①术前存在休克。②穿孔时间超过24小时。③伴随严重内科疾病。这三类患者病死率高，可至5%～20%；而无上述高危因素者病死率<1%。故对此三类患者的处理更要积极、慎重。具体治疗方法有三种，即非手术治疗、手术修补穿孔以及急症胃部分切除和迷走神经切断术，现在认为后者（胃部分切除术和迷走神经切断术）不是溃疡病的合理手术方式，已很少采用。术式选择主要依赖于患者一般状况、术中所见、局部解剖和穿孔损伤的严重程度。

（一）非手术治疗

近年来，特别是在我国，对溃疡急性穿孔采用非手术治疗累积了丰富经验，大量临床实践经验表明，连续胃肠吸引减压可以防止胃肠内容物继续漏向腹腔，有利于穿孔自行闭合及急性腹膜炎好转，从而使患者免遭手术痛苦。其病死率与手术缝合穿孔者无显著差别。为了能够得到满意的吸引减压，鼻胃管在胃内的位置要恰当，应处于最低位。非手术疗法的缺点是不能去除已漏入腹腔内的污染物，因此只适用于腹腔污染较轻的患者。其适应证：①患者无明显中毒症状，急性腹膜炎体征较轻，或范围较局限，或已趋向好转，表明漏出的胃肠内容物较少，穿孔已趋于自行闭合。②穿孔是在空腹情况下发生的，估计漏至腹腔内的胃肠内容物有限。③溃疡病本身不是根治性治疗的适应证。④有较重的心肺等重要脏器并存病，致使麻醉及手术有较大风险。但在70岁以上、诊断不能肯定、应用类固醇激素和正在进行溃疡治疗的患者，不能采取非手术治疗方法。

因为手术治疗的效果确切，非手术治疗的风险并不低（腹内感染、脓毒症等），一般认为非手术治疗要极慎重。在非手术治疗期间，需动态观察患者的全身情况和腹部体征，若病情无好转或有所加重，即需及时改用手术治疗。

（二）手术治疗

手术治疗包括单纯穿孔缝合术和确定性溃疡手术。

1.单纯穿孔缝合术

单纯穿孔缝合术是目前治疗溃疡病穿孔主要的手术方式。只要闭合穿孔不致引起胃出口梗阻，就应首先考虑。缝闭瘘口、中止胃肠内容物继续外漏后，彻底清除腹腔内的污染物及渗出液。术后须经过一时期内科治疗，溃疡可以愈合。缝合术的优点是操作简便，手术时间短，安全性高。一般认为，以下为单纯穿孔缝合术的适应证：穿孔时间超过8小时，腹腔内感染及炎症水肿较重，有大量脓性渗出液；以往无溃疡病史或有溃疡病史未经正规内科治疗，无出血、梗阻并发症，特别是十二指肠溃疡；有其他系统器质性疾病而不能耐受彻底性溃疡手术。单纯穿孔缝合术通常采用经腹手术，穿孔以丝线间断横向缝合，再用大网膜覆盖，或以网膜补片修补；也可经腹腔镜行穿孔缝合大网膜覆盖修补。一定吸净腹腔内渗液，特别是膈下及盆腔内。吸除干净后，腹腔引流并非必须。对所有的胃溃疡穿孔患者，需做活检或术中快速病理学检查，若为恶性，应行根治性手术。单纯溃疡穿孔缝合术后仍需内科治疗，Hp 感染者需根除 Hp，以减少复发的机会，部分患者因溃疡未愈合仍需行彻底性溃疡手术。

利用腹腔镜技术缝合十二指肠溃疡穿孔为 Nathanson 等首先报道。后来 Mouret 等描述一种无缝合穿孔修补技术：以大网膜片和纤维蛋白胶封闭穿孔。以后相继报道了吸收性明胶海绵填塞、胃镜引导下肝圆韧带填塞等技术。无缝合技术效果不确切，其术后再漏的机会很大(10%左右)，尤其在穿孔＞5 mm 者，因此应用要慎重。缝合技术有单纯穿孔缝合、缝合加大网膜补片加强和以大网膜补片缝合修补等。虽然腔镜手术具有微创特点，而且据报道术后切口的感染发生率较开腹手术低，但并未被广大外科医师普遍接受，原因是手术效果与开腹手术比较仍有争议，术后发生再漏需要手术处理者不少见，手术时间较长和花费高。以下情况不宜选择腹腔镜手术：①存在前述高危因素(术前存在休克、穿孔时间＞24 小时和伴随内科疾病)。②有其他溃疡并发症如出血和梗阻。③较大的穿孔(＞10 mm)。④腹腔镜实施技术上有困难(上腹部手术史等)。

2.部分胃切除和迷走神经切断术

随着对溃疡病病因学的深入理解和内科治疗的良好效果，以往所谓的“确定”性手术方法——部分胃切除和迷走神经切断手术已经很少采用。尤其在急性穿孔有腹膜炎的情况下进行手术，其风险显然较穿孔修补术为大，因此需要严格掌握适应证。仅在以下情况时考虑所谓“确定性”手术：①需切除溃疡本身以治愈疾病。如急性穿孔并发出血；已有幽门瘢痕性狭窄等，在切除溃疡时可根据情况考虑做胃部分切除手术。②较大的胃溃疡穿孔，有癌可能，做胃部分切除。③Hp 感染阴性、联合药物治疗无效或胃溃疡复发时，仍有做迷走神经切断术的报道。

(李　猛)

第十三节　胃十二指肠溃疡大出血

胃十二指肠溃疡患者有大量呕血、柏油样黑粪，引起红细胞、血红蛋白和血细胞比容明显下降，脉率加快，血压下降，出现为休克前期症状或休克状态，称为溃疡大出血，不包括小量出血或仅有大便隐血阳性的患者。胃十二指肠溃疡大出血是上消化道大出血中最常见的原因，占 50%以上。

一、流行病学

十二指肠溃疡并发症住院患者中，出血多于穿孔 4 倍。约 20%的十二指肠溃疡患者在其病程中会发生出血，十二指肠溃疡患者出血较胃溃疡出血为多见。估计消化性溃疡患者约占全部上消化道出血住院患者的 50%。虽然 H_2 受体拮抗剂和奥美拉唑药物治疗已减少难治性溃疡择期手术的病例数，但因合并出血患者的手术例数并无减少。

二、病因和发病机制

(一)非甾体抗炎药

应用 NSAIDs 是溃疡出血的一个重要因素，具有这部分危险因素的患者在增加。在西方国家多于50%以上消化道出血患者有新近应用NSAIDs史。在老年人口中，以前有胃肠道症状，并有短期NSAIDs治疗，这一危险因素正在增高。使用大剂量的阿司匹林(300 mg/d)预防一过性脑缺血发作的患者，其相对上消化道出血的危险性比用安慰剂治疗的高7.7倍，其他NSAIDs亦增加溃疡上消化道出血的危险性。

(二)甾体类皮质类固醇

皮质类固醇在是否引起消化性溃疡合并出血中的作用仍有争议。最近回顾性研究提示，同时应用NSAIDs是更重要的危险因素。合并应用皮质类固醇和NSAIDs，上消化道出血的危险性升高10倍。

(三)危重疾病

危重患者是消化性溃疡大出血的危险人群，尤其是需要在重病监护病房治疗的。例如心脏手术后，这种并发症的发生率为0.4%，这些患者大多数被证实为十二指肠溃疡，且这些溃疡常是大的或多发性的。加拿大一个大宗的多个医院联合研究发现，ICU患者上消化道出血的发生率为1.5%，病死率达48%，这些患者常需用抗溃疡药预防。

(四)幽门螺杆菌

出血性溃疡患者的Hp感染为15%～20%，低于非出血溃疡患者，因此Hp根治对于减少溃疡复发和再出血的长期危险是十分重要的。

三、病理生理学

溃疡基底的血管壁被侵蚀而导致破裂出血，大多数为动脉出血。引起大出血的十二指肠溃疡通常位于球部后壁，可侵蚀胃、十二指肠动脉或胰十二指肠上动脉及其分支引起大出血。胃溃疡大出血多数发生在胃小弯，出血源自胃左、右动脉及其分支。十二指肠前壁附近无大血管，故此处的溃疡常无大出血。溃疡基底部的血管侧壁破裂出血不易自行停止，可引发致命的动脉性出血。大出血后血容量减少、血压降低、血流变缓，可在血管破裂处形成血凝块而暂时止血。由于胃肠的蠕动和胃、十二指肠内容物与溃疡病灶的接触，暂时停止的出血有可能再次活动出血，应予高度重视。

溃疡大出血所引起的病理生理变化与其他原因所造成的失血相同，与失血量的多少及失血的速度有密切的关系。据实验证明，出血50～80 mL即可引起柏油样黑粪，如此少量失血不致发生其他显著症状，但持续性大量失血可以导致血容量减低、贫血、组织低氧、循环衰竭和死亡。

大量血液在胃肠道内可以引起血液化学上的变化，最显著的变化为血非蛋白氮增高，其主要原因是血红蛋白在胃肠内被消化吸收。有休克症状的患者，由于肾脏血液供应不足，肾功能受损，也是可能的原因。胃肠道大出血所致的血非蛋白氮增高在出血后24～48小时内即出现，如肾脏功能未受损害，增高的程度与失血量成正比，出血停止后3～4天内恢复至正常。

四、临床表现

胃、十二指肠溃疡大出血的临床表现主要取决于出血的量及出血速度。

(一)症状

呕血和柏油样黑粪是胃、十二指肠溃疡大出血的常见症状，多数患者只有黑粪而无呕血症状，迅猛的出血则为大量呕血与紫黑血粪。呕血前常有恶心症状，便血前后可有心悸、眼前发黑、乏力、全身疲软，甚至晕厥症状。患者过去多有典型溃疡病史，近期可有服用阿司匹林或

NSAIDs药物等情况。

(二)体征

一般失血量在400 mL以上时,有循环系统代偿的现象,如苍白、脉搏增速但仍强有力,血压正常或稍增高。继续失血达800 mL后即可出现明显休克的体征,如出汗、皮肤凉湿、脉搏快弱、血压降低、呼吸急促等。患者意识清醒,表情焦虑或恐惧。腹部检查常无阳性体征,也可能有腹胀、上腹压痛、肠鸣音亢进等。约半数的患者体温增高。

五、辅助检查

大量出血早期,由于血液浓缩,血常规变化不大,以后红细胞计数、血红蛋白值、血细胞比容均呈进行性下降。

依据症状和体检不能准确确定出血的原因。约75%患者过去有消化性溃疡病史以证明溃疡是其出血的病因;干呕或呕吐发作后突然发生出血提示食管黏膜撕裂症(Mallory-Weiss Tear);病史及体检有肝硬化证据提示可能食管静脉曲张出血。为了正确诊断出血的来源,必须施行上消化道内镜检查。

内镜检查在上消化道出血患者中有各种作用。除可明确出血的来源,如来源于弥漫性出血性胃炎、静脉曲张、贲门黏膜撕裂症,或胃、十二指肠溃疡出血外,内镜所见的胃、十二指肠溃疡的外貌有估计的预后意义,在有小出血的患者,见到清洁的溃疡基底或着色的斑点预示复发出血率低,约为2%,这些患者适合早期进食和出院治疗。相反,发现于溃疡基底可见血管或新鲜凝血块预示有较高的再出血率。大的溃疡(直径>1 cm)同样有高的复发再出血率。由于内镜下治疗技术的发展,非手术治疗的成功率已明显提高,手术的需要和病死率显著下降。

内镜下胃、十二指肠溃疡出血病灶特征现多采用Forrest分级:①FⅠa,可见溃疡病灶处喷血;②FⅠb,可见病灶处渗血;③FⅡa,病灶处可见裸露血管;④FⅡb,病灶处有血凝块附着;⑤FⅢ,溃疡病灶基底仅有白苔而无上述活动性出血征象。根据上述内镜表现除FⅢ外,只要有其中一种表现均可确定为此次出血的病因及出血部位。

选择性腹腔动脉或肠系膜上动脉造影也可用于血流动力学稳定的活动性出血患者,可明确病因与出血部位,指导治疗,并可采取栓塞治疗或动脉内注射垂体加压素等介入性止血措施。

六、诊断和鉴别诊断

(一)诊断

有溃疡病史者,发生呕血与黑粪,诊断并不困难。10%~15%的患者出血无溃疡病史,鉴别出血的来源较为困难。大出血时不宜行上消化道钡剂检查,因此,急诊纤维胃镜检查在胃、十二指肠溃疡出血的诊断中有重要作用,可迅速明确出血部位和病因,出血24小时内胃镜检查检出率可至70%~80%,超过48小时则检出率下降。

(二)鉴别诊断

胃十二指肠溃疡出血应与应激性溃疡出血、胃癌出血、食管静脉曲张破裂出血、贲门黏膜撕裂综合征和胆管出血相鉴别。上述疾病,除内镜下表现与胃十二指肠溃疡出血不同外,应结合其他临床表现相鉴别。如应激性溃疡出血多出现在重大手术或创伤后;食管静脉曲张破裂出血体检可发现蜘蛛痣、肝掌、腹壁静脉曲张、肝大、腹水、巩膜黄染等肝硬化的表现;贲门黏膜撕裂综合征多发生在剧烈呕吐或干呕之后;胆管大量出血常由肝内疾病(化脓性感染、胆石、肿瘤)所致,其典型表现为胆绞痛、便血或呕血、黄疸的三联征。

七、治疗

治疗原则是补充血容量，防止失血性休克，尽快明确出血部位，并采取有效的止血措施，防止再出血。总体上，治疗方式包括非手术及手术治疗。

(一)非手术治疗

主要是针对休克的治疗，主要措施如下：①补充血容量，建立可靠畅通的静脉通道，快速滴注平衡盐液，做输血配型试验。同时严密观察血压、脉搏、尿量和周围循环状况，并判断失血量，指导补液。失血量达全身总血量的20%时，应输注羟乙基淀粉、右旋糖酐或其他血浆代用品，用量在1 000 mL左右。出血量较大时可输注浓缩红细胞，也可输全血，并维持血细胞比容不低于30%。输注液体中晶体与胶体之比以3∶1为宜。监测生命体征，测定中心静脉压、尿量，维持循环功能稳定和良好呼吸、肾功能十分重要。②留置鼻胃管，用生理盐水冲洗胃腔，清除血凝块，直至胃液变清，持续低负压吸引，动态观察出血情况。可经胃管注入200 mL含8 mg去甲肾上腺素的生理盐水溶液，每4～6小时1次。③急诊纤维胃镜检查可明确出血病灶，还可同时施行内镜下电凝、激光灼凝、注射或喷洒药物等局部止血措施。检查前必须纠正患者的低血容量状态。④止血、制酸、生长抑素等药物的应用经静脉或肌内注射巴曲酶；静脉给予H_2受体拮抗药(西咪替丁等)或质子泵抑制药(奥美拉唑等)；静脉应用生长抑素(善宁、奥曲肽等)。

(二)手术治疗

内镜止血的成功率可达90%，使急诊手术大为减少，且具有创伤小、极少并发穿孔和可重复实施的优点，适用于绝大多数溃疡病出血，特别是高危老年患者。即使不能止血的病例，内镜检查也明确了出血部位、原因，使后续的手术更有的放矢，成功率升高。内镜处理后发生再出血时仍建议首选内镜治疗，仅在以下患者考虑手术处理：①难以控制的大出血，出血速度快，短期内发生休克，或较短时间内(6～8小时)需要输注较大量血液(>800 mL)方能维持血压和血细胞比容者。②纤维胃镜检查发现动脉搏动性出血，或溃疡底部血管显露再出血危险很大。③年龄在60岁以上，有心血管疾病、十二指肠球后溃疡以及有过相应并发症者。④近期发生过类似的大出血或合并穿孔或幽门梗阻。⑤正在进行药物治疗的胃、十二指肠溃疡患者发生大出血，表明溃疡侵蚀性大，非手术治疗难以止血。

手术治疗的目的在于止血抢救患者生命，而不在于治疗溃疡本身和术后的溃疡复发问题。手术介入的方式，经常采用的有：①单纯止血手术，即(胃)十二指肠切开＋腔内血管缝扎，加或不加腔外血管结扎。结合术前胃镜和术中扪摸检查，一般可快速确定出血溃疡部位，即在溃疡对应的前壁切开，显露溃疡后稳妥缝扎止血。如是在幽门部切开，止血后要做幽门成形术(Heineke-Mikulicz法)。②部分胃切除术。③(选择性)迷走神经切断＋胃窦切除或幽门成形术。④介入血管栓塞术。胃部分切除术是前一段时间国内较常采用的一种手术，认为切除了出血灶本身止血可靠，同时切除了溃疡，也避免了术后溃疡的复发。但手术创伤大，在发生了大出血的患者施行，病死率及并发症发生率均高。由于内科治疗的进步和考虑到胃切除后可能的并发症和病死率，近年来更多地采用仅以止血为目的的较保守的一类手术，通过结扎溃疡出血点和/或阻断局部血管以达到止血目的，术后再辅以正规的内科治疗。因创伤较小，尤其适合老年和高危患者。血管栓塞术止血成功率也较高，但要求特殊设备和娴熟的血管介入技术。

(李　猛)

第八章 小肠疾病

第一节 先天性肠旋转异常

先天性肠旋转异常是指在胚胎期中肠发育过程中，以肠系膜上动脉为轴心的肠旋转运动不完全或异常，使肠道位置发生变异和肠系膜附着不全，从而引起肠梗阻或肠扭转。大概在6 000个出生婴儿中有1例。30％在出生后1周内发病，大于50％在出生后1个月内发病，少数在婴儿或儿童期发病，亦可终身无临床症状，偶在X线检查或其他手术时发现。男性的发病率高于女性的发病率。诊断延迟和不恰当的处理肠旋转异常会引起病死率上升和终身疾病。

一、胚胎学

在胚胎发育第4周，体长5 mm时，原肠位于胚腔矢状面的正中位，肠管中部的原基向前方凸出，此即为中肠部分，受肠系膜上动脉的供应，将发育成十二指肠Vater乳头部至横结肠中部的肠管。第6～10周，发育迅速的中肠不能容纳在发育较慢的腹腔内，且被迅速增大的肝脏推挤，大部分中肠经脐环突入卵黄囊内，形成一个生理性脐疝。至胚胎第10～11周，体长40 mm时，腹腔的发育加快，容积增大，中肠又回纳到腹腔，并以肠系膜上动脉为轴心，按反时针方向逐渐旋转270°，使十二指肠空肠曲从右到左在肠系膜上动脉的后方转至左侧，形成十二指肠悬韧带；使回肠结肠连接部从左向右在肠系膜上动脉的前方转至右上腹。以后再逐渐降至右髂窝。正常旋转完成后，横结肠位于肠系膜上动脉的前方，升结肠和降结肠由结肠系膜附着于腹后壁，小肠系膜从左上腹斜向右下腹，并附着于腹后壁。

二、病理

如果在肠管的正常旋转过程中的任何阶段发生障碍或反常，就可发生肠道解剖位置的异常，并可产生各种不同类型的肠梗阻、肠扭转等复杂的病理情况。肠道位置异常的病理机制是：①胚胎期肠管旋转障碍或旋转异常，包括脐环过大、中肠不发生旋转、旋转不完全、反向旋转；②肠管发育不良；③结肠系膜未附着，呈背侧总肠系膜；④由于肠管发育障碍或肠系膜固定不全，近端结肠或小肠袢继续旋转而形成肠扭转。

胚胎期肠旋转异常的类型如下。

(一)中肠未旋转

中肠在退回腹腔时未发生旋转，仍保持着原始的位置，小肠与结肠均悬挂于共同的肠系膜

上，肠系膜根部在脊柱前方呈矢状面排列，常伴发脐膨出及腹裂畸形。

（二）肠旋转不完全

肠袢旋转90°后停止，小肠悬挂于腹腔右侧，盲肠和近端结肠居于腹腔左侧，阑尾位于左下腹，为常见的旋转异常。十二指肠下部不与肠系膜上动脉交叉，而位于肠系膜根部右侧，不存在十二指肠空肠曲，末端回肠自右侧向左进入盲肠。升结肠在脊柱前方或左侧，十二指肠、小肠及结肠悬垂于共同的游离肠系膜上。结肠本身的发育使横结肠为横位，近端结肠肝曲呈锐角向右侧伸展，十二指肠与近端结肠有盘绕。

（三）肠旋转异常Ⅰ型

肠袢旋转180°后停止，十二指肠下部在肠系膜根部后方，盲肠和升结肠位于腹部中线，并有片状腹膜粘连带或索带，跨越于十二指肠第二部的前方，附着于右侧腹后壁。当近端结肠发育停顿时，盲肠在十二指肠前方的脊柱右侧，压迫十二指肠。

（四）肠旋转异常Ⅱ型

这种类型如反向旋转或混合旋转。

(1)中肠逆时针方向旋转90°后，又按顺时针方向再旋转90°～180°，使十二指肠降部位于肠系膜上动脉的前方。

(2)结肠近端向右移行，全部或部分居于十二指肠和肠系膜前方。

(3)近端结肠及其系膜向右移位时，将小肠及肠系膜血管均包裹在结肠系膜内，形成结肠系膜疝，升结肠系膜构成疝囊壁，囊内小肠可发生梗阻。

(4)中肠在顺时针方向旋转180°后，横结肠走行于腹膜后，小肠与升结肠位置正常，横结肠在其后方交叉，十二指肠下部位于前方，如中肠继续按顺时针方向旋转180°，则形成以肠系膜根部为轴心的肠扭转，盲肠移位左侧，十二指肠位于右侧。

（五）总肠系膜

升结肠系膜未附着于腹后壁是中肠旋转不良的合并异常，它也可以是正常肠旋转的单独异常。此时，肠十二指肠下部位于肠系膜上动脉后方，十二指肠曲位于腹部左侧。呈总肠系膜时肠系膜根部形成细柄状，自胰腺下方伸出呈扇形散开，升结肠靠近右侧腹壁，但无粘连。若升结肠系膜部分黏着于后腹壁，则盲肠与相邻的升结肠游离。

合并畸形：文献报道高至30％～62％。半数为十二指肠闭锁，其他有空肠闭锁、先天性巨结肠、肠系膜囊肿等。

三、临床表现

最常见的症状是呕吐(95％)，呕吐物最初为胃内容物，但是很快就变为胆汁性。发生肠坏死时，呕吐物为血性，1/3的患儿有肉眼血便，1/2的患儿有腹胀。

婴儿出生后排出正常胎便，一般常在第3～5天出现症状，主要表现为呕吐等高位肠梗阻症状。间歇性呕吐，呕吐的乳汁中含有胆汁，腹部并不饱胀，无阳性体征。完全梗阻时，呕吐持续而频繁，伴有脱水、消瘦及便秘。若并发肠扭转，则症状更为严重，呕吐咖啡样液，出现血便、发热及休克，腹部膨胀，有腹膜刺激征。必须早期做出诊断，及时救治。

婴幼儿病例多表现为十二指肠慢性梗阻，症状呈间歇性发作，常能缓解，表现为消瘦、营养发育不良。亦可发生急性肠梗阻，而需要紧急治疗。约20％的病例伴有高胆红素血症，原因尚不清楚，可能是由胃和十二指肠扩张，压迫胆总管所致；也可能因门静脉受压和肠系膜静脉受压，其血流量减少，肝动脉血流代偿性增加，使未经处理的非结合胆红素重回循环；同时由于门静脉血流量减少，肝细胞缺氧，肝葡糖醛酸转移酶不足。

四、诊断

新生儿有高位肠梗阻症状，呕吐物含大量胆汁，曾排出正常胎便，应考虑肠旋转异常的诊断，可做X线检查加以证实。腹部平片可显示胃及十二指肠扩大，有液平面，而小肠仅有少量气体充盈。上消化道钡餐检查、钡剂灌肠为主要诊断依据。前者见十二指肠框消失，小肠不超过脊柱左侧，呈螺旋形分布于右侧腹；后者主要观察盲肠位置，位于上腹部或左侧腹部可确诊。但盲肠游离或钡剂充盈肠腔可使盲肠位置下移，因而盲肠位置正常时，亦不能排除肠旋转异常。肠旋转不良、十二指肠闭锁或狭窄和环状膜腺均有高位肠梗阻表现而鉴别困难，上消化道钡餐检查可帮助诊断。但对不能耐受术前检查或有腹膜炎体征的患儿，或为防止严重反流等特殊情况下，不宜进行更多复杂检查，应早期手术探查。

较大婴儿和儿童病例在发生不完全性十二指肠梗阻时，可吞服少量稀钡或碘油进行检查，造影剂滞留于十二指肠，仅少量进入空肠，偶尔见十二指肠空肠袢不按照正常的弯曲行径而呈垂直状态。如显示复杂的肠管走行图像，提示合并存在中肠扭转。

五、治疗

对无症状者不手术，留待观察。有梗阻症状或急性腹痛发作是手术指征，均应早期手术治疗。有肠道出血或腹膜炎体征，提示发生扭转，必须急症处理。

手术做上腹部横切口，充分显露肠管。手术者必须对此类畸形有充分认识，才能理解术中所显露的异常情况，而给予正确的处理，否则会不知所措而错误处理，以致症状依旧。在判断肠管的情况时，应注意十二指肠下部与肠系膜根部的关系，了解近端结肠局部解剖位置，整个肠管常需移置腹腔之外，将扭转的肠管按逆时针方向复位之后，能辨明肠旋转异常的类型。

肠管位置正常，但有总肠系膜时，应将盲肠及升结肠固定于右外侧的腹膜壁层。为了防止结构的异常活动，使小肠不至于嵌入结肠系膜和后侧的腹膜壁层间引起梗阻，可将升结肠系膜从回盲部至十二指肠空肠曲斜行固定于背侧的腹膜壁层。

对肠旋转异常Ⅰ型及Ⅱ型，松解膜状索带和粘连，彻底解剖十二指肠，游离盲肠，整复扭转的肠管，使十二指肠沿着右侧腹直下，将小肠置于腹腔右侧，将盲肠和结肠置于腹腔左侧部（Ladd术）。常规切除阑尾，以免今后发生误诊。

横结肠在肠系膜上动脉后方时，多有反向旋转，整复要求将扭转的肠管按反时针方向旋转360°，使盲肠与升结肠固定于右侧腹膜壁层，将肠系膜血管前方的十二指肠下部移位到腹部右侧，防止受压，解除反向旋转所致的肠系膜静脉淤滞，使恢复通畅。

随访的结果证明手术疗效良好，虽然小肠系膜仍属于游离，按理有可能复发肠扭转，但临床经验证明少有复发者。有时遗留间歇性腹痛，有顽固的消化吸收障碍，引起贫血、低蛋白血症。切除坏死肠管后的营养吸收障碍与残存肠管的长度和功能有关。死亡病例多数合并有其他畸形。

（李祥勇）

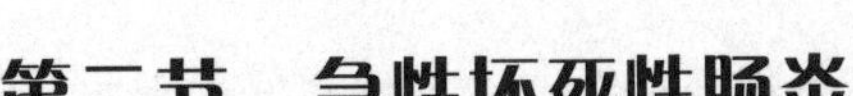

第二节　急性坏死性肠炎

急性坏死性肠炎是一种发生于肠管的急性炎症病变，因可有充血、水肿、出血、坏死、穿孔等不同的病理变化，故又有急性出血性肠炎或急性出血坏死性肠炎之称。该病主要发生于回肠末段及升结肠的起始部位，国际上将此病称为坏死性小肠结肠炎。既往认为该病多见于年长儿，在我国有大量病例报道，该病可能与不洁饮食史和肠道蛔虫感染有关。以后随着生活水平和卫生状况的改善而锐减。目前，该病多发于早产儿以及人工喂养的婴儿，多在出生后 2 周内发病，也可于 2～3 个月迟发，有时足月儿也可发生。体重低于 1 500 g 的婴儿的发病率可高达 10%左右，且有较高的病死率。随着早产儿存活率的升高，急性坏死性肠炎已经成为新生儿监护病房中较常见的疾病之一，对早产儿的预后具有非常重要的影响。

一、病因及发病机制

该病的确切病因和发病机制尚未完全明确。大量的动物模型研究显示，肠道致病菌感染、肠道缺血再灌注损伤以及肠黏膜发育不成熟，并由此引起的肠道内致病菌群移位在疾病的发生、发展中起了关键的作用。

（一）病原微生物感染

正常机体肠道内菌群主要为双歧杆菌，而患者肠道内通常出现其他致病菌，其中常见的是大肠埃希菌及肺炎克雷伯杆菌，其他细菌包括葡萄球菌、肠球菌以及铜绿假单胞菌。有时也可出现真菌、病毒机会性感染。一些散发病例出现后，短时间内可出现该病的爆发流行，而对其采取传染病控制手段，可明显降低发病率，这表明病原微生物的感染在该病的发病中具有重要作用。

（二）肠道缺血

妊娠妇女产前出现重度妊娠期高血压疾病或吸食可卡因等可破坏胎盘血流量，产后新生儿出现先天性心脏病、动脉导管未闭等可导致系统血流量减少。这些因素均可引起患儿肠道缺血，并且引发炎症级联反应及再灌注损伤，导致肠坏死并破坏肠黏膜屏障功能，使致病菌及其内毒素发生移位。

（三）肠黏膜发育不成熟

早产儿存在许多生理以及免疫缺陷，影响了肠道的完整性。在早产儿出生后一个月内，肠道蠕动不协调，各种消化酶（包括胃蛋白酶及胰蛋白酶等）分泌不足，早产儿肠道杯状细胞发育不成熟，导致黏液分泌不足。此外，不成熟的肠黏膜不能大量产生分泌型 IgA，如无母乳喂养，肠道内缺乏分泌型 IgA，对细菌及其毒素的防御能力下降。

此外，许多药物被认为有增加急性坏死性肠炎发病的风险。黄嘌呤衍生物（如茶碱及氨茶碱）可减少肠蠕动，在代谢成为尿酸的过程中产生氧自由基。吲哚美辛既往被用于治疗动脉导管未闭，能引起内脏血管收缩，导致肠黏膜缺血。维生素 E 可损害淋巴细胞的功能，与急性坏死性肠炎的发生有关。近期多项研究显示，胃酸抑制药物（如雷尼替丁）可增加婴儿罹患急性坏死性肠炎的风险，其可能原因是引起肠道内的菌群失调。

二、病理

该病的典型病理变化为坏死性炎症改变。该病多发生于回结肠区，也可累及空肠，且病变多位于系膜对侧肠壁。一般呈散在性、节段性分布，也可连接成片状，病变肠段和正常肠段间分界清楚。病变肠段失去光泽，有扩张、充血、水肿及溃疡形成，甚至穿孔。穿孔部位多发生在正常与坏死肠段的交界处。肠壁内可见气泡形成。黏膜有肿胀、出血，浆膜表面附有黄色纤维素性渗出或脓苔。可有肠系膜淋巴结肿大，腹腔内伴有脓性或血性渗出。

镜下改变为黏膜水肿伴炎性细胞浸润，有散在出血和溃疡。肌层出血，肌纤维断裂伴玻璃样变性和坏死。血管壁呈纤维素样坏死，腔内也可形成血栓。肠壁肌神经丛细胞可有营养不良性改变。黏膜和黏膜下层病变范围往往超过浆膜病变范围。

(一)临床表现

该病一般起病急骤，但有时也可缓慢发病，且仅有轻微临床表现。消化道症状主要为腹痛，腹泻及血便。腹痛位于脐周或全腹，呈阵发性绞痛或持续性腹痛伴阵发性加剧。粪便初为黄色稀便，继而为暗红色血便，无里急后重感。腹胀是值得重视的症状，其轻重往往反映了病情的轻重，有时也是诊断的唯一依据。由于腹胀，胃肠潴留，所以呕吐也为常见表现。腹泻可以不出现，或出现得较晚。粪便含血量少，不加注意观察不易发现，或仅为潜血阳性。烦躁、哭闹可能与腹痛有关，易被忽视。重症病例可见肉眼血便，呈果酱样或洗肉水样。该病全身中毒症状明显，起病即有寒战高热，体温可高达 40 ℃。同时伴有精神萎靡、嗜睡等精神症状。重症者在病后 1～2 天即出现中毒性休克，呼吸循环衰竭以及弥散性血管内凝血，如此时还缺乏腹痛、腹泻等消化道表现，易发生误诊。

主要腹部体征包括腹部膨隆，有时可见肠型。出血坏死明显者可出现腹壁红斑及阴囊颜色改变。肠鸣音减弱或消失。腹部可有轻微压痛，如压痛明显，同时伴有肌紧张及反跳痛等腹膜炎表现，多提示存在肠穿孔可能。

(二)诊断

儿童或青少年有不洁饮食或蛔虫感染的病史，早产儿或低体重儿有缺血、缺氧病史，突发腹痛、腹泻、血便及呕吐，伴发热，或突然腹痛后出现休克症状，均应考虑该病的可能。血常规检查可发现周围血白细胞和多核粒细胞计数增多，常有核左移，伴红细胞计数和血红蛋白含量降低。多核粒细胞计数减少或血小板计数进行性降低常提示预后不良。患者可出现代谢性酸中毒、血糖水平升高、C 反应蛋白含量升高等实验室检查异常。粪便中可见大量红细胞或潜血试验阳性。粪便及血液培养阴性并不能排除此病。X 线腹部摄片检查可见局限性小肠积气及液平面，肠管扩张，肠壁增厚，肠间隙增宽，肠管狭窄。肠穿孔者可见气腹征象。有时可见门静脉内气栓，其为预后不良的表现。超声介入下腹部穿刺可吸出血性或脓性液体。重症患者有肠壁内线样或囊肿样积气，积气是细菌侵入后产生的。虽然肠壁内气体的阳性率较低，但是对诊断该病具有较高的特异性。

Bell 首次提出急性坏死性肠炎的临床分期，后结合疾病的胃肠道表现，全身状况以及影像学征象进行改良。该系统有利于对疾病严重程度分类及指导治疗(表 8-1)。

表 8-1　急性坏死性肠炎改良的 Bell 分期

分期		系统表现	腹部表现	影像学表现
Ⅰ期(疑似病例)	ⅠA期	体温不稳定,呼吸暂停,心动过缓	轻微腹胀,大便潜血阳性	肠道正常或扩展,轻度肠麻痹
	ⅠB期	体温不稳定,呼吸暂停,心动过缓	有肉眼血便	肠道正常或扩展,轻度肠麻痹
Ⅱ期(确诊病例)	ⅡA期	体温不稳定,呼吸暂停,心动过缓	有肉眼血便,肠鸣音消失,可有压痛	肠麻痹,肠腔积气
	ⅡB期	体温不稳定,呼吸暂停,心动过缓,伴有轻微酸中毒及血小板计数减少	压痛明显,腹膜炎,可有蜂窝织炎,右下腹包块	肠麻痹,肠腔积气,可有门静脉气体
Ⅲ期(进展病例)	ⅢA期	体温不稳定,呼吸暂停,心动过缓,伴有轻微酸中毒及血小板计数减少,同时伴有低血压,严重窒息,呼吸及代谢性酸中毒,中性粒细胞计数缺乏,弥散性血管内凝血	有肉眼血便,伴有明显压痛及腹胀	肠麻痹,肠腔积气,可有门静脉气体,伴有腹水
	ⅢB期	体温不稳定,呼吸暂停,心动过缓,伴有轻微酸中毒及血小板计数减少,同时伴有低血压,严重窒息,呼吸及代谢性酸中毒,中性粒细胞计数缺乏,弥散性血管内凝血	有肉眼血便,同时伴有明显压痛及腹胀	气腹

三、治疗

(一)非手术治疗

目的是减轻症状,防止肠道的进一步损伤。对于 BellⅠ期的患者,治疗主要包括禁食、胃肠减压;肠外营养支持(TPN);纠正水、电解质及酸碱失衡;应用针对革兰阴性杆菌及厌氧菌的广谱抗生素,控制感染。对 BellⅡ期患者除上述治疗措施外,还需给予必要的呼吸、循环支持以及液体复苏,必要时反复输少浆血,以免发生呼吸循环衰竭。同时应密切观察病情,评估是否存在手术指征。

(二)手术治疗

手术指征:急性坏死性肠炎并发肠坏死及穿孔是最主要的手术指征。出现下列情况可考虑手术探查:①有明显的腹膜刺激征;②顽固性中毒性休克经积极抗休克治疗病情仍无好转;③经内科治疗后仍反复大量肠道出血;④肠梗阻进行性加重无法缓解;⑤腹部 X 线片出现气腹征;⑥腹腔穿刺有阳性发现;⑦新生儿急性坏死性肠炎出现腹壁红斑及门静脉气栓,多提示肠穿孔的可能,为相对手术指征;⑧不能排除其他急腹症。

手术要点:手术前应尽量改善患者的一般情况,给予有效的复苏,纠正贫血及凝血功能障碍等。由于患者的肠腔明显扩张,进腹时需注意防止损伤肠管。对腹水需常规进行有氧菌、厌氧菌以及真菌培养,同时注意腹水的颜色和性状,如为棕色浑浊的液体,表明已出现肠穿孔。进腹后需全面而系统地进行腹腔探查。由于末端回肠及升结肠最常受累,需特别注意右下腹。

手术切除范围仅限于已发生穿孔或明确坏死的肠管,尽可能保留回盲瓣的功能。因黏膜、黏膜下层及肌层病变范围往往超过浆膜病变范围，故行坏死肠段切除时，要注意切缘应在正常肠管处，但绝不可因肠管广泛水肿或点状出血而贸然行广泛的小肠切除，否则会导致短肠综合征。

手术方式的选择主要依据病变肠管的情况、患者的全身状况以及外科医师的个人经验。

1.坏死或穿孔肠段切除，远近端肠管造口

坏死或穿孔肠段切除，远近端肠管造口是急性坏死性肠炎的标准术式，待患者病情好转后再进行造口回纳。与肠切除后一期吻合相比，造口术避免了发生吻合口瘘的风险，是一种较为安全的术式。造口回纳一般在首次手术后 8 周进行，过早进行，因腹腔粘连及炎症反应较重致手术较为困难。然而，造口术后有接近 1/3 的患者存在造口相关的并发症，包括造口周围皮肤损伤、造瘘口狭窄及回缩、造口旁疝以及切口感染等。此外，高位小肠造口流量较大，易导致大量的营养物质及电解质丢失，且明显延长了 TPN 的时间。

2.肠切除后一期吻合

可避免造口相关的并发症的发生，并且逐渐变成坏死穿孔局限、其余肠管非常健康、同时一般情况良好的患者的首选术式。回顾性研究显示，其与造口术相比，可改善患者的预后，但尚无 RCT 研究支持。

3.腹腔引流术

可在床边局麻条件下进行，创伤较小，且 RCT 研究结果显示近期效果与肠造口术无差异。然而，初步研究显示，与肠造口相比，该术式可能影响胎儿神经发育。且仅有不超过 11%的患者将来无须进行肠造口而能治愈。因此，腹腔引流术目前仅用于病情不稳定、无法进行肠造口的患者。

（李　猛）

第三节　肠　结　核

肠结核是结核分枝杆菌侵犯肠道引起的一种慢性特异性感染。过去在我国比较常见，随着防痨工作的推广以及人民生活水平的提高，现在发病率已大为降低。近年来结核病又呈现死灰复燃的趋势，耐药性结核菌株不断增加，肠结核的发病率也呈上升趋势，已提出大力防治。

一、病因

肠结核多为继发性，最常见于活动性肺结核患者吞入含有大量结核菌的痰液；肠结核也可经血源感染，多见于粟粒性肺结核；或由邻近器官（如女性生殖器官）结核直接蔓延而致。原发性肠结核少见，一般由饮用了被牛结核分枝杆菌污染的牛奶引起。

二、病理

90%以上的肠结核患者的病变位于回盲部和回肠，这是由于回盲部具有丰富的淋巴组织，而结核分枝杆菌多侵犯淋巴组织，并且食物在回盲部停留较久，增加回盲部感染的机会。肠结核也可发生于肠道其他部位，大致趋向为离回盲部越远，发生的概率越低。

该病的病理改变因机体对结核分枝杆菌的免疫力和变态反应而异。机体变态反应强，病变

以渗出为主，并可有干酪样坏死及溃疡，为溃疡型肠结核；机体免疫力好，则表现为肉芽组织增生，并可有纤维化，为增生型肠结核。溃疡型和增生型的分类不是绝对的，这两类病理变化常可不同程度地同时存在。

（一）溃疡型

此型肠结核多见。肠壁的淋巴组织呈充血、水肿等渗出性改变，进而发生干酪样坏死，肠黏膜逐渐脱落而形成溃疡，常绕肠周径扩展，大小、深浅不一。溃疡边缘和基底多有闭塞性动脉内膜炎，因此少有出血。受累部位常有腹膜粘连，故很少急性穿孔。晚期可有慢性穿孔，形成包裹性脓肿，并可穿透形成肠瘘。在修复过程中产生肠管的环形狭窄，并使肠段收缩变形，回肠与盲肠失去正常解剖关系。

（二）增生型

病变多局限于回盲部。虽可同时累及邻近的盲肠和升结肠，但多数患者仅一处受累。其病理特征是肠黏膜下纤维组织和结核肉芽肿高度增生，有时可见小而浅的溃疡和息肉样肿物。肠壁增厚和病变周围粘连，常导致肠腔狭窄和梗阻，但穿孔少见。

三、临床表现

肠结核多见于青少年，女性患者多于男性患者。溃疡型肠结核常有结核毒血症，表现为午后低热、盗汗、消瘦、食欲减退等，此外可同时有肠外结核的临床表现；增生型肠结核少有结核毒血症及肠外结核的临床表现。肠结核的并发症多见于晚期患者，常有肠梗阻，肠出血、穿孔、肠瘘、局限性脓肿等少见。

（一）腹痛

腹痛多位于右下腹，反映肠结核多位于回盲部，并可有上腹和脐周的牵涉痛。腹痛性质为隐痛或钝痛，餐后加重，排便后减轻。增生型肠结核并发肠梗阻时，还可有绞痛，伴有腹胀、肠鸣音亢进等。

（二）腹泻和便秘

腹泻是溃疡型肠结核的主要临床表现之一，多为水泻或稀便，少有黏液、脓血便及里急后重感。后期病变广泛，粪便可含有少量黏液和脓液，便血少见，间或有便秘。腹泻和便秘交替曾被认为是肠结核的临床特征，其实是胃肠功能紊乱的一种表现，也可见于其他肠道疾病。增生型肠结核以便秘为主。

（三）腹部肿块

其主要见于增生型肠结核。当溃疡型肠结核合并有局限性腹膜炎，病变肠段与周围组织粘连，也可出现腹部肿块。肿块多位于右下腹，固定，质地中等，可有轻度压痛。

四、诊断

肠结核的临床表现及体征均无特异性，确诊不易。有医院统计过肠结核患者中，有82.1%的病例同时伴有慢性腹痛和发热，因此对于有以上两个临床表现的患者，应考虑有肠结核的可能。X线检查（包括X线胃肠钡餐造影和钡剂灌肠造影）具有特异性：溃疡性肠结核多表现为钡影跳跃现象、病变肠段黏膜紊乱、回肠盲肠正常夹角消失等；增生型肠结核则多表现为钡剂充盈缺损。用纤维结肠镜可直接观察到肠结核病灶，并可做活组织检查，有很大的诊断价值。血清抗结核抗体T-spot的检测具有较高的敏感性及特异性；肠镜病理若能发现病灶并进行活检可明确诊断；

聚合酶联反应技术对肠结核组织中的结核分枝杆菌 DNA 进行检测，可提高诊断准确性。化验室检查(如在粪便中找抗酸杆菌、结核菌素试验以及血沉化验)对诊断有一定帮助。对一些疑及肠结核的患者，可试行 2～3 周抗结核的治疗性诊断方法，观察疗效。对于增生型肠结核有时需要剖腹探查才能明确。

五、治疗

对肠结核应早期采用敏感药物治疗，联合用药抗结核治疗持续半年以上，有时可长达一年半。常用的化疗药物有异烟肼、利福平、乙胺丁醇、链霉素、吡嗪酰胺等。有时患者中毒，毒性症状过于严重，可在有效抗结核药物治疗下加用糖皮质激素，待症状改善后逐步减量，至 6～8 周应停药。

手术仅限于完全性肠梗阻、慢性肠穿孔形成肠瘘或周围脓肿、急性肠穿孔或肠道大量出血经积极抢救无效等伴发并发症者，对有右下腹块，难以与恶性肿瘤鉴别时也可剖腹探查以明确。根据病情而定手术方式，原则上应彻底切除病变肠段后行肠吻合术，曾有肠结核穿孔行修补术后并发肠瘘而导致再次手术的惨重教训。如病变炎症浸润广泛而固定，可先行末端回肠横结肠端-侧吻合术，Ⅱ期切除病变肠段。手术患者术后均需接受抗结核药物治疗。

(李德会)

第四节　急性肠梗阻

肠内容物运行由于某些原因发生阻塞，继而引起全身一系列病理生理反应和临床症状。

一、分类

(一)机械性肠梗阻

临床最多见，由于机械性原因使肠内容物不能通过。多见于肠道肿瘤，肠管受压，肠腔狭窄和粘连引起的肠管成角、纠结成团等。肠道粪石梗阻主要见于老年人。

(二)动力性肠梗阻

分为麻痹性肠梗阻和痉挛性肠梗阻，肠道本身无器质性病变，前者由于肠道失去蠕动功能，以致肠内容物不能运行，如低钾血症时；后者则由于肠壁平滑肌过度收缩，造成急性肠管闭塞而发生梗阻，见于急性肠炎和慢性铅中毒等，较为少见。

(三)血运性肠梗阻

肠系膜血管栓塞或血栓形成，引起肠道血液循环障碍，肠管失去蠕动能力，肠内容物停止运行。

二、病因

主要原因依次为肠粘连、疝嵌顿、肠道肿瘤、肠套叠、肠道蛔虫症、肠扭转等。据大宗资料报道，肠粘连引起的肠梗阻占 70%～80%(图 8-1)。

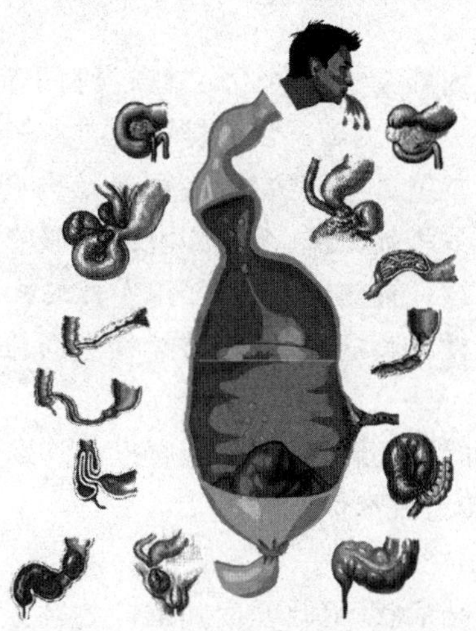

图 8-1　引起急性肠梗阻的常见病因

三、病理生理

急性肠梗阻病因繁多，但肠腔阻塞后的病理生理变化主要概括为以下几方面。

（一）肠腔积液积气

正常情况下，人体消化道内的少量气体，随肠蠕动向下推进，部分由肠道吸收，其余最后经肛门排出。消化道气体约 70％来自经口吞入的空气，约 30％来自肠腔内细菌的分解发酵。这些气体在肠梗阻时不能被吸收和排除，再加上肠道细菌大量繁殖和发酵作用，肠腔胀气会越来越重。肠梗阻时肠道和其他消化腺分泌的大量消化液正常吸收循环途径被阻断，梗阻近端肠腔内大量积液，病程晚期还有肠壁病变引起的渗出，再加上呕吐丢失，将造成严重的水、电解质平衡紊乱，循环血量不足和休克。严重膨胀扩张的小肠还引起腹腔压力增高，膈肌抬高，影响下腔静脉回流，加重心动过速和呼吸急促。

（二）细菌易位与毒素吸收

急性肠梗阻时肠道细菌迅速繁殖，产生大量有毒物质，并经损伤的肠黏膜屏障和通透性增高的末梢血管进入血液循环，肠腔内细菌也发生易位，进入血液、淋巴循环和腹腔，引起全身中毒反应和感染。

（三）肠壁血运障碍

急性完全性肠梗阻的近端肠管扩张逐渐加重，肠壁逐渐变薄，张力增高，进而引起肠壁血运障碍，即绞窄性肠梗阻，肠黏膜可发生溃疡和坏死，肠壁出现出血点和瘀斑，肠腔和腹腔内均有血性液体渗出。随着时间延长，过度扩张的肠壁会因缺血而坏死，继而肠管破裂，引起急性腹膜炎。

以上病理生理改变持续进展将最终导致多器官功能障碍综合征和死亡。

四、临床表现

急性肠梗阻的症状与梗阻部位和时间有明显关系，位置越高，则呕吐越明显，容易出现水、电解质平衡紊乱；位置越低，则腹胀越明显，容易出现中毒和感染；病情随时间逐渐加重。急性肠梗阻的共同症状包括腹痛、腹胀、呕吐和停止排气排便。

（一）腹痛

无血运障碍的单纯性肠梗阻为阵发性腹痛。肠管内容物下行受阻，其近端肠管会加强蠕动，因此出现阵发性绞痛，逐渐加剧。其特点是发作时呈波浪式由轻至重，可自行缓解，有间歇，部位不定。腹痛发作时在有些患者的腹壁可见肠型，听诊可闻及高调肠鸣音。腹痛发作频率随蠕动频率变化，早期较频繁，数分钟至数秒钟 1 次，至病程晚期肠管严重扩张或绞窄时则转为持续性胀痛。绞窄性肠梗阻腹痛多为持续性钝痛或胀痛，伴阵发性加剧，引起腹膜炎后腹痛最明显处多为绞窄肠管所在部位。麻痹性肠梗阻腹痛较轻，为持续性全腹胀痛，甚至没有明显腹痛，而主要表现为明显腹胀。

腹痛随病情发展而变化，阵发性绞痛转为持续性腹痛伴阵发性加剧提示病情加重，肠梗阻可能由不全性转为完全性，单纯性转为绞窄性。

（二）呕吐

急性肠梗阻时多数患者有呕吐症状，呕吐程度和呕吐物性质与梗阻部位及程度有关。高位小肠梗阻呕吐发生早而频繁，早期为反射性，吐出胃内食物和酸性胃液，随后为碱性胆汁。低位小肠梗阻呕吐发生晚，可吐出粪臭味肠内容物。结肠梗阻少有呕吐。呕吐和腹痛常呈相关性，病程早期呕吐后腹痛可暂时缓解。如呕吐物为棕褐色或血性时应考虑已发生绞窄性肠梗阻。麻痹性肠梗阻的呕吐为溢出性，量较少。

（三）腹胀

腹胀症状与梗阻部位有明显关系，高位梗阻因呕吐频繁，胃肠道积气积液较少，腹胀不明显。低位梗阻时腹胀明显。

（四）停止排气、排便

不完全性肠梗阻时肛门还可排出少量粪便和气体，完全性肠梗阻则完全停止排气排便。在高位完全性肠梗阻患者，梗阻以下肠道内的积气、积便在病程早期仍可排出，故有排气排便并不说明梗阻不存在。绞窄性肠梗阻时，可出现黏液血便。

（五）全身症状

急性肠梗阻早期全身情况变化不大，晚期则出现发热、脱水、水电解质酸碱平衡紊乱、休克，并发肠坏死穿孔时则出现腹膜炎体征。

（六）体征

腹部膨隆与梗阻部位有关，低位梗阻较明显，可为全腹均匀膨隆或不对称膨隆，随病程进展加重，在腹壁薄的患者可见肠型。腹部叩诊鼓音。未发生肠绞窄或穿孔时，腹肌软，但因肠道胀气膨隆导致腹壁张力升高，可干扰对腹肌紧张的判断。压痛定位不明确，可为广泛轻压痛。发生肠绞窄或穿孔后，压痛明显，定位在绞窄肠管部位或遍及全腹，并有反跳痛和肌紧张。在病程早期听诊可闻及高调金属声响样肠鸣音，至病程晚期近端肠道严重扩张，发生肠绞窄、穿孔或在麻痹性肠梗阻，肠鸣音消失。应注意在年老体弱患者，即使已发生肠绞窄或穿孔，腹部体征也可能表现不明显。

对肠梗阻患者的体检应注意腹股沟区，特别在肥胖患者，其嵌顿疝可能被掩埋于厚层脂肪中而被忽略。肛门指诊应作为常规检查，可发现直肠肿瘤、手术吻合口狭窄或盆腔肿瘤等。多数肠梗阻患者直肠空虚，若直肠内聚集多量质硬粪块，则梗阻可能为粪块堵塞引起，多见于老年人，勿轻易手术探查。

五、辅助检查

(一)立位 X 线腹平片

立位 X 线腹平片是诊断是否存在肠梗阻最常用亦最有效的检查，急性肠梗阻表现为肠道内多发液气平面，小肠梗阻表现为阶梯状液平面；若见鱼肋征，即扩大的肠管内密集排列线条状或弧线状皱襞影，则为空肠梗阻征象；结肠梗阻表现为扩大的结肠腔和宽大的液气平面，而小肠扩张程度较轻。无法直立的患者可拍侧卧位片，平卧位片可以体现肠腔大量积气，但无法体现液气平面(图 8-2)。

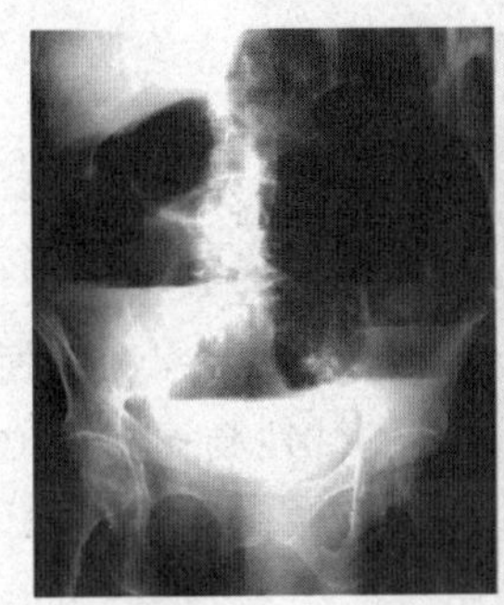 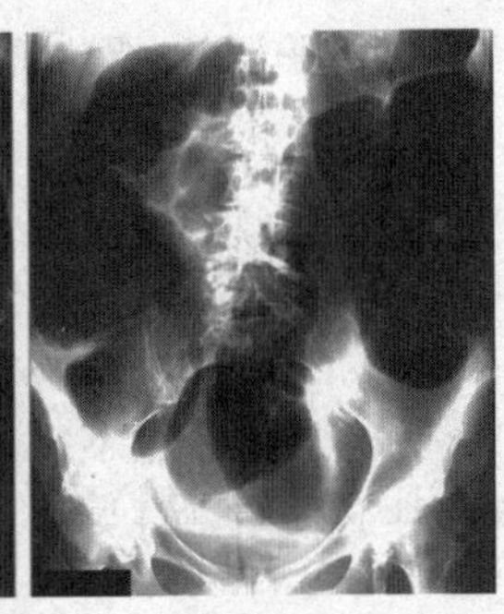

图 8-2　急性肠梗阻时立位腹平片(左)和平卧位片(右)对照

(二)超声检查

简便快捷，可在床边进行。肠梗阻时超声可见梗阻近端肠管扩张伴肠腔内积液，而远端肠管空瘪。小肠梗阻近端肠道内径常＞3 cm，结肠梗阻近端内径常＞5 cm。根据扩张肠管的分布可大致判断梗阻部位，小肠高位梗阻时上腹部和左侧腹可见扩张的空肠回声，呈“琴键征”；小肠低位梗阻时扩张肠管充满全腹腔，右下腹及盆腔内扩张肠管壁较光滑(回肠)；结肠梗阻时形成袋状扩张，位于腹周。严重结肠梗阻时肠管明显扩张，小肠与结肠的形态难以区分，但回盲瓣常可显示。机械性肠梗阻时近端肠管蠕动增强，扩张肠管无回声区内的强回声斑点呈往返或漩涡状流动；而麻痹性肠梗阻时肠壁蠕动减弱或消失，肠管广泛扩张积气；绞窄性肠梗阻时肠管粘连坏死呈团块状，肠壁无血流信号。超声诊断肠梗阻的敏感性可至 89%～96%，而且对引起梗阻的病因，如肿瘤、嵌顿疝等也可提供重要线索。

(三)CT 检查

平卧位 CT 横切面影像可显示肠管扩张和肠腔内多发气液平面。机械性肠梗阻有扩张肠管和塌陷肠管交界的“移行带征”；麻痹性肠梗阻常表现为小肠、结肠均有扩张和积气积液，而常以积气为主，无明显“移行带征”；血运障碍性肠梗阻除梗死或栓塞血管供血的相应肠管扩张、肠壁水肿增厚外，梗阻肠管对应血管可见高密度血栓，或增强扫描见血管内充盈缺损。CT 还有助于发现引起肠梗阻的病因，如肿瘤、腹腔脓肿、腹膜炎、胰腺炎等。

(四)实验室检查

常规实验室检查常见水电解质酸碱平衡紊乱，低钾、低钠血症，白细胞计数升高，中性粒细胞比值升高等。

六、诊断

依据症状体征和影像学检查，急性肠梗阻的诊断不难确立。完整的急性肠梗阻诊断应包括以下要点。

(一)梗阻为完全性或不完全性

不完全性肠梗阻具有腹痛腹胀、呕吐等症状,但病情发展较慢,可有少量排气、排便,立位腹平片见肠道少量积气,可有少数短小液气平面。完全性肠梗阻病情发展快而重,早期可能有少量排气排便,但随病情进展,排气排便完全停止,立位腹平片见肠道扩张明显,可见多个宽大液气平面。

(二)梗阻部位高低

高位小肠梗阻,呕吐出现早而频繁,水、电解质与酸碱平衡紊乱严重,腹胀不明显,立位腹平片见液气面主要位于左上腹。低位小肠梗阻呕吐出现晚,一次呕吐量大,常有粪臭味,腹胀明显,腹痛较重,立位腹平片见宽大液气平面,主要位于右下腹或遍布全腹。

(三)梗阻性质

梗阻性质是机械性还是动力性肠梗阻,性质不同,处理方法也不同。机械性肠梗阻常伴有阵发性绞痛,可见肠型和蠕动波,肠鸣音高亢。而麻痹性肠梗阻则呈持续性腹胀,腹部膨隆均匀对称,无阵发性绞痛,肠鸣音减弱或消失,多有原发病因存在。痉挛性肠梗阻的特点是阵发性腹痛开始快,缓解也快,肠鸣音多不亢进,腹胀也不明显。机械性肠梗阻的立位腹平片见充气扩张肠管仅限于梗阻以上肠道,麻痹性肠梗阻则可见从胃、小肠至结肠普遍胀气,痉挛性肠梗阻时胀气多不明显。

(四)梗阻为单纯性还是绞窄性

绞窄性肠梗阻预后严重,须立即手术治疗,而单纯性肠梗阻可先保守治疗。出现下列临床表现者应考虑有绞窄性肠梗阻存在:①腹痛剧烈,在阵发性疼痛间歇仍有持续性疼痛;②出现难以纠正的休克;③腹膜刺激征明显,体温、脉搏、白细胞逐渐升高;④呕吐物或肠道排泄物中有血性液体,或腹腔穿刺抽出血性液体;⑤腹胀不对称,可触及压痛的肠袢,并有反跳痛。在临床实际中肠绞窄的表现可能并不典型,若延误手术可危及生命,外科医师应提高警惕,急性肠梗阻经积极保守治疗效果不明显,腹痛不减轻,即应考虑手术探查。

(五)梗阻病因

详细询问病史,结合临床资料全面分析。婴幼儿急性肠梗阻多见于肠套叠和腹股沟疝嵌顿,青壮年多见于腹外疝嵌顿,老年人常见于消化道和腹腔原发或转移肿瘤。有腹部损伤或手术史则粘连性肠梗阻可能性大,房颤、风湿性心脏瓣膜病等可引起肠系膜血管血栓,饱食后运动出现的急性肠梗阻多考虑肠扭转引起。

七、治疗

(一)非手术治疗

为患者入院后的紧急处置措施,可能使部分患者病情得到缓解,为进一步检查和择期手术创造条件,也作为急诊手术探查前的准备措施。

1.禁食和胃肠减压

禁止一切饮食,放置鼻胃管(长度 55～65 cm)并持续负压吸引。降低胃肠道积气积液和张力有利于改善肠壁血液循环,减轻腹胀和全身中毒症状,改善呼吸循环。

2.补充血容量和纠正水电解质、酸碱平衡失调

患者入院后立即建立静脉通道,给予充分的液体支持。对已有休克征象者可先快速输注5%葡萄糖注射液或林格氏液 1 000 mL。高位小肠梗阻常有脱水,低钾、低钠、低氯血症和代谢

性碱中毒，其中以低钾血症最为突出，可进一步导致肠麻痹，加重梗阻病情。尿量＞40 mL/h 可静脉滴注补钾。低钾、低钠纠正后代谢性碱中毒多能随之纠正。低位小肠梗阻多表现为脱水、低钠、低钾和代谢性酸中毒，其中以低钠更为突出。轻度低钠血症一般补充 5％葡萄糖注射液 1 000 mL后多可纠正，重度低钠患者则需根据实验室检查结果在补液中加入相应量的 10％氯化钠溶液。对急性肠梗阻患者的补液量应包括已累计丢失量、正常需要量和继续丢失量，其中丢失量还包括因组织水肿而移至组织间隙的循环液体量。应记录尿量、间断复查实验室指标，对重症患者还应监测中心静脉压，以酌情调整补液量和成分。对绞窄性肠梗阻患者可适当输血浆、清蛋白或其他胶体液，以维持循环胶体渗透压，有利于维持循环血量稳定，减轻组织水肿。

3.应用抗生素防治感染

急性肠梗阻时由于肠内容物瘀滞，肠道细菌大量繁殖，肠壁屏障功能受损容易发生细菌易位，出现绞窄性肠梗阻时感染将更加严重。故应用广谱抗生素为必要措施。

4.营养支持

禁食时间超过 48 小时应给予全肠外营养支持，经外周静脉输注最好不超过 7 天，而经深静脉导管可长期输注，但应注意防治导管感染等并发症。

5.抑制消化道分泌

应用生长抑素可有效抑制消化液分泌，减少肠道积液，降低梗阻肠段压力。

6.其他

输注血浆或清蛋白同时应用利尿剂，有助于减轻肠壁水肿。

（二）手术治疗

经非手术治疗无效，病情进展者，已出现绞窄性肠梗阻或预计将出现肠绞窄的患者应行急诊手术治疗。需根据梗阻病因、性质、部位及全身情况综合评估，选择术式。手术原则是在最短时间内用最简单有效的方法解除梗阻。若伴有休克，待休克纠正后手术较为安全。若估计肠管已坏死而休克短时间内难以纠正者，应在积极抗休克同时进行手术探查。

手术切口应考虑有利于暴露梗阻部位，多采用经腹正中线切口或经右腹直肌探查切口（图 8-3）。应尽量在估计无粘连处进入腹腔，探查粘连区，锐性加钝性分离粘连，显露梗阻部位。已坏死的肠段、肿瘤、结核和狭窄部位应行肠段切除。若肠道高度膨胀影响手术操作，可先行肠腔减压，在肠壁开小口吸取肠内容物及气体，过程中尽量避免腹腔污染。

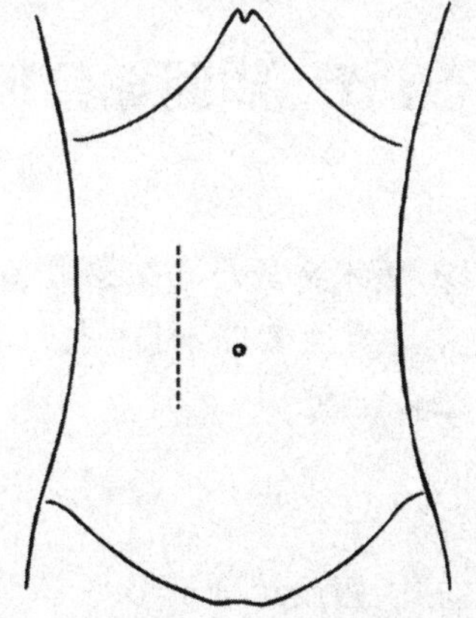

图 8-3　切口选择在有利于显露梗阻的部位

对肠道生机的判断是决定是否切除及切除范围的依据，主要从肠壁色泽、弹性、蠕动、血供、边缘动脉搏动等方面进行判断。遇判断有难度时，可用温热生理盐水湿敷肠袢，或以0.5%～1%的普鲁卡因10～30 mL在相应系膜根部注射，以缓解血管痉挛，并将此段肠管放回腹腔，15分钟后再观察。若肠壁颜色转为正常，弹性和蠕动恢复，肠系膜边缘动脉搏动可见，则不必切除，若无好转则应切除。多数小肠部分切除后吻合较为安全。若绞窄肠段过长，患者情况危重，或切除范围涉及结肠，应在切除坏死肠段后做近远端肠造瘘，待病情稳定后二期行肠吻合术。

八、术后处理

手术后对患者应密切监护，老年、体弱及重症患者应进入ICU治疗。常见术后并发症包括以下三方面。

（一）腹腔和切口感染

肠管坏死已存在较严重的腹腔感染，肠管切开减压和肠段切除易污染腹腔和切口，故术后发生感染的风险较高。术中应尽量避免肠内容物污染，关腹前应用生理盐水、聚维酮碘溶液或甲硝唑充分清洗腹腔，留置有效的腹盆腔引流，切口建议采用全层减张缝合，以消除无效腔，即使有感染渗出也可向外或向腹腔排除，避免因感染而敞开切口。

（二）腹胀和肠麻痹

术后应继续监测和补充电解质，进行肠外营养支持，继续鼻胃管减压。可用少量生理盐水灌肠，促进肠蠕动，减少肠粘连。若广泛肠粘连在手术中未能完全分离，或机械性肠梗阻存在多个病因，而手术只解决了某个病因，应警惕术后再次出现机械性肠梗阻，必要时需再次手术。

（三）肠漏和吻合口漏

肠漏和吻合口漏是粘连性肠梗阻术后的常见并发症。急性肠梗阻时肠壁水肿变脆，分离粘连时容易损伤，且在术中容易忽略，而在术后出现肠内容物外漏，引起急性腹膜炎。急性肠梗阻手术切除梗阻部位，行肠吻合时，近端肠管扩张变粗，而远端肠管较细，大口对小口吻合有一定难度，加之肠壁的炎性水肿和腹膜炎，容易造成术后吻合口漏。术后肠漏和吻合口漏的预后取决于其部位、流量、类型等，轻者经通畅引流，加强支持治疗后可以愈合，重者需及时再次手术治疗。

（李　猛）

第五节　短肠综合征

短肠综合征是指行广泛小肠切除、手术造成小肠短路或误将胃与回肠吻合后，小肠消化吸收面积不足，无法维持生理需要，而导致进行性营养不良、水和电解质紊乱，继而出现器官功能衰退、代谢障碍、免疫功能下降的临床综合征。

一、病因

导致短肠综合征的原因有很多，成人短肠综合征多见于小肠扭转或肠系膜血管栓塞或血栓形成，导致大部小肠坏死，被迫行大部分小肠切除后；也见于因Crohn病、放射性肠损伤、反复肠梗阻、肠外瘘而多次切除小肠，致剩余肠道过短；或因严重外伤致大面积小肠毁损或肠系膜上血

管损伤，而被迫切除大量小肠；胃肠手术中误将胃与回肠吻合，或高位与低位小肠间短路术后亦造成短肠综合征。儿童短肠综合征多为先天性因素引起，肠闭锁、坏死性小肠结肠炎等导致小肠长度不足或切除大量肠袢，无法维持足够营养吸收。

二、病理生理

短肠综合征的严重程度取决于切除肠管的范围及部位，是否保留回盲瓣，残留肠管及其他消化器官（如胰和肝）的功能状态，剩余小肠的代偿适应能力等。医师通常认为满足正常成人所需的小肠长度最低限度，在没有回盲瓣时为 1 m，而有回盲瓣时为至少 75 cm。大量小肠吸收面积丢失将导致进行性营养不良、水和电解质紊乱、代谢障碍等。另外，大量肠道激素（如缩胆囊素、促胰液素、肠抑胃素）丢失，将导致肠道动力、转运能力等发生改变，幽门部胃泌素细胞增生（40％～50％的短肠综合征患者有胃酸分泌亢进）。回肠是吸收结合型胆盐及内因子结合性维生素 B_{12} 的部位，切除或短路后造成的代谢紊乱明显重于空肠。因胆盐吸收减少，未吸收的胆盐进入结肠将导致胆盐性腹泻，胆盐肠-肝循环减少将导致严重的胆盐代谢紊乱，因肝代偿合成胆盐的能力有限，将造成严重脂肪泻。切除较短回肠（＜50 cm）时，患者通常能够吸收足够的内因子结合性维生素 B_{12}，而当切除回肠直径＞50 cm 时，将导致明显的吸收障碍，引起巨幼红细胞贫血及外周神经炎，并最终导致亚急性脊髓退行性改变。

发生短肠综合征（图 8-4）时剩余小肠会发生代偿性改变，食物刺激及胃肠激素的改变使小肠绒毛变长、肥大，肠腺陷凹加深，黏膜细胞 DNA 量增加，肠管增粗、延长，黏膜皱襞变多。随黏膜高度增生，酶和代谢也发生相应变化，钠-钾泵依赖的三磷酸腺苷、水解酶、肠激酶、DNA 酶、嘧啶合成酶的活性均增加，而细胞二糖酶活性降低，增生黏膜内经磷酸戊糖途径的葡萄糖代谢增加。研究显示广泛肠切除后残余肠道可逐渐改善对脂肪、内因子和碳水化合物（特别是葡萄糖）的吸收。

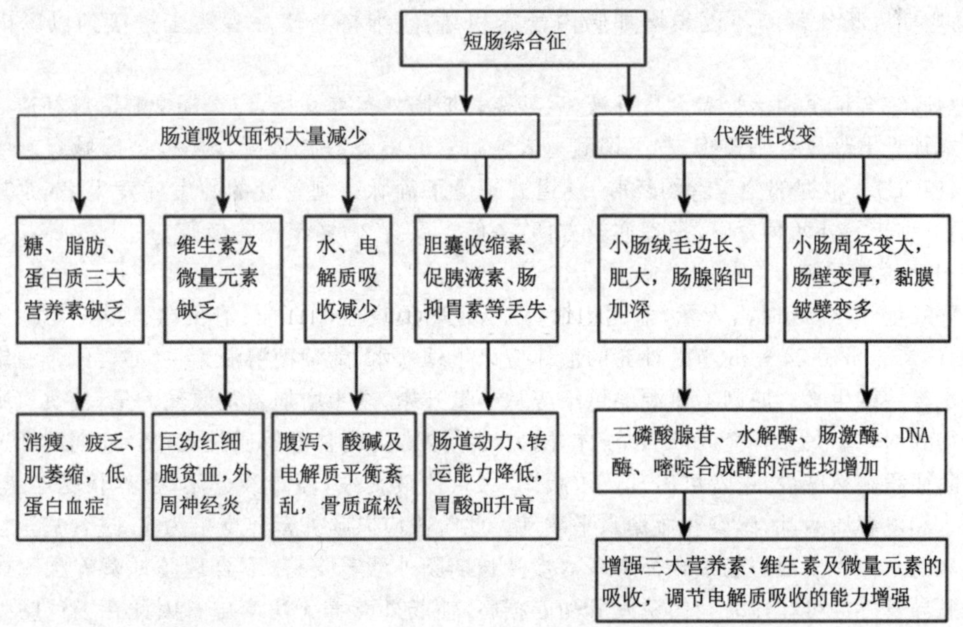

图 8-4　短肠综合征

三、临床表现

主要表现为早期的腹泻和后期的严重营养障碍。短肠综合征的症状一般可分为失代偿期、代偿期、代偿后期。失代偿期(急性期)为第 1 阶段,是指发生短肠状况后早期,残留的肠道仅能少量吸收三大营养素和水、电解质,患者可出现不同程度的腹泻,与保留肠管的长度相关,多数患者的腹泻并不十分严重,少数患者的每天腹泻量可高达 2 L,重者可至 5～10 L,因此出现脱水、血容量不足、电解质紊乱及酸碱平衡失调。因胃泌素增多,胃酸分泌亢进,不仅使腹泻加重,消化功能进一步恶化,还可出现吻合口溃疡,甚至导致上消化道出血。数天后腹泻次数逐渐减少,生命体征逐渐稳定,胃肠动力恢复。这一阶段多需 2 个月。代偿期(适应期)为第 2 阶段,经治疗后机体内稳态得以稳定,腹泻次数减少,小肠功能亦开始代偿,吸收功能有所增强,肠液丧失逐渐减少,肠黏膜出现增生。代偿期时间长短由残留小肠长度、有无回盲部和肠代偿能力而定,最长可达 2 年,一般为 6 个月左右。代偿后期(维持期)为第 3 阶段,肠功能经代偿后具有一定的消化吸收能力,此时营养支持的方式与量已定型,需要长期维持,并预防并发症。

短肠综合征患者若无合理的营养支持治疗,会逐渐出现营养不良,包括体重减轻、疲乏,肌萎缩、低蛋白血症、皮肤角化过度、肌肉痉挛、凝血功能差及骨痛等。由于存在胆盐吸收障碍,胆汁中胆盐浓度下降,加上肠激素分泌减少,使胆囊收缩变弱,易发生胆囊结石。钙、镁缺乏可使神经、肌肉兴奋性增强,发生手足搐搦,长期缺钙还可引起骨质疏松。由于肠道吸收草酸盐的量增加,尿中草酸盐过多而易形成泌尿系统结石。长期营养不良可最终导致多器官功能衰竭。

四、治疗

根据病因及不同病程阶段采取相应治疗措施。对手术误行吻合造成的短肠状态需急诊再次手术,改正吻合。肠切除术后短肠综合征急性期以肠外营养支持,以维持水、电解质和酸碱平衡为主,适应期以肠外营养与逐步增加肠内营养相结合,维持期使患者逐步过渡到以肠内营养为主。

因短肠综合征早期治疗需大量补液,后期需长期肠外营养支持,应选择中心静脉补液。可采用隧道式锁骨下静脉穿刺置管、皮下埋藏植入注射盒的中心静脉置管或经外周静脉穿刺中心静脉置管(PICC)。根据部分学者的经验,隧道式锁骨下静脉穿刺置管的并发症发生率(尤其是感染率)明显小于另外两种置管,护理亦较方便,一般可保持 2～3 年不需换管。

(一)急性期治疗

应仔细记录 24 小时出入量,监测生命体征,定时复查血电解质、清蛋白、血糖、动脉血气分析、监测体重。术后 24～48 小时补充的液体应以生理盐水、葡萄糖溶液为主,亦可给予一定量氨基酸及水溶性维生素。原则上氮源的供给应从小量开始,逐步增加氨基酸输入量,使负氮平衡状态逐步得到纠正。每天补充 6～8 L 液体,随监测结果酌情调整电解质补充量。此期因肠道不能适应吸收面积骤然减少,患者可出现严重腹泻,大量体液丧失,高胃酸分泌,营养状况迅速恶化,易出现水和电解质紊乱、感染和血糖水平波动。此阶段应以肠外营养支持为主,进食甚至饮水均可加重腹泻。由于多数短肠综合征患者需接受长期肠外营养支持,不合理肠外营养配方或反复中心静脉导管感染可在短时间内诱发肝功能损害,使肠外营养无法实施。因此在设计肠外营养配方时应避免过度使用高糖,因过量葡萄糖会转化为脂肪沉积在肝脏,会损害肝功能;选择具有护肝作用的氨基酸;脂肪乳剂的使用量不宜过大,一般不超过总热量的 30%～40%,并采用中链、长链脂肪乳；还应补充电解质、复合脂溶性维生素及水溶性维生素、微量元素等；所需热量和蛋白质要根据患者的实际情况进行个体化计算，热量主要由葡萄糖及脂肪提供。

由于长期肠外营养不仅费用昂贵，易出现并发症，还不利于残留肠道的代偿。因此如有可能，即使在急性期也应尽早过渡到肠内营养和正常进食。研究表明，肠内营养实施得越早，越能促进肠功能代偿。但短肠综合征患者能否从肠外营养过渡到肠内营养主要取决于残留肠管的长度和代偿程度，过早进食只会加重腹泻、脱水和电解质紊乱，因此从肠外营养过渡到肠内营养时应十分谨慎。开始肠内营养时先以单纯的盐溶液或糖溶液尝试，逐步增量，随肠代偿的过程，逐步过渡到高蛋白、低脂、适量碳水化合物的少渣饮食，少食多餐，也可选用专用于短肠综合征患者的短肽型肠内营养制剂。

(二)肠康复治疗

急性期后期应进行肠康复治疗，即联合应用生长激素(重组人生长激素)、谷氨酰胺与膳食纤维。生长激素能促进肠黏膜细胞增殖，谷氨酰胺是肠黏膜细胞等生长迅速细胞的主要能量物质，而膳食纤维经肠内细菌酵解后，能产生乙酸、丙酸和丁酸等短链脂肪酸，丁酸不仅可提供能量，还能促进肠黏膜细胞生长。使用方法为皮下注射重组人生长激素，0.05 mg/(kg・d)，静脉滴注谷氨酰胺，0.6 g/(kg・d)，口服含膳食纤维素丰富的食物或营养液，持续 3 周或更久。

(三)防治感染

当患者持续发热时，应及时行各项检查以排查感染原因并早期治疗。针对肠源性感染的可能性，无细菌培养和药敏试验结果时，经验性用药应选择覆盖厌氧菌和需氧菌的抗生素。

(四)控制腹泻

禁食及肠外营养可抑制胃肠道蠕动和分泌，延缓胃肠道排空，从而减轻腹泻。可酌情应用肠动力抑制药，如口服洛哌丁胺、阿片酊。对腹泻严重难以控制者应用生长抑素或奥曲肽可明显抑制胃肠道分泌，减轻腹泻。生长抑素的首次剂量为 300 μg，静脉注射，以后每小时静脉滴注 300 μg；或用奥曲肽，首次剂量为 50 μg，静脉注射，以后每小时静脉滴注 25 μg，连用 3～5 天，腹泻次数明显减少后停用。

(五)抑制胃酸过多

术后胃酸分泌过多可应用质子泵抑制剂，目前抑酸效果最强的为埃索美拉唑，静脉注射 40 mg，每天 2 次。

(六)手术治疗

一些探索用手术方法治疗短肠综合征的方法(如肠管倒置术)并未形成治疗常规，效果仍待定论。

小肠移植目前已成为治疗短肠综合征的理想方式。随着外科技术和免疫抑制方案的进步，经过 20 余年的发展，目前小肠移植在美国已被纳入联邦医疗保险范畴，在一些先进的移植中心，1 年生存率和 5 年生存率分别高达 91%和 75%。我国已成功完成国内首例成人单独小肠移植，目前南京、西安、广州等多家移植中心共完成数十例单独或与其他脏器联合小肠移植，但是小肠移植在中国仍是极富挑战的领域。

五、预防

外科医师应认识到短肠综合征的严重性，在手术中尽量避免过多地切除小肠。对于小肠缺血病变范围广的病例，不应草率决定大面积切除，而应经扩血管措施后观察小肠活力，或暂行肠外置术观察，尽量抢救和保留肠管。

(李祥勇)

第六节　小肠恶性肿瘤

一、小肠腺癌

腺癌是小肠中最常见的恶性肿瘤，多发生于60～70岁。男性患者比女性患者稍多。病因尚不清楚，和食物中脂肪摄入有显著相关性。作为癌前期病变的小肠腺瘤、Crohn病、遗传性家族性息肉病、Gardner综合征、PeutzJegher综合征以及VonRecklinghausen病等可能与小肠肿瘤的发生有关。

(一)组织发生与病理

小肠腺癌多发生在小肠的近段。其中50%位于十二指肠，40%位于空肠，只有10%位于回肠。其大体形态可分为息肉型、浸润溃疡型、缩窄型和弥漫型。组织学类型可分为腺癌、黏液腺癌和未分化癌。

(二)临床表现

1.腹痛

腹痛是最常见的症状。65.2%～66.9%的患者有腹痛，腹痛可为隐痛、胀痛乃至剧烈绞痛，多位于腹中部或下部。当并发肠梗阻时，疼痛尤为剧烈并可伴有腹泻、食欲缺乏等。

2.梗阻

息肉型癌和缩窄型癌易致肠腔狭窄或堵塞，造成小肠完全或部分肠梗阻。症状包括上腹饱胀、恶心、呕吐等。腹胀的严重程度和肿瘤的部位高低有关。十二指肠癌以恶心、呕吐为主，腹胀和肠型并不明显；而回肠癌的腹胀和肠型明显，恶心、呕吐出现较晚。

3.腹部肿块

十二指肠癌患者中出现肿块的占10%～25%，肿块位置固定。20%～25%的空肠癌、回肠癌患者以腹部肿块就诊，肿块质地较硬，活动度较大，位置多不固定；当病情发展，肿瘤侵及邻近组织、器官时，腹部肿块常固定而不能推动，并常伴有压痛。

4.出血

60%～80%的十二指肠癌患者大便潜血试验呈阳性，出血明显者可有黑便，大出血时可有呕血，其发生率约为6%。空肠癌、回肠癌患者中约有95%大便潜血试验呈阳性，肉眼可见的出血或黑便占20%左右，大出血少见。

5.黄疸

75%～80%的壶腹周围癌患者发生黄疸。黄疸开始可有波动，随病情进展而进行性加重。

6.其他

有食欲减退、贫血、消瘦、发热等。病灶浸润邻近器官可引起一系列压迫症状，压迫输尿管导致肾盂积水，压迫髂部血管引起下肢或会阴部水肿，压迫膀胱或直肠时引起排尿或排便困难，晚期患者发生肝、肺等转移时可出现相应的症状和体征。

(三)转移途径

小肠腺癌的主要播散途径有直接浸润、淋巴和血行转移及种植性播散。肿瘤穿透肠壁后可直接浸润至邻近组织器官，如十二指肠癌累及胰腺、肝脏、结肠及腹膜后组织等；当肿瘤累及黏膜下淋巴网时可转移至肠旁淋巴结、肠系膜淋巴结、肠系膜上淋巴结及腹主动脉旁淋巴结。血行转移的常见部位是肝脏，其他常见部位是肺、骨、脑等。当肿瘤穿透肠壁浆膜层后，脱落的癌细胞可直接植入腹膜及盆腔，形成膀胱直肠陷凹内种植性肿块。

（四）诊断

小肠腺癌的诊断主要依靠临床表现和X线钡餐检查，由于小肠肿瘤临床表现较少且不典型，又缺少早期体征和有效的诊断方法，小肠腺癌常被延误诊断。对具有上述一种或数种表现者，应考虑小肠腺癌的可能，需做进一步的检查。

1.实验室检查

（1）十二指肠液细胞学检查：对十二指肠腺癌可获得阳性结果，但因十二指肠引流成功率不高，患者难以合作，此法目前很少应用。

（2）潜血试验：肿瘤糜烂出血，潜血试验阳性。

2.X线检查

因肠梗阻入院者的梗阻如为不完全性肠梗阻，X线立位或卧位平片可帮助诊断出小肠高位或低位肠梗阻，可推断但不能确诊。十二指肠低张气钡造影可以帮助诊断十二指肠腺癌。以钡剂全消化道检查为小肠腺癌的主要确诊方法，但仅20％的患者可能获得阳性结果。

3.纤维十二指肠镜

其对诊断十二指肠肿瘤有帮助，并可钳取活检。纤维小肠镜检查虽可帮助诊断，但在国内开展尚不普及。

4.选择性腹腔或肠系膜动脉造影术

对肿瘤出血部位诊断有价值。在急性出血期造影，对每分钟出血量0.5～3.0 mL者可显示出血部位外溢造影剂，确诊率为77％～95％。

5.B超和CT检查

其有助于了解肿块的大小、部位以及肿块与周围组织的关系；但临床不能触及的小于2 cm的肿块，也难以诊断。

6.其他检查

必要时可行剖腹探查。

（五）鉴别诊断

小肠增殖性结核常可触及肿块，且常伴有乏力、食欲减退、恶心、呕吐、贫血、发热等，临床症状酷似小肠腺癌，手术探查时常见多个小肠袢黏着于小肠之上，常伴有腹水，且腹膜腔内有弥漫性粟粒样播散。临床上很难鉴别该病小肠晚期癌，直至腹膜结节活检做切片观察后才明确诊断。

小肠腺癌应与小肠良性肿瘤区别，小肠良性肿瘤一般病程长，生长缓慢，与周围组织界限清楚，无粘连，无全身症状，但发生肠套叠时可出现肠梗阻症状。

（六）治疗

以早期手术切除为主要治疗方法，切除原则是在距离病灶两端各10 cm处做肠段切除，并清除相应的系膜淋巴结直至肠系膜上动脉分支根部。

十二指肠腺癌：行胰、十二指肠切除术（Whipple术）。有资料显示，扩大淋巴结清扫术的存活率与标准的胰十二指肠切除术的存活率相比无显著性提高。

回肠末端腺癌：为了完成广泛的淋巴结清扫，应该切除右半结肠。

对小肠腺癌晚期，肿瘤已固定、不能切除者，行肿瘤远近端小肠旁路手术，可延长生命，改善梗阻症状。

辅助治疗的作用仍不明确，小肠腺癌被认为是抗放疗和抗化疗的。因此，手术切除后，通常不主张放疗、化疗。

(七)预后

患者预后取决于肿瘤的分期。无淋巴结转移的患者切除后的5年存活率为70%。伴有淋巴结转移的患者在进行治疗性切除后的5年存活率为20%～50%，平均约为25%。患十二指肠癌的患者的存活率稍高于患空肠腺癌或回肠腺癌的患者。

二、小肠平滑肌肉瘤

小肠平滑肌肉瘤占小肠恶性肿瘤的第3位，占小肠恶性肿瘤的10%～20%。男、女发病率几乎相等。在空肠和回肠多见。

(一)组织发生与病理

平滑肌肉瘤是平滑肌起源的恶性肿瘤，多为圆形或分叶状，肿瘤直径通常大于5 cm。平滑肌肉瘤常侵及周围组织，可分为腔内型、壁内型、腔外型或腔内腔外型。腔内型突出于肠腔内，呈半球形或球形肿块，其表面黏膜常带有溃疡形成，易发生肠套叠，X线钡餐检查也较容易显示。腔外型多较大，中央可变形、坏死、出血及囊性变。

(二)临床表现和诊断

小肠平滑肌肉瘤早期无特异性临床表现，大多数在有消化道出血而有血便、休克、小肠梗阻、腹部触及包块时才引起注意，腹痛多不明显，易被误诊为其他肠道疾病。Starr提出腹块、黑便、腹痛为小肠平滑肌肉瘤的三大特征。对十二指肠的平滑肌肉瘤，X线钡餐造影和纤维十二指肠镜检查多可确诊。在消化道出血的病例中，肠系膜动脉造影有助于诊断。但空肠、回肠的平滑肌肉瘤大多数是在剖腹探查中确诊的。肿瘤种植或转移的常见部位是肝和腹膜。由于平滑肌瘤多为圆形或分叶状，质地较肉瘤硬，且恶变的发生率高达15%，肉眼很难鉴别，术中都应做冰冻切片，术后也应长期观察。对于瘤体大于5 cm、年龄大于40岁者，应多考虑为肉瘤。

(三)治疗

以手术治疗为主，对小肠平滑肌肉瘤应做肿瘤小肠段及其系膜的根治性切除术。对于瘤体巨大、向腔外生长而侵及邻近器官者，常需行受累脏器联合切除术。在进一步手术治疗转移性病变后，伴单独肝或肺转移的高选择性肿瘤患者的存活率可明显提高。

辅助化疗药异环磷酰胺和阿霉素等敏感，仅对少数患者有益，但不能明显延长存活率。

(四)预后

小肠平滑肌肉瘤的病程发展较慢，预后较好，手术后平均5年生存率为50%左右。

三、小肠淋巴瘤

原发性小肠恶性淋巴瘤(肠淋巴瘤)是指原发于小肠壁淋巴组织的恶性肿瘤，这有别于全身性恶性淋巴瘤侵及肠道的继发性病变，故又称其为结外淋巴瘤。其占小肠恶性肿瘤的20%～30%，而占整个胃肠道恶性肿瘤的1%～3%。其好发于40岁以下，男、女患者之比(1～3)∶1。有人认为免疫缺陷及病毒感染与小肠恶性淋巴瘤的发病有关。发病部位以回肠最多，其次为空肠，十二指肠最少。常为单发。多发性小肠淋巴瘤约占20%，表现为分布在不同部位的病灶之间有正常肠段，彼此互不相连，故常被误诊为Crohn病。Contreaty提出原发性小肠恶性淋巴瘤的5项诊断标准为：①未发现体表淋巴结肿大；②末梢血无幼稚细胞或异常细胞；③胸部X线片显示无纵隔淋巴结肿大；④手术时未发现受累小肠及肠系膜区域淋巴结以外的病灶；⑤肝、脾无侵犯(邻近病变的直接扩散除外)。

(一)病理

小肠恶性淋巴瘤的组织形态可分为淋巴细胞型、淋巴母细胞型、网织细胞型、巨滤泡型及Hodgkin病，其中以淋巴细胞型和网织细胞型多见，成人中以网织细胞型多见，儿童多为淋巴细胞型。Hodgkin病常为多发性。按大体形态可分为息肉型、溃疡型、缩窄型及动脉瘤型，动脉瘤型为受累肠段的肠壁肌层及神经丛被肿瘤破坏，肠腔扩张，其两端狭窄呈动脉瘤样改变。

按肿瘤进展程度，Noqvi提出临床病理分期标准，具体如下。

(1)Ⅰ期：病灶局限，未侵犯淋巴结。

(2)Ⅱ期：病灶局限，但已侵犯淋巴结。

(3)Ⅲ期：相邻组织器官受累。

(4)Ⅳ期：有远处转移。

(二)临床表现和诊断

(1)小肠恶性淋巴瘤的临床表现主要为腹痛、腹部肿块、腹泻和消瘦。腹痛多在下腹和中腹部，大多数患者(60%～70%)可触及腹部肿块，约40%的患者出现不完全性肠梗阻，15%～20%的患者可出现肠穿孔，肠套叠的发生率为8%左右。

(2)实验室检查：约60%有贫血，40%～50%有粪便潜血阳性。

(3)X线钡餐检查有以下几种征象。①弥漫性小息肉样充盈缺损，有绿豆大小至豌豆大小。②多发性结节充盈缺损，病变边缘清楚，黏膜纹紊乱、破坏或消失。③肠腔狭窄，狭窄段黏膜纹破坏，狭窄近端多有肠袢扩张。④肠腔动脉样扩张。⑤肠套叠，多为小肠型套叠或回结肠型套叠。

(4)B超及CT：对腹部触及肿块者，B超或CT对帮助了解肿块的部位、大小和与周围组织的关系有参考意义，但较难发现肿块不大的早期病变。

(三)治疗

应以根治性切除术为主，术后加放疗、化疗或放疗加化疗。

根治性切除是将病变小肠连同肠系膜区域淋巴结一并切除。如肿瘤直径>5 cm，侵及肠道外器官，也应做病变小肠及邻近器官联合脏器切除。对术后加用化疗，不能根治切除者争取做姑息性切除加术后化疗。

(四)预后

根治性切除术后5年生存率为50%～95%。姑息性切除者的5年生存率为10%～30%。

(曹　明)

第九章 阑尾疾病

第一节 慢性阑尾炎

慢性阑尾炎在阑尾切除术中，除各种急性阑尾炎外，居第 2 位。慢性阑尾炎虽为临床常见病，但确诊并不容易，不适当地扩大阑尾切除术，其结果不但不一定满意，甚至可给患者造成痛苦，故应引起临床注意。

一、病因和病理

造成以右下腹痛为主要症状的慢性阑尾炎的病因是较复杂的。主要是由于阑尾管壁纤维结缔组织增生，阑尾扭曲并与周围组织粘连，导致管腔狭窄闭塞等急性炎症消退后遗留病变造成的。慢性阑尾炎主要分为原发性慢性阑尾炎和继发性慢性阑尾炎两种，其中原发性慢性阑尾炎发病时症状不明显同时病情发展相对缓慢，一般情况下持续时间较长且发病过程中无反复性发作；继发性慢性阑尾炎多为首次发作急性阑尾炎时经非手术治疗而愈，但是有遗留临床症状，之后多次发作无法彻底治愈。

（一）阑尾的先天异常

如阑尾细长或阑尾弯曲扭结，管腔或开口部狭窄等均可造成阑尾腔排空障碍，潴留的内容刺激黏膜可导致慢性炎症。

（二）急性炎症的迁延

急性阑尾炎后，可遗留下阑尾形态学的改变，如管腔绞窄或闭塞，阑尾壁炎性细胞浸润和组织增殖，炎症粘连扭曲。

（三）阑尾本身及周围组织的其他病变的影响

如血吸虫病，蛲虫在阑尾的寄生，粪石或其他异物的刺激或阻塞，结核、肿瘤和其他炎性肠病等均可成为慢性阑尾炎的病因。

（四）盲肠功能失调

因移动盲肠或盲肠慢性炎症致盲肠功能失调，盲肠经常有气体和粪便滞留，容易产生阑尾腔的逆流而引起慢性炎症。

二、临床表现

(一)急性迁延型

过去有不同类型的急性阑尾炎病史，非手术疗法治愈后。如果发作时具有急性阑尾炎的所有表现，则称之为复发性急性阑尾炎；如果发作时仅表现为右下腹痛，不发热，白细胞计数不升高，在右下腹仅有局限性深部压痛，则诊为复发性慢性阑尾炎。

(二)慢性发作型

临床表现主要为发作性右下腹痛，多发生于饱食及暴急奔跑之后，发作时右下腹绞痛，少数为胀痛，有时可伴轻度恶心或呕吐。发作时右下腹可有轻度压痛及反跳痛，但从无急性炎症表现。

除此之外，临床常能见到表现为右下腹持续绵绵作痛，疼痛范围较大，症状持续时间很长，有时或伴有低热、便秘、腹胀或腹泻，还有的患者伴有月经失调、食欲不佳或周身不适。腹部压痛部位不固定，或压痛范围较广。

三、诊断与鉴别诊断

慢性阑尾炎发病率的高峰年龄为20～40岁青壮年男女。临床确立诊断的主要依据为典型的右下腹疼痛和局限的右下腹麦氏点压痛。对以往有明确的急性阑尾炎病史，以后有不断的右下腹疼痛和局限的麦氏点压痛的病例，一般诊断不难，而那些症状不典型或症状较复杂的病例，则诊断很难确定。需与下述疾病鉴别。

(一)肠道系统疾病

肠道结核病、肠系膜淋巴结炎、克罗恩病、慢性结肠炎、慢性痢疾、盲肠淤滞症等。

(二)肠道外疾病

慢性输卵管炎、慢性盆腔炎、输尿管结石、精索慢性炎症、睾丸神经痛、慢性前列腺炎等。

四、治疗和预后

明确诊断的慢性阑尾炎可选用腹腔镜或开腹的方式进行阑尾切除术，一般能获满意效果。术前一定做好鉴别诊断，对症状较重，而确诊又实属困难，又有手术治疗指征者，应首选腹腔镜探查，以利于彻底探查和处理腹内其他病变，根据术中情况选择是否中转开腹。

（卞国奉）

第二节　阑尾周围脓肿

阑尾周围脓肿指因阑尾急性炎症以后，在阑尾周围所形成的脓肿或炎性包块，可因阑尾位置的不同而出现在腹部的不同部位。最常见部位是右下腹髂窝部，也可发生在盆腔、右腰侧盲肠后侧位，腹膜后部位和右肝下区域，发生在不同部位可有不同的临床表现和发展变化过程。

阑尾周围脓肿的形成有两种方式：一为阑尾在穿孔前形成粘连包裹，但阑尾炎症病变继续进展，以致坏死化脓而形成进展型阑尾周围脓肿，临床症状体征也往往较明显。这类脓肿多见于盲肠后位，盲肠侧位或回肠后位的坏疽性阑尾炎。另一种阑尾周围脓肿系穿孔后经过粘连局限，在炎症局限过程中出现的阑尾周围脓肿，多见于回肠前位、盲肠端位的化脓性阑尾炎，这是一种向愈型阑尾脓肿。

临床上有一部分阑尾周围脓肿实际脓液不多，主要为炎性粘连团块，经过积极非手术治疗多恢复较快，应称谓“阑尾包块”，以资和阑尾周围脓肿相鉴别。然而真正形成脓肿者应具有脓腔壁、脓腔、脓液等典型结构。

一、临床表现

(一)病史

一般多有典型的阑尾炎病史，形成脓肿后，腹痛较开始时期可有不同程度的减缓。

(二)发热

发热明显，轻者为炎性包块，重者为脓肿形成，可伴有全身中毒症状。周身无力，食欲不佳，舌苔黄腻或黄干，舌质发暗或有瘀斑，脉象弦数、滑数或细数，尿黄。多数患者有大便燥结等炎症性全身表现，少数迁延日久的晚期患者，则常表现低热、消瘦、贫血、精神不佳、表情淡漠、皮肤粗糙、脱水等中毒消耗症状。

(三)腹部肿块

多在右下腹近髂窝处可触肿块，少数出现在右侧腹股沟区，右侧腹或右上腹。有压痛，固定，无明显边缘，所以肿块多呈半圆形。脓液较多的脓肿多呈圆形、平滑、张力较大，有囊性感。脓液少的炎性包块则质地较硬、实性、表面不平的肿块。脓肿大小不一，小者如鸡卵大，大者可超过腹部一个象限，有时经过非手术治疗，服药后，大便通下，而肿块明显缩小。如为腹膜后或盆腔脓肿，则难以触及包块，但应有相应部位的深压痛。

二、诊断与鉴别诊断

具有典型急性阑尾炎病史，在右下腹部可触及典型肿块，一般不难诊断；但欲早期诊断和鉴别脓肿与包块以及了解脓肿大小范围和脓肿液体多少，则应该应用超声诊断。在临床诊断中仍需和一些相似疾病加以鉴别。

(一)盲肠结核

盲肠结核可在右下腹出现肿块，但盲肠结核多有较长病史，大便不规则，腹泻和便秘交替，便中有黏液，并有午后潮热、夜间盗汗、食欲缺乏等症状，钡灌肠检查可发现不规则充盈缺损等。

(二)阑尾类癌

本病常可并发阑尾炎，检查时右下腹有肿块，鉴别上较困难。凡遇右下腹实质性肿物，逐渐长大，无脓或少脓者，应提高警惕，必要时可手术做病理检查。

(三)盲肠癌

虽然右下腹有肿块，但多无急性阑尾炎病史，其他炎症表现也不明显，钡餐或钡灌肠检查多能确诊。

(四)右侧卵巢囊肿蒂扭转

囊性感明显，有向下或向左的移动性。一般炎症表现轻微，盆腔检查多有阳性发现，腹部超声检查很有价值。

(五)肠套叠

肠套叠肿块多有一定移动性,其软硬度也随肠蠕动而有软硬不同的变化,局部一般无腹膜炎体征,钡剂灌肠检查可以确诊。

三、治疗

阑尾周围脓肿应以非手术疗法为主。中医中药疗法对阑尾周围脓肿有较满意疗效,近期治愈好转率达 98.5%,远期疗效属于良好和尚好者也在 85%以上,从治疗过程及住院天数看,中西医结合的治疗方法显优于手术疗法和抗生素疗法。

(一)中医治疗

以内服中药汤剂为主的非手术疗法,仍按急性阑尾炎分 3 期的辨证治疗方法。患者应绝对卧床休息,取半卧位;一般可给予流质或半流质饮食,而炎症较重有腹胀者则应禁食;凡发热和进饮食不足者,可适当补液;抗生素的应用可根据具体情况决定,一般血常规不高可以不应用抗生素。

1.针刺疗法

针刺主要用为配合疗法,局限良好的阑尾周围脓肿或包块可配合使用针刺。围绕肿块周边取 2～4 穴,炎性包块也可在肿块中央取一穴,针刺捻转得气即止,不留针,每周两次。

2.外敷中药疗法

阑尾周围脓肿早期,炎症表现较明显时可配合外敷芙蓉散。芙蓉散(芙蓉叶、泽兰、黄柏、黄芩、大黄、冰片)以黄酒为引,调成糊状,敷于患处,其中芙蓉叶具有清热凉血、消肿排脓之功效;黄芩清热燥湿,泻火解毒;黄柏清热燥湿。起到软坚下结,清湿热和滞,攻坚破结,涤三焦胃肠湿热、活血、消肿排脓的功效。

3.中药治疗

中医辨证属热血相结而成。所以,治疗当以清热、凉血、活血化瘀为主。一般病程早期炎症表现仍较明显时可在三期辨证用药的基础上加清热、凉血、活血药物,如红藤、牡丹皮、赤芍等。当进入瘀滞期则可逐步减少清热解毒药物,分级加用活血化瘀消肿块的药物。一般用红藤、牡丹皮、桃仁、红花、赤芍等即可很快使肿块缩小,当病程后期炎症已不明显仅留下硬肿块时则可加用三棱、莪术,以加强破血消块的力量。如果用活血化瘀药肿块消散较慢时,则需根据辨证做一些药味加减,表现气滞明显者加木香、厚朴、香附等理气药;有气血虚弱表现者可加生黄芪、当归等补气养血药物。根据辨证加减后,可加快肿块的消散过程。

(二)西医疗法

1.穿刺抽脓及穿刺置管引流术

非手术药物疗法对脓肿大、脓液多、张力大的脓肿疗效较差。经过抽脓减压后则能更好地发挥中药治疗效果。经引流管可以进行冲洗或局部应用抗生素。引流脓液减少后,可经管造影,脓腔消失即可拔管。内服中药再配合穿刺抽脓或置管引流绝大多数脓肿均可治愈。

2.手术疗法

阑尾脓肿反复发作,不能除外阑尾占位或盲肠占位病例,在完成充分术前准备后行手术探查。

(张春春)

第三节　阑尾黏液囊肿

阑尾黏液囊肿是阑尾的一种少见病，占阑尾疾病的0.2%左右。黏液囊肿不是一个真正的病理诊断，而是包括单纯性囊肿，黏液性囊腺瘤、黏液性囊腺癌、腹膜假黏液瘤等多种疾病。这些疾病都能够形成黏液囊肿，因此临床上需要做出更准确的诊断。

一、病因和病理

阑尾黏液囊肿实际是阑尾腔的积液，其病因为阑尾根部梗阻所致。形成囊肿还需有两个条件：①梗阻远端黏膜有继续不断的分泌能力；②无致病菌存在，不致形成化脓性阑尾炎。

阑尾根部内腔梗阻后，远端黏膜不断分泌黏液，阑尾逐渐胀大，阑尾壁逐渐纤维化而具有一定弹性和韧性。也有一种囊壁呈乳头状排列的囊腺瘤，当其穿破阑尾壁后，具有分泌黏液功能的杯状细胞随黏液进入腹腔而发生腹膜种植，形成腹膜假性黏液瘤。潴留性阑尾黏液囊肿也可出现一些继发改变，个别病例可发生囊肿内出血，溃疡炎症的改变，也有的发生囊肿扭转、坏死；也可因粘连或压迫而导致肠梗阻。

二、临床表现

早期囊肿较小时无症状，囊肿较大者临床上可出现似慢性阑尾炎的症状，如部位不固定的脐旁、右下腹或上腹胀痛不适，右下腹可有压痛。也有的囊肿较大而无自觉症状，而以右下腹肿块为唯一主诉者。如出现继发感染，将出现急性阑尾炎的症状，出现扭转时肿块急剧增大，同时伴有腹痛、恶心、呕吐等。

三、诊断

较小的囊肿多在剖腹术中偶然发现，较大囊肿常需与阑尾周围脓肿、卵巢囊肿、肠系膜囊肿等相鉴别。临床如想到此病，术前做钡灌肠造影检查和超声检查，可能对确诊有所帮助。如有溃破和腹膜种植，则需和黏液囊腺瘤鉴别，但肉眼是难于鉴别的。

四、治疗

阑尾黏液囊肿应以手术切除为恰当的治疗方法。根部较细者和阑尾切除术一样；如囊肿根部较粗或紧贴盲肠壁者，则需将部分盲肠壁和囊肿一并切除，分两层缝合盲肠壁的切口。术中应避免囊肿破裂，同时对手术野进行保护，避免阑尾腔内的黏液形成种植。如在术前已破裂而发生腹膜种植者，则需将黏液及种植累及的组织一并切除干净。

（王晓明）

第四节　阑 尾 套 叠

阑尾套叠由 Mckidd 首报 1 例，以后不断有一些报道。曾有人统计其发病率约为 0.004%。多发生在青少年。

一、发生原因

引起套叠的因素，其一为阑尾根部发育异常，所谓“胎儿畸形盲肠”，阑尾根部与盲肠的连接处呈延续状，即根部开口广阔或因阑尾壁很薄而蠕动力较强；其二为阑尾腔内有息肉状肿瘤、粪石等，成为诱发套叠的因素。

二、类型

阑尾套叠的类型有 3 种：①阑尾-阑尾型；②阑尾-盲肠型；③复杂型。临床上属于前两种类型者，开始可为慢性过程，阵发性右下腹痛，恶心呕吐；当合并炎症时，和急性阑尾炎的临床表现无异。属后一类型者则表现为肠梗阻症状，肠黏膜有出血时可排出果酱样大便，腹部可触及腊肠状肿物，当腹痛发作时，肿物可变硬。X 线钡灌肠检查可对诊断有帮助。

三、治疗

临床上多以急性阑尾炎或肠套叠的诊断而行手术治疗。术中如能复位可行常规阑尾切除术，合并肿瘤或有炎症水肿不能复位者，可行阑尾及部分盲肠切除术。阑尾翻入盲肠内不能复位者，也可切断阑尾系膜，在阑尾根凹陷部做荷包缝合，任其在盲肠内坏死脱落排出。钡灌肠复位法对阑尾套叠部分较难以成功，故应以手术治疗为主。

（李洪彬）

第五节　阑 尾 肿 瘤

阑尾肿瘤较少见，约占阑尾疾病的 0.6%。阑尾虽小，但可发生各种良性和恶性肿瘤。在临床上发现的阑尾肿瘤以恶性者多见。

在阑尾良性肿瘤中有平滑肌瘤、纤维瘤、神经瘤、脂肪瘤、神经节细胞瘤等。在恶性肿瘤中最常见者为类癌，其次为腺癌，肉瘤也可发生。

高达 50%的阑尾肿瘤患者可以出现阑尾炎的症状和体征，而行阑尾切除术。而且阑尾肿瘤伴有阑尾炎者并不少见。通常直到术后病理检查时才能够诊断阑尾肿瘤。

一、阑尾类癌

类癌是起源于原始胃肠道神经内分泌组织的肿瘤。这些细胞与其他胃肠道细胞一样起源于相同的子代细胞，而非先前认为的神经嵴。最常见部位是阑尾，其次为回肠。阑尾类癌在临床上较少见，但却是发生在阑尾的最常见肿瘤，占阑尾肿瘤的80%以上。在阑尾的恶性肿瘤中，类癌比腺癌进展慢，预后较好，5年生存率接近90%。

(一)临床表现

多见于中青年，常因阻塞阑尾腔引起急慢性阑尾炎，少数患者出现类癌综合征。

(二)诊断与治疗

阑尾肿瘤的术前确诊是困难的，多数是因为阑尾炎行阑尾切除术时偶然发现，由于大多数阑尾类癌位于阑尾的先端，类癌引起阑尾炎仅占25%左右。类癌的恶性度与肿瘤大小有关，淋巴结侵犯和远处转移非常少见，除非肿瘤直径大于2 cm。组织学上，阑尾类癌分为杯状细胞和典型类癌，杯状细胞的死亡率较高，但仍低于腺癌。

手术治疗应根据原发肿瘤的大小、部位、浸润程度、淋巴结有无受累等因素决定手术方式。肿瘤直径＜1 cm者可行单纯阑尾切除术；直径＞2 cm者其转移率高达20%～85%，需常规行右半结肠切除术；比较有争议的是肿瘤直径在1～2 cm者，多数学者认为此类肿瘤如位于基底部并侵及浆膜、发生淋巴结转移可能性大且条件允许者应行右半结肠切除术。对于年轻患者和侵及阑尾根部的类癌，考虑到恶性程度的增加，一些学者建议行右半结肠切除术。

二、阑尾腺癌

阑尾腺癌的发病率不高，平均发病年龄为55.6岁。临床阑尾腺癌有两种不同类型。

(一)囊肿型阑尾腺癌

此型肿瘤为分化较好具有分泌黏液功能的腺上皮细胞构成，为阑尾腺癌中多见的类型。肿瘤在腹内形成软的肿块，内含大量黏液物质，但肿瘤细胞很少，肿瘤细胞可在腹膜面直接种植播散。

(二)结肠型阑尾腺癌

此型为少见型腺癌，和结肠癌相似，有肿块型、溃疡型和浸润型。晚期常发生淋巴或血行转移。

病理类型分为黏液型和克隆型两大类。克隆型较少见，分泌黏液的可能性很小，多表现为因阑尾腔梗阻导致的阑尾炎。与结肠癌相似，阑尾腺癌分为Dukes A、B、C、D期，5年生存率分别为100%、67%、50%和6%。最佳的治疗是右半结肠切除术，如果是在阑尾标本病理检查时发现，建议再次手术治疗。

三、阑尾肉瘤

阑尾肉瘤较为罕见。肉瘤的发病年龄为2～74岁。

四、阑尾假黏液瘤

阑尾假黏液瘤可以种植于腹膜形成腹膜假黏液瘤而扩散全腹腔，具有恶性肿瘤的特点，

但与阑尾黏液囊肿不易区别，只有并发腹膜转移或切除病理检查后才可鉴别。其发病率为阑尾黏液囊肿的1/10。腹膜种植可引起肠粘连梗阻，常因此手术而发现。阑尾假黏液瘤术前诊断较为困难，多数因腹部包块或有肠梗阻而引起注意。患者多数有腹痛、体重减轻、腹部包块等症状，或有急性阑尾炎的表现。可能有腹围增加，提示有腹腔转移。弥漫性腹膜假黏液瘤高度提示恶性，一项研究表明，95%的腹膜假黏液瘤患者有黏液性囊腺癌。治疗为彻底手术切除，切除所有病灶包括已种植的组织和器官。对已广泛腹腔转移的病变，除应尽可能清除外，还可以行药物腹腔灌注。某些中心提倡扩大的一次性切除，包括网膜切除以及对于复发病例的反复减瘤治疗。

（李云霞）

第十章　结直肠与肛管疾病

第一节　结肠慢传输型便秘

结肠慢传输型便秘(Slow Transit Constipation,STC)是指结肠的运动功能障碍,肠内容物传输缓慢所引起的便秘,主要症状为排便次数减少、粪便干硬,常伴排便费力、腹胀。多发于育龄期妇女,且随着时间的推移其症状逐渐加重,少部分患者最终需行结肠全切除术或次全切除术。本病占功能性便秘的16%～40%,近年来随着生活质量日渐提高,结肠慢传输型便秘的发病率有升高的趋势。结肠慢传输型便秘已成为影响人们身心健康的重要因素之一。

一、病因

结肠慢传输型便秘的确切病因及发病机制尚未完全明了。慢传输性便秘的发病是一个多因素、多途径、复杂多变的过程,尚需进一步的研究探讨。

二、发病机制

(一)肠道动力学的改变

1.结肠动力学的变化

结肠的集团运动形式是维持肠腔内压力所必需的。研究发现结肠慢传输型便秘患者结肠集团运动减少,餐后集团运动亦显著减少。结肠慢传输型便秘患者肠道传输缓慢不仅局限于结肠,也可能是全胃肠运动功能的失调。部分结肠慢传输型便秘患者的结肠传输减慢可能是全胃肠动力障碍的主要部分。对结肠慢传输型便秘患者离体结肠肌条进行的研究发现,其结肠肌条对胆碱能刺激是高度敏感的,西沙必利可以降低其敏感性,这提示结肠慢传输型便秘患者可能存在平滑肌病。

2.直肠肛管动力学的变化

结肠慢传输型便秘患者可伴有直肠感觉阈值显著增高,直肠最大耐受量增加,直肠排便收缩反应减弱。

3.神经病变

结肠慢传输型便秘患者存在结肠胆碱能神经分布异常。用刺激汗腺反应的试验,发现几乎所有的结肠慢传输型便秘患者都存在节前交感胆碱能神经功能紊乱,提示可能是一种选择性末梢纤维神经病，便秘是该病的一种表现。

（二）肠道形态学的改变

大多数结肠慢传输型便秘患者常规病理检查时肠道并无异常，形态学改变主要表现在消化道的肠神经系统，肠神经系统主要是指黏膜下神经丛、肌间神经丛。其形态学改变包括以下几个方面：①嗜银性神经元数目减少，细胞体积变小、皱缩，轻度肿胀，染色不均匀。②神经节内胞核变异增多。③神经丝（neurofilament，NF）明显减少，甚至缺损。④肠肌间神经丛神经元和Cajal间质细胞变性。⑤肠神经节细胞空泡变性，重度神经节炎。⑥S-100蛋白免疫反应性异常增高。⑦神经纤维密度下降。

Cajal细胞具有肠道慢波起搏器的功能。Lee等将接受结肠切除的结肠慢传输型便秘患者与非梗阻型结肠癌患者的结肠标本进行比较研究，发现结肠慢传输型便秘患者多个层次Cajal细胞密度比对照组明显减少。我们的研究发现，结肠慢传输型便秘患者结肠内c-kit信使RNA和c-kit蛋白表达降低，提示c-kit信号通路在结肠慢传输型便秘患者Cajal细胞减少过程中起重要作用。我们进一步的研究发现腺病毒介导的干细胞因子（stem cell factor，SCF）基因转染可以激活c-kit信号通路，促进Cajal细胞恢复。

（三）胃肠调节肽的改变

有学者认为阿片肽与结肠慢传输型便秘有关，杨岑山研究发现，便秘患者直肠远端黏膜和黏膜下层内源性阿片肽浓度增加，他们认为内源性阿片肽的增加导致直肠局部张力性收缩增强，肠道的推进性蠕动减弱，肠内容物不易通过直肠而导致便秘。也有学者认为内啡肽能延缓结肠通过时间而致便秘。

三、临床表现

国内文献报道的结肠慢传输型便秘患者中，其发病年龄在45.8～78.0岁，女性占80.5%，男性占19.5%。病程较长，多为数年，有的可达数十年。

主要表现为排便间隔时间延长，可5～10天排便1次，所有患者依靠泻剂排便，且泻剂的用量愈来愈大，效果越来越差，甚至最后即使用泻剂也不能排便。患者排便时间较长，一般在15～45分钟，粪便干结，呈羊粪状、干球状。结肠慢传输型便秘患者多无特殊体征，部分患者可在左下腹触及增粗的肠管或充满粪团的肠管。部分患者有焦虑、失眠、抑郁等全身症状。

四、诊断

（一）症状

长期排便次数减少，通常5～10天排便1次，粪便干硬，排便费力；长期腹胀、食欲缺乏、依靠泻剂排便，且用量愈来愈大，最后即使用药也不能排便。

（二）实验室检查

1.结肠传输试验

结肠传输试验为结肠慢传输型便秘首选的检查方法。目前主要采用不透X线标志物法，该方法简单易行、应用广泛、结果可靠。不透X线标志物法诊断标准：80%的标志物在3天内不能排出，仍在乙状结肠和以上部位。目前国内外对服用标志物后腹部照片时间不同，但诊断标准基本相同。

2.排便造影

排便造影可了解是否合并存在肛门直肠的功能异常，即排便障碍型便秘（出口梗阻型便秘）。

3.肛门直肠测压

肛门直肠测压主要用于了解是否合并存在排便障碍，包括不协调性收缩、直肠推进力不足和感觉功能的异常；对某些结肠慢传输型便秘的鉴别诊断有重要意义，如果肛门直肠抑制反射消失则诊断为先天性巨结肠。

4.肛肠肌电图测定

肛肠肌电图测定可发现肛门内外括约肌和耻骨直肠肌有无在排便时产生反常的肌电活动。

5.电子结肠镜检查

电子结肠镜检查主要目的是排除肠道器质性病变，有时可见结肠黑变病。

6.球囊排出试验

球囊排出试验主要用于评价受试者排便动力或直肠的敏感性。正常人很容易排出 50 mL 体积的球囊，而结肠慢传输型便秘患者则只能排出较大体积的球囊，甚至当球囊充至 200 mL 以上方能将其排出。

五、治疗

对于结肠慢传输型便秘的治疗，首先是严格的内科治疗，在内科治疗无效时可考虑外科治疗。内科治疗：①多进食新鲜蔬菜和水果。②多饮水。③多运动。④养成良好的排便习惯。⑤正确认识便秘带来后果，调整好心态，避免出现由于过度精神紧张造成的精神症状。⑥合理应用药物，即达到通便作用，又防止药物带来不良反应。在医师指导下经过较长时间系统的内科治疗，确实排便困难者可考虑手术治疗。

（一）外科治疗手术指征

结肠慢传输型便秘的外科手术，除手术引起的并发症外，手术治疗后有一定复发率，故应慎重。

有以下条件者可考虑手术治疗：①符合功能性便秘罗马Ⅲ诊断标准。②多次结肠传输时间测定证实结肠传输明显减慢。③病程在 3～5 年，系统的非手术治疗无效。④严重影响日常生活和工作，患者强烈要求手术。⑤无严重的精神障碍。⑥排便造影或盆腔四重造影，了解是否合并出口梗阻型便秘。⑦钡灌肠或电子结肠镜检查，排除结直肠器质性病变。⑧肛门直肠测压，无先天型性巨结肠的证据。

（二）手术方式

目前，在结肠慢传输型便秘外科治疗中，面临三个方面问题：①患者对手术疗效要求高：不但希望有良好的排便和控便功能，而且要求术后不发生各种并发症。②结肠慢传输型便秘手术治疗后有一定复发率。③选择什么样的手术方式最合适，难以评估。中华医学会外科学分会结直肠肛门学组和中华医学会消化病学分会胃肠动力学组多次召开学术会议，内外科胃肠专家一起对便秘诊治问题进行专题讨论，先后发表了便秘外科诊治指南（草案）和中国慢性便秘的诊治指南。

目前，结肠慢传输型便秘手术方式有以下几种：①全结肠切除回肠直肠吻合术。②次全结肠切除盲肠或升结肠直肠吻合。③阑尾或回肠造口顺行灌洗术。④回肠末端造口术。⑤结肠旷置

术。应根据患者的不同情况选择不同的手术方式。

1.全结肠切除回肠直肠吻合术

(1)适应证:结肠慢传输型患者。尤其适应于病史较长,年龄偏大的患者。

(2)手术方法:全结肠切除回肠直肠吻合术有开腹全结肠切除术和腹腔镜全结肠切除术,目前多采用后者。

(3)术中注意的问题:①用超声刀沿结肠壁分离结肠系膜,每次分离系膜不应过多,避免出血、延长手术时间。②因为结肠位于腹腔不同部位,术中要变换多个手术视野,操作较困难,术者要有耐心。③分离脾区结肠时,不应过度牵拉,避免损伤脾脏。④在分离肝区结肠时,避免损伤十二指肠。⑤行回肠直肠吻合时,认清回肠系膜方向,不要发生将旋转的回肠与直肠吻合。⑥彻底止血,以防术后出血。⑦腹腔用防止肠粘连的药物。

2.结肠次全切除术

(1)适应证:结肠慢传输型患者。尤其适应于病史相对较短,年龄较轻的患者。

(2)手术方式:结肠次全切除术主要包括两大类。①保留回盲瓣、盲肠和部分升结肠的结肠次全切除术:常用的肠道重建方式有升结肠直肠吻合或盲肠直肠吻合术。②保留远端乙状结肠的结肠次全切除术:行回肠乙状结肠吻合术。目前,结肠次全切除术后,多采用升结肠直肠吻合或盲肠直肠吻合术。保留远端乙状结肠的结肠次全切除术多不采用。

保留回盲瓣、盲肠和部分升结肠的结肠次全切除后,肠管吻合方式分为顺蠕动(图 10-1)和逆蠕动(图 10-2)两种。顺蠕动吻合即以升结肠与直肠端端吻合,而逆蠕动吻合则以盲肠底部与直肠行吻合。Lillehei 和 Wangensteen 提出了向左扭转结肠系膜的顺蠕动升结肠直肠吻合术(图 10-1A)。Deloyers 设计了另一种向头侧扭转盲肠的顺蠕动升结肠直肠吻合术(图 10-1B)。不久后 Ryan 和 Oakley 提出传统的盲肠直肠吻合术(图 10-1C),即直肠盲肠端侧吻合术,因操作烦琐在国内外运用较少。国内外文献中报道的结肠次全切除、盲肠直肠吻合术其实大部分为升结肠直肠吻合术。因为解剖学上真正的盲肠位于回盲瓣水平以下。结肠次全切除、升结肠直肠吻合术一般保留回盲结合部以上 5～10 cm 升结肠,直肠离断处在骶骨岬稍下方,可切除上 1/3 的直肠。手工或经肛门以吻合器行升结肠-直肠端端吻合。由于在吻合时,需将剩余升结肠、盲肠进行翻转,在一定程度上扭转回结肠血管,操作较复杂,且可能增加肠梗阻发生率。

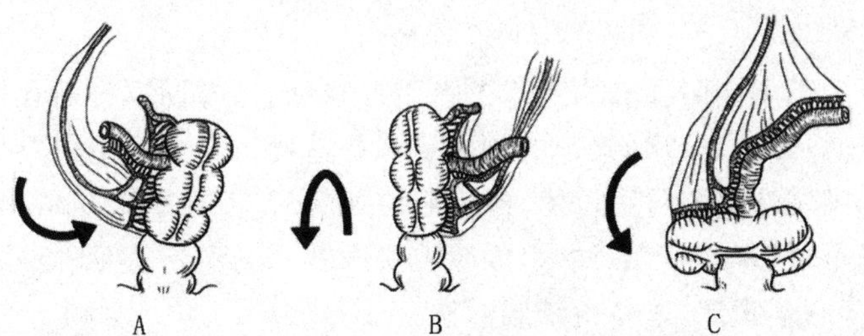

图 10-1　结肠次全切除、顺蠕动升结肠直肠或传统的盲肠直肠吻合术示意图

A、B.升结肠直肠吻合;C.直盲端侧吻合术

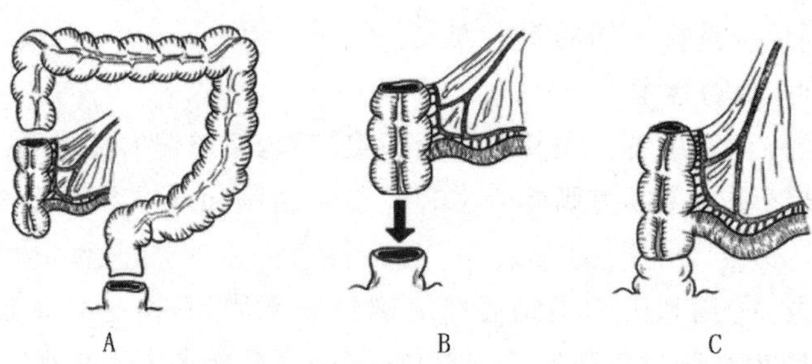

图 10-2　结肠次全切除、逆蠕动盲肠直肠吻合术示意图

A.结肠次全切除、阑尾切除；B 和 C 逆蠕动盲肠直肠吻合

意大利学者 Sarli 首先报道了结肠次全切除、逆蠕动盲肠直肠吻合术。该术式以盲肠底部与直肠中上段行吻合，不需要对结肠、盲肠进行位置上的大调整。目前，在中国、法国、俄罗斯等国家得到逐步推广。结肠次全切除、逆蠕动盲肠直肠吻合术开放手术操作步骤如下：①患者取截石位。②连同盲肠一起游离升结肠、横结肠、降结肠及乙状结肠。③保留回盲瓣以上 5～7 cm 离断升结肠。④在骶岬下方离断直肠。⑤切除阑尾。⑥直肠残端置入吻合器抵钉座（头端），升结肠切除断端置入吻合器器身，旋紧吻合器将盲肠牵入盆腔，以吻合器吻合盲肠底部和直肠残端。⑦结肠断端缝闭。

升结肠保留 5～7 cm 即可，以免导致术后便秘不缓解或复发。保留升结肠的作用主要是为了保留回盲瓣和便于器械吻合。目前，越来越多的学者尝试运用腹腔镜技术行结肠次全切除、逆蠕动盲肠直肠吻合术，并取得了良好的初步效果。

结肠次全切除后回肠乙状结肠吻合术是为了减少术后腹泻和肠梗阻发生率的另外一种选择，在临床工作和国内外文献中亦较少选用和报道。该术式希望能够通过保留的部分乙状结肠起一定的储存和吸收功能，此外更少的肠段切除和盆腔操作从理论上似乎可以减少肠梗阻发生率。关于保留 5～10 cm 远段乙状结肠是否可以减少术后腹泻和便秘复发的风险，目前的文献报道尚不能很好地回答这个问题。一些学者认为，结肠次全切除、回肠乙状结肠吻合术增加了术后便秘复发的概率，导致部分患者需改行结肠全切除术。由于不同研究中术前评估手段、手术适应证选择、手术方式等不同，因此很难分析患者便秘复发的确切病因。运用核素扫描的方法发现，更多的结肠慢传输型便秘患者核素滞留于左半结肠。所以，更有学者提出结肠切除远端必须超过乙状结肠和直肠交界处，认为此点是预防术后便秘复发的关键。

3.顺行结肠灌洗术

（1）适应证：主要用于不能耐受较大手术的严重便秘患者，脊髓损伤后长期卧床的便秘患者。该手术优点是大便仍然从肛门排出，腹部的阑尾或回肠造瘘口不必戴造口袋，患者较容易接受。

（2）手术方法：①阑尾造瘘顺行灌洗术，经腹腔将阑尾造口于右下腹部，切开阑尾末端，以备行结肠灌洗。②回肠末端造瘘顺行灌洗术，经腹腔将末端回肠离断，回肠近端与升结肠行端侧吻合术，回肠远端造口于右下腹部，以备行结肠灌洗。

顺行结肠灌洗术是将灌洗管插入造口的阑尾或回肠，进行顺行灌洗。通过结肠灌洗可以训练结肠规律的蠕动，建立条件反射，达到正常排便规律的目的。对严重的结肠慢传输型便秘患者可缓解症状，解除痛苦，减轻患者的心理负担。灌注方法是用温开水 500～1 000 mL，规律灌洗，经过一定时间，可建立排便反射。目前国外已开展用腹腔镜行此手术，国内尚未见报道。

4.回肠末端造口术

(1)适应证:主要用于不能耐受较大手术的严重便秘患者,脊髓损伤后长期卧床的便秘患者。该手术缺点是增加患者心理压力和术后护理工作。但是,对于不能行结肠灌洗的家庭,采用该手术方式较好。

(2)手术方法:经腹将末端 20 cm 左右的回肠离断,回肠远端关闭,回肠近端造口于右下腹部。

5.结肠旷置术

结肠旷置术主要理论基础是结肠具有蠕动功能,蠕动使得粪便可直接由手术后新建的正常通道通过。此术式虽然阻断了近端肠管内容物的通过,但由于旷置的结肠本身的功能并未丧失,这段结肠的分泌、吸收等功能依然存在,其旷置结肠内的分泌物、黏液等可从远端流出。当粪便进入直肠,在其产生的压力尚未达到排便的反射压时,直肠与旷置结肠间就存在一定压力梯度差,此时直肠压力大于结肠的压力,故少部分粪便反流至旷置结肠,也正因此增加了重吸收水分的肠道黏膜面积,以及扩宽了贮存粪便的空间,故不易发生严重腹泻并发症,避免了从一个极端走向另一个极端。

(1)手术适应证:①有长期便秘病史,病程在 3 年以上,无便意或便意差,伴有腹胀、腹痛等。②经长期(至少半年以上)并且正规系统的保守治疗无效者。③排除结肠器质性疾病。④结肠传输试验明确诊断为结肠慢传输型便秘;钡灌肠提示结肠形态异常或肠管排列异常;排便造影排除出口梗阻型便秘。⑤胃及小肠蠕动功能正常。⑥不伴焦虑、忧郁等精神症状。

(2)手术方法:升结肠切断的结肠旷置、逆蠕动盲直肠端侧吻合术。①开腹后,探查结肠的情况。可发现病变结肠段充气、扩张明显,管壁菲薄透明,刺激(指叩)肠段均蠕动反应不启动或明显蠕动缓慢。②游离回盲部及部分升结肠,使回盲部能下移到盆腔,于升结肠距回盲瓣 5～10 cm处切断肠管及其系膜,先将远端肠管的切口封闭,旷置远端结肠。③近端结肠行荷包缝合,将吻合器钉座(头端)纳入近端结肠内,收紧荷包缝合。④直乙交界处作适当游离,打开腹膜反折,在骶前筋膜前间隙分离直肠,直肠前分离时男性患者注意保护精囊腺及前列腺,女性患者注意保护阴道壁,向下继续分离。⑤扩肛并经肛门置入吻合器器身,尖端自腹膜反折处直肠右壁穿出,将近端升结肠及盲肠向内侧翻转,连接钉座与吻合器器身,合拢后收紧至安全刻度,旋紧吻合器时盲肠被牵入盆腔,将保留之回盲部与直肠行端侧吻合,从而使结肠成为一个 Y 状结构,旷置的结肠内容物亦可顺利排出。⑥吻合完成后,将吻合口上方升结肠、盲肠与直肠、乙状结肠并行缝合 5 cm。⑦用生理盐水、甲硝唑反复冲洗腹腔,盆腔置入引流管,关闭腹膜创面后逐层关腹。

升结肠不切断的结肠旷置、逆蠕动盲直肠端侧吻合术:①进腹后适当游离回盲部和部分升结肠,使回盲部能下移到盆腔。②在回盲部结合处以上 7～10 cm 升结肠,用消化道直线闭合器闭合升结肠不切断。③分离系膜,切除阑尾。④距回盲瓣外侧回盲部尖端置入吻合器钉座(头端)于盲肠内,扩肛并经肛门置入吻合器器身。距腹膜反折处 5～8 cm 直肠右前侧壁作为吻合口。⑤旋紧吻合器时盲肠被牵入盆腔,以吻合器吻合盲肠底部和直肠右前侧壁。完成盲直肠端侧吻合。⑥冲洗腹腔,盆腔置入引流管。

结肠旷置、回肠和直肠侧侧吻合术:游离末段回肠和直肠上段,行回肠和直肠侧侧吻合术,关闭肠间裂孔防止内疝。

改良结肠旷置术:①游离回盲部及部分升结肠,距回盲瓣 5～10 cm 切断升结肠及其系膜,远端升结肠关闭，近端升结肠及盲肠向内侧翻转，与直肠中上段行端侧吻合，其余结肠旷置保留。②吻合完成后，将吻合口上方盲肠、升结肠与乙状结肠并行缝合 5 cm。然后人工制作乙状结肠人工瓣膜，手术方法是在吻合口上方乙状结肠缝合形成三处皱襞，每处皱襞的间隔为 3 cm，针间距为 2 cm。本术式对保留回盲瓣的结肠旷置术进行了改良，增加了升结肠与乙状结肠的并行缝合和乙状结肠人工瓣膜。并行缝合改变了结肠内压力传导方向，人工瓣膜对粪便反流有节制作用，可有效防止术后旷置结肠的粪便反流，避免因粪便反流所诱发的腹胀和腹痛等并发症。

腹腔镜结肠旷置回肠直肠侧侧吻合分流术：①自回盲部向下寻找回肠 20～30 cm，牵拉至腹膜反折处，确定无张力。钳夹标记。②取下腹正中切口约 3 cm，进腹提出标记好的回肠，纵行切开，置入 25 mm 吻合器抵钉座，荷包缝合，收紧结扎荷包后还纳腹腔。③重新建立气腹后自肛门置入吻合器，根据结肠慢传输型便秘患者的年龄、症状严重程度和肛门括约肌功能等，调整吻合口的位置。于直肠前壁腹膜反折处上方 2～5 cm 行回肠直肠侧侧吻合。④检查回肠直肠吻合圈完整、吻合口有无血肿、有无张力。⑤关闭切口。

腹腔镜回肠直肠侧侧吻合分流术有望解决盲袢综合征和结肠失用性萎缩。近年结肠旷置、盲肠直肠吻合术治疗顽固性便秘的报道越来越多。该术式具有创伤小、并发症发生率低的优点，Pinedo 等也认为该术式有一定优势。但因旷置结肠为盲袢，术后腹胀、腹痛的症状仍然存在，影响了手术效果，有部分患者需要再次手术。腹腔镜回肠直肠侧侧吻合分流术有望解决盲袢综合征和结肠失用性萎缩的问题。由于进行了分流，减轻了结肠的负担，因此出现潴留的情况较少。钡灌肠也证实可以达到顺行灌肠的效果。

(3)结肠旷置术的优点：①保留回盲部和回盲瓣，保障水、电解质、胆盐和维生素 B_{12} 的吸收。②保留盲肠和部分升结肠能起到类似于储粪袋作用。对排便有缓冲作用，改善术后腹泻症状。③操作方便，疗效可靠。④因只游离回盲部，腹腔干扰小，手术创伤非常轻微，术后恢复快，并发症低，临床效果满意。

(4)手术前后的处理：术前准备：结肠慢传输型便秘患者因其排便障碍，故肠道准备较之普通肠道疾病的手术要提前进行。通常要提前 5 天以上，用刺激性泻药逐日加量，并在术前一天再结合其他肠道清洁方法达到肠道清洁的目的。①术中注意事项：术中操作要注意吻合口位置不能过高和过低，以吻合口位于直肠上段、腹膜反折以上为适中。因过高临床效果不好，过低易并发腹泻。②术后处理：禁食，持续胃肠减压。肛门排气后，进食流质饮食，第 7 天后改为半流质饮食。静脉补液，维持水和电解质平衡及营养支持。术后应用抗菌药物，预防感染。③心理治疗：在围术期要不断地给予患者心理治疗，从结肠的生理病理、排便的生理等方面，尽可能解除其对便秘的种种疑虑，增强患者战胜疾病、恢复生活的信心。

(5)术后并发症：部分患者在行结肠旷置术后出现了类似术前的症状，如腹胀、腹痛，尤其以左侧腹为甚；情绪烦躁；甚至呃逆频频，恶心欲吐等。使用泻剂协助排便之后上述症状则减轻或消失。经肠镜检查发现，旷置的残余结肠段有不同程度的干便积留，甚至有的形成粪石状，我们把这一系列症状称为旷置结肠综合征。

从临床上观察，此术式虽然阻断了近端肠管内容物的通过，但由于肠管本身的功能并未丧失，这段肠道的分泌、吸收等功能依然存在，其内的分泌物、黏液等可从远端排出，而远端的粪便在蠕动时也可能反流进入旷置的肠段。又由于它们的神经节、肌肉等病理改变，肠道动力的减弱，致旷置肠段的内容物无法被排出，日久即形成不同程度的干便积留，甚至是形成粪石，从而术后患者会出现左侧腹胀、积便感。

从结肠的病理学研究和临床观察可以得出，结肠旷置术造成的旷置结肠综合征是具有病理学理论支持的。有人对旷置的结肠行钡灌肠检查，结果显示 3 天内旷置结肠钡剂基本排空，腹部透视亦无异常，说明旷置的肠管在缺乏小肠节段性蠕动张力的推动下仍存在自身运动，不会因失用而丧失其运动功能。对出现旷置结肠综合征的患者，我们分析认为这些反流的粪便在进入结肠后，由于水分的吸收，虽然粪质变干，但是毕竟量少，主要还是归因于其结肠本身的病变，由于结肠神经节、肌肉等病理改变，而导致肠道动力的减弱。

（李祥勇）

第二节　结直肠肛管异物

结直肠肛管异物是指各种原因进入到结肠、直肠肛管的外来物。曾经属于急诊科不常见的临床问题，随着现代社会开放程度的增加，其发病率正在逐渐增高，一般男性占多数，男女比例为（17～37）∶1，年龄主要在 20～50 岁。根据异物与乙状结肠的关系，可有高位异物和低位异物之分；根据是否涉及性行为，又可分为性相关异物和非性相关异物。

一、异物分类/途径

结直肠肛管异物根据其数量、大小、类型、形态、位置的不同差异很大，包括陶瓷制品，情趣用品如振动棒、人造阴茎，玻璃制品如酒瓶、玻璃杯、电灯泡、试管，日用品如肥皂盒、电筒、钥匙，食物如苹果、胡萝卜。一般分为两类，一类是经口进入，多数因饮食不小心进入消化道，大部分能够通过顺利通过幽门、十二指肠、回盲部、结肠肝曲、结肠脾曲等病理生理狭窄或弯曲而自行排出，文献报道异物直径 5 cm 以下或长度 12 cm 以下能够自行排出体外；少数锋利和尖锐物体可滞留于消化道，引起穿孔、腹膜炎等并发症。另一类是经肛门进入，这类异物原因多种，主要是性活动或性攻击，也可由意外伤害、医源性等引起，异物引起肛门疼痛及局部炎症，使得肛门括约肌痉挛，常导致异物能够进入肛门而不能自行排出，这时常常需要内镜，甚至外科手术取出。异物可通过多种途径进入到结直肠肛管。

（一）性活动或性攻击

性活动或性攻击为常见进入途径。其中性活动占 75%～78%，性攻击占 10.0%～12.5%。患者病史中近期有特殊的性行为或受过性侵害。

（二）口腔意外吞入

口腔意外吞入的异物包括动物骨头、义齿、牙具、口腔器械等，常因意外进入体内，醉酒、异食症及精神障碍或自杀倾向者等亦是重要原因。异物经全消化道进入到结直肠肛管，大多数圆钝的小型异物可自行排出。形状不规则、带有钩刺的异物不易排出，尖锐的异物即使到达直肠后，也常由于刺激肛门括约肌的收缩，难以排出体外，可引起穿孔、出血、脓肿，甚至腹膜炎等并发症。

（三）穿刺伤

患者因高处坠落尖锐物体刺入盆腔，合并多处脏器损伤，常需急诊手术处理。也有患者因交通意外、建筑工地意外等引起异物进入而导致损伤。

(四)医源性

医务人员操作结直肠镜时活检器械掉入肠腔,灌肠接头滞留,外科手术滞留异物等也可引起感染致异物进入肠腔。

(五)违法藏匿

走私犯为躲避检查把毒品藏匿于直肠肛管,监狱囚犯为逃脱或安全而藏匿刀枪、匕首等。

(六)邻近器官移行

很少见。体内邻近器官的器械或异物移行至结直肠肛门,形成异物,如子宫内避孕器械穿入盆腔并可刺入直肠。

另外,根据异物进入肠道是否为意志支配可分为:①无意识的进入,或称意外进入。主要通过口腔进入,见于儿童游戏或进食时异物意外进入,老年人义齿脱落,口腔牙具意外掉入等。②有意识的进入。见于性虐者、同性恋、精神障碍者、监狱囚犯、自杀倾向者、药物或酒精滥用者等,也有恶作剧引起的。

二、临床表现

临床症状因异物的大小、滞留时间和部位及引起的损伤而不同,多表现为便秘、下腹部及肛周不适、肛门出血,部分患者因"期待疗法"失败后无症状求诊。少数患者也会因异物导致的并发症求诊:异物导致肠道急性穿孔后可有发热、腹痛明显;异物导致慢性穿孔可形成腹腔脓肿,引起长期低热;异物嵌顿于肠管后可使肠壁缺血坏死,引起便血、腹痛加剧;大体积异物引起机械性肠梗阻可表现为下腹阵发性绞痛。

三、诊断

对多数结直肠肛管异物而言,诊断并不困难,结合病史、查体及检查一般能够诊断。

(一)病史

追问病史常常能够帮助诊断,但有意识放入异物的患者常因尴尬或者害羞隐瞒或编造病情,增加诊断难度。

(二)查体

仔细的腹部查体对于并发症的诊断有明显帮助,直肠指检作为常规体格检查,有利于诊断低位异物,直接了解异物的大小、形状、性质及与直肠肛管的关系。

(三)腹部 X 线片及 CT

X 线片及 CT 对于考虑结直肠肛管异物患者常规行平卧位、腹部站立位 X 线片,尤其对于直肠指检不能扪及的高位异物,诊断价值较大,对怀疑穿孔的患者站立位 X 线片可以排除是否有膈下积气。怀疑并发症如腹膜炎、腹盆腔脓肿、肠梗阻患者应行腹部 CT。

(四)内镜检查

肛门镜和结直肠镜不仅可以明确异物的性质、数量、位置,还能帮助直接取出异物。

(五)B 超检查

腹部及肛周 B 超对 X 线片阴性的非金属异物有一定的诊断意义。超声探头可经肛门进入直肠直接探查,也可从肛周探查低位异物。

另外,对怀疑违法私藏毒品患者应行血清毒理学检验。

四、并发症

结直肠肛管异物较少引起并发症，有报道直肠异物发生损伤率小于5%。常见的并发症包括肠道黏膜撕裂伤，穿孔，肠梗阻，腹膜炎，腹腔脓肿，严重时可出现感染性休克。有报道牙签引起穿孔，并可进一步导致如瘘管、输尿管梗阻、化脓性肾盂肾炎、动脉-肠瘘等少见并发症，甚至可导致细菌性心内膜炎。

五、治疗

异物的取出关键在于医师对异物性质、滞留位置和时间及并发症的综合评价，患者就诊时合并感染表现者常需要外科手术干预，高位异物需手术干预的可能性是低位异物的2.5倍。对于不同异物应采取的取出方式也变化很大：玻璃瓶如电灯泡取出时应避免破碎引起肠道损伤，钩、刺、匕首等尖锐异物应注意再次引起医源性损伤。常见的异物取出方式包括以下几种。

(一)自然排出

患者无明显临床症状，经直肠镜或X线片已明确为圆钝、规则、小体积异物时可考虑等待观察，观察每次大便是否伴有异物排出。可进食高纤维素的食物促进肠道蠕动，加速异物排出。期间如果出现临床症状或观察时间超过1周，则需要停止观察，进一步取出异物。

(二)内镜下取物

自然排出失败后可考虑采用结直肠镜取物，大多数异物能够可通过此法取出，尤其对于高位异物更能够体现优势，常采用的抓取工具包括活检钳、异物钳、圈套器。操作前常规灌肠可保持取物时视野清楚。对于较难配合者可考虑适当使用麻醉，松弛肛门括约肌。

(三)经肛门取物

异物位于低位时可考虑使用此法。一般借助肛门镜或阴道窥镜直视下采用卵圆钳、产钳或其他妇产科器械取出异物，操作前注意肛门括约肌的局部麻醉，取物过程注意避免直肠黏膜及肛门括约肌损伤。

(四)全麻下剖腹探查

多数患者能够通过非手术方式取出异物，少数患者(一般小于10%)因异物较大、不规则难于从肛门取出。对于合并有穿孔、出血、腹膜炎等并发症者，应尽早剖腹探查手术，术中未见穿孔者可向下推挤异物经肛门取出，不能取出者则行肠管切开取物。术中有时需要联合结直肠镜寻找异物。少数患者一般情况差，感染严重者可行Hartmann's手术。

(五)其他特殊方法

有经验的医务人员常采用临床中的非常规器械经肛取出异物，无齿镊子、球囊、带窗无创钳、肝牵开器等都有报道用于特殊异物的取出。

经直肠异物取出后可复查结肠镜或腹部X线片，进一步确认是否有异物残留及是否存在黏膜撕裂、穿孔、出血等。精神障碍者、自杀倾向者都应建议进一步心理卫生治疗。肛门括约肌受损的患者建议至少随访3个月。

结直肠肛管异物处理具体流程可参见图10-3。

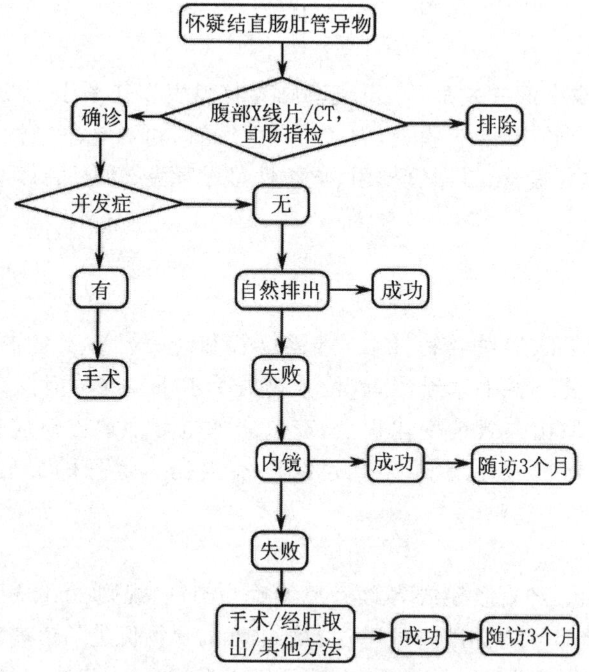

图 10-3 结直肠肛管异物处理流程

（李祥勇）

第三节 直肠前突

直肠前突即直肠前壁突出，亦称直肠前膨出。为出口梗阻型便秘之一。患者直肠阴道隔薄弱，直肠壁突入阴道内。本病多见于中老年女性，亦可见于青年女性。

女性直肠前壁由直肠阴道隔支撑，该隔主要由骨盆内筋膜构成，内有肛提肌的中线交叉纤维组织及会阴体。女性尿生殖三角区的肌肉筋膜不甚坚固，骨盆出口宽度和长度又较大，当老年人全身组织松弛、多产妇、排便习惯不良、会阴部松弛时，则直肠阴道隔松弛，直肠前壁易向前凸出，此时排便时直肠内压力朝向阴道方向，而不向肛门，粪块积存于前突内，从而引起排便困难。

由此可见，任何可以降低直肠阴道隔结构强度的因素均能导致直肠前膨出。例如，阴道分娩、粪便干硬排便过度用力等可使交织的肛提肌纤维撕裂，直肠阴道隔松弛；而发育不良、筋膜组织退变等可致直肠膈组织结构薄弱、松弛。粪块下行的水平分力作用于直肠前壁，使之经过度松弛的直肠阴道隔向阴道内突出。直肠前壁突入阴道后，通过以下机制导致排便困难。

(1)前突顶部成为排便时的最低点，沿骶曲下行的粪块首先进入前突。如粪块干硬难以变形或盆底不能同步松弛，则排便动力主要作用于前突而被消耗，粪便排出困难。患者感到会阴部胀满不适，进一步用力排便，使前突不断加深，盆底不断下降，从而导致恶性循环。

(2)排便力量主要作用于直肠前壁，直肠后壁受压减少，位于此处的排便感受器得不到充分刺激，盆底肌不能充分松弛，肛管上口不能开通，粪便难以进入肛管。

(3)粪便排出困难时，患者过度用力排便使盆底下降，牵拉阴部神经和分布于肛提肌直肠附着部、耻骨直肠肌的大量内脏神经纤维，造成器质性或功能性损伤，引起直肠收缩压下降、直肠壁张力降低、直肠感觉功能减退、反射性收缩迟钝和便意产生障碍，粪便难以排出。盆底神经受损进一步引起盆底功能失调，加重排便障碍。形成恶性循环。

盆底神经肌肉受损后，盆底及其所支持的盆腔组织器官下降，盆底松弛。引发多种其他类型的盆底松弛性病变，如肠疝、膀胱脱出、直肠脱垂等。直肠前突是盆底松弛综合征的一种表现，盆底松弛可以导致直肠前突，而直肠前突又加重盆底松弛，两者互为因果。

根据排粪造影结果将直肠前突分为三型。①Ⅰ型：指状前突或直肠阴道隔孤立疝出。②Ⅱ型：大的囊袋状前突，直肠阴道隔松弛，直肠前壁黏膜脱垂，Douglas 窝凹陷，常伴有阴道后壁疝。③Ⅲ型：伴有黏膜脱垂或直肠脱垂。

国内医学界根据排粪造影检查，将其分为轻中重三度。①轻度：深度在 0.6～1.5 cm；②中度：深度在 1.6～3.0 cm；③重度：深度在 3.0 cm 以上。该分度法在临床上普遍被采用。

有学者按照解剖位置把直肠前突分为低位(阴道下 1/3)、中位(阴道中 1/3)和高位(阴道上 1/3)3 种。

一、病史与体检

(一)病史

(1)排便困难，排便费力，便不尽，肛门堵塞感。

(2)患者用手托起会阴部或将手伸入阴道以阻挡直肠前壁突出能改善症状。

(3)部分患者排便时肛门和会阴部有坠胀感，或有肛门疼痛。

(二)体格检查

(1)做排便动作时可见阴道后壁呈卵圆形凹陷。

(2)直肠指诊在肛管上方的直肠前壁触可及膨出的薄弱区，做排便动作，可使薄弱区向前方突出更明显，重者可将阴道后壁推至阴道外口。

二、辅助检查

(一)排粪造影

诊断直肠前突的首选检查。力排相直肠前下壁向前突出呈囊袋状，边缘光滑。如前突深度超过 2 cm，其囊袋内多有钡剂潴留；如合并耻骨直肠病变，则多呈鹅头征。直肠前突分为轻中重三度。①轻度：深度在 0.6～1.5 cm；②中度：深度在 1.6～3.0 cm；③重度：深度在 3.1 cm 以上。该分度法在临床上较常用。

(二)球囊逼出试验

球囊排出时间延长，常超过 5 分钟(正常 1 分钟)，或不能排出。

(三)直肠测压

直肠前突患者多表现为直肠顺应性增大，感觉阈值升高。

三、鉴别诊断

高位直肠前壁膨出应与阴道后疝鉴别。阴道后疝是指阴道和直肠之间的腹膜囊疝，其内容物为小肠、乙状结肠或大网膜等。患者多有盆腔的坠胀感，站立式症状可加重。

鉴别要点：嘱患者做 Valsalva 动作做双合诊检查可鉴别，方法：患者站立有下坠感时用拇指和示指同时做直肠和阴道的检查，若两指间感觉饱满，表明有阴道后疝。

四、非手术治疗

直肠前突有症状者，首先采用保守治疗，主要为饮食疗法如下述。

(1)多食粗粮或富含植物纤维的水果、蔬菜。

(2)多饮水，每天至 2 000～3 000 mL。

(3)多运动，以促进肠蠕动。必要时可口服乳果糖等缓泻剂。

五、手术治疗

手术的原则是修补缺损，消灭薄弱区。

(一)适应证

(1)有典型的出口梗阻型便秘症状，并有用手助排便病史。

(2)排粪造影中直肠前突≥3 cm，并且前突内钡剂有一半潴留。

(3)经规范保守治疗 3 个月以上无效。

(二)术前准备

(1)完善术前常规检查。

(2)术前一天口服聚乙二醇电解质散进行肠道准备。

(3)术晨清洁灌肠。

(三)手术方式

直肠前突修补手术开展以来，国内外学者报道的术式较多。根据修补手术入路的不同可分为经直肠、经阴道、经会阴和经腹部四类。综合国内外报道对四种入路手术的病例选择和疗效上均无显著性差异。近年来也有一些如 PPH、直肠黏膜下注射、直肠黏膜胶圈套扎等手术疗法的报道，但远期疗效多不尽满意。多数学者认为应同时治疗其他肛肠伴随疾病，以改善症状，提高疗效。

1.经直肠入路直肠前突修补

(1)经直肠闭式修补：该术式最早采用于保守治疗无效的直肠前突患者，由于操作简便，并发症少等优点而一直被传承使用，并不断得到改进。主要适用于中低位中度直肠前突。Block 术为常用的改良术式：用连续锁边缝合的方法，在直肠前壁薄弱区缝合黏膜和黏膜下肌层，使之压榨后坏死、形成新鲜创面，有利于伤口愈合。须注意缝合必须紧密，自齿状线上0.5 cm向上纵行连续缝合黏膜及肌层，直至耻骨联合水平，两侧包括肛提肌边缘，在直肠前突缺损以外正常组织处进针，上窄下宽，使折叠组织呈塔形，以免在上端形成黏膜瓣。

(2)经直肠开放式修补：该术式具有便于同时治疗伴随其他肛管疾病以及易于重建肛管直肠角等优点而被广泛推广。

(3)经直肠黏膜补片修补：由于直肠内粪便和分泌物的污染，容易造成创口感染，以至于手术失败和直肠阴道瘘的发生，故该术式临床采用较少。

2.经阴道入路直肠前突修补

(1)经阴道后壁切开修补：经阴道后壁切开修补直肠前突的方法因具有手术野显露清楚、肠道准备简单、感染率低、恢复排便快、操作方法简单等优点而迅速在国内外推广。但又因不便同时处理其他伴发肛肠疾病以及并发症较高等因素而在临床选择中受到一定的限制。因该术式更有利于改善前突症状，近年来临床上推荐采用较多。由于医师的习惯和经验不同，切开缝合的方式各异，但疗效上无显著差异。国内外采用经阴道后壁切开修补治疗直肠前突的病例较多。手术一般采用截石位，置入阴道撑开器，用1∶20万单位的肾上腺素盐水浸润阴道上皮，纵切口或横切口，锐性分离皮瓣，上至盆底腹膜外，两侧暴露肛提肌角。荷包缝合关闭Douglas陷窝。用慢吸收缝线缝合肛提肌至中线，并加强耻骨直肠肌，并且要牵带部分直肠肌层，加强重建直肠前壁。因产伤导致的肛门内外括约肌损伤需同时行括约肌成形术，如果直肠前突伴有内括约肌失弛缓症则可行内括约肌部分切断术。直肠前突伴有阴道后壁疝需将阴道后穹隆固定至骶棘韧带上。

(2)经阴道闭式修补：通过阴道后壁黏膜折叠或荷包缝合的方法加固直肠阴道隔，从而缩小前突的囊袋，以缓解症状。

(3)经阴道补片植入修补：该术式临床开展时间短，尚缺乏远期疗效和大量病例的报道，远期疗效和手术并发症还有待于进一步观察。

3.经会阴入路直肠前突修补

(1)经会阴直肠阴道隔折叠加固法：该法具有无菌切口，恢复快等优点；但因手术损伤大、术野暴露欠佳、操作难度较大等因素而受到临床推广限制。

(2)经会阴补片植入法：经会阴补片植入法治疗直肠前突临床开展时间不长，国内外相关研究报道不多。

4.经腹腹腔镜直肠阴道固定术

采用腹腔镜下缝合固定直肠后壁和松弛的阴道黏膜，以缩小或消除直肠前壁囊袋。

5.痔吻合器直肠黏膜环切术

采用痔吻合器行直肠黏膜环切术(PPH)治疗直肠前突是近几年兴起的新技术，通过切除一定宽度直肠黏膜及黏膜下层，缩小了直肠前突的宽度和深度而改善症状。该术式操作简便、创伤小、痛苦轻、术后恢复快；同时可解决部分直肠黏膜脱垂及内痔，因而在临床上得到较为普遍的推广应用。

(四)其他手术疗法

1.注射治疗

采用硬化剂直肠黏膜下注射的方法治疗直肠前突国内外报道较多，其对改善出口梗阻症状有积极意义。临床多作为手术修补的辅助疗法。

2.直肠黏膜点状结扎及胶圈套扎术

行直肠黏膜点状结扎及胶圈套扎治疗能缓解直肠黏膜松弛状态，减少直肠潴留，改善临床症状，多作为辅助手术治疗或暂时改善临床症状使用。术式把经直肠闭式修补术和内括约肌闭式切断术有机结合，从而有效改善直肠前突症状。

3.结扎注射切开三步组合法

通过同时进行直肠前突区黏膜点状结扎、直肠黏膜下硬化剂注射、直肠前壁闭式潜行切断内括约肌下缘三步治疗直肠前突。该法通过多种方法共同干预前突症状，而提高疗效，但目前报道病例尚少，有待进一步研究

(五)手术后并发症

(1)直肠前突修补的并发症报道较少，以尿潴留最多见。

(2)少有并发直肠阴道瘘的报道。

(3)经阴道修补因未切除多余直肠黏膜,故手术后易导致直肠黏膜脱垂;经肛门手术由于多余黏膜切除不足也有导致直肠黏膜脱垂的发生。

(4)黏膜瓣感染及坏死的比例在0.2%~5.5%,而硬化剂直肠黏膜下注射最需要关注的是局部组织的感染和坏死。

(5)PPH术及直肠黏膜结扎术的主要并发症是术后出血,术前充分做好阴道和肠道准备以及术中术后充分止血对预防该项并发症的发生有重要临床意义。

六、诊治要点

(1)直肠前突的手术并不复杂,但术前谨慎地进行鉴别诊断非常重要。

(2)术前应行结肠传输试验以除外慢传输性便秘,另外应详细询问病史以除外患者精神及药物等因素导致的便秘。

(3)单纯直肠前突较少,多合并有直肠内套叠、耻骨直肠肌综合征、会阴下降等。治疗时应同时治疗合并疾病,否则将影响疗效。

七、注意事项

(1)经直肠闭式修补直肠前突手术时,仅需在直肠前壁薄弱区缝合黏膜和黏膜下肌层,切勿贯穿阴道,避免造成直肠阴道瘘。

(2)注射治疗时,硬化剂注射应于直肠黏膜下,注射药量不宜过多,避免局部组织的感染和坏死。

(3)采用痔吻合器行直肠黏膜环切术治疗直肠前突时,注意荷包缝合,将所要切除的直肠黏膜完整拉入钉仓,避免形成直肠口袋症。

八、健康教育

(1)建立良好的生活习惯,勿食用辛辣刺激食物,注意多饮水,多食含粗纤维食物。

(2)养成定时排便的习惯,每天做腹部按摩:以肚脐为中心,顺时针按摩腹部10~15分钟,3次/天,以帮助肠蠕动。

(李祥勇)

第四节　痔

痔是最常见的肛肠疾病。肛垫的支持结构、静脉丛及动静脉吻合支发生病理性改变或移位称为内痔;齿状线以下静脉丛的病理性扩张或血栓形成称为外痔;内痔通过静脉丛吻合支与相应部位的外痔相互融合称为混合痔。痔确切的发病率很难统计,很多患者已经有了临床症状但并不去就诊,任何年龄都可生痔,随年龄增长,发病率逐渐增高,痔的症状也逐渐加重。据不完全统计,痔手术占肛肠外科手术的50%以上,是肛门手术中最基本的手术。

一、病因

痔的致病原因还未完全清楚，静脉回流障碍、肛垫脱垂、饮食结构和行为因素等均是导致痔症状恶化的因素。

（一）静脉回流障碍

在正常应力情况和排便时痔充血，接着就会恢复正常，但如果患者内痔部分承受应力时间延长，如慢性便秘、妊娠、慢性咳嗽、盆腔肿物、盆底功能障碍或腹水状态等，由于腹内压增高，内痔静脉回流受阻，内痔就会持续淤血。也会呈现和慢性便秘相同的状况。门静脉高压症与痔的发生无直接关系。

（二）肛垫脱垂

Thomson 指出痔由肛垫形成，包含血管、结缔组织、Trietz 肌和弹性纤维构成。Trietz 肌起于联合纵肌，对痔起到支撑作用，将痔固定于内括约肌。这些支持组织一旦变弱，痔就会变得越来越有移动性并可以出现脱垂，痔脱垂后，静脉回流受阻，痔体积增大，痔支持组织就会进一步弱化，形成恶性循环。

（三）饮食结构和行为因素

饮食结构和行为方式也是产生痔症状的因素。低纤维饮食使得大便干硬、便秘，从而使痔组织承受过多应力，使痔组织脱垂。干硬大便还能损伤局部组织，引起出血。如厕习惯和排便方式被广泛认为可以影响痔症状的进展，长时间坐便使得痔组织承受更长时间的应力。

便秘可以加重痔的临床症状，而腹泻和肠运动增快也会引起相同的结果。区别于其他因素，高龄是一个独立的影响因素，组织学证据表明 Trietz 肌随着年龄的增长，支持作用逐渐下降。

（四）湿热学说

中医学论痔是湿热所致，大肠湿热应随粪便排出，如排出不畅，蓄积日久，肛门和直肠受其毒害，则生成痔。

二、分类

按痔所在解剖部位分为 3 类。

（一）内痔

内痔发生在齿线上方、被覆直肠黏膜，常位于直肠下端左侧、右前、右后位置。根据痔的脱垂程度将痔分为 4 度：①Ⅰ度——内痔位于肛管内，不脱垂；②Ⅱ度——大便时内痔脱出肛门外，可自行还纳；③Ⅲ度——内痔脱出，需用手协助还纳；④Ⅳ度——内痔脱出无法还纳。

（二）外痔

外痔发生在齿线下方，被覆肛管皮肤。外痔分为血栓性外痔、结缔组织性外痔、静脉曲张性外痔和炎性外痔。

（三）混合痔

混合痔发生在齿线附近，有内痔和外痔两种特性。当混合痔逐步发展，痔块脱出在肛周呈梅花状时，称为环形痔。

三、临床表现

内痔可能表现为便血、脱出、疼痛、瘙痒和肛周不洁等。

(一)便血

特征性的内痔便血为大便时鲜红色血便,患者往往描述为卫生纸染血、便盆内滴血或者喷血。内痔出血一般发生在排便结束时,由于大便损伤了增大的痔组织从而导致出血。该症状必须和血与大便混合的混合血便相鉴别,后者往往预示着结直肠恶性肿瘤。

(二)痔脱出

内痔内脱垂可引起便后充盈感、便急或排便不尽感。如果内痔完全脱垂,患者会感到肛门外肿块,常常引起肛周潮湿或污染。当黏膜脱垂时,黏液、血、大便可以污染肛周。脱出的内痔可自动还纳或需用手协助还纳。

(三)疼痛

单纯性内痔无疼痛,可有肛门部坠胀感。如有嵌顿、感染和血栓形成则有疼痛。

(四)瘙痒

痔脱出时分泌物增多,刺激肛门周围皮肤,引起瘙痒。

外痔可以表现为肛周多余组织、包块、便血或者便后清洁困难,另外外痔可以引起肛周炎症,症状往往没有内痔那么严重,部分患者表现为轻微的肛门急性疼痛,这种疼痛往往在腹泻或便秘以后出现,有时也可以没有明显的诱因。

四、诊断和鉴别诊断

痔的诊断主要依靠病史和肛门直肠检查。

(一)病史

详细询问病史,包括排便习惯、便秘、腹泻、便急、便频及便血情况等。比如混合血便和排便习惯改变,往往预示着恶性病变,慢性腹泻引起肛门疼痛往往提示 CD,肛周包块流脓往往提示脓肿或肛瘘,不伴有便血或脱垂的慢性肛门瘙痒往往提示皮肤炎症,大便后肛门疼痛往往提示肛裂等,如有间断性出血或肿块脱出,应想到内痔。

(二)肛门直肠检查

肛门直肠检查时视诊可以分辨外痔、皮赘、内痔脱出、直肠脱垂、皮肤损伤、肛裂、肛瘘、脓肿、肛管癌、皮疹或皮炎。对硬结、压痛区、包块或外痔血栓应仔细触诊。如为痔,可见突出肿块,其下部被覆皮肤,上部被覆黏膜,上方黏膜可见灰白色鳞状上皮,部分严重患者可见局部溃烂。指诊发现肛门松弛,部分患者可触及软块或纵行褶皱。

直肠镜或肛门镜检查发现在齿线上方可见曲张静脉突起或圆形痔块,红紫色,黏膜光滑,有时可见出血点或溃烂。

五、治疗

痔的治疗就是针对痔临床症状的治疗,由于痔组织是正常解剖结构的一部分,没有必要全部去除。痔的治疗措施分为三大类:保守治疗,包括饮食疗法和行为治疗;门诊治疗;手术治疗。治疗时应遵循以下 3 个原则:①无症状的痔无须治疗;②有症状的痔无须根治;③以非手术治疗为主。

(一)保守治疗

在痔的初期,增加纤维进食、增加饮水、改变不良排便习惯即可改善症状,不需特殊治疗。坐浴治疗缺乏客观证据支持,然而,许多患者感到坐浴可以缓解痔的症状,考虑到坐浴成本低、风险小，还是应该继续向患者推荐坐浴疗法。

（二）注射疗法

注射疗法是一种内痔固定技术，这种门诊治疗技术是应用化学药剂来形成局部纤维化并将痔固定于内括约肌，同时，硬化剂破坏内痔血管，使得痔缩小。临床有多种硬化剂，常见硬化剂包括5%苯酚植物油、5%奎宁尿素水溶液、4%明矾水溶液等。治疗时在齿状线近端1～2 cm处的内痔基底部或接近基底部注入2～3 mL硬化剂。硬化剂应注入黏膜下层，尽量避免注入黏膜层或肌层，后者会引起局部黏膜脱落，从而导致溃疡形成或引起剧烈疼痛。注射疗法的并发症通常是由于将硬化剂注射到了错误的解剖间隙，从而引起严重的炎性反应，形成脓肿，引起尿潴留，甚至阳痿。

（三）红外线凝固疗法

红外线凝固疗法适用于Ⅰ度、Ⅱ度内痔，红外线凝固疗法采用红外辐射产生热量，使蛋白凝固，局部纤维化、瘢痕形成，从而将内痔固定。该疗法复发率高，且相比套扎疗法昂贵，目前临床应用不多。

（四）胶圈套扎疗法

胶圈套扎疗法适用于Ⅰ度、Ⅱ度及Ⅲ度内痔，是一种最常用的内痔门诊治疗方法。由于其疗效好，安全性高，成本低，临床上被广泛采用。胶圈套扎术的治疗原理是通过将一个橡胶圈置入内痔根部，使痔缺血坏死，诱发炎症反应，局部纤维化，从而将内痔固定。胶圈套扎器种类很多，主要有牵拉套扎器和吸引套扎器两类。一次套扎多个痔核是安全的，没有证据表明会明显增加术后并发症。但一次性套扎多个痔核术后相对较痛，出于这个原因，一些外科医师会选择先套扎一个痔核，间隔一段时间后，再套扎更多的痔核。

（五）手术治疗

1.痔切除术

对于非手术治疗无效、症状进行性加重、不适合非手术治疗或外痔严重需要手术切除的患者及合并其他肛门直肠疾病的患者，如肛裂、肛瘘或脓肿，此时应行痔切除术。另外，无法忍受门诊治疗或抗凝治疗的患者需要确切止血时也适合手术治疗。外科手术治疗方法主要有痔切除术和吻合器痔上黏膜环切术（PPH术），对于血栓性外痔，采用血栓剥离术。

痔切除术的安全性和有效性经受了数十年的考验，相对于其他治疗方法，仍是手术的标准。痔切除术的方法很多，根据切除痔核后肛管直肠黏膜及皮肤是否缝合分为开放式和闭合式痔切除术两大类。由于闭合式痔切除术存在伤口愈合不良需要再次敞开的风险，目前国内主要采用开放式痔切除术，具体方法如下：取截石位、折刀位或侧卧位，骶管麻醉或局麻后扩肛至4～6指，充分显露痔块，钳夹提起痔块，取痔块基底部两侧皮肤V形切口切开，将痔核与括约肌剥离，根部钳夹后贯穿缝扎，离断痔核。齿状线以上黏膜用可吸收线缝合，齿状线以下皮肤创面用凡士林纱布填塞，丁字带加压包扎。

2.PPH术

PPH术主要适用于Ⅲ～Ⅳ度内痔、多发混合痔、环状痔及部分合并大出血的Ⅱ度内痔。另外，对于直肠黏膜脱垂、直肠内套叠及Ⅰ～Ⅱ度直肠前突的患者，也适用于该术式。其方法是通过吻合器环形切除齿状线上2 cm以上的直肠黏膜2～3 cm，从而将下移的肛垫上移并固定。目前该术式已在国内外广泛应用，临床疗效良好。对于不需要完全环形切除直肠黏膜的患者，可采用经该术式改进的选择性痔上黏膜切除术（TST术）。

3.血栓性外痔剥离术

该术式特异性针对血栓性外痔，于局麻下梭形切开痔表面皮肤，通过挤压或剥除的方式将血栓清除，伤口可一期缝合，但大多数外科医师选择伤口内填塞凡士林纱布后加压包扎。

4.其他治疗方法

如内痔插钉术、内痔扩肛术、环状切除术（Whitehead 术）及冷冻疗法等由于疗效及安全性等原因，在临床上已逐步被淘汰。

（六）手术后并发症的预防与处理

痔切除术后常见并发症包括尿潴留，出血，粪便嵌塞，肛门狭窄，肛门失禁，以及感染等。

1.尿潴留

由于麻醉、术后疼痛、肛管内填塞纱布、前列腺肥大等因素，术后尿潴留发生率较高。手术后限制液体，尽早取出肛管内纱布，会阴部热敷，鼓励患者站立排尿等方式可减少尿潴留，也可皮下注射新斯的明，必要时导尿。

2.出血

术后严重迟发性出血不到 5%，但出血仍是常见的痔切除术后并发症。原发性出血是指手术后 48 小时内出血，这可能更多和技术因素相关。而迟发性出血主要考虑与感染有关。针对大量出血，需在麻醉下找到出血点，结扎或缝合止血。如弥漫性出血，可采用压迫止血，同时补液及抗感染治疗。

3.粪便嵌塞

因肛门部疼痛不敢排粪，导致直肠内蓄积粪块。手术后半流质粗纤维饮食，口服液状石蜡，可防止便秘。一旦出现粪便嵌塞时可采用液状石蜡保留灌肠，然后用盐水灌肠，必要时手辅助排便。

4.肛门狭窄

肛门狭窄多因过多切除肛门部皮肤或结扎过多黏膜引起。术后 10 天左右开始扩肛，每周 1～2 次，直至大便恢复正常。

5.肛门失禁

肛门失禁多因括约肌损伤过多、大面积损伤黏膜致排便反射器破坏、肛门及周围组织损伤过重至瘢痕形成，肛门闭合功能不全等引起。术中尽量减少组织损伤，避免大范围瘢痕形成，注意保留足够的黏膜皮肤，保留排便感受器，预防术后肛门失禁。对于完全性肛门失禁可行手术治疗，但疗效欠佳。

（李德会）

第五节　肛窦炎与肛乳头炎

一、病因病理

中医认为本病的形成，多因饮食不节，过食肥甘厚味和辛辣等刺激性食品，所致湿热下注，浊气内生；或湿热与气血相互搏结，经络阻塞而发病。或由脾虚中气不足，或肺、肾阴虚，湿热乘虚下注，郁久酝酿而成。

现代医学认为由于肛门局部的解剖关系，肛窦开口向上，平时肛腺分泌黏液，润滑肛管部、以助排便，对肛门有保护作用。如患肠炎、痢疾、腹泻或干硬粪便损伤肛瓣致肛窦内存积粪便和分泌物堵塞，细菌感染（图 10-4）。因发炎的肛窦常发生于肛管后方的一侧，炎性变化在肛管表层下扩散，使局部发生水肿、发硬而增厚。至于肛窦附近的肛乳头，同样也有炎症变化，乳头增大，但大小不定，形状也不一，有的只简单增长，有的乳头顶端较锐，有的相当肥大，有的其直径可达 7 cm 以上，长 2～3 cm。

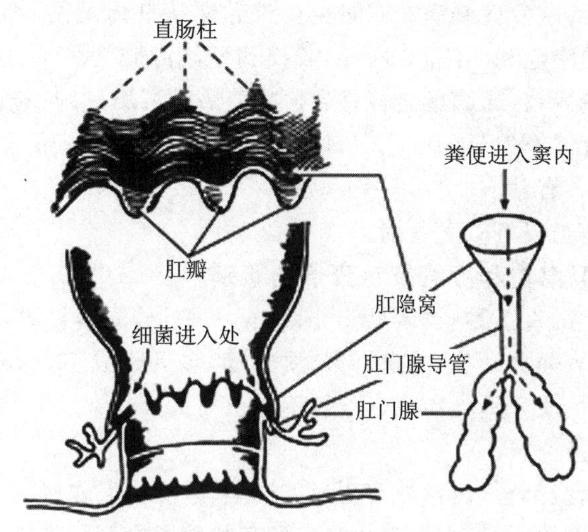

图 10-4　肛隐窝发炎感染过程

二、分期

肛窦炎与肛乳头炎可分为急性期和慢性期。急性期即急性发炎阶段，肛内刺激，肛管灼热，肛门发胀，下坠，排便时疼痛加重，肛窦分泌物增多，渗出少量脓性或脓血性黏液，肛瓣、肛乳头红肿，触痛加重。慢性期肛窦炎与肛乳头炎无明显症状，排便后有肛门短暂时间的微痛或不适，病史多较久。

肛窦炎与肛乳头炎中医学分为实证和虚证。实证者，肛窦周围及肛瓣肿胀，灼热，触痛敏感，肛窦溢出分泌物稠厚而黏，味臭，肛乳头潮红、充血、胀痛，大便秘结，小便短赤，舌红苔黄，脉弦滑数。虚证者，肛窦色淡红或白，窦内溢出分泌物稀薄，周身倦怠，疲乏无力，面色苍白，肛乳头肥大，色淡红或乳白，大便稀软，小便清长，舌淡，苔薄白，脉细或濡数。

三、临床表现

（一）肛窦炎

急性期患者主诉肛门部刺激，肛管灼热，肛门发胀，下坠感，排便时因局部刺激疼痛加重，常向臀部及下肢后侧放射，并有少许黏液或血性分泌物，可伴有肛瓣及肛乳头红肿，触痛明显。慢性期肛窦炎无明显症状，仅有排便时肛门短暂的轻痛或不适。

（二）肛乳头炎

自觉肛门内有异物感，初期仅有米粒或黄豆大小，单发或多发，随着乳头增生肥大，排便时乳头可脱出肛门外，并引起疼痛，肿大乳头被刺激或破溃后，可使肛腺分泌增加，引起肛门部潮湿和发痒。病久可致肛乳头纤维增生，肥大，有学者临床所见最大肛乳头瘤约 5 cm×5 cm。个别乳头瘤出现分叶状，巨大肛乳头瘤长期在肛外，可引起缺血坏死，但要注意和直肠黑色素瘤的鉴别，黑色素瘤外观呈黑紫色，质坚韧，脆弱易出血，表面光滑有点状溃疡，恶性程度较高，应引起重视。

四、诊断和鉴别诊断

肛窦炎结合体征并在指诊和肛门镜检查下诊断不难。患者排便时肛门疼痛数分钟，以肛门灼痛感为主，以后有短暂的阵发性刺痛。有时见少许黏液从肛内溢出。肛门指诊：肛门部紧缩，在齿线附近可摸到稍硬的隆起和凹陷，有压疼，或摸到发硬的肥大乳头。用肛门镜检查，可发现病变的肛隐窝充血或色泽发白，黏膜触之容易出血。肛窦与肛瓣红肿、充血、水肿，轻按肛窦即有脓血水流出。如用铜探针探查发炎的肛隐窝，探针可顺利探入其内，感觉疼痛，肥大乳头常为褐色，表面质硬，不光滑，头大有蒂。

肛乳头炎和肛窦炎需与以下疾病鉴别。

(一)肛乳头炎与直肠息肉和肛管黑色素瘤的鉴别

直肠息肉生在齿线上的直肠黏膜，多见于儿童，蒂小而长，覆盖黏膜，质软，不痛，易出血；肛管黑色素瘤多呈灰褐色，表面分叶状，光滑有蒂，质坚韧，多见于成年人；乳头炎则增生在齿线附近，呈锥形，表面为上皮，色淡或呈乳白色，质硬，不易出血。

(二)与肛瘘内口的鉴别

肛瘘的内口基本在齿线部位，内口处有明显的凹陷，未感染发作时，一般没有脓性分泌物，也没有肛门下坠的感觉，仔细检查时，自肛窦内口有所条状物通向肛门外。

五、治疗

(一)非手术治疗

临床中，肛窦炎与肛乳头炎运用中药口服及灌肠即可获得很好效果，如为急性发作期，需配合补液抗感染治疗才能更好地配合。

1.内服药

根据祖国医学理论，我们在临床多以湿热下注，大肠热毒或气滞血瘀或虚火上炎或兼有气虚进行辨证治疗。湿热表现为肛窦鲜红，乳头水肿，以五味消毒饮和黄连解毒化裁；气滞血瘀表现为肛窦暗红，胀痛明显，肛乳头肥大色暗，刺痛，以复元活血汤化裁；虚火型表现为肛窦暗红或肛乳头暗红，伴大便干燥，给予增液汤加减治疗；如兼有气虚表现者，可配合补中益气中药如补中益气汤化裁治疗。

2.外用药

用安氏熏洗剂坐浴熏洗，肛门内可用痔疮宁栓，炎症明显者用红霉素栓，也可用氨基糖苷类药物灌肠，如庆大霉素 8 万单位，每天 2 支灌肠。或用中药灌肠。湿热下注者灌肠方：大黄、黄柏、地丁、黄连；气滞血瘀前方加元胡、威灵仙，水煎 50 mL，早晚两次保留灌肠，效果显著。

(二)手术疗法

在药物治疗无效，局部炎症不减轻，而逐渐发展，或已成脓或伴有隐性瘘管者，可考虑手术治疗。

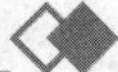

1.肛窦切开术

患者取侧卧位，病侧在下，局部常规消毒，局部麻醉。扩肛，消毒肛内。在充分麻醉下，用肛门镜寻找到病灶后，用有钩切开刀，从肛窦探至肛门缘切开。注意操作时不可暴力，修剪创缘，有出血者可从两侧结扎，或用棒状探针弯成钩状探针至病灶再行切开也可。如其他处肛窦充血，可酌情给予切开，以防遗漏，创面用油条压迫止血固定。术后每天坐浴，局部换药(图 10-5)。

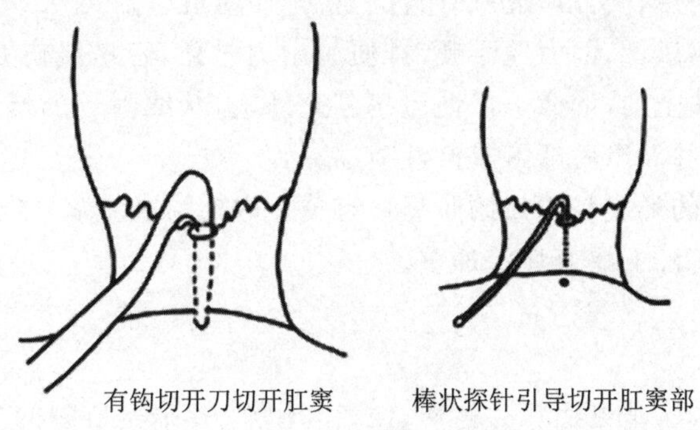

有钩切开刀切开肛窦　　棒状探针引导切开肛窦部

图 10-5　肛窦切开术

2.肛乳头切除术

患者取截石位或侧卧位，局部消毒，麻醉下，扩肛，暴露病灶，用止血钳将肛乳头基底部夹住，贯穿结扎后切除，然后用油条压入创面内，术后每天坐浴，局部换药(图 10-6)。

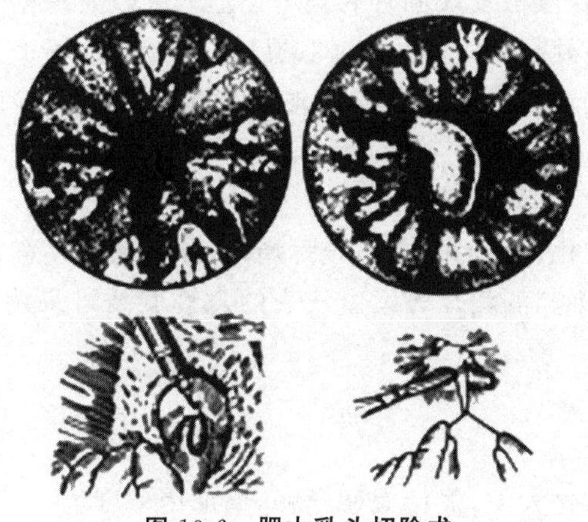

图 10-6　肥大乳头切除术

（王开旭）

第六节　肛　　裂

肛裂是齿状线下肛管皮肤层裂伤后形成的纵向缺血性溃疡，呈梭形或椭圆形，常引起剧烈疼痛，反复发作，难以自愈。肛裂绝大多数是在肛管后正中线上。

肛裂分急性和慢性两种。急性肛裂病史短，裂口创面新鲜，色红，基底浅平，无瘢痕形成。慢性肛裂病史长，裂口色苍白，基底深，底部肉芽组织增生、裂口上端常见肥大肛乳头，下端皮肤水肿增生形成前哨痔。此三者被称为肛裂三联征。慢性肛裂用非手术治疗很难痊愈。

一、病因

肛裂的发生可能与肛管的特殊解剖有关，肛管外括约肌在肛门后方形成肛尾韧带，该韧带的血供及伸缩性差。肛管向后、向下形成肛管直肠角，排便时肛管后侧所承受压力较大，在后正中位处易受损伤。慢性便秘患者，因大便干硬，排便时用力过猛，容易损伤肛管皮肤。如此反复损伤会使局部裂伤深及皮肤全层，形成一慢性溃疡。此外，齿状线附近的慢性感染，如肛窦炎等向下发展形成皮下脓肿，脓肿破溃后即形成慢性溃疡。

近来研究发现，肛裂的形成与内括约肌痉挛有关。内括约肌痉挛导致肛管压力增高，引起肛管在后壁本身血供差的基础上缺血症状加重。

二、症状与诊断

肛裂常见于中、青年人，常见症状为疼痛、便秘和便血，疼痛是肛裂的主要症状。排便时肛管扩张、干硬的粪块直接刺激肛裂溃疡面的神经末梢及排便后肛管括约肌的长时间痉挛，导致了患者排便时和排便后肛门的剧烈疼痛，患者因肛门疼痛而不愿大便，久而久之引起便秘并使便秘加重，便秘后更为干硬的粪块通过肛管，使肛裂进一步加重，如此形成恶性循环。出血也是肛裂的常见症状，色鲜红，但出血量不多，仅见于粪便表面或在便纸上发现，很少发生大出血。

根据上述典型症状，结合体检发现肛管后正中位上的肛裂溃疡创面或肛裂三联症，即可明确诊断。若侧方有肛裂或患多处裂口，应考虑克罗恩病、溃疡性结肠炎、结核病、白血病、AIDS或梅毒的可能。如溃疡创面经适当的治疗后难以愈合，则有必要行活检以排除恶性肿瘤。

三、治疗

对肛裂的治疗原则是软化、通畅大便，制止疼痛，解除括约肌痉挛，促进溃疡创面愈合。具体需根据急、慢性肛裂来选择不同的治疗方案。浅表的急性肛裂可采用非手术治疗，多能治愈；慢性肛裂者多需手术治疗。

(一)非手术治疗

1.坐浴、照射

急性肛裂患者可通过软化大便，保持大便通畅，局部用浓度为1：5 000高锰酸钾温水坐浴，或局部红外线、微波照射进行治疗。肛裂创面可用20%的硝酸银烧灼以利于肉芽组织生长。疼痛甚者，局部涂以镇痛油膏。

2.药物治疗

期望通过药物缓解内括约肌痉挛，改善局部血供，达到肛裂溃疡愈合的目的。由此诞生了几类有化学性内括约肌切开术作用的药物。

(1)一氧化氮供体：其代表药物为硝酸甘油膏(GTN)，局部应用可降低肛管压力，使肛管的血管扩张。主要不良反应是头痛。耐受性和依从性差是影响疗效的重要因素。

(2)钙通道阻滞剂：通过限制细胞的钙离子内流降低心肌和平滑肌的收缩力，从而降低肛门内括约肌张力。常用的有硝苯地平和地尔硫䓬。硝苯地平局部应用与肛门内括约肌侧切术相比，治愈率分别为93%和100%。但口服钙通道阻滞剂治愈率低，且会出现较多的不良反应。

(3)肉毒杆菌毒素(BT):其注射治疗肛裂的主要机制是阻断神经和肛门内括约肌的联系,缓解内括约肌痉挛,降低肛管压力。有研究将其与硝酸甘油膏、地尔硫䓬软膏进行治疗比较,三者的治愈率相近,应用肉毒杆菌毒素的复发较多。主要不良反应是暂时性的肛门失禁。

慢性肛裂的药物治疗大部分学者认为应首选 GTN,GTN 治疗失败时采用 BT 注射疗法。

(二)手术治疗

1.肛管扩张术

该手术适用于急、慢性肛裂不伴有肛乳头肥大或“前哨痔”者。局麻下进行,要求扩肛逐步伸入 4～6 指,以解除括约肌痉挛。优点是操作简便,不需特殊器械,疗效快,术后只需每天坐浴即可。但此法可并发出血、肛周脓肿、痔脱垂及短时间大便失禁,并且复发率较高。

2.肛裂切除术

切除肛裂及周围瘢痕组织,使之形成一新鲜创面而自愈。全部切除“前哨痔”、肛裂和肛乳头肥大,并切断部分内括约肌。目前此法仍常采用,优点是病变全部切除,引流畅,便于创面从基底愈合;缺点是创面大,伤口愈合缓慢。

3.内括约肌切断术

基于慢性肛裂患者内括约肌张力过高的学说,内括约肌发生痉挛及收缩是造成肛裂疼痛的主要原因,故可用括约肌切断术治疗肛裂。自 Eisenhammer 提出侧位内括约肌切断术以来,该手术已成为慢性肛裂的首选手术方法。但术者必须有熟练技术,掌握内括约肌切断的程度,否则可能造成肛门失禁的不良反应。方法有下列两种。

(1)侧位开放式内括约肌切断术:在肛管一侧距肛缘 1.0～1.5 cm 做约 1 cm 的横切口,确定括约肌间沟后用弯血管钳由切口伸到括约肌间沟,显露内括约肌后,直视下用电刀切断内括约肌,并切取一小段肌肉送活检,两断端严密止血。可一并切除肥大肛乳头和“前哨痔”。此法优点为直视下手术,切断肌肉完全,止血彻底,并能进行活组织检查。

(2)侧位皮下内括约肌切断术:摸到括约肌间沟,用小尖刀刺入内、外括约肌之间,由外向内将内括约肌切断。此法优点是避免开放性伤口,痛苦少,伤口小,愈合快;缺点是肌肉切断不够完全,有时易并发出血。

上述各术式有各自的特点,二者在治愈率和失禁率方面无明显差异。术者应根据患者病情及自身情况酌情选用。

(王开旭)

第七节 肛　瘘

肛瘘是肛管或直肠与肛周皮肤相通的肉芽肿性管道,经久不愈或间歇性反复发作是其特点。目前肛瘘的发病率不见下降,复杂性肛瘘的处理依然困难,肛瘘手术导致的肛门失禁等并发症仍有发生,故仍需重视。

一、病因及病理

除外先天性、肿瘤及外伤等，直肠肛管感染是肛瘘的主要病因。感染有特异性感染，如结核、克罗恩病、放线菌病及性病等；非特异性感染则多由肛腺隐窝炎症所致。

解剖学显示有两类肛腺起自直肠窦下部，一类是黏膜下层的单纯腺体结构，另一类是穿入肌层的腺体分支管，也称肌内肛腺，其数目在6～8个，该肛腺主要导管多向外下方穿入内括约肌，Lockhart Mummery认为这些腺体提供的肠道细菌是引起直肠周围脓肿的途径。肛管感染是沿内、外括约肌行走的肛管纵肌向直肠肛管周围组织蔓延的。肛腺的数目、深度和形态变异很大，半数的肛管可见肛腺管，其中33%穿入内括约肌，10%的导管壁有黏液生成细胞，导管的开口位于肛管的后方，这也就是肛瘘多发于后位的原因。位于肌层内的肛腺和具有黏液分泌功能者一旦发生感染尤易形成肛瘘。Seow-Choen分析肛瘘管道肉芽组织的细菌学调查，发现大肠埃希菌、肠球菌和脆弱类杆菌是主要的需氧菌和厌氧菌。Goliger认为肛腺隐窝感染学说并不能完全阐明肛瘘的发病过程，因为肛瘘肉芽组织中细菌量不多，毒力也不大。

总之，肛腺与肛瘘之间的关系至今仍未完全明确，但从肛管、直肠周围脓肿的两种不同类型来看，一类是肛腺与肛瘘有关的原发性急性肛腺肌间瘘管性脓肿，另一类是肛腺与肛瘘无关的急性非肛腺瘘管性脓肿。前一类肛管直肠周围脓肿经破溃或切开引流后，脓腔缩小，形成迂曲的管道，外口缩小，成为肛瘘。肛瘘有内口、外口、瘘管及支管。内口是引起肛瘘的感染入口，多在肛窦内或附近，肛管后部中线两侧多见。有人称肛隐窝炎为肛瘘的伴发症或前驱病。肛隐窝炎好发于肛管后正中，这是因为该部位有较多且明显的隐窝，形似漏斗，易受粪便的刺激，肠腔内病原体可渗透到隐窝底部肛腺开口处，导致腺管水肿、阻塞而使炎症扩散。

肛瘘的主要瘘管是原发内、外口之间的瘘管，管道有弯有直，可浅可深，大多数瘘管行走在内、外括约肌之间，有的经过外括约肌进入坐骨肛门窝内，少数有分支。如主要瘘管引流不畅，可引发周围脓肿，破溃后形成小瘘管。外口是肛管直肠脓肿破溃或切开引流部位，在肛周皮肤上，大多靠近肛门。由于细菌不断通过内口进入瘘管，瘘管迂曲引流不充分，管壁由肉芽和纤维组织构成，故难以自行愈合。一般单纯性肛瘘只有一个内口和一个外口，这种类型最为多见，若外口暂时封闭，引流不畅，可继发脓肿，脓肿可向其他部位破溃形成另一外口。如此反复发作，可使病变范围扩大形成多个外口，这种肛瘘称为复杂性肛瘘。

肛瘘的发病及其发展：内口是感染的入口，已被公认，瘘管久治不愈是由于不断有感染来自内口，因此手术时正确寻找内口、切开或切除内口同时保护肛门括约肌功能是治愈肛瘘的关键。

二、分类

肛瘘的分类方法很多，常用的有Goodsall分类法、Milligan分类法、Goligher分类法、Steltzner分类法和Parks分类法等。目前临床上最常用的是Parks分类法，该分类法对指导手术很有帮助。

Parks分类法共分成括约肌间瘘（再分成单纯性、高位盲管、高位直肠瘘口和无会阴瘘口等几种）、经括约肌瘘（在高位或低位穿入外括约肌，又分成非复杂性和高位盲管两种）、括约肌上瘘和括约肌外瘘4种。

（一）括约肌间瘘

括约肌间瘘多为低位肛瘘，最常见，占70%左右，为肛管周围脓肿的结果。瘘管穿过内括约肌间在内、外括约肌间下行，开口于肛缘皮肤。

（二）经括约肌瘘

经括约肌瘘可分高、低位的肛瘘，占25%左右，多为坐骨肛门窝脓肿的结果。瘘管穿过内括约肌和外括约肌深、浅部之间，外口有一个或数个，并有分支相互沟通，外口距肛缘较近。

（三）括约肌上瘘

括约肌上瘘为高位肛瘘，较少见。瘘管向上穿过肛提肌，然后向下经坐骨肛门窝穿出皮肤。因瘘管常累及肛管直肠环，故手术需分期进行。

（四）括约肌外瘘

括约肌外瘘最少见，为骨盆直肠脓肿合并坐骨直肠脓肿的后果。瘘管穿过肛提肌而直接与直肠相通。这类肛瘘常见于克罗恩病或由外伤所致。

三、临床表现和诊断

肛瘘常有肛周脓肿自行破溃或切开引流的病史，此后伤口经久不愈，成为肛瘘的外口。主要症状为溢脓，脓液多少与瘘管长短及病程长短有关，有时瘘口暂时封闭，脓液积聚，可出现局部肿痛伴发热，以后封闭的瘘口破溃，又排出脓液。如此反复发作可形成多个瘘管互相沟通。少数患者可由外口排出粪便和气体。肛门皮肤因脓液刺激常感瘙痒、变色和增厚，甚或并发慢性湿疹。

外口常在肛周皮肤表面，凹陷或隆起，挤压有脓液流出，浅部的瘘管可在皮下摸到硬的条索，由外口通向肛门。高位肛瘘位置较深，不易摸到瘘管，且外口常有多个。如肛门左、右侧均有外口，应考虑为马蹄形肛瘘，这是一种特殊类型的肛瘘，瘘管围绕括约肌，由一侧坐骨肛门窝通向对侧，或呈半环形，如蹄铁状，在齿状线附近有一个内口，外口数目较多，位于肛门左右两侧。

诊断时需明确瘘管的走向，尽可能找到瘘管内口，方法有以下几种。

（一）直肠指诊

直肠指诊可初步了解内口位置、有无分支及其类型，指诊时可摸到内口似硬结，有压痛，按压后见脓液排出。

（二）肛镜检查

仔细检查齿状线上下，注意肛窦有无充血、凹陷或排脓，对可疑存在的内口可用探针探查以明确诊断。

（三）探针检查

可用探针探查瘘管的行径、方向和深浅。探针应细而软，从外口插入后沿管道轻轻探入，不可用力，以免探针穿破瘘管壁引起感染或假道。

（四）注入亚甲蓝染料

把5%亚甲蓝溶液自瘘管外口注入瘘管内，观察事先放入肛管直肠内白纱布上的染色部位以判断内口位置。对于复杂肛瘘患者有一定帮助。

（五）瘘管造影术

向瘘管内注入30%～40%的碘甘油或复方泛影葡胺，X线摄片可显示瘘管的部位、走向及分布。目前由于准确率不高，存在假阳性可能，故临床应用较少。

（六）Goodsall 规律

在肛门中间画一横线，若肛瘘外口在横线前方，瘘管常呈直型，呈放射状分布；若外口在横线后方，瘘管常呈弯型，内口多在肛管后正中肛隐窝处。

(七)经肛门腔内超声检查

对确定肛瘘分类及内口位置有一定作用,但准确率较 MRI 略低。另外,腔内超声可用于判断肛门括约肌完整性和寻找较小的括约肌间脓肿。

(八)MRI 检查

MRI 检查可能是目前诊断肛瘘最为理想的手段之一,可在术前明确肛瘘类型,排除复发性肛瘘可能存在的其他原因。对复杂性肛瘘、马蹄形肛瘘和手术处理困难的病例,MRI 检查有其优势且准确率高,临床正确使用 MRI 检查尚可提高手术成功率,并有效监测复杂性肛瘘的治疗效果。

四、治疗

肛瘘形成后不能自愈,需采用手术治疗。对有些复杂性或复发的肛瘘,如明确合并有结核、克罗恩病、放线菌病及性病时,需积极治疗合并的疾病,否则仅用手术不易治愈。手术方法是将瘘管切开,必要时将瘘管周围瘢痕组织同时切除,敞开创面以利于愈合。同时必须确定内口,并完全切除之,以防复发。根据瘘管深浅、曲直度及其与肛管括约肌的关系选用肛瘘切开、切除术或挂线疗法等治疗。非手术治疗包括热水坐浴,应用抗菌药物及局部理疗,但只适用于脓肿初期及术前准备时。

(一)肛瘘切开术

该手术适用于低位肛瘘。手术时充分敞开瘘管,利用肉芽生长使创口愈合。手术中先要确定内口位置,用探针检查或由外口注入亚甲蓝,也可在探针引导下边切开瘘道边逐步探查直至找到内口为止。弄清瘘管与肛管直肠环的关系,如探针在环下方进入,可全部切开瘘道而不引起肛门失禁。如探针在环上方进入直肠(如括约肌上瘘或括约肌外瘘),则不可将瘘管全部切开,应用挂线疗法或分期手术。第一期将环下瘘管切开,环上瘘管用挂线扎紧;第二期等大部分外部伤口愈合后,肛管直肠环已粘连固定,此时再沿挂线处切开肛管直肠环。术中应切除边缘组织及瘘管壁上的腐烂肉芽,使伤口呈底小口大的 V 字形,以便创口由深向浅愈合。

(二)肛瘘切除术

肛瘘切除术适用于瘘管壁较硬的低位肛瘘。术中先确定内口,明确瘘管与肛管直肠环的关系,用组织钳夹住外口的皮肤,从外向内将瘘管壁及周围瘢痕组织一同切除;创面完全敞开或部分缝合,止血后填入碘仿纱条或凡士林纱布。

(三)挂线疗法

该方法适用于高位肛瘘或老年人有肛门手术史及肛管括约肌功能不良者,以及瘘管走向与括约肌关系不明确的患者。

挂线疗法有两个目的:①松结扎以供引流之用,或用以刺激瘘管壁周围产生炎症并发生纤维化,或标记瘘道。②紧紧结扎挂线以缓慢切割管壁,使被结扎的括约肌发生血运障碍,逐渐受压并坏死,并使基底创面逐渐愈合。

此法的优点是肛管括约肌虽被切割,但不会收缩过多而改变位置,一般不会引起肛门失禁,术后 2 周左右被结扎组织自行断裂。

该方法成功的要点:①要准确找到内口;②伤口必须从基底部开始,使肛管内部伤口先行愈合,防止表面皮肤过早粘连封闭。应用挂线疗法治疗复杂或高位肛瘘疗效满意,仅少数患者出现肛门失禁,复发率低。

（四）瘘管切除一期缝合术

瘘管切除一期缝合术适用于单纯性或复杂性低位肛瘘。术前需作肠道准备，术后控制排便5～7天，手术前、后使用抗菌药物。手术要点：①瘘管全部切除，留下新鲜创面；②皮肤及皮下脂肪不宜切除过多，便于伤口缝合；③伤口要缝合对齐，不留无效腔；④术中严格无菌操作，防止污染。

（五）视频辅助治疗肛瘘

视频辅助治疗肛瘘（VAAFT）是 Meinero 等提出的一种既可用于诊断，又可用于治疗复杂或高位肛瘘的新的微创手术方式，通过肛瘘镜直观地找到内口，在视频下准确处理内口，然后由内向外清除瘘管。通过对 136 例经 VAAFT 治疗的肛瘘患者随访，术中内口发现率达 82.6%，术后一年治愈率达 87.1%，未发现并发症。目前国内对该技术应用还较少，远期疗效还需进一步观察。但 VAAFT 对于肛瘘外科治疗器械的改进有一定的价值，有望为肛瘘的微创治疗开辟一条新的途径。

（王开旭）

第八节 肛周脓肿

一、肛周脓肿的概述

（一）概念

肛门直肠周围脓肿是肛窦、腺体细菌感染而引发的肛管直肠周围间隙化脓性炎症，简称肛周脓肿。本病是肛肠外科的一种常见病，多发病。任何年龄均可发病，但多见于 20～40 岁的青壮年，婴幼儿也时有发生，男性比女性发病率高，春秋季多发。其临床特点为多发病急骤、疼痛剧烈伴寒战高热，溃破后大多形成肛瘘。

中医学把肛肠直肠周围脓肿归于肛门“痈疽”范畴。本病最早的论述见于《灵枢·痈疽》云：“发于尻，名曰锐疽，其状赤、坚、大，急治之，不治三十日死矣。”指出“锐疽”发生在骶尾骨部，形状挟锐，颜色红赤，质地坚硬，与肛痈表现相符。后世根据肛痈发生的不同部位，又分出不同名称，如肛门痈、悬痈、坐马痈、跨马痈、鹳口痈、盘口痈等。中医辨证属阳证。

本病的发展过程较为迅速，如延误治疗可使病情加重，并使病情复杂化。因此，应早期进行一次性根治手术，防止进一步感染，造成局部感染加重，破溃后形成肛瘘，甚至全身感染加重，形成败血症，严重的形成感染性休克。

（二）病因病机

中医学认为肛周脓肿的发病原因有以下几点。

1.火毒郁结

感受火热邪毒，随血下行，蕴结于肛门，经络阻隔，瘀血凝滞，热盛肉腐而成脓。《灵枢·痈疽》云：“寒气客于经脉之中则血泣，血泣则不通，不通则卫气归之，不得复反，故痈肿寒气化为热，热盛则肉腐，肉腐则为脓。”

2.湿热壅滞

饮食醇酒厚味，损伤脾胃，酿生湿热，湿热蕴结肛门。《外科正宗》云："夫脏毒者，醇酒厚味，勤劳辛苦，蕴结流注肛门成肿块。"

3.阴虚毒恋

素体阴虚，肺、脾、肾亏损，湿热瘀毒乘虚下注魄门而成肛痈。《疡科心得集·辨悬痈论》云："患此者俱是极虚之人，由三阴亏损湿热积聚而发。"

西医学认为肛门直肠周围有许多结缔组织容易因感染而形成化脓性急性炎症，这种化脓性炎症即肛周脓肿。99%的肛门直肠周围脓肿的发生与肛门腺体感染化脓有关，感染多顺肛腺管沿肛腺及其分支直接蔓延或经淋巴向外周扩散而致。另外，许多疾病如肛裂、直肠炎、直肠狭窄、克罗恩病、内外痔、肛门直肠损伤等，都能引起脓肿。此外，还有营养不良、贫血、糖尿病、结核、痢疾等使身体处于免疫功能低下状态，抵抗力低下也是致病诱因。肛管直肠周围脓肿的发病过程是感染物质首先进入肛窦产生肛窦炎症反应，肛窦炎继续沿肛窦炎-肛腺管-肛管直肠周围炎-肌间脓肿（又称中央间隙脓肿，肛管直肠周围多间隙脓肿的途径进行播散、扩大，最终形成各种脓肿。

（三）分类

肛门直肠脓肿根据位置可以分为 4 种类型：肛周的脓肿、坐骨直肠间的脓肿、括约肌间的脓肿、肛提肌上的脓肿。

因此，肛门直肠周围有 7 个易发生脓肿的结缔组织间隙，间隙内充满含有丰富小血管和小淋巴管的疏松结缔组织和脂肪，这 7 个间隙分别是深部的左、右直肠盆骨间隙，均位于肛提肌上方；浅部的左、右坐骨肛门间隙和皮下间隙，均位于肛提肌下方；以及位于直肠黏膜与肌层之间的黏膜小间隙。黏膜下间隙脓肿形成时脓液可向上、向下或环绕直肠蔓延；其他各间隙之间也有结缔组织通道，当一个间隙形成的脓肿处理不及时，可因脓液增多、压力增大，扩散到其他的间隙，因此脓肿诊断一经确立，应按急症进行手术。

二、肛周脓肿的临床表现

（一）病史

患者多喜食醇酒厚味，既往有或无肛门部肿块突起，用药或自然消退史。

（二）症状

1.肛周脓肿

肛周脓肿常发生于肛管皮下或肛周皮下间隙内。局部呈剧烈持续性跳痛，但全身症状常较轻微。肛门旁皮肤可见一网形或卵形隆起，红肿，触痛明显。若已化脓，可有波动感。有时肛门检查能发现脓肿从肛隐窝排除或位于慢性肛裂上。

2.坐骨直肠间隙脓肿

本病常发生于坐骨直肠间隙内，是肛门直肠周围肿胀中最常见的一种类型。初起时，肛门部坠胀不适合，患者局部疼痛较轻，继而出现发热、寒战、脉速、倦怠、食欲缺乏等全身症状；局部症状也很快加重，肛门部灼痛或跳痛，行走或排便时加剧，有时可有排尿困难。局部观察，患者肛旁皮肤隆起，高于对侧，触之发硬，压痛明显。直肠指诊时，发现肛门括约肌紧张，患者肛管饱满，压痛明显，坐骨直肠间隙穿刺时，有脓液吸出，当脓液穿入皮下组织时，有波动感。

3.括约肌间脓肿

本病常发生在直肠黏膜下层括约肌间隙内，有人也叫黏膜下脓肿，但脓肿不在黏膜下，有的全身症状较显著，发热、倦怠、食欲缺乏等症状明显。直肠下部有坠胀感及疼痛，行走及排便时加重，并有排便困难。

4.肛提肌上脓肿

肛提肌上脓肿位于骨盆直肠间隙内，主要症状有急骤，发热、寒战明显，腰骶部酸痛，便意频繁。因部位较深，局部外观无明显变化，严重时会阴部红肿。

5.肛门后深部脓肿

肛门后深部脓肿位于直肠后间隙内，全身症状显著，有周身不适，发热、头疼、倦怠、食欲缺乏等症状。腰骶部酸痛，排便时肛门部有明显坠痛。因部位较深，外观肛门局部无变化，肛门与尾骨之间，可有深压痛。

三、肛周脓肿的诊断与鉴别诊断

(一)诊断要点

肛门直肠周围脓肿在诊断上应明确两点：一是脓肿与括约肌的关系，二是有无内口及内口至脓腔的通道。

本病的临床特征：一是肛门直肠处疼痛、坠胀，局部红肿热痛，或破溃流脓，或有脓自肛门流出；二是有与肛门局部症状相应的全身症状，如全身不适，恶寒、发热或寒热交作，食欲欠佳，大便秘结，小便短赤等，但一般单纯、低位脓肿局部症状较重。因此，根据其临床特征，做出正确的诊断并不困难，但是需要注意的是，深部脓肿局部外观常无明显变化，这时直肠指诊是重要的检查手段。此外，一切辅助检查，常可提供有力的佐证，如血常规检查，可见白细胞计数及中性粒细胞比例明显增高；肛门直肠内超生检查，可发现肛门直肠周围组织内有局限的液性暗区，而且这种技术还可决定近2/3 患者脓肿与括约肌间的关系，对于多数脓肿找内口有帮助。

(二)鉴别诊断

本病在诊断过程中应注意与以下疾病相鉴别。

1.肛门周围皮肤感染

肛门周围毛囊炎和疖肿等皮肤感染范围局限，顶端有脓栓，容易识别。肛周皮下脓肿局部疼痛虽然明最，但与肛门直肠无关，与肛窦无病理联系，一般无坠胀感，对排便影响不大。臀部疔肿病灶多限于皮下，且一般距肛门较远，破溃后不形成肛瘘。肛旁皮脂腺囊肿感染也可见于肛旁红肿热痛，但追问病史一般在感染前局部即有肿物，呈圆形，表面光滑，肿块中央有堵塞的粗大毛孔形成的小黑点，本病肛内无原发内口，故肛内无压痛点，溃后也不形成肛瘘。

2.骶前囊肿和囊性畸胎瘤感染

成人骶前囊肿和隐匿性骶前囊肿感染也常误诊为肛管后脓肿。详细询问病史一般能发现某些骶前肿物的迹象。较小的畸胎瘤症状与直肠后脓肿早期相似，但指诊盲肠后肿块光滑、分叶，无明显压痛，有囊性感；X 线检查时将盲肠推向前方或一侧可见骶骨与直肠之间的组织增厚和肿瘤，内有不定型的散布不均的钙化阴影和尾骨移位。

3.肛周结核性脓肿

少数骶髂关节结核、耻骨坐骨支结核可以出现在肛周，一旦发生混合感染就容易与肛周脓肿混淆。结核性脓肿属“寒性脓肿”，初现时没有明确的炎症，病程长，病史清楚，有全身症状、骨质变化，炎症与肛门直肠无病理联系。

4.肛门会阴部急性坏死性筋膜炎

本病为肛门或会阴部、阴囊部由于细菌感染而使肛门部周围组织大面积坏死，有形成瘘管者；本病病变范围广，发病急，常蔓延至皮下组织及筋膜，向前侵及阴囊部，但肛门内无内口。

5.化脓性汗腺脓肿

本病多在肛门与臀部皮下，脓肿较浅而病变范围广，病变区皮肤变硬，急性炎症与慢性瘘管并存，脓液黏稠，呈白粉粥样，有臭味。肛管直肠内无内口。

6.克罗恩病

克罗恩病发生肛周脓肿占肛周脓肿的 20%左右，肛门常有不典型的肛裂与瘘管。局部肿胀、发红，多自溃，但无明显疼痛及全身症状。

四、肛周脓肿的治疗

(一)治疗原则

肛周脓肿的治疗在于早期切开引流，这是控制感染的关键。近年来又主张一次性切开术，但应掌握手术适应证。手术时应注意切口的部位、方向和长度等，并保持引流通畅。

(二)非手术治疗

1.辨证论治

(1)火毒蕴结证。

证候：肛门周围突然肿痛，持续加剧，伴有恶寒、发热、便秘、溲黄。肛周红肿，触痛明显，质硬，表面灼热，舌红苔薄黄，脉数。多见于脓肿早期。

治法：清热解毒，消肿止痛。

方药：仙方活命饮加减。

(2)热毒炽盛证。

证候：肛门肿痛剧烈，可持续数天，痛如鸡啄，夜寐不安，伴有恶寒发热，口干便秘，小便困难，肛周红肿，按之有波动感或穿刺抽脓，舌红苔黄，脉弦紧。多见于脓肿中期。

治法：清热解毒，透脓托毒。

方药：透脓散加减。

(3)阴虚邪恋证。

证候：肛门肿痛、灼热，表皮色红，溃后难敛，伴有午后潮热，心烦口干，夜间盗汗，舌红少苔，脉细数。多见于脓肿晚期。

治法：养阴清热，祛湿解毒。

方药：青蒿鳖甲汤合三妙丸加减。

(4)正虚邪伏证。

证候：素体虚弱，疮形平塌，皮色紫暗不鲜，按之不热，触之痛轻，脓成缓慢，或溃后久不收口，脓水清稀；纳食不香，腹胀便溏，舌质淡，苔薄白或白厚，脉沉细。

治法：益气补血，托毒敛疮。

方药：托里消毒散加减。

(5)湿痰凝结证。

证候:结块散漫绵软无头,不红不肿,肛门酸胀不适;日久暗红,微热成脓,溃后脓水稀薄如败絮淋漓不尽,疮面灰白潜行不敛;伴有潮热盗汗,形体消瘦,痰中带血;舌红苔少或厚白,脉细数或滑数。

治法:燥湿化痰消肿。

方药:二陈汤合百合固金汤加减。

2.中成药治疗

常用的有犀黄丸、一清胶囊等。

3.西药治疗

根据不同的致病菌株选用敏感的抗生素进行抗感染治疗,可选用磺胺类、青霉素、链霉素、四环素、庆大霉素、卡那霉素等治疗,并适当补充维生素 C 等增强抵抗力。如果结核性脓肿还应配合抗结核药治疗。

4.其他治疗方法

(1)熏洗法:该法选苦参汤,煎水 1 500～2 000 mL,先熏后洗。

(2)外敷法:本病初期,可用金黄散或黄连膏外敷患处,每天一次。属虚证者,以冲和膏外敷。溃脓后期,用提脓丹或九一丹外敷,化腐提脓,祛腐生肌,敛创收口。

(3)微波疗法:该法局部用圆形辐射器,间隔 10 cm;输出功率为浅层用 40～60 W,深层用 70～90 W,每天一次,每次 10 分钟。适用于早期脓肿切开排脓后的创面。

(三)手术治疗

本病脓成则应尽早切开引流,引流要通畅,不留无效腔。对发生在肛提肌以下的低位脓肿如已找到可靠的内口,应争取一次性手术处理,以防形成肛瘘。对发生在肛提肌以上的脓肿,如尚未找到可靠的内口,宜先切开排脓,待形成肛瘘后再行二次手术。

1.手术方法

(1)低位脓肿单纯切开引流术:具体如下。

适应证:肛周皮下间隙脓肿,肛管浅间隙脓肿,坐骨直肠间隙脓肿,低位马蹄形脓肿。

禁忌证:血液病者,凝血障碍者。

术前准备:①器械,手术刀或手术剪 1 把,中弯钳 2～4 把,10 mL 注射器上 7 号针头 1 具;②药物与材料,1%普鲁卡因或利多卡因 10～20 mL,灭菌干棉球,无菌纱布块,胶布适量,引流油纱条 1 条。

麻醉:骶管麻醉或腰部麻醉或长效局麻。

体位:取截石位或侧卧位。

手术步骤:①肛周常规消毒,麻醉生效后,于肛缘 1.5 cm 以外脓肿波动处做放射状切口,即见脓液流出。修剪皮瓣使成梭形;②以示指伸入脓腔,分离纤维隔,使引流通畅。清除脓腔内坏死组织,用过氧化氢溶液及生理盐水反复冲洗脓腔后,填引流纱条包扎。

术后处理:合理应用适宜抗生素,配合清热解毒、活血化瘀的中药坐浴。术后前几天,用祛腐生肌的纱条换药,以脱去坏死组织,当肉芽组织生新之际,改用生肌散纱条换药,促进肉芽组织的生长。

术中注意:放射状切口只切至皮下层,勿深入肌层,以免切断括约肌。

(2)Ⅰ期切扩引流术:具体如下。

适应证:同低位脓肿单纯切开引流术。

禁忌证:直肠周围间隙脓肿未成者;伴有痢疾者;或腹泻患者;伴有恶性肿瘤者;伴有严重肺结核、高血压、糖尿病、心脑血管疾病、肝脏疾病、肾脏疾病或血液病的患者;临产期孕妇。

术前准备:同低位脓肿切开引流术,加球头软探针及槽探针。

麻醉方法与手术体位:同低位脓肿切开引流术。

手术步骤:①麻醉满意后,常规消毒铺巾。放射状切开皮瓣,方法同切开引流术;②以球头探针自切口伸入,在示指于肛内引导下,查得内口位置并引出肛外;③沿探针切开内、外口间皮肤及皮下组织。清除坏死腐烂组织,修剪皮瓣使引流通畅,结扎出血点,填引流纱条包扎。

术后处理:同低位脓肿切开引流术。

术中注意:探查内口时要认真仔细,不可求速或盲目制造假口,以免复发。

(3)直肠黏膜下间隙脓肿切开引流术:具体如下。

适应证:患者诉肛内剧痛,指诊触及齿线上直肠黏膜明显隆起,并有波动感者。

禁忌证:同低位脓肿Ⅰ期切扩引流术。

术前准备:同上,免备麻药,加备生理盐水适量。

麻醉方法与手术体位:无须麻醉。侧卧位。

手术步骤:①将肛镜轻轻纳入肛内,在黏膜突起处以针管穿刺抽吸见脓者,即脓肿部位;②固定好肛门镜,拔出针头,改用手术刀纵向切开黏膜,放出脓液。用针管吸生理盐水冲洗脓腔。填痔疮栓及引流油纱条,退出肛镜,纱布敷盖肛门,包扎。

术后处理:同低位脓肿切开引流术。

术中注意:①穿刺吸脓时针尖勿刺入过深;②切开黏膜引流时勿切得过深;③手术刀纵向切开脓肿黏膜要充分,不要遗留袋状窝致引流不畅。

(4)肛周脓肿切开挂线术:具体如下。

适应证:坐骨直肠窝脓肿,肌间脓肿,骨盆直肠间隙脓肿及脓腔通过肛管直肠环者。

禁忌证:同低位脓肿Ⅰ期切扩引流术。

术前准备:①器械。软质圆头探针 1 支,肛镜 1 个,注射器2 副,手术刀 1 把,弯止血钳 2 把,4 号、7 号、10 号丝线数根,橡皮筋1 根。②药物与材料。络合碘棉球、酒精棉球、无菌纱布、胶布、九华膏、1%利多卡因或普鲁卡因,必要时亚甲蓝 1 支。③术前清洁灌肠。苯巴比妥 0.1 g 于术前 30 分钟肌内注射。

麻醉:骶管阻滞麻醉或连续硬膜外麻醉。

体位:侧卧位或截石位。

手术步骤:①络合碘肛周常规消毒 3 遍,铺无菌孔巾,待麻醉生效肛门松弛后消毒肛内。②在脓肿最高处做一放射状切口,止血钳分开脓腔放出脓液。③一手示指伸入肛内引导,一手持探针从切口处轻轻探入,自内口穿出。切忌操作粗暴造成假内口。④将探针头引出内口后折弯,拉出肛外。在探针尾部系一丝线,丝线下端拴一橡皮筋,然后将探针自肛内完全拉出,使橡皮筋经瘘管从内口引出,另一端留在外口外面。⑤将内、外口之间表面皮肤及皮下组织切开,拉紧橡皮筋。⑥紧贴挂线组织,用止血钳夹住橡皮筋,拉紧,于止血钳下方用粗丝线将拉紧的橡皮筋结扎两次,剪除多余部分。注意橡皮筋末端要留 1~2 cm 以防滑脱。⑦充分扩创外面切口,以利引流。⑧九华膏纱条压迫创口,无菌纱布敷盖,酒精棉球皮肤脱碘后宽胶布固定。

术后处理：随橡皮筋松紧，适度紧线。余同低位脓肿切开引流术。

术中注意：①正确寻找内口是手术成败的关键。挂线前可先注射亚甲蓝染色，减少盲目乱探，造成人工假道形成的危险。②术后创口的处理与疗效密切相关。创口需底小口大，引流通畅，防止假性愈合。③对于高位脓肿，术中不仅要切开内、外口之间的皮肤，还须切开高位脓肿的低位部分，对高位部分挂线。④挂线力度不宜太紧，以10天左右脱落为宜。

2.疗效判断

(1)痊愈：治疗后症状、体征消失，伤口完全愈合。

(2)显效：症状、体征消失，伤口基本愈合。

(3)有效：症状、体征改善，伤口愈合欠佳。

(4)无效：症状、体征无改变，伤口不愈。

3.预防与调护

(1)忌食辛辣、油炙煎炒、肥腻、酒等刺激性食物，防止便秘和腹泻。

(2)注意肛门清洁卫生，锻炼身体，增强抗病能力。

(3)积极预防和治疗痢疾、肠炎、肛裂、肛窦炎、肛腺炎、肛乳头炎、直肠炎、内痔、外痔等肛门直肠疾病，防止感染形成脓肿。

(4)肛门会阴部损伤应及时处理。

(5)如肛门部位有坠胀、灼热刺痛、分泌物等症状，应早期治疗。

(6)患病后应注意卧床休息，减少活动，积极配合治疗。

4.总结

对于肛周脓肿治疗采取一次性根治的方法，可以避免二次手术的痛苦，只是需要医师更加细致及丰富经验。术前及术中超声技术的应用使定位准确减少盲目探查及遗漏潜在脓腔。对于脓腔范围大、位置深的部分患者我科采用脓肿切开引流术，待炎症局限或形成瘘管后再行手术治疗，这样可以最大程度较少肛周组织的损伤。

肛周脓肿为肛肠科急症，是肛腺受细菌感染后在肛门周围软组织引起的化脓性疾病。这一理论已经被世人广泛认同。这些脓肿通常发生在肛门直肠周围的各个间隙，尤其多间隙肛周脓肿，一直是外科领域难治性疾病之一，也是目前研究的热点之一，病情急且复杂，成脓后往往需要手术方能根治，如果失治或误治往往形成复杂性肛瘘。手术仍是首选的治疗方法，并提倡一次性根治，以免形成肛瘘。现代医学认为这种非特异性肛周脓肿和肛瘘是一个疾病发展的两个阶段。据统计，肛周脓肿自溃或切开引流后遗肛瘘发生率为97%，单纯切开引流术后肛瘘形成或脓肿再发需再次手术者占42%～65%。对于全身状况欠佳、不能耐受一期切开或切开挂线术的患者，可以考虑先行单纯切开引流术后长期带瘘生存；对于感染内口不明确者，宜先行单纯切开引流术，待3～6个月后择期行肛瘘手术亦不失为明智之举。因肛周脓肿绝大多数为肛腺感染蔓延所致的瘘管性脓肿，故手术的原则是充分引流，正确处理内口，即彻底清除原发感染的肛窦、肛腺及瘘管是手术的关键。同时手术应权衡括约肌切断的程度、术后治愈和功能损伤程度。如何减少创伤、减轻术后疼痛，促进功能恢复，将现代外科学微创理念与传统中医学治疗方法有机结合，将是未来研究发展的方向。

（王开旭）

第九节 肛周湿疹

一、概述

肛周湿疹是专指发生于肛门周围皮肤的一种变态反应性皮肤病，是湿疹的一种类型。病变多局限于肛门口及其周围皮肤，但也有累及臀部、会阴及阴囊等处，临床上具有多形性皮损、明显渗出倾向、反复发作、病程不定、经久不愈及易复发等特点。湿疹是根据皮损的临床特点和形态学特征来命名的疾病，它包含了一群疾病。许多有湿疹样表现的疾病，一旦查明原因，即按独立的疾病进行处理，例如接触性皮炎。

二、病因病理

本病病因较为复杂，多由于外因与内因相互作用所致，其他影响因素亦较多，常常难以追寻和去除。

(一)内因

1.体质与遗传

患者具有过敏体质是本病的主要因素，个体素质及健康状况可以导致其对生活和工作环境中的许多物质过敏，有些患者改变环境，经过锻炼，体质增强后，再接受以往刺激因子，可不再发生湿疹，说明湿疹的发生与体质有密切关系。本病与遗传也有一定关系，遗传性过敏体质者对致病因子有较高的敏感性。

2.精神因素与自主神经功能紊乱

精神紧张、失眠、焦虑压抑、过度劳累等，常可诱发湿疹，或使症状加重。

3.消化系统功能障碍

胃肠功能紊乱可造成黏膜的分泌物吸收功能失常，使异性蛋白或变应原进入体内而发生湿疹。

4.内分泌紊乱

女性内分泌紊乱，月经不调，糖尿病等也易并发湿疹。

(二)外因

外因包括各种物理和化学因素，例如创伤、摩擦、人造纤维、局部环境的湿热或干燥、尘螨、食物中的鱼虾蟹等。在肛肠专科疾病中，痔、直肠脱垂、肛瘘、肛管上皮缺损、肛门失禁等疾病的分泌物刺激肛门周围皮肤也可引起湿疹。

(三)发病机制

肛周湿疹的发病机制复杂，多认为是在内因和外因的作用下引起的一种迟发型变态反应，有些往往无明确的变应原，说明患者反应性的改变，常涉及多方面的因素，有些还不清楚，有待进一步研究。

(四)病理

病变部位多局限于肛门周围皮肤，少数可累及会阴部。根据湿疹发病的不同阶段，可见红斑、丘疹、水疱、脓疱、渗出、糜烂、结痂、脱屑等多形性皮损，常呈对称性分布。

三、临床表现

按发病过程和表现可分为急性湿疹、亚急性湿疹和慢性湿疹。各型湿疹的主要特点有显著瘙痒、不同程度的红斑、水疱、苔藓样变、脱屑。

(一)急性湿疹

急性湿疹起病迅速，初起在红斑的基础上出现小丘疹、丘疱疹、小水疱并可融合成片，在皮损的周边出现散在的丘疹、水疱，边界不清，在肛门周围呈对称性分布。病程一般为1～2周，愈后容易复发。

(二)亚急性湿疹

亚急性湿疹皮损以小丘疹、鳞屑、结痂为主，糜烂、渗出明显减轻。

(三)慢性湿疹

慢性湿疹可由急性、亚急性湿疹反复发作迁延而来，也可以一开始即为慢性。表现为皮肤粗糙、浸润肥厚、苔藓样变、抓痕、色素沉着，皮损边缘较清楚。

(四)肛周症状

1.肛门瘙痒

肛门瘙痒是肛门湿疹的最主要表现，呈阵发性奇痒，严重者可影响睡眠。

2.肛门潮湿、溢液

水疱和脓疱破裂后，浆液或脓液流出，可引起肛门潮湿不适，甚者导致肛门皮肤磨损或糜烂。

3.肛门疼痛

若肛周皮肤继发感染发炎，可产生肛门疼痛和排便时疼痛。

四、诊断

根据病史，皮疹呈对称性分布，呈红斑、丘疹、丘疱疹、水疱等多形损害，易于渗出，瘙痒剧烈，易复发及慢性期皮肤肥厚、苔藓样变等特征易于诊断。

五、鉴别诊断

肛周湿疹主要与肛周接触性皮炎进行鉴别。肛周接触性皮炎的病因以外因为主，病因明确，而肛周湿疹以内因为主，病因不明；接触性皮炎的疹型多较单一，边界清楚，而湿疹皮疹多形性边界欠清，常对称分布；接触性皮炎的病程具有自限性，而湿疹病程较长，反复发作，容易转为慢性。

六、治疗

肛周湿疹的治疗大多以对症治疗为主，主要有如下几个方面。

(一)一般治疗

1.寻找病因

尽可能对患者的工作环境、饮食习惯、嗜好及思想情绪等方面进入深入的了解，寻找潜在的病因，并对全身情况进行全面检查，了解有无慢性病灶、内脏器官疾病及肛门直肠疾病。

2.避免刺激

避免各种可能致病的外界刺激，如过度的搔抓、洗拭，潮湿，积汗，皮毛制品，刺激性的食物等。

(二)外用疗法

(1)急性期红斑、糜烂、渗出以 1∶20 醋酸铝液湿敷,每天 2～3 次,如渗液过多可持续湿敷。

(2)亚急性期可选用油剂、霜剂、糊剂,如氧化锌糖皮质激素霜。

(3)慢性湿疹选用软膏剂、糊剂或加焦油制剂,小范围慢性湿疹可应用糖皮质激素软膏。

(三)内服治疗

(1)抗过敏:常选用组胺类药物以止痒,必要时可两种药物配合或交替使用,或配服镇静药。因湿疹多在夜间瘙痒剧烈,服药时间可在晚餐后或睡前;急性或亚急性泛发性湿疹时,可予 5% 溴化钙、10%葡萄糖酸钙或 10%硫代硫酸钠溶液静脉注射,每天一次,每次 10 mL,10 次为 1 个疗程。

(2)抗生素的应用:当合并广泛感染者则应配合应用有效的抗生素治疗。

(3)慎用激素:糖皮质激素虽对消炎、止痒及减少渗出的作用较快,此药口服和注射一般不宜使用,停用后很快复发,长期应用易引起较多不良反应。老年患者滥用糖皮质激素后,易发展成继发性红皮病。

(4)此外,B 族维生素、维生素 C 及调节神经功能的药物亦有帮助。

(四)注射治疗

有人配制蓝罗液(由亚甲蓝、甲磺酸罗哌卡因、2%利多卡因注射液、生理盐水、地塞米松注射液配合成混合液)在肛周湿疹皮损内呈扇形皮下注射,疗效可靠。

七、预防

(1)参加体育锻炼,增强体质,避免过度疲劳和精神过度紧张。

(2)避免刺激性食物,如鱼、虾、咖啡等,不抽烟、饮酒。

(3)肛门最佳清洁剂是水,冷水冲洗后再用烘干器干燥,对肛门湿疹的预防和治疗颇有益处。勿用热水或肥皂水清洗,不乱用止痒药物。

(4)治愈后应避免各种外界不良刺激,以免复发。

(王开旭)

第十一章　肝脏疾病

第一节　肝　脓　肿

常见的肝脓肿按病因分为细菌性或化脓性肝脓肿和阿米巴性肝脓肿两种。前者是由化脓性细菌感染所致，后者则由阿米巴原虫感染所致，其中以细菌性肝脓肿最常见，占肝脓肿发病率的80%。美国肝脓肿发病率27/100万～41/100万，我国肝脓肿发病率为57/100万。

一、细菌性肝脓肿

（一）病因

细菌性肝脓肿（亦称化脓性脓肿）为肝脏以外存在感染病灶，经不同途径细菌到达肝脏形成脓肿。细菌侵入肝脏的途径如下。

1.胆道感染

此途径最多见。因胆道感染很常见，尤其是胆管结石合并胆管炎，化脓的胆汁上行到肝内胆管，在肝内小胆管可能形成多数小脓肿。

2.血行感染

凡门静脉引流区域存在化脓性感染病灶，细菌均可经门静脉进入肝内形成多发脓肿。痔感染或盆腔感染亦有可能。周身化脓性感染当有菌血症或脓毒血症时，细菌亦可经肝动脉进入肝内。但由门静脉引起者要比肝动脉来源为多。

3.淋巴感染

肝顶裸区部分与膈肌相连，肝与胸腔有淋巴交通，故胸腔感染可通过淋巴管引起肝脏的感染。肝邻近器官的感染亦可通过淋巴系统侵入肝脏。

4.开放性肝脏外伤性破裂或由邻近器官破溃直接侵入

细菌可直接进入肝脏引起感染形成肝脓肿。

5.其他

占10%～15%不明原因的肝脓肿称隐匿性肝脓肿。

（二）病理

化脓性肝脓肿单发的多为较大脓肿，而多发脓肿一般为多个小脓肿，有时多个小脓肿互相融合形成稍大的脓肿。致病细菌多为大肠埃希菌、肺炎克雷伯杆菌、金黄色葡萄球菌，也可合并厌氧菌混合感染。在美国和欧洲国家，肝脓肿的病原菌主要是链球菌和大肠埃希菌，在我国和亚洲地区肺炎克雷伯杆菌引起的肝脓肿逐渐增多，目前已逐渐取代大肠埃希菌成为导致肝脓肿的主要病原菌。

（三）临床表现

细菌性肝脓肿的诊断常因缺乏典型的症状和体征，易被误诊和漏诊而延误治疗。患者起病急，发冷、高热可达 40 ℃，感觉上腹部及肝区痛，呈持续性钝痛或胀痛，有时可伴右肩部牵涉痛。但是具有典型表现的患者仅占约 30%。肝顶部脓肿破溃可形成膈下脓肿。感染严重时周身中毒症状明显，可出现全身炎性反应综合征、感染性休克及多器官系统功能衰竭（MODF），恶心、食欲缺乏、大量出汗，如果继发胸腔积液还可以伴有胸痛或者呼吸困难。局部体征可触知肝大并有压痛，肝区有叩击痛。

糖尿病是肝脓肿的危险因素之一，伴有糖尿病的患者更容易出现恶心与呕吐等症状，体温＞38.5 ℃的可能性更高，容易形成多发脓肿，而且形成产气脓肿的概率更高，脓肿复发率、全身炎性反应综合征和多器官功能不全综合征的发生率均高于非糖尿病患者。由肺炎克雷伯杆菌所引起的肝脓肿更容易产生侵袭综合征，表现为除肝脏的感染，肝外脏器如肺部，中枢神经系统和眼部都是常见肝外侵及器官，眼内炎和脑膜炎是两个最常见的肝外感染表现，如果伴有肺栓塞或脓胸导致病死率明显增加。

（四）鉴别诊断

肝脓肿的诊断还要注意以下情况：①除外胆囊和胆道感染、右膈下脓肿、右下叶肺炎及脓胸等情况。②需要和肝脏良性占位如阿米巴性肝脓肿、肝囊肿合并出血及感染、肝棘球蚴病、肝结核、炎性假瘤、错构瘤、囊腺瘤等相鉴别。③要除外肝脏恶性占位如肝癌、胆管癌、囊腺癌、肝转移癌及肿瘤囊性变。

（五）辅助检查

（1）白细胞升高，明显核左移，甚至可高达（20～30）$\times 10^9$/L，中性粒细胞 90%以上。

（2）肝功能异常者可表现为血清转氨酶、碱性磷酸酶轻度升高，黄疸少见，急性期患者血液细菌培养阳性。

（3）脓肿穿刺物细菌最具有特异性的诊断性检查，多为灰白或灰黄或带血性的浑浊脓液，脓液培养结果可分离出多种致病菌，文献报道对糖尿病合并细菌性肝脓肿的病原学，均以肺炎克雷伯氏菌最常见，因此血糖的检测尤为重要。

（4）C 反应蛋白是肝脏内皮细胞合成的炎症蛋白，不仅可以迅速、准确、敏感地反映炎症的程度，还可以作为监测治疗效果的重要指标。

（5）血清降钙素原（PCT）是一种诊断细菌性感染的细胞因子指标，目前已被广泛运用于感染性疾病的诊疗中。细菌性肝脓肿患者，体内降钙素原含量会明显升高，因此，血清降钙素原能够用于早期检测，能够有效掌握患者的病情发展及预后。

（六）影像学检查

1.X 线检查

可见右侧膈肌升高、固定、呼吸运动消失，右侧胸腔可能有反应性积液。

2.B 超检查

在肝内可见多数小的液平面，即可作为确定性诊断。B 超具有无创，经济、方便等优点，不仅可以测定脓肿部位、大小及距体表深度，还可以确定脓肿是否液化，并引导穿刺置管引流，因此

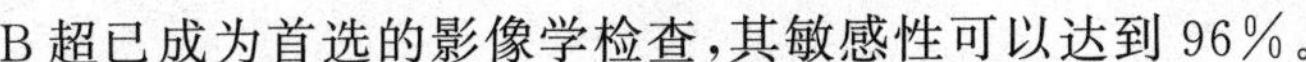

B 超已成为首选的影像学检查，其敏感性可以达到 96%。

3.CT 检查

平扫一般呈圆形或卵圆形低密度区、边界清楚，有时可见一圈密度高于脓腔，但低于正常组织的低密度环，脓肿密度低而均匀，CT 值为 2～36 HU，增强后 CT 扫描，脓肿壁可呈环状强化，其密度高于邻近的正常肝实质，而脓腔及周围水肿无强化，呈不同密度的环形强化带即呈环靶征。CT 对肝脓肿诊断敏感性更高，可达到 98%。

4.MRI 检查

肝脓肿脓液具有较长的 T_1 和 T_2 弛豫时间，急性肝脓肿在 T_1 加权图像上呈圆形或卵圆形低信号区，信号强度可略有不均，在 T_2 加权图像上，急性肝脓肿可呈大片高信号区，是肝组织广泛水肿和脓液所致。脓肿壁因炎症充血带及纤维肉芽组织而呈等或者稍高信号。增强 MRI 扫描在动脉期脓肿壁即可出现强化，但程度较轻，而脓肿周围肝实质因充血可见明显片样强化，脓腔不强化，呈“晕环样”。放射性核素肝扫描因不能看出较小的脓肿，故其诊断价值不如以上两者准确。

(七)治疗

根据病情采取综合治疗，包括内科保守治疗、经皮经肝穿刺引流治疗、外科引流与外科切除治疗及中医中药治疗。

1.内科保守治疗

3 cm 以下的小脓肿或早期肝脓肿尚未完全液化的患者给予内科保守治疗。包括全身对症营养支持、积极控制血糖、根据经验选用广谱抗生素等，如第 3 代头孢菌素，必要时可选用含 β 内酰胺酶抑制剂的复合制剂如头孢哌酮/舒巴坦、哌拉西林/他唑巴坦等。根据细菌培养和药敏结果回报后选择敏感抗生素。同时治疗原发疾病和伴发疾病，如胆道疾病等。对于伴有全身炎性反应综合征或者多器官功能不全综合征者，应积极抗休克、抑制炎性反应，必要时采用持续血液滤过来清除体内炎性介质和毒素。

2.经皮经肝穿刺引流治疗

采用 Seldinger 技术，可在 CT 或超声引导下作穿刺或置管引流。其操作方法经济、简便易行、微创、有效等优点，目前已成为肝脓肿治疗的首选治疗方法。尤其适合于单个液化较大脓肿，对具有分隔及多发脓肿可分次处理。

3.外科引流与外科切除治疗

其包括开腹手术与腹腔镜肝脓肿手术。早期肝脓肿的治疗以开腹手术引流为主，但手术并发症发生率和手术死亡率均较高。目前主要适用于穿刺置管引流不畅，病情控制效果不佳者；需同时处理原发病变者(如合并胆道疾病)；已发生脓肿穿破胸、腹腔或胆道等情况。包括经腹腔切开引流术、腹膜外脓肿切开引流术、后侧脓肿切开引流术、病变肝叶切除等。外科切除适于病程长的慢性厚壁脓肿，用切开脓肿引流的方式，难以使脓腔塌陷，长期残留无效腔，创口经久不愈者；肝脓肿切开引流后，留有窦道长期不愈，流脓不断，不能自愈者；合并某肝段胆管结石，肝内因反复感染、组织破坏、萎缩，失去正常生理功能者等情况。

4.中医中药治疗

作为内科治疗的一部分，贯穿整个治疗过程，可采取清热解毒、活血化瘀等。

二、阿米巴性肝脓肿

(一)病因

肠道受阿米巴感染,阿米巴侵入肠壁静脉经门静脉到达肝脏破坏肝组织形成较大脓肿。但询问阿米巴肝脓肿患者的病史,只约1/3过去有阿米巴痢疾的病史。因只有左侧结肠阿米巴才易有痢疾症状,右侧结肠有阿米巴感染时肠内的血液和脓性物质与大便混合不易被发觉。

(二)病理

溶组织性阿米巴在肝内能破坏肝细胞和小血管,故阿米巴肝脓肿多为巨大的单一脓肿,也可有多发性,但少见。由于肝组织和小血管的破坏,典型的阿米巴肝脓肿的脓液为巧克力色。但也有例外情况,当患者长期卧床,脓肿内的固体成分沉淀到脓肿的下部,在做肝穿刺抽脓时如穿刺针只达到脓肿的上部,则抽出脓液也可能是草绿色的。肝脏两侧均能发生阿米巴脓肿,但80%发生在右肝。有人解释肠系膜上静脉的血液多进入右肝,肠系膜下静脉的血液多进入左肝。肠系膜上静脉引流结肠的长度大于肠系膜下静脉所引流的长度。阿米巴是需氧的,它附着在脓肿周围的部位,故在穿刺或引流的脓液中找不到阿米巴。当切开引流数天后阿米巴脱落到脓肿内方能找到。阿米巴肝脓肿是无菌的,如有细菌混合感染则其临床表现与化脓性脓肿相似。

(三)临床表现

多为中年男性,起病比化脓性肝脓肿略缓,但也有的病例是在阿米巴痢疾急性期并发的。症状包括寒战高热,持续或间歇发作,但体温比化脓性脓肿略低,在38～39 ℃。如继发感染则温度达40 ℃,少部分患者可伴发黄疸。患者多主诉上腹或肝区疼痛,深呼吸或咳嗽时加重,伴食欲缺乏、乏力、体重减轻等。如破入腹腔、胸腔可导致全腹膜炎、脓胸等。肝阿米巴脓肿与腹前壁粘连并溃破到腹前壁肌层内,临床表现为上腹的可复性肿物,不发热,可误诊为胸壁结核、寒性脓肿。查体多在肋下可触及肿大肝脏或肿块,有触痛。

(四)化验室及特殊检查

白细胞及中性粒细胞增高,也比化脓性脓肿低,一般白细胞在$(10 \sim 20) \times 10^9/L$。血清学阿米巴抗体阳性。X线检查右膈肌升高、固定、失去呼吸运动。在肝脏肿块处或肝压痛点最明显处穿刺抽出巧克力色脓液即可确诊,穿刺抽取脓液查阿米巴滋养体可进一步明确诊断。但现在首选诊断方法为B超检查,可见肝内有较大的占位性病变,内为脓液,并可看到脓肿之大小、位置及数目,对患者的干扰又小,CT检查、MRI检查和细菌性肝脓肿影像相同,放射性核素肝扫描亦可见到肝内有较大的占位性改变。两种肝脓肿的鉴别见表11-1。

表11-1　肝化脓性及阿米巴脓肿的鉴别

症状及检查	化脓性	阿米巴性
起病	急,全身炎症反应重,多有胆道感染等病史	略缓,多有痢疾病史
体温	升高明显,甚至40 ℃以上	38～39 ℃
血液检查	白细胞及中性粒细胞比例明显升高,血培养可阳性	稍轻,血清阿米巴抗体阳性,如无感染细菌培养阴性
影像学检查	多发小脓肿	单发大脓肿
粪便检查	(－)	约1/3可找到阿米巴滋养体或包囊
脓液	多为黄白色,细菌培养可阳性	棕褐色、无臭味,可找到滋养体,如无感染细菌培养阴性

(五)并发症

阿米巴肝脓肿的主要并发症为穿破。穿破至腹腔则表现出急性全腹痛及弥漫性腹膜炎之症状,应立即手术引流脓腔及腹腔。在腹膜炎手术探查如找不到病因时,必须探查肝脏排除肝脓肿破裂。肝顶部之脓肿与膈肌粘连则能破入胸腔形成脓胸。患者突然胸部疼痛及呼吸困难,亦需立即手术引流脓腔及胸腔。如穿破前膈肌上面已与肺底粘连,则脓肿能穿入肺内形成肺脓肿,如穿入气管则大量脓液进入气管造成窒息很快死亡。

(六)鉴别诊断

主要与细菌性肝脓肿、肝癌、膈下脓肿相鉴别。与膈下脓肿临床表现很相似,但原发性膈下脓肿很少,多为继发于上腹部手术术后、腹腔内炎症或穿孔、外伤等。在询问病史时应注意患者在此次发病前有无溃疡穿孔、化脓性阑尾炎、胰腺炎及腹部外伤等情况。现在B超可清楚地定位脓肿是在肝内或膈肌下间隙。

(七)治疗

早期所有阿米巴肝脓肿均用手术切开引流治疗,当时死亡率很高,自依米丁(吐根素)用于抗阿米巴治疗后,主要为内科治疗,即给予依米丁、氯喹、甲硝唑及喹诺酮类等抗阿米巴药物,附加间断由脓肿穿刺抽脓,效果很好,死亡率大为下降,症状很快得到控制,脓肿亦逐渐消失。较大脓肿可在B超引导下行穿刺引流,脓液送检细菌培养及药敏试验,并送检原虫。病程较长,一般情况较差应给予全身支持治疗。但在以下情况仍需手术引流。①脓腔太大,为预防破裂宜早行手术引流;②脓肿穿破到腹腔或胸腔,如前所述需急症手术,引流脓肿和胸腹腔;③脓肿合并化脓菌感染,即混合感染,此时临床表现与化脓性感染相似,症状严重,亦需手术引流;④反复穿刺抽脓及药物治疗后,症状仍不好转,此时多为脓液黏稠度大或脓腔为哑铃形穿刺不易抽尽;⑤左肝脓肿,因肝左叶比右叶小,穿刺时有将脓肿穿破之顾虑。

外科手术引流方法:首先根据B超检查结果设计切口的位置,切口愈能接近脓肿愈好,腹直肌切口或肋缘下斜切口均可,进入腹腔暴露肝脓肿后用盐水纱垫把腹腔其他器官保护好。在脓肿靠下部的位置做一切口,吸尽脓腔内的脓液,再用生理盐水洗净。将一较粗的橡胶管放入脓腔经腹壁另一切口引流至腹腔外接一无菌地瓶。用可吸收缝线在脓肿引流管周围做一荷包缝合,将引流管固定以防脱落。在靠近引流管由肝出口附近另置一腹腔引流。肝脓肿穿破到腹腔者术式同前但切口需稍大,把腹腔内脓液吸净再洗净腹腔,另在下腹放置引流。脓肿穿破到胸腔者腹腔术式亦同上,再另做一胸部切口,洗净胸腔后做一闭式引流。脓肿穿破至肺内者,肺内脓腔亦需引流或做受累部分肺局部切除。

(刘杨军)

第二节　肝　囊　肿

一、病因与病理

肝囊肿临床上较为常见,分先天性与后天性两大类,后天性多为创伤、炎症或肿瘤性因素所致,以寄生虫性如肝包虫感染所致最多见。先天性肝囊肿又称真性囊肿,最为多见,其发生原因不明,可由先天性因素所致,可能与肝内迷走胆管与淋巴管在胚胎期的发育障碍,或局部淋巴管因炎性上皮增生阻塞,导致管腔内分泌物滞留所致。可单发,亦可多发,女性多于男性从统计学资料来看,多发性肝囊肿多有家族遗传因素。

肝囊肿多根据形态学或病因学进行分类,Debakey 根据病因将肝囊肿分为先天性和后天性两大类,其中先天性肝囊肿又可分为原发性肝实质肝囊肿和原发性胆管性肝囊肿,前者又可分为孤立性和多发性肝囊肿;后者则可分为局限性肝内主要胆管扩张和 Caroli 病。后天性肝囊肿可分为外伤性、炎症性和肿瘤性,炎症性肝囊肿可由胆管炎症或结石滞留引起,也可与肝包囊病有关。肿瘤性肝囊肿则可分为皮样囊肿、囊腺瘤或恶性肿瘤引起的继发性囊肿。

(一)孤立性肝囊肿

孤立性肝囊肿多发生于肝右叶,囊肿直径一般从数毫米至 30 cm,囊内容物多为清晰,水样黄色液体,呈中性或碱性反应,含液量一般在 500 mL 以上,囊液含有清蛋白、黏蛋白、胆固醇、白细胞、酪氨酸等,少数与胆管相通者可含有胆汁,若囊内出血可呈咖啡样。囊壁表面平滑反光,呈乳白色或灰蓝色,部分菲薄透明,可见血管走行。囊肿包膜通常较完整,囊壁组织学可分三层。①纤维结缔组织内层:往往衬以柱状或立方上皮细胞。②致密结缔组织中层;以致密结缔组织成分为主,细胞少。③外层为中等致密的结缔组织,内有大量的血管、胆管通过,并有肝细胞,偶可见肌肉组织成分。

(二)多发性肝囊肿

多发性肝囊肿分两种情况,一种为散在的肝实质内很小的囊肿,另一种为多囊肝,累及整个肝脏,肝脏被无数大小不等的囊肿占据。显微镜下囊肿上皮可变性扁平或缺如;外层为胶原组织,囊壁之间可见为数较多的小胆管和肝细胞。多数情况下合并多囊肾、多囊脾,有的还可能同时合并其他脏器的先天性畸形。

二、临床表现

由于肝囊肿生长缓慢,多数囊肿较小且囊内压低,临床上可无任何症状。但随着病变的持续发展,囊肿逐渐增大,可出现邻近脏器压迫症状,如上腹饱胀不适,甚至隐痛、恶心、呕吐等,少数患者因囊肿破裂或囊内出血而出现急性腹痛。晚期可引起肝功能损害而出现腹水、黄疸、肝大及食管静脉曲张等表现,囊肿伴有继发感染时可出现畏寒、发热等症状。体检可发现上腹部包块、肝大,可随呼吸上下移动,表面光滑的囊性肿物、脾大、腹水及黄疸等相应体征。

三、诊断

肝囊肿诊断多不困难,结合患者体征、B 超、CT 等影像学检查资料多可做出明确诊断,但如要对囊肿的病因做出明确判断,需密切结合病史,应注意与下列疾病相鉴别。

(一)肝包虫囊肿

有疫区居住史,嗜伊红细胞增多,Casoni 试验阳性,超声检查可在囊内显示少数漂浮移动点或多房性,较小囊状集合体图像。

(二)肝脓肿

有炎症史,肝区有明显压痛、叩击痛,B 超检查在未液化的声像图上,多呈密集的点状,线状回声,脓肿液化时无回声区与肝囊肿相似,但肝脓肿呈不规则的透声区,无回声区内见杂乱强回声,长期慢性的肝脓肿,内层常有肉芽增生,回声极不规则,壁厚,有时可见伴声影的钙化强回声。

(三)巨大肝癌中心液化

有肝硬化史以及进行性恶病质,B超、CT均可见肿瘤轮廓,病灶内为不规则液性占位。

四、治疗

对体检偶尔发现的小而无症状的肝囊肿可定期观察,无须特殊治疗,但需警惕其发生恶变。对于囊肿近期生长迅速,疑有恶变倾向者,宜及早手术治疗。

(一)孤立性肝囊肿的治疗

1.B超引导下囊肿穿刺抽液术

该术适用于浅表的肝囊肿,或患者体质差,不能耐受手术,囊肿巨大有压迫症状者。抽液可缓解症状,但穿刺抽液后往往复发,需反复抽液,有继发出血和细菌感染的可能。近年有报道经穿刺抽液后向囊内注入无水酒精或其他硬化剂的治疗方法,但远期效果尚不肯定,有待进一步观察。

2.囊肿开窗术或次全切除术

该术适用于巨大的肝表面孤立性囊肿,在囊壁最菲薄,浅表的地方切除1/3左右的囊壁,充分引流囊液。

3.囊肿或肝叶切除术

囊肿在肝脏的周边部位或大部分突出肝外或带蒂悬垂者,可行囊肿切除。若术中发现肝囊肿较大或多个囊肿集中某叶或囊肿合并感染及出血,可行肝叶切除。此外,对疑有恶变的囊性病变;如肿瘤囊液为血性或黏液性或囊壁厚薄不一,有乳头状赘生物时,可即时送病理活检,一旦明确,则行完整肝叶切除。

4.囊肿内引流

术中探查如发现有胆汁成分则提示囊肿与肝内胆管相通,可行囊肿空肠Roux-en-Y吻合术。

(二)多发性肝囊肿的治疗

多发性肝囊肿一般不宜手术治疗,若因某个大囊肿或几处较大囊肿引起症状时,可考虑行一处或多处开窗术,晚期合并肝功能损害,有多囊肾、多囊膜等,可行肝移植或肝、肾、膜多脏器联合移植。

(吕宝勇)

第三节　肝良性肿瘤

一、肝血管瘤

肝血管瘤是最常见的起源于间叶细胞的肝良性肿瘤。毛细血管瘤较海绵状血管瘤常见,且两者常同时出现。小的血管瘤一般无临床症状,均为偶然发现。研究发现,这些小病灶导致肝肿瘤鉴别诊断困难。血管瘤是先天性的且不会恶变,但没有准确的诊断,肝肿瘤就无法进一步准确治疗。尸检发现海绵状血管瘤的发生率呈多样化,有报道称发病率最高可达8%。在美国,血管瘤是排名第二的常见肝肿瘤,发病率超过了肝转移瘤。毫无疑问,随着上腹部影像学检查敏感度的增加,血管瘤的发现将从偶然到常规。海绵状血管瘤可具有巨大的体积和质量,有文献报道病灶重量可达 6 mg。对巨大血管瘤的准确定义仍存在争议,有学者认为,直径超过 4 cm,也有学者认为直径超过 6 cm 才能诊断巨大血管瘤。血管瘤一般呈单发,多发血管瘤约占 10%。肝血管瘤可能与皮肤及其他器官血管瘤的发生有关。病灶一般分布均匀,贯穿肝实质,位于肝周边的大病灶可能形成蒂状结构。

(一)病理学

海绵状血管瘤常发生于 30～50 岁患者,多见于年轻女性,随着年龄的增长而增大,尤其在怀孕期间增大明显,这可能与雌激素分泌有关,即使口服避孕药,也不能抑制其增长。肝血管瘤的发病机制仍不清楚,它可具有原发性良性错构瘤的表现,病灶趋向于膨胀式增大,而非增生或肥大。术中,血管瘤表现为紫红色、边界清、富血供、表面光滑,切开后病灶由于血液的流出而部分塌陷,切面呈蜂窝状,这为血栓的形成,组织的纤维化、钙化等奠定了基础。在显微镜下,血管瘤由扩大的囊性血管腔构成,内衬覆一层内皮细胞。瘤体周围常有一层不同厚度的纤维组织与正常肝组织分隔,即形成所谓的假包膜。

(二)临床表现

大多数肝血管瘤无临床症状,除了位于肝被膜下及体积较大的病灶压迫邻近器官可产生症状。临床表现可为定位不明确的腹痛、腹胀、食欲缺乏、恶心、呕吐或发热,但很少出现梗阻性黄疸、胃排空障碍及肿瘤自发性破裂等并发症。尽管频繁的腹痛、腹部不适是手术切除肝血管瘤的适应证,但须排除其他疾病。Farges 等报道了出现腹部不适的肝血管瘤患者中,42%是由其他疾病导致的不适症状,如胆囊疾病、肝囊肿、胃十二指肠溃疡及疝气等。手术切除肝血管瘤后仍出现间断性的上述症状,证实了腹痛、腹胀不一定是由肝血管瘤引起。肝血管瘤相关性疼痛是由 GlissOn 鞘的牵拉或炎症反应引起。有时,肝左叶巨大血管瘤造成邻近器官梗死或坏死也可引起突发性疼痛。肝血管瘤自发性或外伤性破裂导致腹腔内出血是罕见的并发症。回顾文献,仅 28 例有关报道危及生命的自发性出血来自肝血管瘤,占很小的比例。血小板减少症、低纤维蛋白血症的发生与海绵状血管瘤有关,可能由于海绵状血管瘤消耗了凝血因子等。位于肝边缘的巨大血管瘤在查体时可以触诊到,但通过腹壁区分血管瘤与正常肝组织较困难,除非血管瘤有明显的钙化灶或已纤维化或形成血栓。另外,无并发症的肝血管瘤患者肝功能检测基本正常。肝血管瘤行超声检查时显示为高回声。Farges 等发现 B 超可以诊断 80%的直径小于 6 cm 的肝血管,但无法与肝细胞肝癌、肝细胞腺癌、局灶性结节性增生或转移癌鉴别。肝脏超声造影大幅提高了超声对肝血管瘤的诊断准确率,据报道其诊断准确率相当于肝增强 CT。CT 对肝血管瘤的诊断是非常有用的,平扫时表现为境界清楚的低密度肿块,增强时表现为从病灶边缘向中央逐渐强化的高密度影。随着影像技术的发展,MRI 对肝血管瘤的诊断有更高的准确性,有关报道称灵敏度、特异度及准确度分别是 90%、95%和 93%。肝血管瘤在 T_2 加权像上呈高信号,增强扫描 T_1 加权像也呈高信号。SPECT 增加了平面闪烁扫描的空间分辨率,其灵敏度和准确度接近于 MRI。报道称氟脱氧葡萄糖(FDG)-PET 对区分巨大肝海绵状血管瘤与肝恶性肿瘤很有意义。临床上,联合各种影像学手段检查是有必要的。腹腔镜探查通过观察病灶的色泽、形态以及腔镜器械触及肿瘤表面时典型的可回缩感,可初步诊断位置表浅的肝血管瘤。肝血管性瘤应避免行穿刺活检。海绵状血管瘤大多诊断较明确,除非病灶较小且无海绵状血管瘤的特征性表现。

(三)治疗

从定期随访到手术切除,各种不同的治疗方案可用于不同阶段肝血管瘤的治疗。对于体检偶然发现的直径小于6 cm的肝血管瘤可不予处理,对于体积较大的海绵状肝血管瘤应该权衡手术治疗与不予处理的利弊。Trasteh等随访了34例未经治疗的海绵状肝血管瘤患者,存活时间最长为15年,无一例发生出血、腹部不适及生活质量下降。同样的一个报道称随访21年后,2例病灶较大且有症状,但最终未行手术治疗,至今仍有症状但血管瘤无明显增大,其余患者均无症状,病灶亦未发生破裂。近年来,许多纵向研究表明,对于无症状的巨大肝血管瘤,随访观察是安全的。NichOis等报道,41例行手术切除的肝血管瘤患者中无死亡病例,仅有的术后并发症是切口感染。同样,Weimann研究的69例患者中无死亡病例,复发率为19%。另有一项研究随访了104例肝血管瘤和53例局灶性结节性增生患者,中位随访时间约32个月(7~132个月),未发现病灶恶变及破裂。

因此,手术切除虽可行,但无证据表明无症状肝血管瘤患者必须行手术切除治疗,因为肿瘤自发性破裂的概率极低。对于有明显症状及严重并发症的患者,手术切除是唯一有效、可行的治疗方法。有报道认为肝动脉结扎有效,但是事实证明其效果不佳。肝动脉结扎或栓塞被认为是在特殊情况下应用的一种暂时性治疗方式,以便为医师留出足够的时间制订下一步治疗方案。放射性及皮质类固醇治疗方法已不推荐。非手术治疗取得成功一定程度上归根于病灶的自然退化。手术切除需考虑病灶的大小及解剖位置。尽管有时手术切除是最合理、安全的治疗方法,但切除时应尽可能避免损伤正常肝实质,减少出血及降低术后胆瘘的发生率。在血管瘤切除术中,病灶与正常肝组织之间的纤维化界限是容易寻找的,可沿此界限钝性分离病灶。超声水刀的运用使手术更快、更美观。

另外,近年来腹腔镜下肝血管瘤切除的报道越来越多。原位肝移植已被成功用于治疗有症状而不可切除的巨大肝血管瘤。

二、肝局灶性结节性增生

肝局灶性结节性增生(FNH)是仅次于肝血管瘤的肝良性肿瘤之一,占肝原发肿瘤的8%,在人群中的患病率约为0.9%。FNH通常无症状及并发症,也无恶变可能,一般情况下只需随访观察,只有在诊断不明确或者有症状时才需手术切除。

(一)病因与病理

1.病因

目前认为,FNH是肝实质对先天存在的动脉血管畸形的增生性反应,而非真正意义上的肿瘤。临床上,FNH偶与血管瘤等血管异常病变伴发也支持先天性血管异常病变学说。也有研究者认为FNH的发病可能与雌激素有关。

2.病理

FNH通常单发,直径多<5 cm,病灶边界清楚、无包膜,多位于肝包膜下,在肝表面形成脐凹,甚至突出表面呈蒂状。病理一般分为经典型和非经典型两种类型,经典型特征为异常的结节样结构、畸形的血管、增生的胆管,切面中央可见星状的瘢痕纤维组织,形成间隔向四周放射而分割的肿块。中央瘢痕包含有畸形的血管结构,异常增粗的动脉纤维间隔不断分支,供应各结节;非典型有毛细血管扩张型、细胞不规则型、混合增生及腺瘤型,此型缺乏异常结构的结节或畸形的血管,多数病例大体表现为不均匀的腺瘤球样改变,分叶轮廓不清,缺乏肉眼可见的瘢痕。

(二)诊断

1.临床表现

绝大多数FNH患者无临床症状,只有不到1/3的患者因为轻微的上腹疼痛不适或者腹部肿块等就诊,通常情况下FNH是在剖腹手术或体检时偶然发生。

2.影像学检查

FNH的术前诊断及鉴别诊断主要依靠影像学检查,超声、CT、MRI及血管造影等有助于病变的定性与定位,但都有一定的局限性,联合应用可以提高其确诊率。

(1)超声检查:FNH通常表现为轻微的低回声或等回声,很少为高回声,经常可见到分叶状轮廓及低回声声晕,而肿块内部回声分布均匀,可有点线状增强,边缘清晰,无包膜,星状瘢痕为轻微的高回声。彩色多普勒超声(CDFI)显示病灶中央有粗大的动脉向四周呈放射状,动脉血流速高而阻力低为FNH的特征性表现。85%~90%的FNH超声造影表现为动脉期早期增强,病灶中央动脉向四周呈放射状灌注,动脉晚期病变为均匀的高回声,门脉期及血窦期为轻微高回声或等回声,中央瘢痕在动脉期及门静脉期都是低回声。

(2)CT检查:平扫为低密度或等密度占位,有1/3的患者在肿块中央可见低密度星状瘢痕;89%~100%病变增强后动脉期即出现快速、显著、均匀的强化,中央瘢痕为低密度或轻微高密度,延迟期多数病灶为等密度,中央瘢痕可呈等密度或高密度。

(3)MRI检查:除瘢痕信号均匀,T_1WI为等信号或稍低信号,T_2WI为等或稍高信号;注射Gd-DTPA后有两种典型的动态增强方式:①无瘢痕的FNH在动脉期明显增强,门静脉期和延迟期轻至中度增强或呈等或稍低信号。②有瘢痕的FNH在动脉期明显增强(瘢痕无增强),门静脉期轻至中度增强或呈等或稍低信号、门静脉期和延迟期瘢痕逐渐增强。FNH不典型影像表现有多发病灶、存在假包膜、无瘢痕、出血和不均匀增强等。约有50%的患者可见中央瘢痕,其T_1加权像为低信号,T_2加权像高信号。超顺磁性物质的靶细胞分别为库普弗细胞和肝细胞,这些造影剂可以用来证实肝细胞源性病变,当FNH病灶内的库普弗细胞摄取造影剂后在T_2加权像使信号强度降低。

(4)血管造影检查:FNH显示为多血管肿块,表现为中央动脉供血并向周边放射性灌注,肝实质期染色均匀,门静脉期呈现充盈缺损,病变不侵犯肝门静脉,无血管渗漏及动静脉瘘。

(5)核素检查:采用^{99m}Tc硫胶闪烁照相,有50%~70%的FNH显示硫胶浓集,可与不含库普弗细胞的肝癌、肝腺瘤等鉴别。

3.病理检查

病理检查是诊断FNH的“金标准”,穿刺或小块活检由于取材局限通常不能包括重要组织成分,难以做出正确诊断;对于非典型FNH可能由于缺乏FNH的典型病理特征,即使手术切除标本也难与肝细胞腺瘤及高分化肝癌鉴别,需要结合临床及实验室检查才能作出诊断。

(1)典型的FNH切面常见中央星状瘢痕,肿块内无出血、坏死。周围肝组织无肝硬化可作为诊断FNH的基本判断。镜下表现为纤维分隔的结节增生性肝细胞团,肝细胞分化良性,一般无明确的异型。纤维间隔内可见数量不等、分布不均的增生小胆管,部分呈簇状分布,常伴有数量不等的淋巴细胞浸润。在纤维瘢痕和纤维间隔内常有畸形血管,是本病的重要组织学特征之一。

(2)非经典型FNH分为3个亚型。①毛细血管扩张型:大体结节状表现不明显,切面缺乏星状瘢痕,组织学主要表现为短小的纤维间隔内有较多的扩张血管,血管内膜增生不明显,而血管肌层增厚，类似于血管瘤，矮小的纤维间隔内常可见毛细胆管增生。②混合细胞型：病变区域内见少许纤维间隔及少量畸形血管，主要表现为肝细胞实质性增生，类似于肝细胞腺瘤，病灶易见增生的胆管，而另一部分区域类似毛细血管扩张型 FNH。③伴肝细胞不典型增生型：可具有上述不同类型组织成分的表现，主要表现为肝细胞增大、细胞核深染、核形不规则，常见多核、核仁显著，并见核分裂象。

三、肝细胞腺瘤

肝细胞腺瘤（HCA）是临床较为少见的肝良性肿瘤，目前多认为起源于肝实质细胞，也有学者认为起源于肝始祖细胞，女性的发病率约为 10/10 万。

（一）病因和发病机制

HCA 的发生可能是由于：①长期口服避孕药可能使肝细胞坏死，促使肝细胞增生导致 HCA 发生。②继发于肝硬化或其他操作，如梅毒、病毒、静脉充血等所致的代偿性肝细胞结节增生。③源于胚胎发育期与正常组织结构脱离联系的孤立性肝胚胎细胞团。④一些代谢性疾病、药物导致的广泛肝损害和血管扩张可能引起 HCA 的发生，如糖原代谢病、范科尼贫血、Hurier 病、严重混合性免疫缺陷病、糖尿病、半乳糖血症和类固醇皮质激素、达那唑、卡马西平等药物。

（二）病理

据肝细胞核因子 1α（HNF1α）和 β-catenin 是否有变异和组织学上是否存在炎症，将 HCA 分为 4 种类型：伴有基因突变的 HCA；伴有 *β-catenin* 基因突变的 HCA；伴有或不伴有炎症的 HCA。其中伴有 *HNF1α* 基因突变的 HCA 占 30%～50%，病理表现主要为显著的脂肪变性，但缺乏细胞学异常且无炎性浸润。该型患者的发病年龄较轻，部分患者伴糖尿病，多有腺瘤的家族史。较常见细胞学异常和假性腺瘤形成，伴有 *β-catenin* 基因突变的 HCA 发生率为 10%～15%。无 *HNF1α* 或 *β-catenin* 基因突变而伴有炎性浸润的肿瘤约占 35%，类似于毛细血管扩张型 HCA。无任何特征的 HCA 发病率低于 5%。有学者发现，在 *β-catenin* 突变的 HCA 中 46% 的 HCA 发生了腺瘤与癌变间临界病变相关的肝细胞肝癌，而在炎性病变或 *HNF1α* 突变 HCA 中没有或极少发生肝细胞癌，表现为 HCA 的分子和病理学分类之间显著的基因表现型相关性，伴有 *β-catenin* 突变的 HCA 最具有恶变的风险。

（三）诊断

HCA 早期肿瘤较小，患者无肝炎、肝硬化病史，症状和体征无特异性，化验检查甲胎蛋白正常，诊断主要依靠超声、CT、MRI 检查等。

1.超声检查

超声检查可见病灶边界清晰、血供丰富，肿瘤内回声不均，周边有声晕，其中小的 HCA 多呈分布均匀的低回声，大的 HCA 病灶内可见丰富的斑点状及条状血流信号，呈“彩球征”，瘤周可测及条状大支血流环绕肿瘤走行或分支进入瘤内；脉冲多普勒可测及持续低速静脉频谱及低速低阻动脉频谱。超声造影可见动脉相，早期可见包膜下迂曲走行进入瘤内的粗大滋养动脉分支显影，后表现为均匀快速高增强，造影全过程肿瘤包膜局部呈持续高增强。

2.CT 检查

典型表现呈等密度或略低密度影，边界清楚、瘤体内可有更低密度的出血坏死区，合并新鲜出血时则出现高密度影。增强扫描动脉期明显强化，门静脉期呈略高密度或等密度影，延迟期为等密度。

3.MRI 检查

典型表现 T_1 加权像和 T_2 加权像表现为混杂不均匀等信号或高信号影，较大 HCA 信号不均匀，病灶周围纤维组织增生形成包膜。如合并糖原贮积症，T_1 加权像及 T_2 加权像呈高信号。亚急性出血灶在 MRI T_1 加权像及 T_2 加权像表现为明显高信号。

(四)治疗

由于 HCA 有恶变倾向，此外还易发生破裂出血，因此经诊断应早期手术治疗。但也有学者认为，直径<5 cm 或 AFP 正常者可以随访，直径>5 cm 或 AFP 升高者应及时手术。手术根据肿瘤部位、大小选择肝叶、肝段或不规则肝切除术，若肿瘤包膜完整、位置表浅可沿包膜分离切除肿瘤，若肿瘤较大、位于第一、第二肝门或紧邻腔静脉、估计难以完整切除者可行包膜内肿瘤剔除术；若肿瘤巨大、位置深在，紧贴肝门和大血管，无法切除者可结扎患者肝叶肝动脉，同时用吸收性明胶海绵等行动脉栓塞。对于多发 HCA，可将大的主瘤切除，其余小瘤逐一剔除；无法手术切除完全的多发性 HCA 可行肝动脉结扎或肝动脉栓塞术，已致肝功能不全或有癌变倾向者，可行肝移植术。也可经皮射频消融治疗 HCA。HCA 破裂出血者，手术并发症多、死亡率高，应首选选择性肝动脉栓塞术。有口服避孕药史且肿瘤较小者可停服避孕药后观察肿瘤变化。

四、肝胆管囊性肿瘤

肝胆管囊性肿瘤(BCTs)可发生于肝内外胆管任何部位。呈球形，外表光滑，直径为 2.5～25 cm，多在 10 cm 以上。中年女性多见。影像学检查的广泛普及使肝囊性病变的检出率明显提高。胆管囊腺瘤及囊腺癌是少见的肝恶性上皮性肿瘤，约占肝囊性病变的 5%，肝恶性肿瘤的 0.41%。BCTs 有恶变可能需要手术切除。BCTs 包括胆管囊腺瘤(BCA)及胆管囊腺癌(BCAC)。BCAC 是一种少见的肝恶性肿瘤。IshahKG 首次报道了 6 例 BCAC 病例。目前，世界上多为个案报道，缺乏大规模的综合性研究。

(一)发病机制

目前胆管囊性肿瘤起源于胆道的具体机制尚不明确。有研究认为囊腺瘤是先天性的胆管畸变错构、肝内胆管囊肿恶变或胚胎时期异位胆囊发展而来。

(二)病理

1.大体表现

BCTs 大部分位于肝内，极少位于肝外。常为单发的巨大囊性病变，被较厚的纤维组织包裹，含有多个与胆管不相通的囊腔。囊壁明显增厚、界限清晰，可见附壁增生结节。有研究者统计 9 例 BCAC 的病理结果显示：2 例为单房，7 例为多房；病变直径为 4.5～18.5 cm，平均 11.8 cm；6 例位于左半肝，3 例位于右半肝；6 例腔内为黏液，1 例为血性液体；囊腔内均可见菜花样附壁结节，其中 5 例局限在囊腔内部，另外 4 例呈浸润性生长，突破纤维囊壁侵犯肝实质及相邻膈肌。

2.镜下表现

对于 BCAC，镜下可见分化良好的乳头状囊腺癌细胞，其间可见纤维血管基质。癌细胞为立方形或柱状，细胞核分层及有丝分裂象明显。囊壁富含疏松的纤维组织、炎性细胞浸润及充满含铁血红素的巨噬细胞。肿瘤细胞可表现为不同程度的周围浸润，如向邻近的肝窦、淋巴结、神经的浸润。按照肿瘤是否向周围侵犯及临床预后的不同特点，有学者将 BCAC 患者分为两型。①非浸润型：无周围肝实质及器官的浸润，术后 3 年生存率 80%(4/5)。②浸润型：肿瘤侵犯周

围脏器包括膈肌、肝组织，术后1年生存率75%，3年生存率0。但是两者的免疫组织化学及病理学特点没有明显差异。上述分型有利于准确诊断、决定治疗方案及预后的评估。非浸润型4例患者术后无肿瘤复发，提示囊腺癌增厚的囊壁能够限制肿瘤细胞的转移，实施适当的外科手术可使患者长期存活。浸润型有3例术后存活超过1年，优于肝内胆管细胞癌（平均存活7个月）。肝内胆管囊腺癌的病理特点与肝内胆管癌相似，如可出现CEA、TPA及CA19-9的阳性染色等。肝内胆管癌组织的CEA染色明显强于正常胆管，肝内胆管囊腺癌也表现出类似特点。CEA染色及分布明显强于正常胆管细胞，是与肝内其他囊性病变相鉴别的要点。

（三）诊断

胆管囊腺瘤好发于中年女性；囊腺癌好发于60岁左右女性。患者平均年龄55岁。

1.症状与体征

BCTs进展缓慢，囊肿较小时无明显不适，均为偶然发现。症状取决于病变大小、位置。腹部包块、腹胀伴腹痛为最常见症状。患者通常不伴有肝硬化及肝内胆管结石；胰、肾均不伴囊性病变。此外，肿瘤恶变可以导致水肿、黄疸。如果肿瘤增长迅速或伴有囊内出血、感染可引起新发症状如腹痛加重、寒战及发热等。

2.化验检查

无特异性肿瘤标志物能够确诊BCTs。有研究显示，BCAC患者术前碱性磷酸酶（ALP）、天门冬氨酸氨基转移酶（AST）明显升高且有统计学意义。虽然CA19-9在BCAC组高于BCA组，但没有统计学意义。抽取胆管囊性肿瘤囊液进行分析，发现肿瘤标志物CEA水平升高。只在个别BCAC患者囊液中观察到了不典型细胞，且没有特异性。

3.影像学检查

（1）超声检查：腹部多普勒超声为首选检查手段，不仅能够发现肝内无回声团块，内有乳头状突起或者低回声团块伴分隔囊腔，而且可以测量囊壁厚度，甚至探查隔膜血流。

（2）CT检查：BCTs好发于左半肝，原因是肿瘤起源于胚胎时期的胆囊。多表现为单发囊肿，有学者观察7例BCAC全部为单发性囊肿。囊液密度一般<30 HU，但每个囊腔的密度可以不同，取决于囊内物质如：黏液、血浆、出血坏死物等。既往研究表明，BCTs的影像学特点为大囊肿有分隔、多个囊腔、囊壁增厚、钙化不规则；囊腔内可见附壁结节或乳头状突起；增强扫描时囊壁无明显强化；隔膜及囊腔内附壁结节明显强化。由于BCTs的压迫可导致肿瘤远侧肝内胆管扩张。CT不仅能够评价肿瘤的位置、大小，还有助于决定手术方式。

（3）MRI检查：T_1加权像显示囊腔低信号；T_2加权像显示囊腔高信号。如肿瘤出血则T_1加权像表现为高信号。一般来说，BCA与BCAC单纯从影像学上很难鉴别。

（4）PET/CT检查：糖代谢显像剂氟-18-脱氧葡萄糖（^{18}F-FDG）可以通过观察组织内FDG摄取量确定其占位病变的性质，恶性肿瘤高摄取FDG是因为高表达的葡萄糖转运受体、高水平的己糖激酶和低水平的葡萄糖-6-磷酸化酶等因素导致FDG聚集并滞留在肿瘤细胞内从而使肿瘤细胞得以显像，且恶性肿瘤FDG摄取量明显高于正常组织及良性病变。有文献报道了PET/CT诊断肝内胆管囊腺癌的特点，但均为个案报道，尚需积累临床资料。

4.穿刺化验检查

文献表明，囊液CEA、CA19-9水平有助于确诊BCTs。但也有学者认为囊液CEA、CA19-9的诊断不够精确，穿刺过程中有导致肿瘤转移的风险，因此术前不行细针穿刺囊液生化及病理检查。此外囊液肿瘤标志物数值偏差较大。术前囊液分析较少，大部分数据为术中超声定位细针穿刺获得,且需要稳定的试剂、浓度及操作,才能获得比较客观的结果。83.3%的 BCTs 及 75%的单纯肝囊肿 CEA、CA19-9 浓度均可超过正常值,而只有 50%BCAC 的 CEA 明显升高,可见 CEA 及 CA19-9 的特异性均较差。血浆与囊液的肿瘤标志物浓度无相关性。囊液的细胞学检查极少获得阳性结果。还有研究报道,术前 7 例 BCAC 患者进行了肝脏细针穿刺活检病理检查,其中 3 例发现恶性肿瘤细胞但没有特异性,仅有 1 例在超声定位下穿刺后诊断为 BCAC。因此认为囊液穿刺细胞、生化检查对诊断及良恶性的判定无明显帮助。

(四)治疗

一旦诊断为 BCTs 即应该施行外科手术完整切除囊肿。根据肿瘤的部位及大小行肝叶切除或不规则切除。相对于原发性肝癌及肝内胆管癌而言,BCAC 远处转移少见,预后较好。也有文献总结 9 例 BCAC 患者的治疗及结果:肝叶切除者 5 例;囊肿及肝组织不规则切除者 2 例;1 例未手术仅行药物化疗;1 例开腹探查时发现囊腺癌已经广泛转移未进一步手术;3 年生存率为 50%。有学者研究了 20 例 BCTs 患者,其中囊腺瘤 13 例,囊腺癌 7 例。9 例(69.2%)囊腺瘤患者在确诊后 1 年内行手术治疗;所有囊腺癌患者确诊后 1 个月内均行手术治疗。平均随访 29 个月后,1 例 BCAC 患者因腹腔转移死亡,其余患者均无复发转移。随访 13 例 BCA 患者平均 78.5 个月(18～118 个月)没有发现 BCA 恶变为 BCAC。但 Ishah 将肝内胆管囊腺瘤与囊腺癌对比后,认为囊腺癌是由囊腺瘤恶变而来的。

五、肝囊肿

肝囊肿通俗点说就是肝中的“水泡”。绝大多数肝囊肿都是先天性的,即因先天发育的某些异常导致了肝囊肿形成。后天性的因素少有,如在牧区,人们染上了包囊虫病,在肝中便会产生寄生虫性囊肿。外伤、炎症,甚至肿瘤也可以引起肝囊肿。囊肿可以是单发的,小至 0.2 cm;也可以多到十来个、几十个,甚至也可有一个是大至几十厘米的。多发性肝囊肿患者有时还合并其他内脏的囊肿,如伴发肾囊肿、肺囊肿及偶有胰囊肿、脾囊肿等。

(一)病因

肝囊肿病因大多数为肝内小胆管发育障碍所致,单发性肝囊肿的发生是由于异位胆管造成。肝囊肿生长缓慢,所以可能长期或终身无症状,其临床表现也随囊肿位置、大小、数目以及有无压迫邻近器官和有无并发症而异。

1.潴留性肝囊肿

潴留性肝囊肿为肝内某个胆小管由于炎症、水肿、瘢痕或结石阻塞引起分泌增多,或胆汁潴留引起,多为单个。也可因肝钝性挫伤,致中心破裂的晚期。病变囊内充满血液或胆汁,包膜为纤维组织,为单发性假性囊肿。

2.先天性肝囊肿

由于肝内胆管和淋巴管胚胎时发育障碍,或胎儿期患胆管炎,肝内小胆管闭塞,近端呈囊性扩大及肝内胆管变性,局部增生阻塞而成,多为多发。

(二)诊断

1.症状与体征

肝囊肿是指肝的局部组织呈囊性肿大,对人体的健康影响不大。体积较小时,没有明显症状,常常在腹部超声检查或腹部手术时发现,不需要治疗。当囊肿过大时,可出现消化不良、恶心、呕吐和右上腹不适或疼痛等症状。可采用以下治疗方法,如手术开窗引流、切除囊壁,也可经超声引导穿刺引流后，再注入无水乙醇使囊壁硬化，疗效均较满意。少数肝囊肿可出现以下状况，如囊肿破裂、囊内出血、感染或短期内生长迅速，有恶变倾向等，因此对于所有肝囊肿需要定期检查观察，必要时施行手术治疗。

2.影像学检查

在影像诊断中超声检查最为重要。在肝囊肿的定性方面，一般认为超声检查比 CT 更准确。但在全面了解囊肿的大小、数目、位置以及肝和肝周围的有关脏器时，特别是对于需行手术治疗的巨大肝囊肿患者，CT 检查对于手术的指导作用显然优于超声。一般情况下，肝囊肿患者并不需要做彩色超声及磁共振成像(MRI)检查。化验检查对肝囊肿的诊断价值不大。通常，肝囊肿并不导致肝功能的异常。但有时为了鉴别诊断，做某些血液检查仍然是必要的，特别是血液甲胎蛋白(AFP)检查，以排除原发性肝癌。

3.并发症

(1)囊肿感染：囊肿感染是多囊肝的少见并发症。患者近期内有过腹部手术史，肾移植和慢性炎症为其危险因素。临床表现：发热，右上腹痛，红细胞沉降率加快，血白细胞增多；近 50%的患者伴血清碱性磷酸酶升高，而较少有胆红素及谷草转氨酶的升高，绝大多数以大肠埃希菌感染为主；CT 发现囊肿内有气泡形成提示感染，但如果近期有囊肿穿刺史或含气的胆管相通，CT 上亦显示看到气体，囊肿穿刺抽液有利于诊断，治疗以囊液引流加抗生素治疗为主。

(2)其他并发症：可并发肝静脉流出道阻塞、梗阻性黄疸，部分患者伴有先天性纤维化。发病年龄从出生至 24 岁，常伴有脾大及门静脉高压表现。

(三)治疗

单发性巨大囊肿可考虑穿刺引流或切除。多发性囊肿可考虑部分肝切除术；囊肿破裂感染可应用抗生素治疗。多数肝囊肿一般无临床症状，当囊肿长大到一定程度，可能会压迫胃肠道而引起症状，如上腹不适饱胀；也有因囊肿继发细菌感染出现腹痛、发热而需要治疗的。

(刘杨军)

第四节 原发性肝癌

一、流行病学

原发性肝癌是目前我国第 4 位常见恶性肿瘤及第 2 位肿瘤致死病因，严重威胁我国人民的生命和健康。原发性肝癌主要包括肝细胞癌(HCC)、肝内胆管癌(ICC)和 HCC-ICC 混合型 3 种不同病理学类型，三者在发病机制、生物学行为、组织学形态、治疗方法以及预后等方面差异较大，其中 HCC 占 85%～90%，因此本节中的“肝癌”指 HCC。肝癌发病年龄可由 2 个月婴儿至 80 岁以上老人，而 40～49 岁为发病年龄高峰。男性较女性的发病率显著高，高发地区男女之比为(3～4)：1。美国为 2.4：1，英国为 3.1：1，加拿大为 2：1，我国为 7.7：1。女性肝癌发病较少，是否与内分泌系统有关，有待研究。我国肝癌硬化死亡率为 10.09/10 万，每年 9～11 万人死于肝癌，其中男性死亡率达 14.52/10 万，为第三位恶性肿瘤；女性为 5.61/10 万，为第四位恶性肿瘤，上海地区最高(17.68/10 万)，云南最低(4.41/10 万)。据部分城市和农村统计肝癌死亡率在部分城市中为第三位恶性肿瘤，仅次于肺癌（32.89/10 万）和胃癌（21.51/10 万），部分农村中为第二位恶性肿瘤，仅次于胃癌（25.94/10 万）。死亡年龄从 20 岁组突然上升，40 岁组达最高峰，70 岁以后有所下降。我国原发性肝癌的地理分布显示，沿海高于内地；东南和东北高于西北、华北和西南；沿海江河口或岛屿高于沿海其他地区。而且即使在同一高发区，肝癌的分布也不均匀。

二、病因学

与其他恶性肿瘤一样，原发性肝癌的病因仍不十分清楚。实验证明，很多致癌物质均可诱发动物肝癌，但人类肝癌的病因尚未完全得到证实。根据临床观察，流行病资料和一些实验研究结果表明，肝癌可能主要与肝炎病毒、黄曲霉毒素、饮水污染有关。

（一）病毒性肝炎

1.乙型肝炎病毒（HBV）

HBV 与肝细胞癌（HCC）的关系已研究多年，发现乙肝病毒与原发性肝癌有一致的特异性的因果关系，归纳为以下几点。

（1）两者全球地理分布接近，乙型肝炎高发区，其肝癌的发病率也高。我国肝癌三个高发区（启东、海门、扶缓）研究结果表明，HBsAg 阳性者发生肝癌的机会较 HBsAg 阴性者高 6～50 倍。

（2）原发性肝癌患者的血清学与病理证实，其 HBsAg 阳性高达 89.5％，抗-HBc 达 96.5％，明显高于对照人群（5％以下）；免疫组化也提示 HCC 者有明显 HBV 感染背景；在肝癌流行区及非流行区，男性 HBsAg 慢性携带者发生原发性肝癌的危险性相对恒定，且前瞻性研究表明，HBsAg 阳性肝硬化者发生原发性肝癌的概率比 HBsAg 阴性肝硬化者高，且标志物项越多（除抗-HBs）患肝癌危险性越高。流行病学调查证明病毒感染发生在肝癌之前。

（3）证实 HCC 患者中有 HBV-DNA 整合，我国 HCC 患者中有 HBV-DNA 整合者占 68.2％。分子生物学研究提示 HBV-DNA 整合可激活一些癌基因（如*N-ras*、*K-ras* 等），并使一些抑癌基因突变，已发现 HBsAg 的表达与*p53* 突变有关。

（4）动物模型（如土拨鼠、地松鼠、鸭等）提示动物肝炎与肝癌有关。我国约 10％人口为 HBsAg携带者，每年约有 300 万人可能从急性肝炎转为慢性肝炎，每年约 30 万人死于肝病，其中 11 万死于肝癌。肝炎的垂直传播是肝癌高发的重要因素，表面抗原阳性的孕妇可使 40％～60％婴儿感染乙型肝炎，这些婴儿一旦感染乙型肝炎，约有 1/4 可能发展到慢性肝炎，还有一部分发展到肝硬化和肝癌。国外有学者认为，高发区婴儿接种乙型肝炎疫苗，可减少 80％的肝癌患者。

2.丙型肝炎病毒（HCV）

HCV 主要经血传播，亦可由性接触传播，HCV 与 HCC 关系的研究近年受到重视。在西班牙、希腊 HCC 的抗-HCV 阳性率分别达到 63％和 55％，HBsAg 阳性率为 39％左右，而印度抗-HCV阳性率为 15.1％，中国香港地区 7.3％，上海为 5％～8％，表明该型肝炎病毒与肝癌的关系有地理分布关系。流行病学的证据说明 HBV 是肝癌发生的重要危险因素，但不是唯一的因素。HCV 与肝癌的关系在部分地区如日本、西班牙、希腊可能是重要的，在中国的作用有待进一步研究。流行病学研究提示了病毒病因参与了肝癌的发病过程，随着分子生物学的发展，进一步从分子水平提示了病毒病因的作用机制。HBV 在人肝癌中以整合型 HBV-DNA 和游离型

HBV-DNA 两种形式存在。病毒在整合前，首先要通过游离病毒的复制，因此在早期以游离型 HBV-DNA 存在于肝癌中，由于整合型 HBV-DNA 中，X 基因存在断裂，部分或全部缺少，游离型 HBV-DNA 可能是 X 基因表达的反式激活因子。

（二）黄曲霉毒素（AF）

黄曲霉毒素和产生曲霉的产毒菌的代谢产物，动物实验证明有肯定的致癌作用。黄曲霉毒素 B_1（AFB_1）是肝癌的强烈化学致癌物，能诱发所有实验动物发生肝癌；在人体肝脏中发现有纯代谢黄曲霉毒素及黄曲霉毒素 B_1 的酶。霉变食物是肝癌高发区的主要流行因素之一，肝癌高发区粮食的黄曲霉毒素及黄曲霉毒素污染程度高于其他地区。这可能与肝癌高发区多处于温潮湿地带真菌易于生长有关，非洲和东南亚曾进行过黄曲霉毒素与肝癌生态学研究，发现男性摄入的黄曲霉毒素高的地方，肝癌发病率也高；摄入黄曲霉毒素的剂量与肝癌发病率呈线性函数关系。分子流行病学的研究也进一步证实黄曲霉毒素 B_1（AFB_1）与肝癌发生密切相关。

（三）其他

微量元素、遗传因素等在原发性肝癌发病中有一定作用。有学者认为硒是原发性肝癌发生发展过程中的条件因子。有资料表明，血硒水平与原发性癌发病率呈负相关。硒的适量补充可降低原发性肝癌发病率的 1/3～2/3。国内外均有原发性肝癌高发家系的报道，我国江苏省启东市对原发性肝癌和健康对照组家庭中肝癌的发生情况进行调查，结果表明原发性肝癌高于对照组，统计学检验有显著差异。另外发现肝细胞癌与血色素沉着症（一种罕见的遗传代谢异常）的联系仅仅存在于那些患此病而长期生存以致产生肝硬化的患者。通常情况下遗传的是易患肿瘤的体质而非肿瘤本身。此外，饮酒、吸烟、寄生虫、某些化学致癌物、激素、营养等与人类肝癌的关系尚有不同的看法。迄今认为，原发性肝癌是多因素协同作用的结果，在不同的阶段、不同的地区，其主要因素可能会有所不同。肝炎病毒 HBV、HCV、黄曲霉毒素、亚硝胺、饮水污染是原发性肝癌的主要病因。因此，管水、管粮、防治肝炎是预防肝癌的主要措施。

三、病理

（一）大体分型

肝癌大体分型如下。

1.巨块型

除单个巨大块型肝癌外，可由多个癌结节密集融合而成的巨大结节。其直径多在 10 cm 以上。

2.结节型

肝内发生多个癌结节，散布在肝右叶或左叶，结节与四周分界不甚明确。

3.弥漫型

少见，癌结节一般甚小，弥漫分布于全肝，与增生的肝假小叶有时难以鉴别，但癌结节一般质地较硬，色灰白。中华医学会外科学分会肝脏外科学组根据肝癌直径分组：微小肝癌（≤2 cm），小肝癌（>2 cm，≤5 cm），大肝癌（>5 cm，≤10 cm）和巨大肝癌（>10 cm）。

（二）组织学分型

1.肝细胞癌

最常见，其癌细胞分类似正常肝细胞，但细胞大小不一，为多角，胞质丰富，呈颗粒状，胞核深染，可见多数核分裂，细胞一般排列成索状，在癌细胞索之间有丰富的血窦，无其他间质。本节主要阐述此病理类型。

2.胆管细胞癌

胆管细胞癌为腺癌，癌细胞较小，胞质较清晰，形成大小不一的腺腔，间质较多，血管较小。在癌细胞内无胆汁。

3.混合型肝癌

肝细胞癌与胆管细胞癌混合存在。

4.少见类型

(1)纤维板层型：癌细胞索被平行的板层排列的胶原纤维隔开，因而称为纤维板层肝癌(FCL)。以多边嗜酸肿瘤细胞聚成团块，其周围排列着层状排列的致密纤维束为特征。FCL 肉眼观察特征，绝大多数发生在左叶，常为单个，通常无肝硬化和切面呈结节状或分叶状，中央有时可见星状纤维瘢痕，这些有助于区别普通型 HCC，电镜下 FCL 的胞质内以充满大量线粒体为特征，这与光镜下癌细胞呈深嗜酸性颗粒相对应。有学者观察到 FCL 有神经分泌性颗粒，提示此癌有神经内分泌源性。

(2)透明细胞癌：透明细胞癌肉眼所见无明显特征，在光镜下，除胞质呈透明外，其他均与普通 HCC 相似，胞质内主要成分是糖原或脂质。电镜下透明癌细胞内细胞器较普通 HCC 为少。透明细胞癌无特殊临床表现，预后较普通 HCC 略好。

四、临床表现

早期小肝癌因缺乏临床症状和体征被称为“亚临床肝癌”或“Ⅰ期肝癌”，常能在普查、慢性肝病患者随访或健康检查时出现甲胎蛋白异常升高和/或超声异常而发现。一旦出现临床症状和体征已属中晚期。

(一)临床症状

肝区痛，消瘦、乏力、食欲缺乏、腹胀是肝癌常见症状。

1.肝区痛

最常见，多由肿瘤增大致使肝包膜绷紧所致，少数可由肝癌包膜下结节破裂，造成肝癌结节破裂内出血所致。可表现为持续钝痛，呼吸时加重的肝区痛或急腹症，肿瘤侵犯膈肌疼痛可放散至右肩和右背，向后生长的肿瘤可引起腰痛。

2.消化道症状

因无特征往往易被忽视，常见症状有食欲缺乏、消化不良、恶心、呕吐、腹泻等。

3.全身症状

乏力、消瘦、全身衰竭，晚期患者可呈恶病质状。

4.黄疸

可因肿瘤压迫肝门，胆管癌栓、肝细胞损害等引起，多为晚期症状。

5.发热

30%～50%患者有发热，一般为低热，体温偶可达 39 ℃，呈持续或午后低热，偶呈弛张型高热。发热可因肿瘤坏死产物吸收、合并感染、肿瘤代谢产物所致。如不伴感染，为癌热，多不伴寒战。

6.转移灶症状

肿瘤转移之处有相应症状，有时成为本病的初始症状。如肺转移可引起咯血、咳嗽、气急等。

骨转移可引起局部痛或病理性骨折，椎骨转移可引起腰背痛、截瘫，脑转移多有头痛、呕吐、抽搐、偏瘫等。

7.伴癌综合征

即肿瘤本身代谢异常或癌组织对机体的影响引起内分泌或代谢方面的症候群，可先于肝症状出现。

(1)自发性低血糖症：发生率10%～30%，肝细胞能异位分泌胰岛素或胰岛素样物质；肿瘤抑制胰岛素酶或分泌一种胰岛β细胞刺激因子或糖原储存过多；肝组织糖原贮存减少，肝功能障碍影响肝糖原的制备。以上因素造成血糖降低，形成低血糖症，严重者出现昏迷、休克导致死亡。

(2)红细胞增多症：2%～10%患者可发生，肝癌切除后常可恢复正常，可能与肝细胞产生促红细胞生成素有关。肝硬化患者伴红细胞增多症者宜警惕肝癌的发生。

(3)其他：罕见的尚有高钙血症、高脂血症、皮肤卟啉癌、类癌综合征、异常纤维蛋白原血症等。

(二)体征

1.肝、脾大

进行性肝大是其特征性体征之一，肝质地硬，表面及边缘不规则，部分患者肝表面可触及结节状包块。合并肝硬化和门静脉高压者，门静脉或脾静脉内癌栓或肝癌压迫门静脉或脾静脉可出现脾大。

2.腹水

合并肝硬化和门静脉高压或门静脉、肝静脉癌栓所致。为淡黄色或血性腹水。

3.黄疸

常因癌肿压迫或侵入肝门内主要胆管或肝门处转移性肿大淋巴结压迫胆管所致梗阻性黄疸；癌肿广泛破坏肝脏引起肝细胞坏死形成肝细胞性黄疸。无论梗阻性或肝细胞性黄疸，亦无论肿瘤大小，一旦出现黄疸多属晚期。

4.转移灶的体征

肝外转移以肺、淋巴结、骨和脑为最常见。转移灶发展到一定大小时可出现相应的体征，而较小的转移瘤往往无体征。

五、影像学表现

由于电脑技术与超声、X线、放射性核素、磁共振等的结合，大幅提高了肝癌早期诊断的水平。目前常用的影像学诊断方法有超声显像(US)、CT、MRI、放射性核素显像(SPECT)和选择性血管造影(PAS)、选择腹腔动脉、肝动脉造影等。

(一)超声显像检查

超声显像检查是肝癌定位诊断中最常用的分辨力高的定位诊断方法，单用二维B超对肝癌的确诊率为76%～82.2%。可检出2 cm以内的小肝癌。图像主要特征为肝区内实性回声光团，均质或不均质，或有分叶，与周围组织界限欠清楚，部分有“晕环”。可显示肿瘤位置、大小、并了解局部扩散程度(如有无门静脉、肝静脉、下腔静脉、胆管内癌栓、周围淋巴结有无转移等)，近年术中B超的应用，提高了手术切除率，随着超声技术的进展，彩色多普勒血流成像(DFI)可分析测量进出肿瘤的血液，以鉴别占位病灶的血供情况，推断肿瘤的性质。另外，以动脉CO_2微泡增强作用对比剂的超声血管造影有助于检出1 cm直径以下的多血管肝细胞癌，并有助于测得常规血管造影不易测出的少血管癌结节。

(二)CT 检查

CT 具有较高的分辨率，是一种安全、无创伤的检查方法，诊断符合率达 90%。肝癌通常是低密度结节或与等密度、高密度结节混合的肿物。边界清楚或模糊，大肝癌常有中央液化，增强扫描早期病灶密度高于癌周肝，10～30 秒后密度下降至低于癌周肝占位更为清晰，并持续数分钟。近年来一些新的 CT 检查技术如动床式动态团注增强 CT、延迟后螺旋 CT、电子束 CT 和多层 CT 的应用，极大地提高了扫描速度和图像后处理功能，能非常方便、快捷地完成肝脏的分期扫描，动态扫描及癌灶和血管的三维重建。近年来碘油-CT 颇受重视，此乃 CT 与动脉造影结合的一种形式，包括肝动脉、肠系膜上动脉内插管直接注射造影剂，增强扫描，先经肝动脉注入碘油，约 1 周后做 CT，常有助检出 0.5 cm 小肝癌，但也有假阳性者。

(三)MRI 检查

MRI 检查可显示肿瘤包膜的存在，脂肪变性、肿瘤内出血、坏死、肿瘤纤维间隔形成，肿瘤周围水肿，子结节及门静脉和肝静脉受侵犯等现象。肝癌图像为 T_1 加权像，肿瘤表现为较周围肝组织低信号强度或等信号强度，T_2 加权像上均显示高信号强度。肝癌的肿瘤脂肪、肿瘤包膜及血管侵犯是最具特征性的征象，MRI 能很好显示 HCC 伴脂肪变者下弛豫时间短，在 T_1 加权图像产生等信号或高信号强度；而 HCC 伴纤维化者 T_1 弛豫时间长则产生低信号强度。MRI 证实 47% 的肝癌病例有脂肪变性，此征象具有较高的特异性，而 T_2 加权图上 HCC 表现为不均匀的高信号强度，病灶边缘不清楚；肿瘤包膜在 T_1 加权图显示最佳，表现为肿瘤周围有一低信号强度环，0.5～3 mm，而 MRI 不用注射造影剂即可显示门静脉和肝静脉分支，显示血管的受压推移，癌栓形成时 T_1 加权图为中等信号强度，T_2 加权图呈高信号强度。

(四)血管造影检查

肝血管造影不仅是诊断肝癌的重要手段，而且对估计手术可能性及选择合适的手术方式有较高的价值。尤其是应用电子计算机数字减影血管造影(DSA)行高选择性肝动脉造影，不仅能诊断肝癌，更为肝癌动脉灌注化疗，肝动脉栓塞提供了方便的途径。但近年由于非侵入性定位诊断方法的问世，肝动脉造影趋于少用。

目前作为诊断，动脉造影的指征：①临床疑有肝癌而其他显像阴性，如不伴有肝病活动证据的高浓度 AFP 者。②各种显像结果不同，占位病变性质不能肯定者。③需做 CTA 者。④需同时做肝动脉栓塞者。

肝癌的肝动脉造影主要表现：①早期动脉象出现肿瘤血管。②肝实质相时出现肿瘤染色。③较大肿瘤可见动脉移位，扭曲、拉直等。④如动脉受肿瘤侵犯可呈锯齿状、串珠状或僵硬状。⑤动静脉瘘。⑥“湖状”或“池状”造影剂充盈区。

(五)放射性核素显像检查

放射性核素显像检查包括 γ 照相、单光子发射计算机断层显像(SPECT)、正电子发射计算机断层显像(PET)。采用特异性高、亲和力强的放射性药物 ^{99m}Tc-吡多醛五甲基色氨酸(^{99m}Tc-PMT)，提高了肝癌、肝腺瘤检出率，适用于小肝癌定位及定性，AFP 阴性肝癌的定性诊断，鉴别原发性抑或继发性肝癌及肝脏外转移灶的诊断。图像表现为肝脏肿大失去正常形态，占位区为放射性稀疏或缺损区。近年来以放射性核素标记 AFP 单抗、抗人肝癌单抗、铁蛋白抗体等做放射性免疫显像，是肝癌阳性显像的另一途径。目前检出低限为 2 cm。

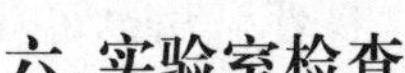

六、实验室检查

肝癌的实验室检查主要包括肝癌标志物、肝功能检测、肝炎病毒(尤其是乙型与丙型)有关指标、免疫指标、其他细胞因子等。细胞在癌变过程中常产生或分泌释放出某种物质，存在肿瘤细胞内或宿主体液中，以抗原、酶、激素、代谢产物等方式存在，具有生化或免疫特性可识别或诊断肿瘤者称为肿瘤标志物。理想的肿瘤标志物应具有高特异性，可用于人群普查，有鉴别诊断的价值，能区分良恶性病变；监视肿瘤发展、复发、转移，能确定肿瘤预后和治疗方案。

(一)甲胎蛋白(AFP)

自用于临床以来，AFP已成为肝癌最好的标志物，目前已广泛用于肝细胞癌的早期普查、诊断、判断治疗效果、预防复发。全国肝癌防治研究会议确定AFP诊断肝癌标准：①AFP>400 μg/L，持续4周，并排除妊娠、活动性肝病及生殖胚胎源性肿瘤。②AFP在200～400 μg/L，持续8周。③AFP由低浓度逐渐升高。

有10%～30%的肝细胞癌患者血清AFP呈阴性，其原因可能是：肝细胞癌有不同细胞株，有的能合成AFP，另一些仅能合成清蛋白，后者比例大，AFP不升高；癌体直径≤3 cm的小肝癌患者中，AFP可正常或轻度升高(20～200 μg/L)；肿瘤不是肝细胞癌，而是纤维板层癌或胆管细胞癌。肝癌常发生在慢性肝病基础上，慢性肝炎，肝炎后肝硬化有19.9%～44.6%AFP呈低浓度(50～200 μg/L)升高，因此肝癌的鉴别对象主要是良性活动性肝病。良性肝病活动常先有ALT升高，AFP相随或同步升高，随着病情好转ALT下降，AFP亦下降。对于一些AFP呈反复波动，持续低浓度者应密切随访。原发性肝癌、继发性肝癌、胚胎细胞癌和良性活动性肝病均可合成AFP，但糖链结构不同。肝细胞癌患者血清中的岩藻糖苷酶活性明显增高，使AFP糖链经历岩藻糖基化过程，在与植物凝集素扁豆凝集素(LCA)、刀豆凝集素(ConA)反应呈现不同亲和性，从而分出不同异质群。扁豆凝集素更能够反映肝组织处于再生癌变时AFP分子糖基化的差异。应用亲和层析电泳技术将患者血清AFP分成LCA或(ConA)结合型(AFP-R-L)和非结合型(AFP-N-L)，其意义：①鉴别良恶性肝病，癌患者AFP结合型明显高于良性肝病。以LCA非结合型AFP<75%为界诊断肝癌，诊断率为87.2%，假阳性率仅2.5%。②早期诊断价值，Ⅰ期肝癌及直径5 cm以下的小肝癌阳性率为74.1%和71.4%，故AFP异质体对肝癌诊断不受AFP浓度、深度、肿瘤大小和病期早晚的影响。AFP单克隆抗体：AFP异种血清均难以区别不同来源AFP，影响低浓度肝癌的诊断。AFP单克隆抗体能识别不同糖链结构的AFP，可选用针对LCA结合型AFP的单克隆抗体建立特异性强、高敏感度的方法，有助于鉴别肝癌和其他肝病，同时有助于早期肝癌的诊断和肝癌高危人群的鉴别。有学者报道抗人小扁豆凝集素甲胎蛋白异质体单抗(AFP-R-LCA-McAb)的双位点夹心酶联免疫血清学检测，肝癌阳性率为81.7%，良性肝病等假阳性仅占2.1%。

(二)γ-谷氨酰转肽酶同工酶Ⅱ(GGT-Ⅱ)

应用聚丙烯酰胺凝胶(PAG)梯度电泳，可将GGT分成9～13条区带，其中Ⅱ、Ⅲ为肝癌特异条带，阳性率为27%～63%，经改良用PAG梯度垂直平板电泳可提高阳性率至90%，特异性达97.1%，非癌肝病和肝外疾病阳性小于5%，GGT-Ⅱ与AFP浓度无关，在AFP低浓度和假阴性肝癌中阳性率也较高，是除AFP以外最好的肝癌标志。

(三)γ羧基凝血酶原(DCP)

肝癌患者凝血酶原羧化异常，而产生异常凝血酶原即DCP。原发性肝癌细胞自身具有合成和释放 DCP 的功能，肝癌时血清 DCP 往往超过 300 μg/L，阳性率为 67%，良性肝病也可存在，但一般低于 300 μg/L，正常人血清 DCP 一般不能测出。AFP 阳性肝癌病例 DCP 也会升高，两者同时测定具有互补价值。

（四）α-L-岩藻糖苷酶（AFU）

AFU 属溶酶体酸性水解酶类，主要功能是参与含岩藻糖基的糖蛋白、糖脂等生物活性大分子的分解代谢。肝细胞癌时血清 AFU 升高的阳性率为 75%，特异性为 91%，在 AFP 阴性肝癌和“小肝癌”病例，AFU 阳性率分别为 76%和 70.8%，显示其与 AFP 无相关性，且有早期诊断价值。

（五）碱性磷酸酶（ALP）及其同工酶Ⅰ

在无黄疸和无骨病患者，血清 ALP 超过正常上界的 2.5 倍，应疑为肝内占位性病变，尤其是肝癌存在，但早期小的肝癌病例，ALP 升高不明显。应用 PAG 电泳分离出的 ALP 同工酶Ⅰ(ALP-Ⅰ)对肝细胞癌具有高度特异性，但阳性率仅 25%，且不具有早期诊断意义。但与其他标志物具有互补诊断价值。

（六）醛缩酶（ALD）同工酶

ALD 有 A、B、C 三种同工酶，ALD-A 主要见于原发性和继发性肝癌及急性重型肝炎。该同工酶对底物 1,6-二磷酸果糖（FDP）和 1-磷酸果糖（FIP）的分解能力不同，因而 FDP/FIP 活力比对肝癌诊断有一定价值，原发性肝癌阳性率为 71.5%。

（七）5'-核苷酸磷酸二酯酶同工酶Ⅴ（5'NPDⅤ）

常见于肝癌患者，将Ⅴ带迁移系数（Rf）≥0.58 作为阳性标准，在 AFP 阳性肝癌为 84.6%～85.7%，在 AFP 阴性肝癌为 56.4%～91.0%，与 AFP 联用互补诊断率为 94.0%～95.4%，术后此酶转阴，但在转移性肝癌阳性率为 72%～88%，肝炎肝硬化阳性率为 10%，提示肝癌特异性差，而对良恶性肝病有一定鉴别意义。

（八）α_1 抗胰蛋白酶（AAT）

人肝癌细胞具有合成、分泌 AAT 的功能，AAT 是一种急性时相反应物，当肿瘤合并细胞坏死和炎症时 AAT 可升高，对肝癌诊断特异性为 93.6%，敏感性为 74.7%，AFP 阴性肝癌的阳性率为 22.7%。而在良性肝病则为 3%～12.9%。

（九）M2 型丙酮酸同工酶（M2-PK）

Prh 有 R、L、M1、M2（K）型 4 种同工酶，脂肪肝及肝癌组织中主要是 M2（K）型可视为一种癌胚蛋白，肝癌患者的 M2-PK 阳性率达 93%，良性肝病则在正常范围内，ELISA 夹心法正常值为（575.8±259.5）ng/L。

（十）铁蛋白和同功铁蛋白

肝脏含有很丰富的铁蛋白，同时肝脏又是清除循环中铁蛋白的主要场所。当肝脏受损时铁蛋白由肝组织逸出而且受损的肝组织清除循环中铁蛋白能力降低致使血清铁蛋白升高。肝癌患者较良性肝病患者铁蛋白增高更明显，诊断特异性为 50.5%。同功铁蛋白在肝癌时由于肝癌细胞合成增多，释放速度加快，故对肝癌诊断意义较大。正常人为 16～210 μg/L，300 μg/L 为诊断界值，肝癌诊断率为 72.1%，假阳性率为 10.3%，AFP 阴性或低 AFP 浓度肝癌阳性率为 66.6%，直径＜5 cm 的小肝癌阳性率为 62.5%。为提高肝细胞性肝癌诊断率，上述标志物可做以下选择。

(1)临床拟诊或疑似肝癌者，除 AFP 外，比较成熟的可与 AFP 互补的有 GGT-Ⅱ、DCP、

AFU、M2-PK、同功铁蛋白等需临床进一步验证。

(2)AFP 低浓度持续阳性，疑为 AFP 假阳性者，可加做 AFP 分子异质体。

(3)AFP 阴性可选择联合酶谱检查，如 GGT-Ⅱ＋AAT 或加 ALP-1、AFU＋GGT-Ⅱ＋AAT 等。

七、诊断

(一)病理诊断

肝组织学检查证实的原发性肝癌者；肝外组织的组织学检查证实为肝细胞癌。

(二)临床诊断

(1)如无其他肝癌证据，AFP 对流法阳性或放射免疫法≥400 μg/L，持续 4 周以上，并能排除妊娠、活动性肝病、生殖胚胎源性肿瘤及转移性肝癌者。

(2)影像学检查有明确肝内实质性占位病变，能排除肝血管瘤和转移性肝癌，并具有下列条件之一者。①AFP≥200 μg/L。②典型的原发性肝癌影像学表现。③无黄疸而 ALP 或 GGT 明显增高。④远处有明确的转移性病灶或有血性腹水，或在腹水中找到癌细胞。⑤明确的乙型肝炎标记阳性的肝硬化。

八、鉴别诊断

(一)甲胎蛋白阳性

肝癌的鉴别诊断由于 AFP 存在胚胎期末胚肝、卵黄囊，少量来自胚胎胃肠道，因此有时出现 AFP 假阳性。分娩后 AFP 仍持续上升者应警惕同时存在肝癌。生殖腺胚胎性肿瘤，通过仔细的生殖器与妇科检查鉴别。胃癌、胰腺癌，尤其伴肝转移者常不易鉴别，其 AFP 异常升高的发生率为 1%。但 AFP 浓度多较低，常无肝病背景。B 超可鉴别胰腺癌，继发性肝癌呈“牛眼征”，胃肠钡餐、胃镜有助鉴别胃癌。而且胃癌、胰腺癌转移致肝多见，而肝癌转移胃、胰极少见。肝炎、肝硬化伴 AFP 升高是 AFP 阳性肝癌的最主要鉴别对象，尤其是不伴明显肝功能异常的低中浓度 AFP 升高者。以下几点有助鉴别：①有明确的肝功能障碍而无明确肝内占位者。②AFP 与 ALT 绝对值、动态变化呈相随关系。③AFP 单抗、AFP 异质体、异常凝血酶原等测定，B 超检查。

(二)AFP 阴性

肝癌的鉴别诊断 AFP 阴性而肝内有占位性病变者，常见的鉴别对象包括以下几点。

1.肝血管瘤

与肝癌鉴别的最常见疾病，以下几点有助鉴别：①多见于女性、病程长，发展慢，一般情况好。②无肝病背景。③肝炎病毒标记常阴性。④超声显示边清而无声晕，彩色多普勒常见血管进入占位区。⑤增强 CT 示填充，并常由周边开始。⑥肿块虽大但常不伴肝功能异常。

2.继发性肝癌

常有原发癌史，多为结直肠癌、胰腺癌、胃癌，无肝病背景；肝炎病毒标记常阴性；癌胚抗原增高，显像示散在多发病灶，超声示“牛眼征”，动脉造影示血管较少，^{99m}Tc-PMT 阴性。

3.肝脓肿

以尚未液化或已部分机化的肝脓肿鉴别，以下几点有助鉴别：①有痢疾或化脓性病史。②无肝炎、肝硬化背景。③肝炎病毒标记多阴性。④有或曾有炎症表现，如发热伴畏寒。⑤影像学检查在未液化或脓稠者颇难鉴别，但边缘多模糊且无声晕等包膜现象；已液化者需与肝癌伴中央坏死相鉴别，增强或造影示无血管。

4.肝囊肿、肝棘球蚴病

病程长，无肝病史，棘球蚴病患者常有疫区居住史；一般情况较好；肿块虽大而肝功能障碍不明显；超声显像示液性占位，囊壁薄，常伴多囊肾；包虫皮试可助包虫诊断。

5.肝腺瘤

较少见，女性多于男性，常有口服避孕药多年历史，常无肝病史，^{99m}Tc-PMT 扫描呈强阳性，此点鉴别价值高，因腺瘤分化程度较肝癌好，故摄取 PMT 却无排出通道而潴留呈强阳性。

九、分期

肝癌的分期对于预后评估、合理治疗方案的选择至关重要。国外有多种分期方案，如 BCLC、TNM、JSH、APASL 等。结合中国的具体国情及实践积累，依据患者一般情况、肝肿瘤情况及肝功能情况，建立中国肝癌的分期方案(CNLC)，包括Ⅰa 期、Ⅰb 期、Ⅱa 期、Ⅱb 期、Ⅲa 期、Ⅲb 期、Ⅳ期。

(一)Ⅰa 期

体力活动状态(PS)评分 0～2 分，肝功能 Child-Pugh A/B 级，单个肿瘤，直径≤5 cm，无血管侵犯和肝外转移。

(二)Ⅰb 期

PS 0～2 分，肝功能 Child-Pugh A/B 级，单个肿瘤，直径>5 cm，或 2～3 个肿瘤、最大直径≤3 cm，无血管侵犯和肝外转移。

(三)Ⅱa 期

PS 0～2 分，肝功能 Child-Pugh A/B 级，2～3 个肿瘤，最大直径>3 cm，无血管侵犯和肝外转移。

(四)Ⅱb 期

PS 0～2 分，肝功能 Child-Pugh A/B 级，肿瘤数目≥4 个，肿瘤直径不论，无血管侵犯和肝外转移。

(五)Ⅲa 期

PS 0～2 分，肝功能 Child-Pugh A/B 级，肿瘤情况不论，有血管侵犯而无肝外转移。

(六)Ⅲb 期

PS 0～2 分，肝功能 Child-Pugh A/B 级，肿瘤情况不论，血管侵犯不论，有肝外转移。

(七)Ⅳ期

PS 3～4 分，或肝功能 Child-Pugh C 级，肿瘤情况不论，血管侵犯不论，肝外转移不论。

十、治疗

主要目的是根治，延长生存期，减轻痛苦，原则为早期诊断、早期治疗、综合治疗及积极治疗。手术切除仍为肝癌最主要、最有效的方法，目前的肝癌治疗模式为以外科为主的多种方法的综合与序贯治疗。肝癌治疗领域的特点是多种治疗方法、多个学科共存，而以治疗手段的分科诊疗体制与实现有序规范的肝癌治疗之间存在一定矛盾。因此，肝癌诊疗须加强重视多学科诊疗团队(MDT)的模式，特别是对疑难复杂病例的诊治，从而避免单科治疗的局限性，促进学科交流。肝癌治疗方法包括肝切除术、肝移植术、局部消融治疗、介入治疗、放疗、系统治疗等多种手段，合理治疗方法的选择需要有高级别循证医学证据的支持，但也需要同时考虑地区经济水平的差异。

(一)外科治疗

肝癌的外科治疗是肝癌患者获得长期生存最重要的手段，主要包括肝切除术和肝移植术。

1.肝切除术

肝部分切除是目前治疗肝癌的最佳手段。随着影像诊断技术、肝外科技术、围术期处理技术的进步和术前综合治疗的应用，肝部分切除单就解剖部位来说已经没有禁区，肝切除术后病死率由原来的10%～20%下降至5%以下，有选择的病例进行根治性肝部分切除的5年生存率达26%～50%。小肝癌术后的5年生存率为60%～70%。

(1)肝切除术的基本原则：①彻底性。完整切除肿瘤，切缘无残留肿瘤。②安全性。保留足够体积且有功能的肝组织(具有良好血供以及良好的血液和胆汁回流)以保证术后肝功能代偿，减少手术并发症、降低手术死亡率。

(2)术前患者的全身情况及肝脏储备功能评估：在术前应对患者的全身情况及肝脏储备功能进行全面评价，常采用美国东部肿瘤协作组提出的功能状态评分(ECOGPS)评估患者的全身情况；采用肝功能Child-Pugh评分、吲哚菁绿(ICG)清除实验或瞬时弹性成像测定肝脏硬度评价肝脏储备功能情况。包括中国学者的许多研究结果提示：经过选择的门静脉高压症患者，仍可接受肝切除手术，其术后长期生存优于接受其他治疗。因此，更为精确地评价门静脉高压的程度，有助于筛选适合手术切除的患者。如预期保留肝脏组织体积较小，则采用CT和/或MRI测定剩余肝脏体积，并计算剩余肝脏体积占标准化肝脏体积的百分比。通常认为肝功能Child-Pugh A级、ICG-R15<10%的患者实施手术切除安全性较高；剩余肝脏体积须占标准肝脏体积的40%以上(肝硬化患者)，或30%以上(无肝硬化患者)也是实施手术切除的必要条件。

(3)肝癌切除的适应证：肝脏储备功能良好的CNLC Ⅰa期、Ⅰb期和Ⅱa期肝癌是手术切除的首选适应证。尽管以往研究结果显示对于直径≤3 cm肝癌，切除和局部消融疗效无差异，但最新研究显示，手术切除后局部复发率显著低于射频消融，两种治疗后长期生存无差异的原因可能在于复发后患者接受了更多的挽救性治疗。大量观察数据结果显示，手术切除的远期疗效更好。对于CNLC Ⅱb期肝癌患者，在多数情况下手术切除疗效并不优于经动脉化疗栓塞术(TACE)等非手术治疗。但如果肿瘤局限在同一段或同侧半肝者，或可同时行术中射频消融处理切除范围外的病灶，即使肿瘤数目>3个，手术切除有可能获得比其他治疗方式更好的效果，因此也推荐手术切除，但需更为谨慎的术前评估。对于CNLC Ⅲa期肝癌，如有以下情况也可考虑手术切除：①合并门静脉主干或分支癌栓者，若肿瘤局限于半肝，门静脉分支癌栓(分型Ⅰ/Ⅱ型)是手术适应证，可考虑手术切除肿瘤并经门静脉取栓，术后再实施TACE、门静脉化疗或其他系统治疗；门静脉主干癌栓(Ⅲ型)者手术切除尚有争议。一项随机对照研究发现，对于可切除的有门静脉癌栓的患者，术前接受三维适形放疗，可改善术后生存。②合并胆管癌栓且伴有梗阻性黄疸，肝内病灶亦可切除者。③伴有肝门部淋巴结转移者，切除肿瘤的同时行淋巴结清扫或术后外放疗。④周围脏器受侵犯，可一并切除者。此外，对于术中探查发现不适宜手术切除的肝癌，可考虑行术中肝动脉、门静脉插管化疗或术中其他的局部治疗措施等。

(4)肝癌根治性切除标准包括术中判断标准和术后判断标准。

术中判断标准：①肝静脉、门静脉、胆管以及下腔静脉未见肉眼癌栓。②无邻近脏器侵犯，无肝门淋巴结或远处转移。③肝脏切缘距肿瘤边界>1 cm；如切缘≤1 cm，但切除肝断面组织学检查无肿瘤细胞残留，即切缘阴性。

术后判断标准：①术后1～2个月行超声、CT、MRI(必须有其中两项)检查未发现肿瘤病灶。②如术前血清AFP升高，则要求术后2个月血清AFP定量测定，其水平降至正常范围内(极个别患者血清AFP降至正常的时间会超过2个月)。血清AFP下降速度可早期预测手术切除的彻底性。

(5)肝切除手术技巧：常用的肝手术切除技术主要包括入肝和出肝血流控制技术、肝脏离断技术以及止血技术。术前三维可视化技术有助于在获得肿瘤学根治性的前提下，设计更为精准的切除范围和路径以保护剩余肝脏的重要管道。腹腔镜肝切除术具有创伤小和术后恢复快等优点，回顾性研究发现腹腔镜肝切除的长期疗效与开腹手术相似，但仍有待前瞻性的多中心随机对照研究证实。已有证据显示腹腔镜肝切除术后患者预后优于射频消融，特别是肿瘤位于周边部位；在有经验的中心，腹腔镜肝切除出血更少；ICG荧光、3D腹腔镜、机器人辅助将成为腹腔镜肝切除的重要工具，并将有助于提高肝癌患者手术切除效果。解剖性切除与非解剖性切除均为常用的手术技术。有研究发现宽切缘(切缘距离肿瘤边界较大)的肝切除效果优于窄切缘的肝切除，特别是对于术前可预判存在微血管癌栓的患者。对于巨大肝癌，可采用不游离肝周韧带的前径路肝切除法。对于多发性肝癌，可采用手术切除结合术中局部消融(如射频消融等)方式治疗。对于门静脉癌栓患者，行门静脉取栓术时应暂时阻断健侧门静脉血流，防止癌栓播散。对于肝静脉癌栓或腔静脉癌栓者，可行全肝血流阻断，尽可能整块去除癌栓。合并右心房癌栓者，可经胸切开右心房取出癌栓，同时切除肝肿瘤。合并腔静脉或右心房癌栓时手术风险较大，应慎重选择。对于肝癌伴胆管癌栓者，在去除癌栓的同时，若肿瘤已侵犯部分胆管壁，则应同时切除受累胆管并重建胆道，以降低局部复发率。因切除范围较大而导致剩余肝脏体积过小引起剩余肝脏功能不全，是影响根治性切除的主要原因。为了提高肝癌的可切除性，可采用方法：①术前TACE可使部分不能Ⅰ期手术切除患者的肿瘤缩小后再切除。②经门静脉栓塞(PVE)主瘤所在半肝，使剩余肝脏代偿性增生后再切除肿瘤。临床报道其并发症不多，但需4～6周时间等待对侧肝脏体积增生，为减少等待期间肿瘤进展的风险，可考虑与TACE联合。③联合肝脏分隔和门静脉结扎的二步肝切除术(ALPPS)，适合于预期剩余肝脏体积占标准肝脏体积小于40%的患者。术前评估非常重要，需要综合考虑肝硬化程度、患者年龄、短期承受两次手术的能力等；此外可借助腹腔镜技术或消融技术等降低二次手术的创伤。ALPPS可在短期内提高肝癌的切除率，但同时也存在高并发症发生率及死亡率，初步的观察结果显示ALPPS治疗巨大或多发肝癌的效果优于TACE。需注意短期内两次手术的创伤以及二期手术失败的可能性，建议谨慎、合理地选择手术对象。④对于开腹后探查发现肝硬化程度较重、肿瘤位置深在、多结节的肝癌，术中局部消融可降低手术风险。

(6)切除术后转移复发的防治：肝癌切除术后5年肿瘤复发转移率为40%～70%，这与术前可能已存在微小播散灶或多中心发生有关，故所有患者术后需要接受密切随访。一旦发现肿瘤复发，根据复发肿瘤的特征，可以选择再次手术切除、局部消融、TACE、放疗或全身治疗等，延长患者生存时间。对于具有高危复发风险的患者，两项随机对照研究证实术后TACE治疗具有减少复发、延长生存的效果。另一项随机对照研究结果显示肝切除术后接受槐耳颗粒治疗可减少复发并延长患者生存时间。对于HBV感染的肝癌患者，核苷类似物抗病毒治疗可减少复发、延长生存时间。此外，对于伴有门静脉癌栓患者术后经门静脉置管化疗联合TACE，也可延长患者生存时间。大规模临床研究显示，索拉非尼治疗并未改善早期肝癌患者的术后生存，有小型临床

研究提示，对于复发高危患者术后的索拉非尼治疗可减少肿瘤复发并延长生存时间。

2.肝移植术

肝移植可以彻底消除肝内微转移的隐患及具有恶变潜能的硬化肝，是唯一可能永久治愈肝癌的方法。肝移植治疗小肝癌疗效良好，对于处于肝硬化失代偿期，不能耐受肝切除的患者，首选肝移植在国内外已成为共识。

(1)肝癌肝移植适应证：合适的肝癌肝移植适应证是提高肝癌肝移植疗效、保证宝贵的供肝资源得到公平合理应用、平衡有(或)无肿瘤患者预后差异的关键。关于肝癌肝移植适应证，国际上主要采用米兰标准、美国加州大学旧金山分校(UCSF)标准等。国内尚无统一标准，已有多家单位和学者陆续提出了不同的标准，包括杭州标准、上海复旦标准、华西标准和三亚标准等，这些标准对于无大血管侵犯、淋巴结转移及肝外转移的要求都是一致的，但对于肿瘤的大小和数目的要求不尽相同。上述国内标准在未明显降低术后总体生存率和无瘤生存率的前提下，均不同程度地扩大了肝癌肝移植的适用范围，使更多的肝癌患者因肝移植手术受益。但仍需多中心协作研究以支持和证明，从而获得高级别的循证医学证据。经中国肝癌专家组充分讨论，现阶段推荐采用 UCSF 标准，即单个肿瘤直径≤6.5 cm；肿瘤数目≤3 个，其中最大肿瘤直径≤4.5 cm，且肿瘤直径总和≤8.0 cm；无大血管侵犯。

(2)肝癌肝移植术后复发的预防和治疗：原发肿瘤的复发是肝癌肝移植术后面临的主要问题。其危险因素包括肿瘤分期、血管侵犯、血清 AFP 水平、免疫抑制剂累积用药剂量等。早期撤除或术后无激素方案、减少肝移植后早期钙调磷酸酶抑制剂的用量可降低肿瘤复发率。肝癌肝移植术后采用 mTOR 抑制剂的免疫抑制方案(如西罗莫司、依维莫司)也可能减少肿瘤复发，提高生存率。肝癌肝移植术后一旦肿瘤复发转移(75%发生在肝移植术后 2 年内)，病情进展迅速，复发转移后患者中位生存时间为 7～16 个月。在多学科诊疗的基础上，采取包括变更免疫抑制方案、再次手术切除、TACE、局部消融治疗、放疗、系统治疗等综合治疗手段，可延长患者生存。

(二)局部消融治疗

尽管外科手术是肝癌的首选治疗方法，但因肝癌患者大多合并有肝硬化，或者在确诊时大部分患者已达中晚期，能获得手术切除机会的患者仅为 20%～30%。近年来广泛应用的局部消融治疗，具有对肝功能影响少、创伤小、疗效确切的特点，使一些不适合手术切除的肝癌患者亦可获得根治机会。局部消融治疗是借助医学影像技术的引导对肿瘤靶向定位，局部采用物理或化学的方法直接杀灭肿瘤组织的一类治疗手段。主要包括射频消融(RFA)、微波消融(MWA)、无水乙醇注射治疗(PEI)、冷冻治疗、高强度超声聚焦消融(HIFU)、激光消融、不可逆电穿孔(IRE)等。局部消融最常用超声引导，具有方便、实时、高效的特点。CT、MRI 及多模态图像融合系统可用于观察和引导常规超声无法探及的病灶。CT 及 MRI 引导技术还可应用于肺、肾上腺、骨等转移灶的消融等。消融的路径有经皮、腹腔镜或开腹 3 种方式。大多数的小肝癌可经皮穿刺消融，具有经济、方便、微创的特点。位于肝包膜下的肝癌，特别是突出肝包膜外的肝癌，经皮穿刺消融风险较大、影像学引导困难的肝癌，或经皮消融高危部位的肝癌(贴近心脏、膈肌、胃肠道、胆囊等)且无法采用人工胸腔积液或腹水等热隔离保护措施，可考虑经腹腔镜消融和开腹消融的方法。局部消融治疗适用于 CNLC Ⅰa 期及部分Ⅰb 期肝癌(即单个肿瘤，直径≤5 cm；或 2～3 个肿瘤，最大直径≤3 cm)；无血管、胆管和邻近器官侵犯以及远处转移，肝功能分级 Child-Pugh A/B 级者，可获得根治性的治疗效果。对于不能手术切除的直径 3～7 cm 的单发肿瘤或多发肿瘤，可联合 TACE。下面介绍几种常见的消融手段。

1.射频消融(RFA)

RFA是肝癌微创治疗常用消融方式,其优点是操作方便、住院时间短、疗效确切、消融范围可控性好,特别适用于高龄、合并其他疾病、严重肝硬化、肿瘤位于肝脏深部或中央型肝癌的患者。对于能够手术的早期肝癌患者,RFA的无瘤生存率和总生存率类似或稍低于手术切除,但并发症发生率、住院时间低于手术切除。对于单个直径≤2 cm肝癌,有证据显示RFA的疗效类似或高于手术切除,特别是位于中央型的肝癌。对于不能手术切除的早期肝癌患者,系统评价分析以及一些长期研究的结果表明,RFA可获得根治性的疗效,应推荐其作为不适合手术的早期肝癌的一线治疗。RFA治疗的精髓是对肿瘤整体灭活和足够的消融安全边界,并尽量减少正常肝组织损伤,其前提是对肿瘤浸润的准确评估和卫星灶的识别。因此,十分强调治疗前精确的影像学检查。超声造影技术有助于确认肿瘤的实际大小和形态、界定肿瘤浸润范围、检出微小肝癌和卫星灶,为制订消融方案灭活肿瘤提供了可靠的参考依据。

2.微波消融(MWA)

MWA是常用的热消融方法,在局部疗效、并发症发生率以及远期生存方面与RFA相比都无显著差异。其特点是消融效率高、所需消融时间短、能降低RFA所存在的"热沉效应",对于血供丰富的较大肿瘤以及临近血管肿瘤显示出优势,治疗时间短且不受体内金属物质影响,为高龄难以耐受长时间麻醉以及支架、起搏器植入术后患者提供了机会,近年来临床应用逐渐增多。建立温度监控系统可以调控有效热场范围,使MWA过程更加安全。随机对照研究显示,RFA与MWA两者之间无论是在局部疗效和并发症方面,还是生存率等方面差异均无统计学意义。MWA和RFA这两种消融方式的选择,可根据肿瘤的大小、位置,选择更适宜的消融方式。

3.无水乙醇注射治疗(PEI)

PEI适用于直径≤3 cm肝癌的治疗,局部复发率高于RFA,但PEI对直径≤2 cm的肝癌消融效果确切,远期疗效类似于RFA。PEI的优点是安全,特别适用于癌灶贴近肝门、胆囊及胃肠道组织等高危部位,但需要多次、多点穿刺以实现药物在瘤内弥散作用。肝癌消融治疗后的评估和随访:局部疗效评估的推荐方案是在消融后1个月左右,复查动态增强CT或MRI,或超声造影,以评价消融效果。对于治疗前血清AFP升高的患者,检测血清AFP动态变化。消融效果可分为以下两种。

(1)完全消融:经动态增强CT或MRI扫描,或超声造影随访,肿瘤消融病灶动脉期未见强化,提示肿瘤完全坏死。

(2)不完全消融:经动态增强CT或MRI扫描,或超声造影随访,肿瘤消融病灶内动脉期局部有强化,提示有肿瘤残留。对治疗后有肿瘤残留者,可以进行再次消融治疗;若2次消融后仍有肿瘤残留,应放弃消融疗法,改用其他疗法。完全消融后应定期随访复查,通常情况下每隔2～3个月复查血清学肿瘤标志物、超声检查、MRI或CT,以便及时发现可能的局部复发病灶和肝内新发病灶,利用消融微创、安全和简便易于反复施行的优点,有效地控制肿瘤进展。

(三)介入治疗

主要包括TACE和肝动脉置管持续化疗灌注(HAIC)等。TACE目前被公认为是肝癌非手术治疗的最常用方法之一。对于部分肝癌患者经TACE等治疗后效果不好的情况下,可以酌情使用HAIC治疗。此处重点介绍TACE治疗。

1.TACE的适应证

(1)CNLC Ⅱb、Ⅲa和部分Ⅲb期肝癌患者,肝功能Child-Pugh A级或B级,PS评分0～

2分。

(2)可以手术切除,但由于其他原因(如高龄、严重肝硬化等)不能或不愿接受手术治疗的CNLC Ⅰb、Ⅱa期肝癌患者。

(3)门静脉主干未完全阻塞,或虽完全阻塞但门静脉代偿性侧支血管丰富或通过门静脉支架植入可以复通门静脉血流的肝癌患者。

(4)肝动脉门静脉分流造成门静脉高压出血的肝癌患者。

(5)肝癌切除术后,DSA可以早期发现残癌或复发灶,给予TACE治疗。

2.TACE的禁忌证

(1)肝功能严重障碍(肝功能Child-Pugh C级),包括黄疸、肝性脑病、难治性腹水或肝肾综合征等。

(2)无法纠正的凝血功能障碍。

(3)门静脉主干完全被癌栓栓塞,且侧支血管形成少。

(4)合并活动性肝炎或严重感染且不能同时治疗者。

(5)肿瘤远处广泛转移,估计生存时间<3个月者。

(6)恶病质或多器官衰竭者。

(7)肿瘤占全肝体积的比例≥70%(如果肝功能基本正常,可考虑采用少量碘油乳剂和颗粒性栓塞剂分次栓塞)。

(8)外周血白细胞和血小板显著减少,白细胞$<3.0\times10^9$/L,血小板$<50\times10^9$/L(非绝对禁忌,如脾功能亢进者,排除化疗性骨髓抑制)。

(9)肾功能障碍:血肌酐>2 mg/dL或者血肌酐清除率<30 mL/min。

3.TACE操作要点和分类

(1)第一步:行肝动脉造影,通常采用Seidinger方法,经皮穿刺股动脉途径插管(或对有条件的患者采用经皮穿刺桡动脉途径插管),将导管置于腹腔干或肝总动脉行DSA造影,造影图像采集应包括动脉期、实质期及静脉期;应做肠系膜上动脉等造影,注意寻找侧支供血。仔细分析造影表现,明确肿瘤部位、大小、数目以及供血动脉。

(2)第二步:行肝动脉插管化疗、栓塞。根据操作的不同,通常分为以下几种。①肝动脉灌注化疗(TAI):经肿瘤供血动脉灌注化疗,常用化疗药物有蒽环类、铂类等。②肝动脉栓塞(TAE):单纯用栓塞剂堵塞肝肿瘤的供血动脉。③TACE:把化疗药物与栓塞剂混合在一起,经肿瘤的供血动脉支注入。TACE治疗最常用的栓塞剂是碘油乳剂(内含化疗药物)、标准化吸收性明胶海绵颗粒、空白微球、聚乙烯醇颗粒和药物洗脱微球。先灌注一部分化疗药物,一般灌注时间不应<20分钟。然后将另一部分化疗药物与碘油混合成乳剂进行栓塞。碘油用量一般为5~20 mL,不超过30 mL。在透视监视下依据肿瘤区碘油沉积是否浓密、瘤周是否已出现门静脉小分支影为界限。在碘油乳剂栓塞后加用颗粒性栓塞剂。提倡使用超液化乙碘油与化疗药物充分混合成乳剂,尽量避免栓塞剂反流栓塞正常肝组织或进入非靶器官。栓塞时应尽量栓塞肿瘤的所有供养血管,以尽量使肿瘤去血管化。

4.TACE术后常见不良反应和并发症

(1)TACE治疗的最常见不良反应是栓塞后综合征,主要表现为发热、疼痛、恶心和呕吐等。发热、疼痛的发生原因是肝动脉被栓塞后引起局部组织缺血、坏死,而恶心、呕吐主要与化疗药物有关。此外,还有穿刺部位出血、白细胞下降、一过性肝功能异常、肾功能损害以及排尿困难等其他常见不良反应。介入治疗术后的不良反应会持续5～7天，经对症治疗后大多数患者可以完全恢复。

(2)并发症：急性肝、肾功能损害；消化道出血；胆囊炎和胆囊穿孔；肝脓肿和胆汁瘤形成；栓塞剂异位栓塞(包括碘化油肺和脑栓塞、消化道穿孔、脊髓损伤、膈肌损伤等)。

5.影响TACE远期疗效的主要因素

肝硬化程度、肝功能状态；血清AFP水平；肿瘤的容积和负荷量；肿瘤包膜是否完整；门静脉有无癌栓；肿瘤血供情况；肿瘤的病理学分型；患者的体能状态；有慢性乙型病毒性肝炎背景患者的血清HBV-DNA水平。

6.TACE术后评估及间隔期间治疗

一般建议第1次TACE治疗后4～6周时复查CT和/或MRI、肿瘤相关标志物、肝肾功能和血常规检查等；若影像学检查显示肝脏肿瘤灶内的碘油沉积浓密、瘤组织坏死且无增大和无新病灶，暂时可以不做TACE治疗。至于后续TACE治疗的频次应依随访结果而定，主要包括患者对上一次治疗的反应、肝功能和体能状况的变化。随访时间可间隔1～3个月或更长时间，依据CT和/或MRI动态增强扫描评价肝脏肿瘤的存活情况，以决定是否需要再次进行TACE治疗。但是，对于大肝癌/巨块型肝癌常需要2～4次的TACE治疗。目前主张综合TACE治疗，即TACE联合其他治疗方法，目的是控制肿瘤，提高患者生活质量和让患者带瘤长期生存。

(四)放疗

放疗分为外放疗和内放疗。外放疗是利用放疗设备产生的射线(光子或粒子)从体外对肿瘤照射。内放疗是利用放射性核素，经机体管道或通过针道植入肿瘤内。

1.外放疗

(1)外放疗适应证：①CNLC Ⅰa、部分Ⅰb期肝癌患者，如无手术切除或局部消融治疗适应证或不愿接受有创治疗，也可考虑采用肝癌立体定向放疗(SBRT)作为替代治疗手段。据报道其生存时间与手术切除或局部消融治疗类似。②CNLC Ⅱa、Ⅱb、Ⅲa期肝癌患者，有证据表明TACE联合外放疗，可改善局部控制率、延长生存时间，较单用TACE、索拉非尼或TACE联合索拉非尼治疗的疗效好，可适当采用。③CNLC Ⅲb期肝癌患者部分寡转移灶者，可行SBRT，延长生存时间；外放疗也可减轻淋巴结、肺、骨、脑或肾上腺转移所致疼痛、梗阻或出血等症状。④一部分无法手术切除的肝癌患者肿瘤放疗后缩小或降期，可转化为手术切除；外放疗也可用于等待肝癌肝移植术前的桥接治疗；肝癌手术切缘距肿瘤≤1 cm的窄切缘术后可以辅助放疗，减少病灶局部复发或远处转移，延长患者无疾病进展期。

(2)外放疗禁忌证：肝癌患者如肝内病灶弥散分布，或CNLC Ⅳ期者，不建议行外放疗。

(3)外放疗实施原则与要点：肝癌外放疗实施原则为综合考虑肿瘤照射剂量、周围正常组织耐受剂量，以及所采用的放疗技术。肝癌外放疗实施要点：①放疗计划制定时，肝内病灶在增强CT中定义，必要时参考MRI等多种影像资料，可利用正常肝组织的再生能力，放疗时保留部分正常肝不受照射，可能使部分正常肝组织获得增生。②肝癌照射剂量，与患者生存时间及局部控制率密切相关，基本取决于周边正常组织的耐受剂量。肝癌照射剂量：立体定向放疗一般推荐3～6次，30～60 Gy；常规分割放疗为50～75 Gy；新辅助放疗门静脉癌栓的剂量可为6次，3 Gy。③正常组织耐受剂量需考虑：放疗分割方式、肝功能Child-Pugh分级、正常肝(肝脏肿瘤)体积、胃肠道瘀血和凝血功能状况等。④肝癌放疗技术：建议采用三维适形或调强放疗、图像引导放疗(IG-RT)或SBRT等技术。IGRT优于非IGRT技术，螺旋断层放疗适合多发病灶的肝癌患者。

呼吸运动是导致肝脏肿瘤在放疗过程中运动和形变的主要原因，目前可采取多种技术以减少呼吸运动带来的影响，如门控技术、实时追踪技术、呼吸控制技术、腹部加压结合 4D-CT 确定内靶区技术等。

(4)外放疗主要并发症：放射性肝病(RILDs)是肝脏外放疗的剂量限制性并发症，分典型性和非典型性两种。①典型 RILD：碱性磷酸酶(AKP)升高＞2 倍正常值上限、无黄疸性腹水、肝大。②非典型 RILD：AKP＞2 倍正常值上限、谷丙转氨酶＞正常值上限或治疗前水平 5 倍、肝功能 Child-Pugh 评分下降≥2 分，但是无肝大和腹水。诊断 RILD 必须排除肝肿瘤进展、病毒性或药物性所致临床症状和肝功能损害。

2.内放疗

放射性粒子植入是局部治疗肝癌的一种方法，包括^{90}Y 微球疗法、^{131}I 单克隆抗体、放射性碘化油、^{125}I 粒子植入等。粒子植入技术包括组织间植入、门静脉植入、下腔静脉植入和胆道内植入，分别治疗肝内病灶、门静脉癌栓、下腔静脉癌栓和胆管内癌或癌栓。氯化锶(^{89}Sr)发射出β射线，可用于靶向治疗肝癌骨转移病灶。

(五)系统治疗

对于晚期肝癌患者，有效的系统治疗可以减轻肿瘤负荷，改善肿瘤相关症状，提高生活质量，延长生存时间。目前系统治疗效果仍不尽如人意，患者可以参加合适的临床研究。

姑息一线、二线系统治疗的主要适应证：①合并有血管侵犯或肝外转移的 CNLC Ⅲa、Ⅲb 期肝癌患者。②虽为局部病变，但不适合手术切除或 TACE 的 CNLC Ⅱb 期肝癌患者。③合并门静脉主干或下腔静脉瘤栓者。④多次 TACE 后肝血管阻塞和/或 TACE 治疗后进展的患者。

主要相对禁忌证：①ECOGPS 评分＞2 分，肝功能 Child-Pugh 评分＞7 分。②中重度骨髓功能障碍。③肝、肾功能明显异常，如氨基转移酶(AST 或 ALT)＞5 倍正常值上限和/或胆红素显著升高＞2 倍正常值上限、血清蛋白＜28 g/L 或肌酐清除率(CCr)＜50 mL/min。④具有感染、发热、活动性出血或肝性脑病。对于不能耐受或者不愿接受一线和二线系统治疗的肝癌患者，可建议中医中药及最佳支持治疗。

1.一线治疗

(1)索拉非尼(SOrafen Ⅰb)：多项临床研究表明，索拉非尼对于不同国家和地区、不同肝病背景的晚期肝癌患者都具有一定的生存获益。常规推荐用法为 400 mg，口服，每天 2 次；可用于肝功能 Child-Pugh A 级或 B 级的患者。而相对于肝功能 Child-Pugh B 级，Child-Pugh A 级的患者生存获益更明显。需注意对 HBV 和肝功能的影响，提倡全程管理基础肝病。最常见的不良反应为腹泻、体质量下降、手足综合征、皮疹、心肌缺血以及高血压等，一般发生在治疗开始后的 2～6 周。

(2)仑伐替尼(LenVatin Ⅰb)：仑伐替尼适用于不可切除的 CNLC Ⅱb、Ⅲa、Ⅲb 期、肝功能 Child-PughA 级的肝癌患者，其一线治疗效果不劣于索拉非尼，HBV 相关肝癌具有较好的生存获益。仑伐替尼已经获得批准用于肝功能 Child-Pugh A 级的晚期肝癌患者。用法：体质量≥60 mg者，12 mg，口服，每天 1 次；体质量＜60 mg 者，8 mg，口服，每天 1 次。常见不良反应为高血压、腹泻、食欲下降、疲劳、手足综合征、蛋白尿、恶心以及甲状腺功能减退等。

(3)系统化疗：FOLFOX4 方案在我国被批准用于治疗不适合手术切除或局部治疗的局部晚期和转移性肝癌。多项Ⅱ期研究报道含奥沙利铂的系统化疗联合索拉非尼可使客观缓解率有所提高，无进展生存时间和总生存时间均有延长，且安全性良好。对于肝功能和体力状态良好的患者，可考虑此联合治疗，但尚需临床随机对照研究提供高级别循证医学证据。另外，三氧化二砷对中晚期肝癌具有一定的姑息治疗作用，在临床应用时应注意监测和防止肝肾毒性。

2.二线治疗

(1)瑞戈非尼(RegOrafen Ⅰb)：瑞戈非尼被批准用于既往接受过索拉非尼治疗的 CNLC Ⅱb、Ⅲa 和Ⅲb 期肝癌患者。用法为 160 mg，每天 1 次，连用 3 周，停用 1 周。在我国，初始剂量可采用一次 80 mg 或 120 mg，每天 1 次，根据患者的耐受情况逐渐增量。常见不良事件是高血压、手足皮肤反应、乏力及腹泻等。

(2)其他二线治疗方案：美国 FDA 批准纳武利尤单克隆抗体和帕博利珠单克隆抗体用于既往索拉非尼治疗后进展或无法耐受索拉非尼的肝癌患者。目前，中国企业自主研发的免疫检查点抑制剂，如卡瑞利珠单克隆抗体、特瑞普利单克隆抗体、信迪利单克隆抗体等正在开展临床研究。免疫治疗与靶向药物、化疗药物、局部治疗的联合方案也在不断地探索中。免疫相关毒性反应(irAEs)可发生在皮肤、神经内分泌、胃肠道、肝、肺、心脏、肾脏等各个系统。需特别警惕免疫性肠炎、肺炎、肝炎和心肌炎等严重不良反应。一般而言，中度或重度 irAEs 需要中断免疫检查点抑制剂并启用糖皮质激素免疫抑制剂治疗，处理应根据不良反应发生的部位和严重程度而异。其他免疫调节剂(如干扰素 α、胸腺素 α_1 等)、细胞免疫治疗(如嵌合抗原受体 T 细胞疗法即 CAR-T、细胞因子诱导的杀伤细胞疗法即 CIK)均有一定抗肿瘤作用，但尚待大规模的临床研究加以验证。此外，美国 FDA 批准卡博替尼用于一线系统治疗后进展的肝癌患者，批准雷莫芦单克隆抗体用于血清 AFP 水平≥400 ng/mL 肝癌患者的二线治疗。但是，这两种药物尚未在国内上市。国产小分子抗血管生成靶向药物阿帕替尼用于肝癌患者二线治疗的临床研究正在进行。

(六)其他治疗

1.中医中药治疗

中医中药治疗能够改善临床症状，提高机体的免疫力，减轻放化疗不良反应，提高患者的生活质量。我国药监部门业已批准了若干种现代中药制剂，如槐耳颗粒可用于手术切除后的辅助治疗。另外，榄香烯、华蟾素、康莱特、康艾、肝复乐、金龙胶囊、艾迪、鸦胆子油以及复方斑蝥胶囊等用于治疗肝癌，具有一定的疗效，患者的依从性、安全性和耐受性均较好，但是需要进一步规范化临床研究以获得高级别的循证医学证据支持。

2.抗病毒治疗及其他保肝治疗

合并有 HBV 感染特别是复制活跃的肝癌患者，口服核苷(酸)类似物抗病毒治疗应贯穿治疗全过程。宜选择强效低耐药的药物如恩替卡韦、替诺福韦酯或丙酚替诺福韦等。对于 HCV 相关肝癌，如果有肝炎活动建议应行直接抗病毒药物(DAA)或聚乙二醇干扰素 α 联合利巴韦林抗病毒治疗。肝癌患者在自然病程中或治疗过程中可能会伴随肝功能异常，应及时适当地使用具有抗炎、降酶、抗氧化、解毒、利胆和肝细胞膜修复保护作用的保肝药物，如异甘草酸镁注射液、甘草酸二铵、复方甘草酸苷、双环醇、水飞蓟宾、还原型谷胱甘肽、腺苷蛋氨酸、熊去氧胆酸、多烯磷脂酰胆碱、乌司他丁等。这些药物可以保护肝功能、提高治疗安全性，降低并发症和改善生活质量。

3.对症支持治疗

对于晚期肝癌患者，应给予最佳支持治疗，包括积极镇痛、纠正贫血、纠正低蛋白血症、加强营养支持，控制合并糖尿病患者的血糖水平，处理腹水、黄疸、肝性脑病、消化道出血及肝肾综合征等并发症。针对有症状的骨转移患者，可使用双磷酸盐类药物。另外，适度的康复运动可以增强患者的免疫功能。同时，要理解患者及家属的心态，采取积极的措施，包括药物治疗，调整其相应的状态，把消极心理转化为积极心理，通过舒缓疗护让其享有安全感、舒适感，而减少抑郁与焦虑。

十一、预后

肝癌曾经被认为是不治之症，随着近年来肝癌临床研究的进展，肝癌的生存率有着明显提高。总的5年生存率提高10%左右，而对于行根治性切除的肝癌患者，5年生存率达50%。影响肝癌预后的因素较多，肿瘤的生物学特性、机体的免疫功能、治疗方式及患者的并发症等均对预后起着一定作用。目前认为，分化程度高、巨块型、具有完整包膜的肿瘤有着更好的预后，而分化程度低、弥漫型、无包膜、有血管侵犯、门静脉瘤栓及卫星灶则往往提示预后不良。近年来，有关肿瘤与免疫关系的研究发展迅速，越来越多的研究表明机体的免疫功能影响着肿瘤的发生、发展及预后。不同的治疗方式是影响肝癌患者预后的最主要因素。研究表明，手术治疗仍是肝癌治疗的最佳方法，其远期疗效优于其他手段。目前有大量临床资料表明，手术根治性切除肿瘤是治疗肝癌获得长期存活的重要手段。此外，患者如合并慢性肝炎、肝硬化、不同肝功能的分级，也有着不同的预后，肝功能越差，也提示预后较差；男性、酗酒往往和预后不佳相关。

（刘杨军）

第十二章 胆道疾病

第一节 先天性胆道畸形

一、先天性胆囊变异

胆囊先天性变异的种类较多，可单独出现，也可有数种变异或与胆管的变异同时存在。外科医师应熟悉胆囊的各种变异，以避免手术中发生意外。

(一)胆囊数量的变异

胆囊缺如、双胆囊畸形、三胆囊畸形等。

(二)胆囊形状的变异

分隔胆囊、分叶胆囊、鸭舌帽胆囊、葫芦形胆囊、胆囊憩室等。

(三)胆囊位置的变异

肝内胆囊、左位胆囊、游动胆囊、横位胆囊等。

(四)胆囊管的变异

胆囊管的位置随胆囊的位置而变化。此外，有胆囊管过长或过短、双支胆囊管等。胆囊变异一般没有临床症状，若合并胆囊炎、胆石症，则有实际意义。胆道图像检查多能得出准确的术前诊断。胆囊造影及B超检查常能偶然发现这类变异。在诊断有困难时，也可行内镜逆行性胆胰管造影术(ERCP)或磁共振胆胰管造影(MRCP)。症状不明显的胆囊变异，不需要特殊治疗。若合并有胆囊炎、胆囊结石或影响胆囊的排空功能者，则需采用手术治疗。

二、胆管变异

左、右肝管变异较少，较少发现胆囊管开口于右肝管者。无右肝管、右肝管汇入胆囊管等罕见。

副肝管也被称为副胆管，这一概念在被提出以来，经历了很大的发展。目前，通常将副肝管定义为肝外部分的叶或段肝管，其主要源于肝实质的某一叶，也可由某一段肝管低位与肝外胆管汇合形成的，独立于其他的肝内胆管。另外广义的副肝管还包括迷走胆管和胆囊胆管(Luschka管)。副肝管的胚胎学定义认为在胚胎50天时当胆管被渐渐牵向背侧下方时，本应该在肝内的分支却下降到肝外形成的。Hayes等人根据副肝管汇入肝总管的位置，将其分为右副肝管和左副肝管，日本学者通过肝铸模型标本的研究，发现右后叶胆管的发生率较高。副肝管是肝门部的一个重要解剖学异常，出现率10%～20%。Moosman曾调查250名患者，其中16%在Calot三角发现副肝管。由于副肝管的常见和复杂的解剖位置变异，容易在胆道或者胆囊手术中受到损伤。它的开口越低，越接近于胆囊管开口，就越易受到损伤；而开口于胆囊者，肯定会被切断。熟悉这种变异对于预防胆囊切除术中副肝管损伤有重要意义。

三、先天性胆道闭锁

先天性胆道闭锁是一种少见的新生儿疾病。有人统计在10 000个出生婴儿中，有1例胆道闭锁患儿。

（一）发病原理

本病的发病原理目前尚不清楚，显然是胎儿在胚胎发育过程中胆管发育停顿的结果。胚胎时胆道为一实体，而后逐渐演化成完整的空腔。这种演化过程在某一阶段停顿，即可出现不同部位胆道闭锁。如胆囊闭锁，可形成纤维组织条索，有时变现为与胆管隔绝的空隙，内含少量透明黏液，没有胆汁。

（二）分型

为便于临床诊断与治疗，通常将胆道闭锁分为以下三型。

1.肝外型

病变主要累及肝外胆管，但范围不同，有的全部肝外胆管包括胆囊均闭锁；有的局限在肝总管或胆总管下端，胆囊可完全闭锁，亦可仅留有一个空隙。

2.肝内型

病变主要累及肝内胆管，闭锁程度也不尽相同，可局限于左右肝管或左肝管或右肝管，亦可全部肝内胆管受累。

3.弥漫型

病变累及肝内外胆管，闭锁程度不一，有的部分变现为完全闭锁，另一部分表现为部分闭锁或狭窄。

据临床统计，多数病例为肝内型与弥漫型胆道闭锁，能够采用外科手术治疗的胆道闭锁只占少数，80%～90%的病例无法进行手术治疗。

（三）临床表现

大约75%的胆道闭锁新生儿在出生后两周发现持续性黄疸，无波动，粪便呈灰白色，尿如浓茶。新生儿出生后2～3个月，患儿的营养和发育渐受影响，出生4～5个月后则明显恶化，易合并感染，如腹泻、上呼吸道感染、出血等。

查体：早期一般营养情况尚好，后期可有维生素不足表现，如出血倾向、眼干燥症等。腹部多明显膨胀，肝脏极度增大，质地坚硬。后期多有脾大和腹水。

（四）实验室检查

可有轻度贫血、尿胆原阴性、胆色素试验阳性。肝功能检查可有明显变化，如血清胆红素与黄疸指数明显增高，凡登白试验直接阳性，凝血酶原减少，凝血时间延长。十二指肠引流无胆汁。

（五）影像学检查

B超、CT、MRCP对本病有明确的诊断价值，对病变部位也有准确的提示。

(六)治疗

确诊该病者,要进行手术探查。手术时间宜在出生后2～3个月。然而,手术成功率较低,且多限于肝外型闭锁,死亡率亦高。

术前的准备(营养的补充、贫血的恢复等)十分重要。手术方法有胆管内引流术,如胆管空肠吻合、胆管或胆囊、十二指肠吻合等。也有实行肝外侧叶切除、肝肠吻合的报告,有条件的单位可采用肝移植。

四、先天性胆总管囊性扩张症

先天性胆总管囊性扩张症是一类以肝内和/或肝外胆管囊性扩张为特征的先天性疾病,常合并胆管结石、胆管炎,其癌变率是普通人群的20～30倍。对于本病有多种不同命名,过去称为胆总管囊肿,现多称为先天性胆总管囊性扩张症。单纯肝内胆管的囊性扩张,称Caroli病。该病多见于儿童,但也见于成年人。亚洲地区多见,其中我国与日本为多。

(一)病因

本病的病因尚不明确。可能与3个因素有关。

(1)胆总管壁的自主神经发育不全,致使胆管壁薄弱及扩张。

(2)胆总管远端的梗阻 通常是先天性的狭窄,同时再存在胆管壁的薄弱,致使胆管扩张。若从肉眼所见,可见胀大胆总管,大小不一,一般在500～2 000 mL,有时可达5 000 mL。囊肿壁可因炎症而充血或是纤维化增厚,甚至钙化。镜检可见平滑肌及结缔组织,但无上皮。囊肿内的胆汁可因感染而变为浑浊或成脓性。成年人胆总管囊性扩张常伴有胆石症或有恶性变。囊肿的远端胆管常有狭窄。

(3)胰胆管汇合部的解剖异常这是当前更多被接受的学说,支持胰胆管汇合部的解剖异常的依据:①胆道内淀粉酶含量明显增高;②60%~90%的病例存在胆胰肠汇合部异常;③胰管和胆管囊肿之间存在压力梯度;④囊肿壁黏膜呈慢性炎症改变。

该病常引起梗阻性黄疸。故可有肝大和充血,病程较久者可引起胆汁性肝硬化或胰腺病变。

(二)分型

本病的分类尚不统一。根据位置、形状和胆管扩张的类型,曾提出几种分型系统。最为广泛接受的是修改后的Todani分型,包括五种类型。

1.Ⅰ型

肝外胆管梭形或囊性扩张,累及肝总管和胆总管。

(1)Ⅰa:囊性扩张。

(2)Ⅰb:节段性扩张。

(3)Ⅰc:肝外胆管弥漫性扩张。

2.Ⅱ型

胆总管憩室样扩张(choledochal diverticula)T,位于十二指肠以上。

3.Ⅲ型

胆总管末端膨出(choledochele)。

4.Ⅳ型

肝内胆管和肝外胆管的囊性扩张。

(1)Ⅳ-A:肝内外胆管囊状扩张。

(2)Ⅳ-B:肝外胆管多发囊状扩张。

5.Ⅴ型

肝内胆管囊状扩张症(Caroli病)。

Caroli病也可作为一种独立性疾病,有人根据肝损害的程度分为单纯性和合并肝硬化两种类型。国内黄志强等从外科治疗原则的差别,依据Caroli病肝内囊肿的解剖位置分布特点,分为四型:Ⅰ型局限型;Ⅱ型弥漫型;Ⅲ型中央型;Ⅳ型合并胆总管囊肿型。该分型简洁实用,对外科治疗具有指导意义。

(三)并发症

肝内胆管扩张症的并发症有以下几种。

1.胆石症

胆石症可由胆汁淤积、胆道感染引起。

2.肝硬化

临床上有肝硬化症状,如肝大、肝功能异常等。

3.胆管癌

可能在长期胆汁淤积的基础上,发生恶性变。临床上有进行性病情加重,如肝大、恶病质等。

4.胆管炎

变现为反复发作的胆管炎症状,如腹痛、发冷发热,也可有轻度黄疸。

5.肝脓肿

临床上有肝脓肿的症状。

(四)临床表现

本病的典型表现是腹痛、腹部包块、黄疸三联征。儿童更多表现为黄疸和/或肿块,而成人先天性胆总管囊性扩张可能是偶然发现或有症状时发现,其症状与囊肿长期存在及并发症有关,如化脓性胆管炎、胰腺炎、扩张胆管内结石和/或扩张胆管恶变等,会出现黄疸、发热寒战、恶心呕吐,但三联征同时出现者少。

体格检查可有轻度或中度黄疸。在右上腹可有不同程度的压痛,因成人腹壁较为坚实,大多数患者的腹部包块扪及不清,仅部分患者可触及包块,包块不活动,有囊性感。

(五)临床检查

检查方法有以下几方面。

1.实验室检查

非发作时,无阳性所见;急性发作时,白细胞计数增高;血清胆红素和酶学水平(谷丙转氨酶,碱性磷酸酶、γ-谷氨酰转肽酶)常增高,为梗阻性黄疸的表现。

2.B超检查

B超可见囊肿相应处的巨大液性暗区。B超检查准确、快捷、无创,又可多次重复检查,为常规检查项目之一。若与内镜逆行性胆胰管造影(ERCP)或MRCP联合使用,更有助于本病之诊断。

3.内镜逆行性胆胰管造影术(ERCP)检查

如插管成功可显示出囊肿的大小和轮廓,但更要注意同时伴随的胆道狭窄、结石及恶性变。虽然这种直接胆管造影技术有提供诊断信息的优势(如细胞刷或活检),但也存在缺点,即导致严重的操作相关并发症。

4.经皮肝胆道穿刺术(PTC)检查

PTC 可获得良好的胆道影像,但因其有可能造成出血、胆漏,引起胆汁性腹膜炎,故这种方法均应在做好手术前准备的情况下进行。

5.磁共振胆胰管成像(MRCP)检查

MRCP 是一种无创性检查技术,可清晰地显示囊肿大、小部位,有无胆道狭窄,是否有结石存在及恶变可能。

6.CT 检查

CT 能显示出肝脏轮廓、胆道扩张的部位程度、胆管壁厚度、胆管有无结石,并能判定有无恶变、是否伴有肝硬化、肝脓肿、转移病灶等。

(六)治疗

未经治疗的先天性胆总管囊性扩张症可以继发胆管炎、梗阻性黄疸、胆石症、胆汁性肝硬化、肝脓肿、胰腺炎等,还可以发生囊肿自发性破裂和癌变,因此现在多主张一旦临床确诊应尽早手术治疗。

手术方法的选择原则取决于:①手术创伤的大小及难度;②从病理生理角度分析该手术的优缺点;③手术治疗的近期与远期疗效。

1.囊肿外引流术

多用于囊肿继发严重感染、囊肿破裂、伴有肝功能严重损害或全身情况不良的患者,作为第一期手术,待情况好转后再进一步处理。

2.囊肿内引流术

这类手术可起到较好的胆汁引流作用。其中手术方法可有囊肿胃吻合术、囊肿十二指肠吻合术和囊肿空肠 Roux-en-Y 吻合术三种。由于囊肿存有恶变可能,已不采用这一术式。

3.囊肿切除术

这是目前最多采用的术式。只要胆管周围没有严重的粘连,切除囊肿多无困难,但要注意囊肿下缘残留过长可出现蛋白栓、胰腺炎及残留囊肿组织癌变。而囊肿下缘过度剥离,易招致胰瘘、胰腺炎,甚至腹腔血等严重并发症。在囊肿切除后,远端胆管予以缝扎关闭,通常要在肝门区肝总管处,与空肠相吻合。吻合方法有两种:①胆管空肠 Roux-en-Y 吻合术,方法较为简单,可利用肝总管的端与空肠的端或侧壁行吻合,再行一个空肠的端侧吻合;②肝总管空肠袢式吻合术及空肠-空肠。

(刘杨军)

第二节　胆道运动障碍

胆道运动障碍又称胆道运动紊乱或张力障碍或协同失调,是由于自主神经或消化道激素的调节功能失调,引起的胆道运动功能障碍,而导致胆汁流入十二指肠发生的异常非器质性病变。胆道运动障碍实际上是胆道疾病中的常见病理状态,由于对本病缺乏认识,可能误诊为胆石症或胆道蛔虫病而行手术,有的病例延误诊断而发展成为奥狄括约肌狭窄或并发胆道感染、急性或慢性胰腺炎等。

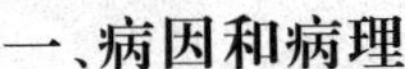

一、病因和病理

本病的病因目前尚不十分明确。很显然，胆道的运动功能与自主神经系统和消化道激素有关。当迷走神经受刺激或过度兴奋时，可引起胆囊收缩和奥狄括约肌松弛。交感神经对胆道影响较弱。脂肪饮食进入十二指肠后刺激肠黏膜分泌缩胆囊素，也可引起胆囊收缩。因此，正常人在消化期间，迷走神经兴奋、胆囊收缩和奥狄括约肌舒张三者之间是相互协调的，如果一方发生异常，就会导致本病的发生。

通常将胆道运动障碍分为原发性与继发性两类。

(一)原发性胆道运动障碍

消化道和肝胆系统无器质性病变，单纯表现为胆道运动障碍。这类疾病常与精神紧张、过度疲劳、精神抑郁、月经或妊娠、营养状况欠佳、肠道寄生虫等因素有关。

(二)继发性胆道运动障碍

继发性胆道运动障碍是继发于消化道、肝胆疾病或胆道手术后的胆道功能失调。临床表现本病的主要症状是剑突下或右上腹疼痛，其程度不一。然而，仔细了解这类腹痛，可发现有其特点：①腹痛常有发病诱因，如神经刺激、月经周期等；②腹痛不伴有发热、白细胞增多等感染现象；③腹痛常突然发生，给予或不给予治疗亦可停止；④腹痛常向上腹部或肩背部放射；⑤腹痛程度一般较胆石症轻(也有类似胆道蛔虫病之胆绞痛者)，腹痛持续时间较胆石症的胆绞痛为短；⑥腹痛发作可伴有恶心呕吐、食欲减退、上腹胀满等消化道症状。

病程长的胆道运动障碍可引起器质性病变，如继发胆囊炎、胆管炎时，可有发热、轻度黄疸等；继发胰腺炎时，可出现胰腺炎的症状及体征，血、尿淀粉酶多增高。

二、诊断

该病的诊断主要依靠以下几方面。

(一)典型症状与体征

若年轻女性，无其他器质性病变，且具有上述临床特点时，可考虑本病。

(二)十二指肠引流

该法对胆道功能紊乱的诊断有一定的帮助。如胆汁出现晚，应考虑胆囊运动无力或胆囊管痉挛；如胆汁流出时间过长，应怀疑胆囊运动亢进。

(三)B超检查

B超是一种清晰、简便地显示胆囊形态、容积和胆囊功能的方法，可以得出与胆囊造影相同的结果。根据胆囊的形态与容积并通过胆囊功能试验，可推测出病变的部位与程度。若胆囊较大或呈“懒惰”状下垂、收缩不良，则为张力减弱型胆道运动障碍；若胆囊较小、呈圆形，进脂餐后改变不大或明显变小，则为痉挛型或运动亢进型胆道运动障碍。

(四)其他检查方法

内镜逆行胆胰管造影术、同位素诊断等，只是在特殊情况下，才考虑使用。

三、治疗

胆道运动障碍的治疗要根据病情而定。有规律的生活、避免过度劳累、精神愉快、适当的饮食调理是不可缺少，有时随着环境、年龄的变化，可以自然缓解。

(一)非手术疗法

1.镇静药物

情绪不稳定或失眠者,可用地西泮、水合氯醛等。

2.解痉药物

对于痉挛性或运动亢进型胆道运动障碍,可用亚硝酸甘油、阿托品、654-2、硫酸镁等。

3.促进胆囊收缩药物

对于张力减弱型胆道运动障碍,可用稀盐酸合剂、维生素 B_1、复合 B 族维生素以及消化药胰酶等。有报道试用新斯的明,也有一定效果。

4.中药治疗

根据辨证论治的原则,可分三型。

(1)肝郁气滞型:多为高张力型胆道运动障碍,主证有善怒,胁痛或上腹窜痛,脘胀嗳气,舌淡苔白或腻,脉弦细或紧,治以舒肝解郁,佐以活血化瘀。常用方剂有以下几种。①逍遥散:柴胡、当归、白芍、白术、薄荷、茯苓、甘草。②柴胡疏肝汤:柴胡、枳壳、杭芍、川芎、香附、甘草。③芍药甘草汤:杭芍、甘草。

(2)肝胆湿热型:相当于胆道运动障碍合并有继发感染,主证有腹痛拒按,口苦,咽干,嗳腐,便结,尿赤,舌红、苔黄或腻,脉弦滑或数,治以清肝胆湿热。常用方剂有以下几种。①大柴胡汤:柴胡、黄芩、半夏、白芍、枳实、生姜、大枣、大黄,加栀子、泽泻等。②薏苡仁汤:薏苡仁、瓜蒌仁、牡丹皮、桃仁、白芍。

(3)脾胃两虚型:相当于低张为型或病程较长的胆道运动功能障碍,主证有腹痛绵绵,喜按喜热,食少便溏,心悸晕眩,虚烦少眠,月经不调,舌淡苔白或少苔,脉弦细或虚无力,治以健脾补肾,常用方剂有以下几种。①参苓白术散:党参、茯苓、白术、枸杞子、黄精、茯苓、甘草。②补中益气汤:黄芪、白术、陈皮、升麻、柴胡、人参、当归、甘草。

(二)手术疗法

1.手术适应证

在有下列情况下,要考虑手术治疗:胆道运动障碍非手术治疗不见好转者;合并有明显器质性病变者;胆囊管综合征。

2.手术方式

要视病情而定,要慎重进行,也有人认为手术治疗是禁忌的。

(1)胆囊切除术:用于胆囊或胆囊周围有炎症患者。

(2)奥狄括约肌切开成形术:适用于高张型胆道功能紊乱,可以解除括约肌痉挛。随着十二指肠镜技术的发展和 ERCP 技术的普及,这项操作多采用 EST 的方式,切开时,只切开共同括约肌部分即可。

(3)迷走神经切断术:高张力型胆道功能紊乱可切断胃肝韧带,以切断右侧迷走神经;对低张型胆道功能紊乱可采用膈下途径切断迷走神经(Mallet-Guy 手术)。

(4)胆道周围神经剥脱术:用于高张型胆道运动障碍。

以上两种手术疗效不肯定,在临床中已不开展。

(耿　飞)

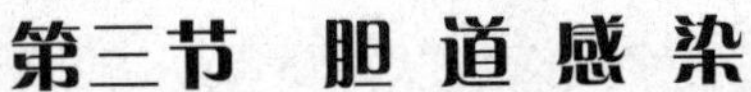

第三节　胆道感染

胆道感染是泛指胆道系统的急性或慢性感染。这是一类十分常见的腹部疾病,大约占普外科住院患者的10%。胆道感染与胆石症常同时并存,互为因果,互相影响。

一、急性胆囊炎

急性胆囊炎是胆囊的急性炎症,其中多并有胆囊结石。该病的确切发病率尚难统计,根据某医院近5年住院患者的统计,因急性胆囊炎行胆囊切除术约占胆道手术的17%。

(一)分型

急性胆囊炎的病因复杂有多种致病因素,如胆汁淤积、胆道梗阻、代谢障碍、细菌感染、神经因素等。梗阻与感染是其中主要的病理基础。根据胆囊壁的病变程度及细菌感染的种类可以分为以下几类。

1.急性单纯性胆囊炎

胆汁的细菌培养可能为阴性,只有半数左右的病例可有细菌生长,通常为大肠埃希菌(大肠埃希菌)与链球菌、金黄色葡萄球菌为主。胆囊壁的组织学改变,主要表现在黏膜层的炎症反应,如黏膜水肿、充血、水肿与中性粒细胞浸润。

2.急性化脓性胆囊炎

胆囊胆汁细菌培养阳性,细菌的种类也是混合性感染,有20%～40%病例伴有厌氧菌感染。胆囊壁的组织学改变可侵及至全层,除水肿,充血外,黏膜可有坏死或溃疡形成,胆囊壁有血管与淋巴管的扩张,胆囊浆膜有渗出与邻近脏器的粘连等。

3.急性坏疽性胆囊炎

除了混合性细菌感染外,大约80%的病例可伴有厌氧菌的感染,胆囊壁的组织学改变为胆囊壁的坏疽,甚至穿孔,形成胆汁性腹膜炎。由于厌氧菌的存在,胆汁带有粪臭味和气体。

除此以外,尚有气肿性胆囊炎与酶性胆囊炎,临床中时有遇到。

4.急性气肿性胆囊炎

此病是较少见的一种类型。这种胆囊炎的致病菌往往是产气荚膜杆菌,并常与需氧菌一起造成混合性感染。临床上在胆囊壁和胆囊内有气体存在。

5.酶性胆囊炎

酶性胆囊炎也称化学性胆囊炎,是由于解剖学上的胆管与胰管“共同管道”,胰液进入胆道内引起的化学性刺激。临床上对胆汁的检测可有淀粉酶的存在。

(二)临床表现

腹痛、恶心呕吐及发热是急性胆囊炎的三大主要症状。

腹痛部位在右上腹胆囊区,常向腰背部放射,为持续性,常有阵发性加重,但腹痛的强度则因人而异。腹痛剧烈、呈持续性,表示为梗阻性或化脓性胆囊炎,老年人则因痛阈差异,病理特征与临床症状不相一致。腹痛发生不久,常有恶心呕吐,吐出物为胃与十二指肠内容物,频频呕吐表示病变严重。发热为胆囊炎引起的全身反应;高热寒战见于坏疽性胆囊炎或胆囊积脓。

(三)体格检查

体格检查要从全身与腹部两方面进行。

1.全身检查

要注意黄疸与血压、脉搏、体温。黄疸在急性胆囊炎中也较常见。当胆囊管发生梗阻或影响胆总管时,可出现轻度一过性黄疸。当胆囊炎症发展到一定程度时,可影响全身功能,如出现体温明显升高、脉搏加快、呼吸加快、血压下降时,表示胆囊病变严重,为胆囊严重化脓、坏死、穿孔的征象,甚者出现"胆道休克"。

2.腹部检查

通常上腹部的呼吸运动常有不同程度的限制,有时可见到胀大的胆囊。腹部触诊在右上腹可出现压痛、反跳痛及肌紧张;当病变严重时,"腹膜炎三联征"可扩大全上腹或全腹部。Murphy征呈阳性。

(四)诊断

急性胆囊炎的诊断一般并无困难。仔细了解病史、病程,结合症状与体征,即可做出诊断。尤其在黄疸、右上腹痛和触到胀大胆囊同时出现时,诊断无疑。

诊断困难时,可借助实验室检查、B超和X线检查加以确诊或除外其他疾病。

1.实验室检查

除一般情况极差衰竭病例,多有白细胞和中性粒细胞计数增多。血清谷-丙转氨酶可有轻度增加,少数病例可有血清胆红素增高。中、老年患者常伴有血糖升高。

2.B超检查

可清楚地看到胆囊的大小、胆囊壁的增厚以及胆囊结石所显示的光团与声影。若发现胆囊周围有渗液,则是坏疽性胆囊炎的特征。

3.X线检查

有少数病例胆囊区X线可见到胀大胆囊的阴影或胆囊内有阳性结石。除发病早期外,无论排泄性或逆行性胆管造影均应在急性发病后两周内进行。

4.其他检查

腹腔镜检查对急性胆囊炎的诊断有很大意义。在腹腔镜的直视下可见到充血、水肿的胀大胆囊,严重病例可见胆囊壁的坏死及腹腔渗液。还可同时行腹腔镜胆囊切除术,也可胆囊穿刺胆囊造影,了解胆道内部的病变。

(五)鉴别诊断

急性胆囊炎需与下列疾病相鉴别。

1.先天性胆总管囊性扩张症

该病由于胆总管远端尚有狭窄并继发感染,出现右上腹痛、恶心呕吐、发热,甚至黄疸,极类似急性胆囊炎。B超检查极易做出鉴别诊断。内镜逆行性胆胰管造影术(ERCP)或磁共振胆胰管成像(MRCP),更易显出扩张的胆总管。

2.胃十二指肠溃疡穿孔

穿孔早期,可表现为右上腹剧烈疼痛,类似急性胆囊炎,但腹痛范围可很快扩大,类似胆汁性腹膜炎。腹部X线和腹腔穿刺术有明显的诊断意义。

3.急性胰腺炎

该病多有右上腹痛、恶心呕吐,有时伴有黄疸,极类似急性胆囊炎。然而,胰腺炎可有淀粉酶升高。B 超检查有助于这两种病的鉴别。

4.急性肠梗阻

该病可有腹痛、恶心呕吐、便秘等，有时类似急性胆囊炎，但急性肠梗阻可有腹胀、高频肠音或气过水音、腹部 X 线可见有肠管积气及气液平面。

5.高位急性阑尾炎

位于肝下的急性阑尾炎，腹痛位于右上腹，有恶心、呕吐、发热等，类似急性胆囊炎，但高位急性阑尾炎的腹痛可能先始于上腹或脐周围，右下腹也常有压痛。B 超检查有助于鉴别。

6.肝脓肿

肝脓肿，特别是位于胆囊床附近的肝脓肿，可有右上腹痛、发热及消化道症状，类似急性胆囊炎。然而，肝脓肿的发热寒战较为突出，全身消耗较明显，CT、MRI 及 B 超检查有助于鉴别。

7.其他

需与急性胆囊炎相鉴别的疾病尚有许多内科性疾病，如右侧肺炎及胸膜炎、传染性肝炎、右肾绞痛、急性胃炎等。

(六)非手术疗法

1.一般疗法

轻度患者可服流质，严重者要禁食并给予输液或纠正水与电解质的平衡紊乱。

2.中药疗法

(1)清胆行气汤：用于气滞型胆道感染。组成：柴胡、黄芩、半夏、枳壳、香附、郁金、延胡索、木香各 10 g，杭芍 15 g，大黄 10 g(后下)。

(2)清热利湿汤：用于湿热型胆道感染。组成：柴胡 15 g，黄芩、半夏、木香、郁金、猪苓、泽泻各 10 g，茵陈 30 g，大黄 15～30 g(后下)。

(3)清胆泻火汤：用于毒热型胆道感染。组成：柴胡 15～30 g，黄芩 15 g，半夏、木香、郁金各 10 g，板蓝根 30 g，龙胆草 10 g，生大黄 15～30 g(后下)，芒硝 15～30 g(冲服)。

3.针刺疗法

可选用阳陵泉、足三里、内关、期门、日月、章门、胆俞、中脘。

4.其他辅助疗法

抗生素、止痛药、胃肠减压，酌情用于严重病例。

5.经皮肝胆囊引流术(PTBD)

在 B 超或 CT 引导下，在锁骨中线或腋前线经皮和肝刺入胆囊内并置管引流术。

(七)手术疗法

1.开腹胆囊切除术

开腹胆囊切除术是急性胆囊炎的基本术式，也是根治术式。只要周身情况较好、局部病变允许时，争取行胆囊切除术。对胆囊切除有困难者，可行胆囊部分切除术。若手术中发现有胆总管增粗或胆总管内有结石或蛔虫以及胰头增大者，宜行胆总管探查术。

2.腹腔镜胆囊切除术

一般认为急性胆囊炎发病 72 小时内胆囊壁只有充血水肿，局部粘连疏松，胆囊三角结构易于分离显露，故急性胆囊炎在早期(72 小时内)行腹腔镜胆囊切除术是可行的。

3.胆囊造瘘术

胆囊造瘘术是一种姑息性手术，往往在手术 3 个月后，需行第 2 次手术。因此，有人反对这种实行这种手术，或者认为要限制这种手术的实行，只是在以下3种情况下，方考虑实行：①患者的周身情况极差，不能接受其他手术者；②局部病变严重或解剖关系不清难于接受其他手术者；③估计患者存活时间不能超过3个月者。目前该方法已经逐渐被PTBD所替代。

二、慢性胆囊炎

慢性胆囊炎是一种较为常见的胆囊慢性炎症性疾病，除胆囊壁有慢性改变外，尚有功能障碍，因而在诊断与治疗上存在一定分歧。

(一)分类与病因

根据慢性胆囊炎的病因与病理，可分为以下两大类。

1.结石性胆囊炎

胆囊内存在结石(详见“胆石症”)。

2.非结石性胆囊炎

这类胆囊炎原因又有不同，有细菌或病毒感染引起，有胆盐或胰液消化酶引起的化学性胆囊炎，有胆囊管狭窄或功能障碍引起慢性胆囊炎。

有一种无石性胆囊炎，多出现在危重病伴器官衰竭时。胆囊增大，壁变厚可达1 cm，B超下可有明显“双边影”，有人认为是多脏器功能衰竭中的肝胆系统衰竭。

胆囊管或胆总管的梗阻常是慢性胆囊炎的发病基础。当胆道发生梗阻时，胆囊内压力升高，胆囊体积增大。由于胆囊的反复慢性炎症，胆囊壁有纤维组织增生，出现萎缩性胆囊炎。

慢性胆囊炎还常伴有胆囊周围的一些病变，如胆囊周围炎、胆道消化道内瘘等。

(二)临床表现

慢性胆囊炎没有特异的症状与体征，大致可归纳为以下几种综合征。

1.慢性胆囊炎急性发作

这类患者诊断较易，可有长短不同的胆囊炎病史，发作时与急性胆囊炎无明显差别。

2.隐痛性胆囊炎

隐痛性胆囊炎可表现为持续性或间断性右上腹痛并常误诊为慢性肝炎、十二指肠溃疡等。

3.消化障碍性胆囊炎

消化障碍性胆囊炎表现为餐后上腹饱胀感、腹胀、嗳气或呃逆等，也常误诊为其他慢性消化道疾病。

4.隐性胆囊炎

隐性胆囊炎无临床症状，在手术或尸检时偶然发现并经组织学检查得以证实。

(三)诊断与鉴别诊断

1.诊断

(1)慢性胆囊炎的临床诊断比较困难，诊断标准也有分歧，往往需结合病史，加以诊断。

(2)慢性胆囊炎的病史常不典型，特别是无典型病史或夹杂其他疾病的慢性胆囊炎在诊断上更应慎重。在非发作期的病例中，实验室检查常无帮助。

(3)胆道图像检查有决定性的诊断价值。胆囊造影在多数情况下可显示胆囊扩大，胆囊内可见到阳性或阴性结石。在排泄性胆囊造影失败时，可进行内镜逆行性胆管造影术。

(4)B超检查对胆囊病变的准确率达90%，且是非侵入性检查方法，应作为首选。在超声图像上可显示胆囊的大小、壁的厚度、胆囊功能以及其中的结石等。

2.鉴别诊断

(1)慢性胆囊炎尤其要与胆囊功能紊乱相鉴别。因为腹腔的许多疾病可影响胆囊的功能、出现胆囊功能紊乱。

(2)需与慢性胆囊炎相鉴别的疾病尚有溃疡病、十二指肠炎或憩室、结肠炎、慢性阑尾炎、慢性胰腺炎等。

(四)非手术疗法

非手术疗法对于控制急性症状、改善胆囊和消化功能有一定的作用。

1.饮食调节

可根据患者的饮食习惯进低脂肪、高维生素类易消化的食物。

2.利胆药物

酌情使用33%硫酸镁溶液、去氢胆酸、胆酸钠、苯丙醇(利胆醇)等。

3.解痉药物

颠茄、阿托品、普鲁苯辛等。

4.中药疗法

以疏肝解郁、和胃止痛为主,进行辨证施治。有热者,酌加清热之剂;有湿者,酌加利湿或燥湿之品。

5.针刺疗法

主穴:阳陵泉、足三里、内关、中脘等。

(五)手术疗法

对于症状较明显或反复发作者以及伴有胆囊结石者,要考虑手术治疗,予以胆囊切除术,效果较好。对无结石性慢性胆囊炎以及不能除外胆道功能紊乱者,则手术治疗要慎重。对于因肝病、胃肠疾病引起的胆囊功能不良,表现有慢性胆囊炎表现者,要经过适当时期的药物治疗,临床症状确无好转者,方考虑手术治疗。

三、急性胆管炎

急性胆管炎是常见的腹腔感染之一,临床上常常诊断为胆道感染。Charcot 曾描述了腹痛、发热寒战及黄疸的症状。随后,Rogers 在尸检中注意到化脓性胆管炎、胆道梗阻与肝脓肿的关系。

(一)分类

目前,对急性胆管炎的认识还不一致,也没有统一的分类方法,但从临床实践中来看,大致可分为以下 4 类。

(1)急性胆管炎或急性单纯性胆管炎临床上有胆道梗阻与感染表现。胆汁非脓性,清亮,细菌计数在 10×10^3/mL 以下。

(2)急性化脓性胆管炎除胆道梗阻与感染外,胆汁为脓性,细菌计数在 10×10^5/mL 以上。

(3)急性梗阻性化脓性胆管炎或重型急性胆管炎除急性化脓性胆管炎的特征外,还有休克或神志障碍。

(4)急性高位梗阻性化脓性胆管炎或重型急性肝胆管炎为肝脏的一叶或一侧肝胆管发生梗阻与严重感染。

(二)病因

急性胆管炎多为继发性,其病因大致可分以下几种。

1.胆管结石

该类结石性胆管炎最为多见,结石梗阻胆管后常继发细菌感染。结石多为胆色素钙结石。

2.寄生虫污染

以蛔虫为最多见,蛔虫将肠细菌带入胆道,加之蛔虫毒素的刺激和胆管梗阻,从而发病。目前我国因卫生状况不断改善,肠道蛔虫发病率已降至很低,胆道蛔虫发病已极为少见。

3.胆道狭窄

可继发于十二指肠乳头狭窄或手术后造成之胆道狭窄。对于胆管结石引起的胆管炎,也多有胆道狭窄的存在,两者互为因果。

4.细菌感染

来自各方面的细菌,如肝脏、胆囊、十二指肠、胰腺或血行播散等,进入胆管而引起炎症。在正常情况下,胆管内可能存在少量细菌而不发病,在机体抵抗力低下或有胆管有梗阻时,则引起发病。

5.其他

较少见的原因还可能有病毒感染(来源于病毒性肝炎)、化学性或酶性胆管炎(在胆胰管合流异常的情况下,胰液进入胆道而引起炎症),以及胆管肿瘤、慢性胰腺炎、粘连团块等引起的胆管炎。

(三)病理变化

急性胆管炎的病理变化可概括为以下两方面。

1.胆管

胆管病理损害的轻重与梗阻、感染的程度有关。通常可见到胆管扩张、胆管壁增厚、充血、水肿、炎性细胞浸润,但多以黏膜层的病变为主。严重者可有胆管壁的坏死、穿孔。胆汁可变成浑浊或脓性,梗阻时间长者,可呈白色胆汁。由于肝内胆道感染引起的胆道出血,也是临床上可以遇到的一种严重并发症。

2.邻近器官

由于胆道感染的扩散,向上可引起肝实质的损害,向下引起胰腺的炎症。病情严重者还可引起远隔系统或器官的损害。

(四)临床表现

急性胆管炎的临床表现可有很大差异。临床上肝外胆道梗阻导致的胆道感染时主要表现为上腹疼痛、高热寒战和黄疸的 Charcot 三联征,严重者伴发感染性休克及神志改变称 Reynolds 五联征。

1.腹痛

腹痛是急性胆管炎的主要症状,多位于剑突下偏右侧。肝胆管梗阻引起之胆管炎,其腹痛位于肝区或右上腹。腹痛的性质多为持续性伴有阵发性加重。常向背部或右肩部放射。

2.恶心呕吐

腹痛发生后不久即可发生,但呕吐后不能使腹痛缓解。呕吐的内容物为胃液或十二指肠液,若蛔虫引起者,可呕吐蛔虫或在呕吐物中查到蛔虫卵。

 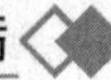

3.发热与寒战

急性胆管炎的发热程度不一，高热时常伴有寒战，表明病变侵犯肝内胆管，为细菌内毒素吸收的表现。

4.黄疸

黄疸为胆管炎的重要表现。大约有70%的患者可有程度不同的黄疸存在。体格检查常为急性病容，或因急性腹痛而呻吟不已，或因高热寒战而蜷缩颤抖。多有程度不同之脱水或酸中毒，巩膜与皮肤可有黄染。舌红苔黄腻或黄燥，脉弦数或滑。剑突下或上腹部多有明显压痛，当出现胆管周围炎时，可有反跳痛及肌紧张。但要注意到在老年人和较肥胖患者，其腹部体征常不十分明显。腹壁较薄的患者有时能触到胀大的胆囊，肝脏多肿大，有触痛。

(五)诊断与鉴别诊断

1.诊断

(1)急性胆管炎多有反复发作的病史，有的做过胆道造影检查或有胆道手术史，故一般诊断并无困难。

(2)实验室检查对本病的诊断可提供不少帮助。除白细胞计数及中性粒细胞增加外，尿胆红素可呈阳性。谷丙转氨酶多呈轻度增高，有黄疸时除血胆红素增高外，血清碱性磷酸酶和γ-谷氨酰转肽酶多有升高。

(3)B超检查为必不可少的诊断方法。可发现胆道系统扩张，如能证实有胆道内结石或蛔虫的存在，更有助于胆管炎的诊断。

(4)胆道X线造影(包括排泄性与逆行性造影)需在急性症状消退2周后进行。

2.鉴别诊断

需与急性胆管炎相鉴别的有肝脓肿、病毒性肝炎、急性胰腺炎、胆道蛔虫病等。

(六)治疗

由于胆管的部位较深，病变又常复杂交错，非手术疗法又能控制绝大多数病例，因此非手术疗法应作为急性胆管炎的首选治疗手段。在严重病例，解除梗阻是各种治疗的前提，在紧急情况下视情采用PTCD或内镜鼻胆管引流术是非常有效的方法。病情缓解后对胆道系统进行详细的检查，对于需要进行手术治疗的患者，择期进行手术。由于病情已经稳定便于选用针对性强的根治性手术，不但能减少并发症，降低死亡率，而且还能提高远期疗效。

非手术的治疗方法包括液体疗法、抗生素的应用、解痉止痛药物的应用、中药、针刺等中西医结合的综合疗法。

手术疗法用于非手术疗法不能控制的急性胆管炎、反复发作的胆管炎以及胆道有明显梗阻因素者。胆总管探查与引流术是急性胆管炎的基本术式，还可根据病情选用胆道内引流术。

四、急性梗阻性化脓性胆管炎

急性梗阻性化脓性胆管炎是胆道感染中最严重的一种疾病，具有发病急骤、病情重、变化快、并发症多和死亡率高等特点，因而有人主张把急性梗阻性化脓性胆管炎作为一种独立疾病，以便引起人们的重视。

急性梗阻性化脓性胆管炎在我国原发性胆总管结石和蛔虫污染高发地区，急性梗阻性化脓性胆管炎的发病率可以占胆道疾病的15%以上。

(一)病因

1.胆道梗阻

以胆道结石与胆道狭窄最为常见。

(1)胆管结石:多发生在胆总管的下端有胆色素钙结石,结石多少和大小不一,有时合并有胆囊结石或肝内胆管结石。胆囊结石,尤其是颈部大结石可导致肝总管受到压迫而引起胆道梗阻,称为 Mirizzi 综合征。

(2)胆道狭窄:各种原因导致的胆道狭窄可因胆汁排泌不畅、逆行性细菌感染而引起胆道完全性和不完全性梗阻。其原因近年来已由炎性、先天性等转至医源性、外伤性。狭窄与感染互为因果,并加重梗阻程度。

(3)其他原因:腹部周围肿瘤发病率的升高,恶性梗阻所致胆道感染的发生率也在不断增加。除此之外,蛔虫感染地区的胆道蛔虫病、硬化性胆管炎、先天性胆管囊状扩张等也是胆道梗阻的成因。

国内外学者注意到胆道梗阻与胆道压力的关系。在动物实验中证明,当胆道压力超过 2.0 kPa (20 cmH_2O)时,注入胆管内的大肠埃希菌就会出现在胸导管;当压力超过 2.5 kPa(25 cmH_2O)时,就会出现菌血症;当压力超过 3.7 kPa(38 cmH_2O)时,肝脏分泌胆汁的功能就完全停止,胆道内压升高至>3.0 kPa(30 cmH_2O)时,细菌和毒素可通过毛细血管和淋巴系统进入全身循环,这种胆管静脉反流是急性梗阻性化脓性胆管炎并发一系列全身并发症如严重的脓毒血症,甚至发生感染性休克或多器官功能损害的根本原因,也是导致良性胆道疾病患者死亡的主要原因。

2.胆道感染

急性梗阻性化脓性胆管炎的致病菌为革兰阳性与阴性细菌的混合感染,此外尚有厌氧菌。

(1)革兰阴性杆菌:大肠埃希菌是急性梗阻性化脓性胆管炎的主要致病菌,胆汁培养的阳性率可达 80%。其次为副大肠埃希菌、铜绿假单胞菌、变形杆菌等。值得提出的是有人测定胆汁内毒素的浓度,可超过正常浓度的 20 倍。

(2)革兰阳性球菌:包括金黄色葡萄球菌、链球菌等,其培养阳性率占 20%~40%。

(3)厌氧菌:急性梗阻性化脓性胆管炎时的厌氧菌感染率是较高的,可至 80%~100%,目前由于培养技术所限,文献报告的阳性率在 50%左右。厌氧菌主要包括革兰阴性杆菌的脆弱类杆菌和梭状芽孢杆菌,少数为革兰阴性球菌(韦荣球菌)和革兰阳性球菌(消化球菌)。

(二)病理变化

急性梗阻性化脓性胆管炎的主要病理变化有以下 4 个方面。

1.胆道

胆管直径多增粗,甚者可达 3 cm,胆道压力增高,胆管内有脓性胆汁,甚者为胆管积脓。在胆管的不同部位常有狭窄,部分患者中常可发现结石、肿瘤或蛔虫。胆管黏膜表面为絮状物所覆盖,胆管壁有水肿、充血,常有糜烂或溃疡。胆囊除少数病例萎缩外,多显著增大,且有急性胆囊炎的改变。

2.肝脏

肝脏肿大,色紫红、暗红或褐绿,表现充血、水肿。感染严重时可有肝内多发性肝脓肿。肝脏显微镜检查可见肝细胞肿胀,大小不一,胞质疏松,肝细胞素紊乱,肝窦扩张,胆管内及周围有中性粒细胞及淋巴细胞浸润。

3.肝周围病变

急性梗阻性化脓性胆管炎引起的肝周围病变也是不可忽视的。肝胆管的炎症可引起肝周围炎；肝表面的脓肿可破裂形成胆汁性腹膜炎或与膈肌粘连，甚至穿破膈肌形成肺脓肿、脓胸或化脓性心包炎。

4.败血症和中毒性休克

由于胆道压力增高和大量细菌繁殖，细菌及其毒素可通过胆管-静脉反流，进入血液循环，引起败血症和中毒性休克，随之可发生一系列病变，如肝衰竭、肾衰竭、弥散性血管内凝血、中毒性脑病等。

近年来认识到，急性梗阻性化脓性胆管炎为多器官衰竭或多器官功能不全综合征的原因之一，累及的器官愈多，死亡率亦愈高。

(三)临床表现

急性梗阻性化脓性胆管炎的诊断标准尚不统一。有人认为，凡具有明显的典型的三联征(腹痛、寒战发热与黄疸)者，即应考虑到急性梗阻性化脓性胆管炎的可能，不一定等待休克的出现；有人认为除三联征之外，必须有血压降低；还有人认为除三联征之外，还应加上中毒性脑损害。目前，多数人认为，急性梗阻性化脓性胆管炎的诊断标准应是四联征或五联征。

1.急性胆道感染症状

急性梗阻性化脓性胆管炎的发病早期，多有右上腹痛、恶心呕吐，随之出现寒战与发热。热型多为弛张热，常是多峰型，高热之前常有寒战。当胆管梗阻到一定程度时，出现黄疸。实验室检查发现这类黄疸为梗阻性，同时合并有肝细胞损害。查体可发现剑突下及右上腹有明显的压痛及肌紧张。多有胆囊胀大、肝大。

2.中毒性休克

一般在发病后24小时左右，出现烦躁不安、脉搏加快、呼吸急促、四肢及口唇发绀，随之血压下降，出现休克。同时并有脱水、电解质紊乱、酸中毒、尿少或无尿等。

3.中毒性脑损害

在休克前后出现烦躁不安、嗜睡、谵妄、神志不清，以及昏迷等中枢神经系统症状。晚期病例可出现凝血机制障碍、弥散性血管内凝血(DIC)、肝、肾综合征等。

(四)诊断与鉴别诊断

急性梗阻性化脓性胆管炎的诊断一般并无困难。一个胆道感染病例，若出现Charcot三联征，则要考虑急性梗阻性化脓性胆管炎的存在，若同时出现休克或Reynald五联征，则确诊无疑。在临床诊断中，急性梗阻性化脓性胆管炎常有以下特点。

1.临床特点

多有胆道病史或胆道手术史。据统计，急性梗阻性化脓性胆管炎有胆道病史者达80%。发病年龄以壮年为多。发病急骤，病情发展迅速。

2.实验室检查

白细胞计数明显升高，一般为20×10^9/L以上，中性粒细胞也明显升高。若白细胞计数低于正常时，表明感染极度严重、机体抗病能力极差，预后更为不良；肝功能检查有血清胆红素，尤其是直接胆红素升高，血清谷-丙转氨酶、碱性磷酸酶与γ-转肽酶升高；血pH下降，少数患者血尿素氮和肌酐升高。

3.B 超检查

B 超检查对诊断与治疗有很大帮助。可见到增粗的胆总管、增大的胆囊，还可见到胆道内的结石，也常发现胆道外的渗出液。

4.其他检查

有学者报告经皮肝胆道造影引流术(PTCD)对急性梗阻性化脓性胆管炎有诊断与治疗价值，内镜逆行性胆胰管造影(ERCP)对胆道内部情况的了解十分重要。需与急性梗阻性化脓性胆管炎相鉴别的疾病中，内科疾病有右下大叶肺炎、右侧胸膜炎、急性病毒性肝炎等，外科疾病有肝脓肿、重型急性胰腺炎、溃疡病急性穿孔等。MRCP 具有无创性，对胆道扩张的病例图像清晰，并可重复检查，对诊断有一定价值。

(五)全身治疗

无论采用哪种治疗方法，全身治疗都是不可忽略的，而且要求迅速有效。此外，必须在有现代设备的条件下进行监护治疗，包括血气检查、心肺功能的监护、留置导尿管等。

1.抗休克

当患者处于休克状态时，首先要抢救休克。包括补充有效循环血容量(第 1 个 24 小时给予 4 000～7 000 mL)、纠正酸中毒(给予 5%碳酸氢钠溶液)、改善微循环，可给予丹参注射液、参麦注射液等，必要时可给激素、强心剂或升压药物。

2.中药与针灸

根据中医辨证，急性梗阻性化脓性胆管炎属于胆道感染的毒热或脓毒期，但热深厥深，四肢逆冷。在中药的应用上以大柴胡汤辅以清热解毒、清热利胆、通里攻下中药，但要注意以下几点。

(1)重用清热解毒药：常用药如金银花、连翘、蒲公英、紫花地丁、野菊花、夏枯草、黄芩、黄连、龙胆草等。

(2)重用通里攻下药：大黄用量可加大为 30～60 g，务必使大便通畅，以每天 3～4 次为宜。

(3)清热利胆药：常用药物有茵陈、栀子、金钱草等，以增加胆汁流量、疏通胆道。

(4)在驱邪的同时注意扶正：除依靠输液及西药外，中药扶正对抗休克有较好作用，常用生脉散、参附汤或四逆汤。

一些单位报告，中药配合针刺右侧期门、日月，每次刺激 30 分钟有止吐、利胆、抗菌等作用。

3.控制感染

抗生素的应用是非常重要的措施，对改善休克、防止并发症的出现，都十分重要。抗生素的使用原则是选用在胆道和血液中浓度较高，同时又对肝、肾功能无损害的品种。

随着抗菌药物在临床的广泛应用，在药物筛选和诱导的双重作用下，胆道感染的病原菌谱及其药物敏感性也发生了变化。诸多文献显示，近年来胆道感染的病原菌种类有增加的趋势，但仍以革兰阴性菌为主，其中大肠埃希菌占主导地位，其次为肺炎克雷伯菌属和铜绿假单胞菌；肠球菌属所占比率有所上升，而且在肠球菌属中有粪肠球菌逐年减少，而屎肠球菌逐年增多趋势；另外真菌感染、厌氧菌感染也有报道。革兰阴性菌的药敏情况从总体上看对头孢类、青霉素类和喹诺酮类都有很高的耐药率，对碳青霉烯类、阿米卡星、β 内酰胺类加酶抑制剂、氨基糖苷类抗菌药物的耐药率保持在较低的水平。革兰阳性菌对替考拉宁、万古霉素、利奈唑胺等药物的敏感率较高，而对红霉素、呋喃妥因、氨基糖苷类、喹诺酮类的敏感率较低。

(六)急症非手术胆道减压法

近年来先进技术与器械的运用，急症非手术胆道减压方法发挥愈来愈大的作用。这些方法大致有以下几点。

1.胆囊穿刺置管术

详见“急性胆囊炎”。

2.经皮肝胆道引流术和经皮肝胆囊引流术

经皮肝胆道引流术是在经皮肝、胆道造影术(PTC)的基础上发展起来的。最好是在超声或CT导向下进行。当特制的套管针刺入胆管后,可引出脓性胆汁,再放入胆道内塑料管行持续引流。由于胆道压力下降,胆道感染可迅速控制。胆道造影后,可再进行手术治疗。

3.内镜鼻胆管引流术

施行内镜鼻胆管引流术可使急性症状得以缓解,天津市南开医院应用此法治疗了大量重症胆管炎的患者,取得了成功的经验。对于少数因结石嵌顿在壶腹部的急性梗阻性化脓性胆管炎可行内镜括约肌切开术(EST)。切开后常可见到嵌顿结石,用导管向上推动结石可流出脓性胆汁。插入塑料管,从鼻孔中引出,作持续引流。

(七)手术疗法

1.急症手术

急症手术仅适用于病情十分严重,休克不能纠正或怀疑有胆囊穿孔等严重并发症者。因此,手术范围不能过大,时间不能过长。手术方式多为胆囊造瘘术、胆总管探查引流术。

2.早期手术

早期手术是经过短期的积极治疗之后,水、电解质紊乱和酸碱失衡已得到纠正,经抗感染等治疗,全身情况已经稳定,此时进行手术患者多能较好地耐受。除胆总管探查取石、取虫外,常能同时切除胆囊,如情况允许也可行胆道内引流术。

3.择期手术

择期手术是在急性症状消退和胆道彻底进行检查后所进行的手术。由于手术的针对性强,除难于取尽的肝内胆管结石外,多能较彻底地清除结石、胆道狭窄等病变,或行胆肠内引流手术,取得更为满意的远期疗效。

五、慢性胆管炎

慢性胆管炎是在反复发作的胆道感染基础上发生的疾病,临床上也十分常见。

(一)病因

慢性胆管炎的原因多为胆管慢性梗阻与感染。胆管梗阻的原因可能为胆道狭窄、胆管结石等;胆道感染可能来自十二指肠,如胆道蛔虫的污染,也可能来自淋巴或门静脉。由于胆道手术例数的大幅增加,医源性胆道损伤已成为胆道狭窄的重要病因。作为补救手术所进行的胆肠吻合术,能导致大量的胆道逆行性感染,因此构成了慢性胆管炎的主要来源。

(二)病理

慢性胆管炎的病理轻重程度不一。轻者在大体标本上几乎无任何改变;病程较久时,可见胆管壁明显增厚,胆管内有浑浊胆汁。胆囊也常有慢性炎症和胆管周围炎。胆汁的细菌学检查常有革兰阴性杆菌或阳性球菌生长。影像学上可见胆管壁增厚,CT常可见胆管腔内有气体,MRCP可见胆树呈“枯枝”状。

(三)临床表现

慢性胆管炎的临床表现多种多样。大致可分为以下5种类型。

1.消化不良型

主要表现为消化不良症状,如食少、厌油、腹胀、嗳气等。

2.腹痛型

主要表现为右上腹痛,一般不剧烈,隐隐作痛,少数情况下可有胆绞痛或伴有恶心、呕吐。

3.低热型

临床上常表现为原因不明的低热,查体时可有肝大和右上腹深压痛。

4.黄疸型

临床上主要有黄疸,程度为轻型,有时为间歇性或伴有轻度右上腹痛。

5.隐型

临床无明显症状,手术或尸检中偶然发现。

(四)非手术治疗

1.免疫抑制药

皮质激素已被广泛用于原发性硬化性胆管炎的治疗,如泼尼松(强的松),连服数周至数月后疗效明显。皮质激素不仅能抑制炎症反应,减轻胆管壁纤维化,而且具有直接利胆、减轻黄疸的作用。

2.抗生素

当患者出现胆管炎,腹痛、发热等情况时,应加用抗生素治疗,但多不主张长期使用。

3.青霉胺

因促进尿铜的排泄而起治疗作用(有研究发现原发性硬化性胆管炎的患者肝内铜水平增高),但其确切疗效仍有待进一步证实。

4.抗纤维化药物

秋水仙碱具有抗纤维发生、抑制胶原合成的作用,对肝硬化有较好疗效,故有人试用于治疗原发性硬化性胆管炎。但病例尚少,难以作出结论。

(五)手术治疗

1.内引流

内引流适用于局部狭窄者,切除胆总管狭窄段,并做胆总管空肠吻合。

2.外引流

外引流适用于胆管弥漫狭窄者,应先放置较细的导管,以后每隔 3 个月更换导管,逐渐增大导管的管径,导管至少放置 1～2 年,甚至终身带管。

3.原位肝移植

有持续性黄疸合并胆汁性肝硬化,或属于弥漫型原发性硬化性胆管炎,不能用上述手术方法纠正者,采用肝移植可能有长时间治愈的希望。

(李德会)

第四节　胆　石　症

胆石症是指胆管系统,包括胆囊和胆管内发生结石的疾病。其临床表现取决于胆结石的部

位，以及是否造成胆管梗阻和感染等因素。

胆石症是常见病。美国胆结石患病率为10%，主要为胆囊胆固醇结石。我国胆结石患病率为0.9%～10.1%，平均5.6%。

女性明显多于男性，随年龄增长而增高。随着生活水平的提高，饮食习惯的改变，卫生条件的改善，我国的胆结石已由以胆管的胆色素结石为主逐渐转变为以胆囊胆固醇结石为主。

一、病因和发病机制

本病病因和发病机制尚未完全明了，一般认为与胆汁化学成分的改变、胆汁淤积、细菌感染、胆管寄生虫感染及其他因素有关。

(一)胆汁化学成分的改变

胆汁的重要化学成分是胆盐、磷脂和胆固醇，三者保持一定的比例，故能维持一种混合胶体溶液。当代谢紊乱、胆汁分泌失常而三者比例发生变化，特别是胆酸、磷脂的减少或胆固醇的增多，均可使胆固醇呈过饱和状态，而从胆汁中析出，形成结晶，沉淀而成胆结石的基础。但不同地区、不同病例的发展原理却不一定相同，所形成的胆石种类和发生部位也随之而异。

(二)胆汁郁积

长期静坐习惯、肥胖、妊娠、胆管梗阻或奥狄括约肌功能失调等情况，可使胆囊肌肉张力降低，排空延缓而致胆汁郁积。这是造成炎症和结石常见的重要原因。

(三)细菌感染

胆囊黏膜因浓缩的胆汁或反流的胰液的化学性刺激而产生炎变，极易招致继发性细菌感染。常见致病菌为大肠埃希菌(占70%)、铜绿假单胞菌、变形杆菌和厌氧菌等，多为混合感染。细菌可使胆汁变为酸性，使胆固醇在胆汁中容易沉淀，感染时大肠埃希菌可产生大量的β葡糖醛酸苷酶，使结合胆红素变为不溶于水的非结合胆红素，后者与钙结合成为难溶的胆红素钙而沉淀下来，是形成肝内外胆管结石的主要原因，其成分往往是以胆红素钙为主。

(四)胆管寄生虫感染

胆管寄生虫感染在我国相当多见，尤其是胆蛔症，是我国胆石症的主要原因之一，蛔虫侵入胆管，将细菌及虫卵携至胆管，引起胆管炎症、阻塞和胆汁郁积。蛔虫的残体及虫卵也常有构成胆石的核心。

(五)其他因素

西方国家，尤其是美洲印第安人胆汁中胆固醇量呈超饱和状态，胆结石发生率高，肝硬化尤其是原发性胆汁肝硬化患者由于胆汁酸合成减少，胆石症的发生率也很高。此外，据最新报道，金属元素在胆石形成中有着重要作用，经测定发现：胆固醇结石患者胆汁中的游离钙浓度增高；胆色素结石患者胆汁中的游离钙、镁浓度增高。成为胆石形成的原因之一。

二、胆石的分类

按胆石的化学成分，可分为以下几点。

(一)胆色素结石

胆色素结石又可分为纯胆色素结石和以胆红素钙为主的混合性结石。纯胆色素结石少见，一般可见于慢性溶血性贫血。胆红素钙结石可发生于胆管的任何部位，包括肝胆管、胆囊和胆总管，常为多发，呈棕黑色，多角形，或为不成形的泥砂样，质脆，易于压碎。原发性胆管结石(即胆囊内无结石,仅胆管内有结石者)主要为胆红素钙结石。

(二)胆固醇结石

胆固醇结石可分为纯胆固醇结石和以胆固醇为主的混合性结石。纯胆固醇结石在国内较少见,原发于胆囊(即原发性胆囊结石),呈黄白色,圆形或椭圆形,质硬,切面呈树轮状的同心圆形。

(三)混合性结石

以胆红素钙为主,或以胆固醇为主的混合性结石。

(四)碳酸钙结石

碳酸钙结石很少见。从病因学来分类,胆结石又可分为炎症性和代谢性两类。胆红素钙结石为炎症性结石,胆固醇结石为代谢性结石。发病率前者国内较高,后者欧美国家较高。

三、临床表现

(一)胆囊结石

胆囊结石是指原发于胆囊的结石,是胆石症中最多见的一种疾病。少数结石可经胆囊管排入胆总管,大多数存留于胆囊内,且结石越聚越大,可呈多颗小米粒状,在胆囊内可存在数百粒小结石,也可呈单个巨大结石直径甚至为 10 cm×6 cm;有些终身无症状而在尸检中发现,大多数反复发作腹痛症状,一般小结石容易嵌入胆囊管发生阻塞引起胆绞痛症状,发生急性胆囊炎。

胆囊结石以混合结石多见,约占 70%,少数为胆色素或胆固醇结石,结石在胆囊内反复刺激胆囊内黏膜或堵塞胆囊管引起胆囊发炎,致胆囊呈慢性炎症、萎缩,胆囊管堵塞若不能松解则发生急性胆囊炎、胆囊坏疽、穿孔、胆汁性腹膜炎。胆石反复刺激也可引起癌变,为胆囊癌病因之一,有资料统计显示胆囊结石患者中有 0.2%～1%会发展为胆囊癌。

1.无症状

大多数胆囊结石早期无症状,一部分终身无症状。

2.急性腹痛

结石堵塞胆囊管或细菌感染引起急性胆囊炎症状。腹痛主要在右上腹部,呈绞痛或钝痛,持续性,阵发性加重,伴恶心、呕吐。

3."胃痛"症状

常自觉上腹部疼痛,饱胀,嗳气,自认为是"胃病",实为一种慢性胆囊炎。

4.体检

右上腹部有压痛,急性者常有 Murphy 征阳性,即深压胆囊区,患者吸气时有触痛反应。慢性者发作时右上腹部有压痛或急性发作时呈急性胆囊炎体征。

(二)肝外胆管结石

1.症状

肝外胆管结石常见的症状是胆管炎,典型表现为反复发作的腹痛、高热寒战和黄疸,称为夏柯三联症。①腹痛:为胆绞痛,疼痛部位多局限在剑突下和右上腹部,呈阵发性刀割样,常向右肩背部放射,伴恶心、呕吐。这是由于结石下移嵌于胆总管下端壶腹部,引起括约肌痉挛和胆管高压所致。②寒战高热:是胆结石阻塞胆管合并感染时的表现。由于胆管梗阻,胆管内压升高,使胆管感染逆行扩散,致使细菌和毒素通过肝窦入肝静脉内,引起菌血症或毒血症。③黄疸:胆管结石嵌于 Vater 壶腹部不缓解,1～2 天即可出现黄疸,患者首先表现尿黄,接着出现巩膜黄染,然后出现皮肤黄染伴瘙痒。部分患者结石嵌顿不重,阻塞的胆管近侧扩张,胆石可漂浮上移,或者小结石通过壶腹部排入十二指肠，使上述症状缓解。这种间歇性黄疸，是肝外胆管结石的特点。如梗阻性黄疸长期未得到解决，将会导致严重的肝功能损害。

2.体征

巩膜及皮肤黄染。剑突下或右上腹部有深压痛，感染重时可有局限性腹膜炎，肝区叩击痛。如胆总管下端梗阻可扪及肿大的胆囊。

(三)肝内胆管结石

肝内胆管结石在我国发病率较高，多数为胆色素结石。肝内胆石的表现很不典型。在间歇期仅表现为上腹轻度不适和背胀。

急性期则有胀痛和发热。当一侧或一叶肝内胆管结石造成半肝或某一肝段的肝内胆管梗阻，并发感染时，可出现发热、畏寒，甚至精神症状和休克等急性重症胆管炎表现，但患者仍可无腹痛和黄疸，因此常易误诊为"肝炎"或"肝脓肿"。

四、辅助检查

(一)血常规检查

白细胞计数及中性粒细胞数升高。

(二)胆囊造影检查

胆囊造影检查可见结石影。

(三)B超检查

B超检查是胆管非侵入性检查方法，能很好地显示肝内和肝外胆管、胆囊有无扩张和有无结石，是近年来普遍应用的检查方法。

(四)CT检查

CT检查能准确显示胆囊、胆管图像，观察胆囊大小、胆管粗细、梗阻部位及结石情况，必要时可静脉注射造影剂，使对比加强以帮助诊断。

(五)经皮肝穿刺胆管造影(PTC)检查

对结石的诊断、判断胆管梗阻部位及性质有很大的帮助，胆管扩张的患者成功率达90%，胆管不扩张者成功率为60%，并发症不超过3%。主要并发症为出血及腹膜炎。

(六)十二指肠镜逆行胰胆管造影(ERCP)检查

在国内已成为比较常用的诊断方法，成功率高，对判断胆管占位性病变性质(结石、蛔石、肿瘤)和部位有重要诊断价值。

五、诊断

胆石症的诊断主要根据临床表现，特别是根据腹痛、寒战发热和黄疸三大症状表现的差异，同时配合实验室检查、B超检查、X线胆管造影检查等，以判断病变的部位是在胆囊还是在胆管，病变的性质是结石还是感染。实际上，胆囊炎与胆囊结石、胆管炎和胆管结石往往并存，故在诊断时必须详细询问病史，进行系统的体格检查，全面考虑，综合分析。

六、鉴别诊断

(一)急性胰腺炎

腹部疼痛多位于左上腹，疼痛呈持续性；发热及黄疸不明显，血、尿淀粉酶明显升高。

(二)病毒性肝炎

肝炎接触史或流行史,以右上腹肝区持续性隐痛为主,发热但无畏寒,黄疸发生快而消退慢,转氨酶升高并伴有其他肝功能异常。

(三)壶腹部周围肿瘤

无痛性黄疸进行性加深,一般无发热,胃肠道X线检查、钡餐检查、B超检查、经皮肝穿刺胆管造影或经内镜逆行胰胆管造影能明确诊断。

(四)胃十二指肠溃疡和急性高位阑尾炎

阑尾高位于肝下而发病时,因可引起右上腹痛及腹膜刺激体征,应注意与急性胆囊炎鉴别。在诊断慢性胆囊炎和胆囊结石时,必须注意先排除胃十二指肠溃疡。

七、治疗

近十几年来,胆石症的治疗方法有了飞跃的发展,体外震波碎石技术的应用、电视腹腔镜胆囊切除术、经皮胆囊镜取石术等微创手术的推广、中医和排石仪的排石疗法、口服及灌注溶石药物的出现等,使胆石症治疗走向多样化。现临床常用的方法可概括为排石、溶石、碎石、取石4种方法。原则上胆囊的小结石、肝外胆管结石直径≤1 cm,或泥沙样结石;无并发症的较大胆管结石;广泛的肝管或肝内胆管结石;胆总管切开取石后的残存结石,特别是已做内引流者,均可应用上述方法治疗。

(一)病因治疗

积极治疗肠道感染、肠寄生虫可降低胆结石的发病率。选用清淡、低胆固醇食品,亦有预防结石的形成,降低胆绞痛发作。

(二)药物治疗

1.增进胆汁排泄药物

(1)50%硫酸镁:可松弛奥狄括约肌,使滞留胆汁易于排出。每次餐后服10～15 mL,每天3次。

(2)去氢胆酸:餐后服0.25 g,每天3次。

(3)胆酸钠:餐后服0.2 g,每天3次,可刺激肝脏大量分泌稀薄胆汁。

(4)胆盐:0.5～1.0 g,每天3次,能促进肝脏分泌大量稀薄的胆汁,有利于冲洗胆管。

2.溶解胆石药物

鹅去氧胆酸(CDCA)可抑制肝脏合成胆固醇(CH),减少胆管吸收CH,增加胆汁中的CDCA含量并降低胆汁中石胆酸和CH的含量,从而促使胆固醇类结石(CS)溶解。Danzilnger报道了口服CDCA可以扩大胆酸池,降低CH饱和度。连服9～24个月可使胆固醇结石溶解,CDCA的最适剂量为每天13～15 mg/kg,每天1次或3次,6～24个月为1个疗程。也有人提出胆酸类药物睡前服用效果更好,服药期间宜进低胆固醇饮食。在治疗开始后,6个月、12个月和24个月分别做胆囊造影和B超检查,若结石消失,再经2～3个月后复查1次,仍未发现结石时方可判定为结石完全溶解。其灌注适量的溶石剂(灌注量与抽去胆汁量保持相对平衡,避免胆管内压力过高而损害肝脏),以此保持溶石剂与胆石接触,维持溶石剂的有效浓度,有利于提高溶石效果和溶石速度。

3.解痉镇痛药

急性胆绞痛发作时可选用阿托品0.5 mg、哌替啶50 mg或用消旋山莨菪碱10 mg,肌内注

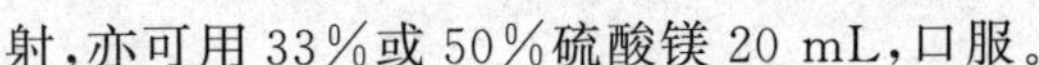

射，亦可用33%或50%硫酸镁20 mL，口服。

4.抗生素

有寒战高热者可配合应用抗生素，目前一般应用头孢唑啉钠静脉滴注，感染严重者可用头孢唑肟或头孢曲松静脉滴注，同时必须联合应用阿米卡星肌内注射及甲硝唑钠静脉滴注。

（三）手术治疗

适应证：①胆管结石伴有严重梗阻感染、中毒性休克或肝脏并发症；②较大的胆囊结石、症状发作频繁、结石嵌顿造成积水或积脓、急性化脓性及坏疽性胆囊炎、胆囊穿孔或弥漫性腹膜炎；③经内科积极治疗无效病例。

1.一般手术治疗

对于一些比较大的、药物不起作用的结石可通过手术直接切除胆囊，能快速根除病灶，是最好的办法。但手术有一定的适应证。

2.微创手术

只在腹部切3个2～3 cm的小切口就可以，手术方法简单、创伤小、恢复快。但是微创手术很难将细小结石取出，还会诱发结石。

（王世成）

第五节　胆道损伤与胆道狭窄

胆道损伤与胆道狭窄是常见的胆道外科严重问题，处理不当，常常带来不良后果。

一、病因和病理

胆道损伤有外伤性和医源性两类损伤。外伤性胆道损伤又有贯通性和非贯通性两种，前者由于利器刺伤或枪、弹等火器伤直接自体外与胆道贯通，造成开放性损伤，多同时伴有其他组织和器官的损伤；后者为来自外部的暴力，为腹部闭合性损伤。外伤性胆道损伤的部位可有胆囊和胆管。医源性胆道损伤多为胆总管或肝总管的损伤。

此处只讨论医源性胆道损伤与医源性胆道狭窄两部分。

（一）医源性胆道损伤

胆道损伤发生于胆道本身的手术者为数最多，占90%以上，其他也可发生于胃、胰腺等手术过程之中。

胆道手术时发生胆道损伤的原因很多，而且往往是几种因素同时造成的。然而，经验丰富和富有警惕性的外科医师可以大大减少胆道损伤的发生。归纳起来，发生胆道损伤的原因：①缺乏必要的解剖学知识，不能识别胆道的解剖变异；②麻醉不满意、腹肌过紧或助手不利，致使暴露不佳；③操作不当或过于粗暴；④严重粘连或炎症，致使解剖关系辨认不清；⑤术中因胆囊动脉出血，盲目钳夹止血或大块组织缝扎止血所造成的损伤。

根据胆道损伤的情况不同，可有部分损伤及胆总管横断损伤两种。

（二）医源性胆道狭窄

手术后肝外胆道狭窄多继发于胆管手术之后，其次与胃次全切除术、胰腺手术有关。

二、临床表现

(一)医源性胆道损伤

若在手术过程中未发现胆道损伤,则手术后可有3类表现。

1.胆汁型性腹膜炎

胆汁型性腹膜炎是由胆道损伤后,胆汁流入腹腔所致。患者有发热、腹痛、腹肌紧张等腹膜炎表现。若腹腔引流通畅,则流出胆汁,随后可形成胆瘘。

2.梗阻性黄疸

梗阻性黄疸见于胆管横断结扎引起的胆道损伤。一般在手术24小时后出现黄染并逐渐加深,随之出现消化不良、皮肤瘙痒、大便灰白等症状。肝功能检查可发现梗阻性黄疸的特征。ERCP可发现胆管横断的部位。PTC也可发现胆管横断的部位及损伤近端的扩张胆管。

3.晚期胆道狭窄

部分患者在手术后较长时间才出现黄疸或胆管炎的症状。此种情况多见于胆总管部分损伤,亦可因胆管壁部分缺血、坏死或引流管放置不当所引起。

(二)手术后胆道狭窄

如上所述,胆管横断结扎与手术后近期出现梗阻性黄疸,部分损伤引起的胆道狭窄,或有反复发作的胆管炎症状或表现有轻度不同的黄疸。

三、预防及治疗

(一)预防

手术性胆道损伤与狭窄大部分是可预防的。根据前述之发生原因,在术中如能重视以下3点,将会大大减少胆道损伤及狭窄的发生。

1.切口要适当,暴露要清楚

胆管手术的切口不宜过小,一般采用右侧经腹直肌切口,上至肋弓,必要时向左拐至剑突下,多能满足胆道手术的需要。采用右肋缘下斜行切口亦可取得满意的暴露。手术中助手要配合好,使手术野暴露清楚,争取在明视下分离及结扎胆囊动脉及胆囊管。

2.熟悉胆道解剖的常与变

胆道的解剖变异甚多,熟悉胆道解剖的各种变异,对预防胆道的损伤具有重要意义。

3.手术操作轻柔,避免术中出血

胆道的损伤也多与术中操作粗暴有关,特别是手术中出血时,盲目进行钳夹止血或大块缝扎止血,极易造成这种损伤。

(二)治疗

手术性胆道损伤与狭窄的治疗是胆道外科中的困难课题,对病理的辨识及手术操作均提出了很高的要求。

1.医源性胆道损伤

手术过程中若能及时发现胆道损伤,应立即进行修补手术,大多预后良好。手术方式有以下几种。

(1)单纯修补术:适用于胆管的部分性损伤。宜使用细肠线作数针间断缝合,如损伤范围不大,缝合满意,最好常规放置T型管。如损伤的范围较大,为了预防胆瘘及手术后胆道狭窄,可

在胆道损伤之近侧或远侧切开胆总管，安放 T 型管，T 型管的一臂要通过缝合的损伤部位，以便起到引流与支撑的双重作用。

(2)胆总管端端吻合术：适用于胆总管的横断损伤。吻合时要求良好的黏膜对合，为了减少张力，往往需要游离十二指肠侧腹膜，以减小胆总管的两端张力。为防止胆总管的狭窄，也常常要在损伤之近侧或远侧切开胆总管，安放 T 型管，并要求在 6～12 个月后拔管。

(3)内镜逆行性胆道支架引流：是一种内支撑防止胆道再狭窄形成的有效方法。一般支架可放置 6 个月更换一次，视情放置 1 年或更长时间。

(4)其他手术方式：为保持胆管的畅通性，在一些特殊情况下，还应施行更为复杂的手术，如肝门胆管空肠 Roux-en-Y 吻合术。

2.胆道狭窄

胆道狭窄的修复手术难度较大，预后亦较差，因而要求更高，特别要强调手术方法的选择合理和手术技术的得当。凡胆道狭窄的位置高，手术次数多、黄疸持续时间长，预后则更差。

(1)胆总管成形修复术(Heineke-Mikulicz 成行修复术)：适用于胆总管的局限性狭窄。实际上是一种“纵切横缝”的方法，使胆总管口径扩大，术后一定要在狭窄的一侧胆管内放入 T 型管(图 12-1)。

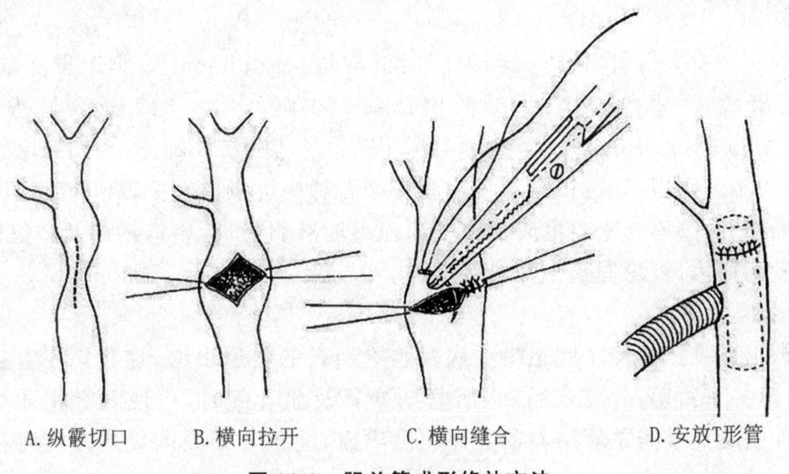

图 12-1　胆总管成形修补方法

(2)胆道消化道重建术：这类手术方法甚多，要根据不同的狭窄部位选择合适的方式。①胆总管十二指肠吻合术：适用于胆总管下端的狭窄。常用于胆管扩张直径大于 2 cm 者。②胆管空肠 Roux-en-Y 吻合术：是较常用的术式，适用于肝门以下的胆道狭窄。③其他术式：胆道狭窄扩张术、U 型管或 Y 型管引流术等。

(3)经皮肝胆管穿刺引流术(PTCD)与经皮肝胆管支撑引流术：在某些尚不适于手术或术前黄疸较重需要减黄时，可考虑实行。

(黄俊杰)

第六节 胆道出血

由于各种原因导致胆管与伴行血管间形成异常通道引起的上消化道出血称为胆道出血。胆道大出血指源于胆道的上消化道大出血,多有休克表现,其发生率仅次于消化道溃疡、门静脉高压症和急性胃黏膜糜烂等引起的上消化道出血。胆道出血亦称血胆症。胆道出血是胆道疾病和胆道手术后的严重并发症,也是上消化道出血的常见原因。

胆道出血的发病率尚没有可靠的统计,占胆道疾病的1%~5%,但在胆道蛔虫与胆管结石高发的地区,胆道出血亦较多见,其发病率可能仅次于溃疡病出血、食管静脉曲张破裂出血,占上消化道出血第3位或第4位。胆道慢性小量出血与急性大量出血的临床表现完全不同。胆道小量出血确较常见,但无特异性症状,多被原发性疾病所掩盖。胆道急性大量出血,由于发病急,症状重,常引起低血容量休克,且有周期性出血的特点,已受到临床医师的广泛重视。

一、病因和病理

胆道出血的病因有多种,国内外报到的病因也不同。Sandblom 收集世界文献的546例中,外伤(包括交通事故、手术创伤等)引起的出血共260例,占47.7%,感染性因素153例,占28.1%,胆囊结石55例,占10.1%,动脉瘤40例,占7.3%,肿瘤28例,占5.1%,原因不明者9例,占1.7%。我国的胆道出血,70%以上与肝内胆管结石和胆道蛔虫有关,即多为感染性胆道出血。其他原因尚有外伤、肿瘤等。来自肝外胆道的出血可能有胆管炎、胆道损伤及坏疽性胆囊炎等。

根据上述发病原因,可将胆道出血分为3类。

(一)感染性胆道出血

感染性胆道出血是指继发于胆道蛔虫病及胆管结石的胆道出血,在我国占首位。肝内胆管与肝动脉、门静脉关系密切,并行走行,当胆管病变累及血管壁时,可使两者相同引起胆道内出血。并发于急性胆囊炎或胆总管结石的肝外胆管出血,则胆管黏膜的炎症及溃疡往往是出血的原因。

(二)外伤性胆道出血

外伤性胆道出血多见于腹部闭合性损伤引起的肝脏中央性肝破裂。当肝脏实质破裂后,裂伤处或缝合填塞治疗后,未能有效控制出血,有时因坏死的肝组织脱落使血管溃破而发生胆道出血。

(三)其他原因的胆道出血

1.肿瘤破溃出血

原发性肝癌、肝海绵状血管瘤、肝动脉瘤以及胆管瘤,可向胆管内穿破引起胆道出血。

2.诊断性或治疗性肝穿刺

肝穿刺活检、经皮肝穿刺胆道造影术(PTC)或引流术(PTCD)偶尔可刺穿肝血管及胆管,引起胆道出血。

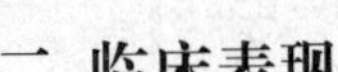

二、临床表现

腹痛、消化道出血（呕血或便血）和黄疸是胆道出血的主要症状。多数患者尚可有发热和寒战。

胆道出血的腹痛常起始于上腹部，开始仅为不适和灼热感，随即发生上腹部剧痛，有时向肩背部放射。这种腹痛是由于凝血块堵塞胆管和奥狄括约肌强烈痉挛所致。当胆道压力升高后，促使凝血块排出，此时腹痛消失，不久就出现消化道出血现象。通常以呕血为多见，随后有黑便。已行胃大部切除术者，通常黑便多于呕血。当出血量达到一定程度时，血容量减少，血压降低，出血的血管则收缩，出血会自然停止。通过治疗（有时不经治疗）后，血容量逐渐得以补充，血压再度升高，随即可再发生腹痛及消化道出血。这种周期现象一般间隔 5～7 天，可反复数次。胆道出血患者，由于有不同程度的胆道梗阻，故通常会有轻度黄疸；由于患者有不同程度的胆道感染，也会有不同程度的发热或寒战。体检时，通常在右上腹有轻度压痛，胆道梗阻时可触到胀大的胆囊，反跳痛与肌紧张多不明显。怀疑胆道出血的患者，要注意检查巩膜及皮肤的黄染。

三、诊断

典型的胆道出血，诊断并无困难，但如对该病的特点缺乏认识，亦可造成长期误诊，甚至在经过 1～2 次手术后方被确诊。

（一）病史

胆道出血常有明确的病因，如感染性胆道出血可有胆道蛔虫或胆管结石的病史；外伤性胆道出血则有腹部外伤或有肝穿刺史。

（二）典型的症状与体征

在上消化道出血中，凡有右上腹痛或有黄疸时，特别是有胆囊胀大时，对诊断本病很有帮助。

（三）B 超检查

可帮助发现胆道的病变，如胆管内的结石、蛔虫、肝脓肿或肿瘤、胆囊胀大与胆管扩张等。

（四）选择性动脉造影检查

因出血来自肝动脉者最多，采用数字减影技术进行选择性动脉造影可发现动脉胆管瘘的部位或血管分布的异常，不仅为进一步治疗提供可靠依据并可针对出血部位进行栓塞止血治疗。

（五）其他检查

肝功能检查在胆道出血时，多有程度不同的改变，特别是胆红素增高和酶谱的改变有一定意义。内镜逆行性胆胰造影术（ERCP）对胆道出血的诊断有一定的帮助。也有人应用门静脉造影可发现静脉胆管瘘。

四、治疗

胆道出血患者多危重，病情较复杂，治疗常十分困难要根据病因及病理特点，全面考虑，以达到止血目的。尽管在治疗方法上存在着分歧，无论手术或非手术病例，都有成功与失败的可能，因此，要慎重选择适应证。通常宜先采用非手术治疗，不能控制出血时，方考虑手术治疗。

（一）非手术疗法

1.适应证

非手术疗法对于胆道出血，既是治疗手段，又是在治疗过程中进一步明确出血病因、病变特点，同时也是为手术治疗做好一切准备的过程。只要病情允许，均应先采用非手术治疗。

2.治疗方法

(1)扩容疗法：输血、输液以维持必要的血容量，并注意水与电解质的平衡和热量的供给。

(2)中药治疗：根据中医对消化道出血的认识，多因肝胆炽热，迫血妄行所致。为便于使用中药，可将胆道出血分为若干类型，辨证论治。①肝胆实热型：见于胆道出血之早期，病者体质强壮，有发热口干苦、尿赤、便结、舌红苔黄或腻、脉弦或数。治以龙胆泻肝汤或大柴胡汤加减。清肝泻火中药有龙胆草、黄芩、栀子、板蓝根等，清热利湿中药有车前子、泽泻、茵陈等，止血中药如花蕊石、蒲黄、藕节炭、棕榈炭、三七等。②气血亏损型：见于病程已久或体质素虚的患者，面色苍白，少气无力，舌质淡，苔薄白、脉沉细无力。治宜益气摄血，可用归脾汤及十全大补汤加减，佐以止血之品，常用药物有太子参、黄芪、当归、白芍、白术、熟地、阿胶等，止血药可用茜草、大小蓟等。③阴虚内热型：见于阴虚阳亢的患者，治以和胃降逆，益气养阴。可用旋覆代赭汤加减，同时合用沙参、麦冬、花粉、玉竹、西洋参等以生津液养胃阴。如患者不断呃逆呕吐，可加用柿蒂、刀豆、姜竹茹等。

(3)药物治疗：①止血药物。常用者有维生素 K_1，每天 10～20 mg 或维生素 K_3，每天 8 mg。其他尚可选用静脉止血剂酚磺乙胺、巴曲酶等。②抗生素。为控制胆道感染，需酌情选用适当的广谱抗生素，如喹诺酮类、大环内酯类、头孢菌素类药物等。应注意细菌学观察，并根据药敏试验指导抗生素应用。③局部用药。术后有 T 型管患者，可采用经 T 管注药方法。据文献报道，注药的种类多种，如肾上腺素或去甲肾上腺素或麻黄碱、过氧化氢溶液等。注药时可做轻微冲洗，注药后要关闭引流管适当时间。

(4)动脉栓塞疗法：这是在选择性动脉造影术基础上发展起来的疗法。这种疗法的优点：①只要发现动脉胆管瘘的部位，注入栓塞剂多能准确止血；②不需剖腹手术；③有腹腔广泛粘连、全身情况较差等手术禁忌证者，栓塞疗法不受限制；④并发症少，仅有全身不适、腹痛及发热，个别者可发生器官缺血与坏死。

(二)手术疗法

1.适应证

当出血难于停止时，要考虑手术治疗。

(1)伴有出血性休克，不易纠正者。

(2)反复大出血，超过两个周期者。

(3)经查明出血病灶，估计非手术疗法不易治愈者。

手术时间应根据患者的情况而定，一般要进行充分准备之后进行早期手术或择期手术。考虑不周进行匆忙的急症手术，往往达不到预期的效果。

2.术中探查

胆道出血的术中探查十分重要。主要目的是要明确胆道出血的诊断和查明胆道出血的部位。

(1)肝脏触诊：胆道出血多因肝脏肿瘤、肝内胆管结石与感染引起，故仔细检查肝脏十分重要。要注意肝脏表面有无局限性粘连、肝叶有无肿大(尤其是一侧肝叶肿大)，要仔细触摸肝实质内的肿块及胆管内的结石。

(2)肝外胆管的探查：对肝外胆道必须进行认真探查。方法：第一，胆囊或胆管穿刺对抽出的胆汁，进行仔细的观察，如胆汁是否为血性或浑浊，立即送化验室，检查有无细胞；第二，必要时切开胆总管，显露左、右肝管开口部，在直视下观察出血来自何侧肝叶。

(3)术中胆道镜检查：可以明确看到胆管病变的性质、范围、出血原因等，但不能发现胆管血管瘘。

(4)术中B超检查：术中B超可以探查病变部位、性质，应用多普勒超声可发现异常血流，有助于对胆道出血的性质、病变范围、出血状况等进行诊断。

3.手术方法

(1)胆囊切除术：胆道出血来自胆囊本身，行胆囊切除术无疑能达到理想的效果；胆管出血，若胆囊内积血，也应予以切除。切除之胆囊，要剖开进行仔细检查，如胆囊黏膜有无溃疡或可疑的出血点。

(2)胆总管探查与引流术：对肝外胆道出血，行胆总管探查与引流术对胆道梗阻因素的解除(如蛔虫、结石)和胆道感染的控制具有一定的作用。当切开胆总管时，若发现胆总管黏膜有出血点，可用苯酚或硝酸银烧灼，必要时也可用丝线缝扎止血。

肝内化脓性病变引起的胆道出血，也应行胆总管的探查与引流，若发现结石与蛔虫应尽量取出，胆总管的引流加上术后的抗感染治疗，出血多可能自然停止，若出血点与门静脉较大的分支相通，则该术式不能控制出血，术后可能继续出血。

(3)肝动脉结扎术：在动脉造影栓塞(DSA)广泛开展前，这种术式应用较多，认为该术式是疗效较好、方法较简单的一种术式，但在胆道出血的治疗中，目前尚有较大的争论，主要分歧包括以下几点。①肝动脉结扎的部位与疗效的关系：在正常情况下，肝脏的血液供应仅有25%来自肝动脉，故结扎肝动脉以减少肝脏的血液供应，对胆道出血会有一定效果。然而，临床上可以看到肝动脉结扎后有些病例的效果较好，有些病例则手术后仍有出血，甚至需行第2次手术。这可能与肝动脉结扎的部位有关。肝动脉结扎的部位越靠近肝脏，立即止血率越高，但造成肝性脑病的可能性也越大。②对胆管血运的影响：临床上可见到肝动脉结扎后发生肝性脑病，因而认为肝动脉结扎可造成肝缺氧，加重肝脏感染，导致肝衰竭。但事实上，除了肝脏血运减少之外，胆管的血液供给严重减少，甚至出现胆管坏死、严重胆汁瘀滞，是导致肝衰竭的主要原因。③肝叶切除术：肝切除治疗胆道出血的效果较好，有人推荐为胆道出血首选的治疗方法。然而必须具备以下几种条件，才能取得较好的效果：第一，出血部位来自一侧的肝叶或胆管，病变局限，如肝外伤、肝内胆管结石及蛔虫、肿瘤、肝脓肿等；第二，患者的周身情况较好，能接受该手术造成的损伤；第三，手术者对肝切除术有一定的经验。

(黄俊杰)

第七节　胆道肿瘤

胆道的良性肿瘤十分少见，但目前胆道恶性肿瘤有增加的趋势。

一、胆道良性肿瘤

(一)病因和病理

胆囊的良性肿瘤以乳头状瘤、腺瘤为多见，其他有脂肪瘤、肌瘤、黏液瘤、神经纤维瘤等。该类肿瘤多见于中年妇女。临床症状与慢性胆囊炎相似,可有轻度或间歇性疼痛,可有消化不良或体重减轻,部分患者无明显症状。肿瘤堵塞胆囊管可出现急性胆囊炎,肿瘤溃破,也可引起胆道出血。

(二)辅助检查

胆道影像学检查可发现胆囊壁上有透明的小缺损,易误诊为胆石症;B超检查也可见有大小不等、形状不同的高回声区,但与胆石不同的是不伴有声影;CT检查有助于确诊。

胆管良性肿瘤也以乳头状瘤与腺瘤为多见,其他有脂肪瘤、纤维瘤、神经瘤、黑色素瘤、黄色瘤、混合瘤、类瘤、肉芽肿等。临床表现主要为梗阻性黄疸。B超、经皮肝穿刺胆道造影、内镜逆行性胆胰管造影多误诊为胆管癌。

(三)治疗

治疗宜采用手术方法,胆囊良性肿物宜行胆囊切除术,胆管良性肿瘤宜切除肿瘤或连同胆管切除,行胆管重建术。

二、胆囊癌

胆囊癌是临床上常能遇到的一种胆道肿瘤,在美国该病约占消化道肿瘤的第五位,在我国约占消化道肿瘤的第六位。据文献报道,胆囊癌占全部胆道手术的1%～2%,在同期胆道疾病的构成比平均为1.53%,在同期普通外科疾病的构成比平均为0.28%。该病以老年女性为主,男女比约1∶1.98,平均年龄57.5岁,发病率随年龄增长而升高,5年存活率大约为5%。

(一)病因和病理

胆囊癌的病因不明。探讨胆囊癌的病因可能与以下因素有关。

1.胆囊炎症与胆囊结石

大多数学者认为,胆石症与胆囊癌的发生高度相关。68%～98%的胆囊癌患者伴有胆石症,结石直径>3 cm比<1 cm的患者患胆囊癌风险高10倍。其中机制有以下几种解释:①结石的长期存在会对胆囊黏膜表面产生直接的机械刺激;②胆石症会影响胆囊的正常功能,并导致慢性炎症;③胆囊壁的严重钙化,甚至瓷化胆囊的发生会使胆囊癌的发生率可达20%。因此对直径大于3 cm,病程为10～15年的胆囊结石应高度提高警惕,此类患者应该定期随访。

2.年龄、女性、肥胖、妊娠等因素

大量研究表明女性胆囊癌患病率为男性的2～8倍,尤其是伴肥胖、年龄>40岁、月经初潮年龄早、多次妊娠史、生育年龄较高的女性,主要是雌激素和孕激素的升高导致的。

3.化学物质的刺激

可能促使胆囊癌的发生,如胆固醇代谢的异常、胆汁的刺激,也有人认为,在细菌的作用下,可形成胆蒽和甲基胆蒽等致癌物质。

4.其他因素

饮食因素、寄生虫感染、遗传因素、胆囊腺瘤的癌变等也可能有关,文献报道胆囊腺瘤的恶变率为1.5%。也有人认为,胆囊癌的发生为综合性因素。

(二)分类

1.根据外观分类

胆囊癌多位于胆囊颈部,其外观各不一致,大体上可分为以下两类。

(1)浸润性硬性癌:胆囊壁有广泛增厚、变硬,高低不平。常向邻近组织浸润,有时与慢性胆

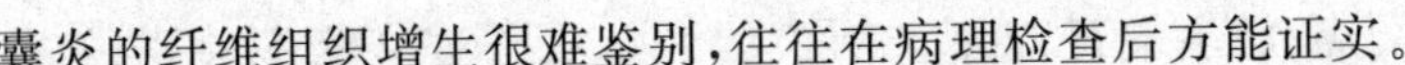

囊炎的纤维组织增生很难鉴别,往往在病理检查后方能证实。

(2)乳头状癌:胆囊外观变化不明显,触之似有异物感,癌肿突出在胆囊腔内或有胆囊增大现象,当胆囊切除后剖开胆囊时,可清楚地看到癌肿。

2.根据组织学检查分类

(1)腺癌:最为多见,占胆囊癌的 70%～90%,其中又可分为浸润型(硬化型)、黏液型(胶质型)、乳头状腺癌 3 种。

(2)鳞状上皮癌:大约占胆囊癌的 3%,来自胆囊黏膜的上皮化生。

(3)未分化癌:约占 7%。胆囊癌一般转移较早,因胆囊与肝脏紧密相连,胆囊周围又有丰富的淋巴结。转移部位有肝门、胃小弯、胰、十二指肠,也可直接浸润肝脏。晚期患者,可发生远处转移。

(三)临床表现

胆囊癌的临床表现与慢性胆囊炎相类似,由于常伴随有胆囊结石,发作时与急性胆囊炎及结石病相似,也有少数患者,无明显临床症状。

临床上以腹痛、腹块、黄疸和发热为主要表现。腹痛多为持续性隐痛,位于右上腹胆囊区,少数患者有剧烈胆绞痛或完全无腹痛。腹块多为无痛性肿块,可随呼吸运动而上下移动。发热多为低热,合并感染时,可有高热。黄疸为癌肿阻塞胆管所致,为进行性加重。出现体重减轻、乏力、肝大、腹水或明显黄疸及恶病质时,提示胆囊癌已发展到晚期。

(四)诊断

胆囊癌尚无理想的早期诊断方法。多数患者因胆囊炎、胆石症行手术时发现或在术后的病理检查时证实。

临床上可从以下几方面确定胆囊癌。

1.病史特点

过去有胆囊炎或胆绞痛反复发作的病史,但近来疼痛规律发生改变,如疼痛由绞痛转为持续性疼痛,或在右上腹胆囊区触及包块者,尤其是 40 岁以上的女性,要想到本病的可能。

2.实验室检查

早期病例无特殊异常。晚期可有血红素降低、低蛋白血症;合并感染时,可有白细胞计数增加;合并梗阻性黄疸时,肝功能表现异常。

3.B 超检查

B 超检查常能提供可靠的诊断依据,也是胆囊癌的首选诊断方法。常发现胆囊壁一侧向腔内突出的肿块回声,不伴声影,不随体位移位。

4.MRCP 与 CT 检查

MRCP 与 CT 检查会有较大的帮助,可发现胆囊占位与毗邻脏器的关系。

5.选择性动脉造影术

选择性动脉造影术可发现胆囊动脉的异常,如胆囊体积增大、胆囊动脉的分支增加、不规则的胆囊壁有异常血管、新生血管、胆囊区血池等。

6.手术探查

早期胆囊癌不仔细检查标本,易被忽略。在检查标本时,如发现胆囊壁有部分区域增厚或黏膜不平或在胆囊壁普遍增厚的基础上,有部分区域明显变硬时,要考虑到本病之可能。晚期病例,胆囊癌肿明显或胆道周围已有肿大淋巴结时,则可确诊无疑。

需与胆囊癌进行鉴别的疾病有肝癌、胆囊结石、急性与慢性胆囊炎、胆囊黄色肉芽肿等。

(五)防治

由于胆囊癌与胆囊结石的关系密切,因此切除有结石的胆囊,可防止胆囊癌的发生。也要重视胆囊炎的治疗,炎症对胆囊结石的形成及癌变的发生都有一定的关系。

胆囊癌一旦确诊,应采用手术治疗。手术方式的选择决定于:①肿瘤的大小及浸润深度;②胆囊床的肝浸润程度;③胆道周围淋巴结的转移程度;④胆道周围邻近器官的浸润情况。

胆囊癌的手术切除率一般在50%左右,而远期治疗效果则不够满意。据文献报道,胆囊切除术治疗胆囊癌的3年治愈率只有10%左右。黄疸的出现是胆囊癌预后较差的一个标志,常预示疾病晚期,存活率低,因而是手术治疗的相对禁忌证。

根据胆囊癌的发展,其外科治疗可分以下3类。

1.T_{1a}期胆囊癌

当胆囊癌没有浸出肌层与浆膜且无淋巴转移(T_{1a}期)时,一般认为单纯胆囊切除即可。

2.T_2期胆囊癌

指癌肿较大或胆囊床已受到浸润,争取做胆囊切除术、肝Ⅳ、Ⅴ段切除术及淋巴结清扫术伴或不伴胆管切除。术后结合辅助治疗并监测。

3.T_3期胆囊癌

指癌肿已有广泛扩散,不能切除者,可考虑采用以下措施。①肝动脉结扎术;②肝动脉或静脉化疗泵应用,以便术后进行化疗;③化疗:可以选择吉西他滨配合铂类药物联合化疗;④中药治疗:根据辨证可用活血破瘀、疏肝理气等治则。常用药物在柴胡、黄芩、牡蛎、半边莲、半枝莲、白花蛇舌草、郁金、川楝子、牡丹皮、茵陈、栀子等。也可配成丸药,长期服用。处方:露蜂房、土鳖虫、全蝎、蛇蜕、当归、山慈菇各30 g,生黄芪、半枝莲各60 g,蜈蚣10条、生甘草30 g,共为细末,炼蜜为丸,每丸10 g,每天2~3丸。

三、胆管癌

胆管癌统指胆管系统衬覆上皮发生的恶性肿瘤,按所发生的部位可分为肝内胆管癌和肝外胆管癌两大类。肝内胆管癌起源于肝内胆管及其分支至小叶间细胆管树的任何部位的衬覆上皮;肝外胆管癌又以胆囊管与肝总管汇合点为界分为肝门部胆管癌和远端胆管癌。美国癌症联合委员会发布的TNM分期系统将肝内胆管癌从肝癌中分离出来,同时将肝外胆管癌分为肝门部胆管癌和远端胆管癌。

胆管癌与胆囊癌的发病规律有所不同,胆管癌男性多于女性,约1.3∶1,平均发病年龄较胆囊癌小。肝外胆管癌多于肝内胆管癌,肝门胆管癌也称为Klatskin肿瘤,是最常见的肝外胆管癌。胆管癌的尸检发现率为0.3%,美国胆管癌总发病率大约为每年1.0/10万,新发病例每年3 000人。

(一)病因和病理

1.发病原因

胆管癌的病因目前不明,可能与以下因素有关,包括高龄、胆管结石、胆管腺瘤和胆管乳头状瘤病、Caroli病、先天性胆总管囊性扩张、病毒性肝炎、肝硬化、原发性硬化性胆管炎、溃疡性结肠炎、化学毒素、吸烟、肝片吸虫或华支睾吸虫感染等。

2.胆管癌的癌前病变

胆管癌常见癌前病变包括:①胆管上皮内瘤变(BillN)按其异型程度由轻至重分为 BillN-1、BillN-2 和 BillN-3,BillN-3 通常被视为原位癌;②导管内乳头状肿瘤;③胆管微小错构瘤。

3.病理类型

从解剖上分类,可将胆管癌分为远端、近端或围肝门。围肝门区域的胆管癌占 2/3。

(1)肝内胆管癌(肝内胆管癌):①大体类型,肿块型、管周浸润型和管内生长型。胆管囊腺癌是一类以形成囊腔为特征的肝内胆管肿瘤,手术切除预后较好。②组织学类型,腺癌最常见。偶可见腺鳞癌、鳞癌、黏液表皮样癌、类癌及未分化癌等类型。

(2)肝外胆管癌(ECC):①大体类型,息肉型、结节型、硬化缩窄型和弥漫浸润型。结节型和硬化型倾向于侵犯周围组织;弥漫浸润型倾向于沿胆管扩散;息肉型可因脱落而发生转移。②组织学类型,95%以上的胆管癌是腺癌,组织学亚型包括胆管型、胃小凹型、肠型。少见类型有黏液腺癌、透明细胞腺癌、印戒细胞癌、腺鳞癌、未分化癌和神经内分泌肿瘤等。

肝门部胆管癌可进一步分类,以指导临床,其中最常应用分类方法是 Bismuth-Corlette 分类法。Ⅰ型是指肿瘤侵犯肝总管;Ⅱ型是指肿瘤侵犯左右肝管分叉部位,尚未侵犯肝内胆管;Ⅲ型是指肿瘤侵犯左右肝管部位,其中Ⅲa 型是指肿瘤侵犯右肝管,Ⅲb 型是指肿瘤侵犯左肝管;Ⅳ型是指肿瘤已侵犯左、右肝管(图 12-2)。

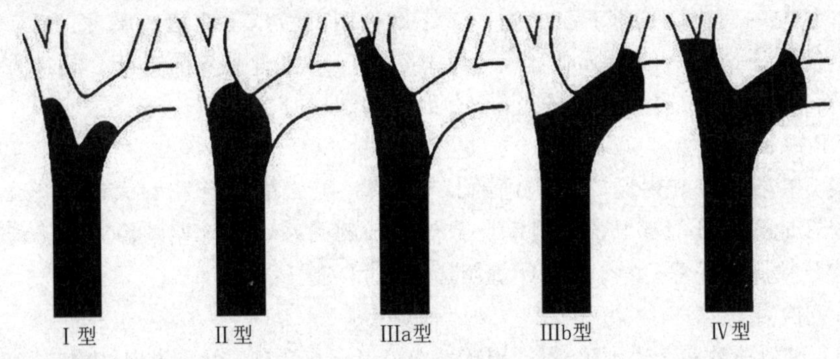

图 12-2　**肝外胆管癌分型**

(二)临床表现

无痛性黄疸是本病最常见的症状。可见皮肤及巩膜明显黄染,重度黄疸时皮肤呈深黄晦暗,无光泽。可发现不同程度的贫血。腹部检查应注意以下几方面。

1.肝脏肿大

随着瘀胆的发生,肝脏都有程度不同的肿大,多呈一致性肿大。边缘整齐。

2.胆囊胀大

在胆管中 1/3 及下 1/3 发生的癌肿,常可触到胀大的胆囊或右上腹饱满。B 超检查可测知胆囊增大的程度;癌肿生长于胆囊在肝总管开口近端时,胆囊空瘪。

3.其他

脾大、腹水等均为晚期表现。

(三)诊断

胆管癌的早期诊断比较困难,当诊断明确时,病情常已超过早期。临床诊断可根据以下几方面提供的征象。

1.临床表现

凡中年以上及老年人出现原因不明的黄疸并逐渐加深，伴有消化道症状及消瘦者，应怀疑本病之可能。随着黄疸加重，大便色浅、灰白，尿色深黄及皮肤瘙痒。出现右上腹痛、畏寒和发热提示伴有胆管炎。

2.实验室检查

血、尿检查可提示为梗阻性黄疸，如胆红素、碱性磷酸酶、γ-谷氨酰转肽酶升高，转氨酶可升高，伴有胆管炎时会显著升高。晚期患者可有贫血及低蛋白血症。长期胆道阻塞可以导致脂溶性维生素(维生素A、维生素D、维生素E和维生素K)减少，凝血酶原时间延长。

胆管癌无特异性的肿瘤标志物，仅CA19-9、CA125、癌胚抗原(CEA)有一定参考价值，尤其是胆道减压后，CA19-9水平持续升高，提示胆管癌。

3.B超检查

B超检查对胆管癌的诊断有很大帮助，为首选检查。在梗阻近端，特别是肝内胆管，常可见到明显的扩张。胆囊的大小要根据肿瘤的位置而定。肝内胆管癌可能显示出肝内局限性肿瘤的影像，由于不伴有声影可与胆石相鉴别。超声可以显示胆管内及胆管周围的病变，评价门静脉受侵程度。

4.造影检查

经皮肝胆管造影术(PTC)、经内镜逆行性胆管造影术(ERCP)及磁共振胆胰管成像(MRCP)均可显示胆管腔内的变化。通常ERCP适用于了解梗阻部位以下胆道情况，而PTC则适用了解梗阻部位以上的胆道情况。磁共振血管成像可显示肝门部血管受累的情况。几种方法的联合使用，可准确判断出肿瘤的位置与侵犯的范围，有助于制定治疗方案。

5.螺旋CT检查

动态螺旋CT能显示肝内胆管细胞癌的特有征象、扩张的胆管和肿大的淋巴结。增强CT扫描有助于较好地显示肝门部肿瘤与肝动脉或门静脉的关系。动脉期图像有助于评价肝动脉解剖以及肿瘤与肝动脉的关系，并有助于评价胆道受累程度。

6.超声内镜检查

对远端胆管肿瘤所致的胆道梗阻，可选用超声内镜引导细针对病灶和淋巴结穿刺行活组织检查。

7.胆道母子镜检查

与ERCP相比，胆道母子镜的优势是可进行准确的活组织检查。

8.手术探查

手术探查可确定胆管癌的大小、侵犯范围、有无转移等。诊断有困难者，可借助胆道镜进行肉眼观察钳取组织进行病理检查。

(四)鉴别诊断

需要与胆管癌进行鉴别的疾病有毛细胆管性肝炎、胰头癌、胆囊癌、胆总管结石、原发性硬化性胆管炎等。

1.毛细胆管性肝炎

因常表现为无痛性进行性黄疸，故与早期胆管癌相混淆，但该病无胀大的胆囊，肝功能检查有谷丙转氨酶的明显增加，药物治疗2周后黄疸能改善。在用B超检查之后，这两种疾病的鉴别多无困难。

2.胰头癌

与胆管癌的症状相类似，但胰头癌的黄疸持续性增高，不会有波动，发热及消化道症状也不

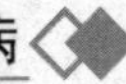

如胆管癌突出。

3.胆囊癌

与胆管癌的症状有时相似，特别是晚期胆囊癌可侵犯胆管，晚期胆管癌也常累及胆囊。然而，胆囊癌早期无黄疸，有时可在右上腹发现包块。

4.胆总管结石

胆总管结石合并黄疸时，较难与胆管癌相鉴别，特别是胆管癌合并结石时，鉴别诊断更为困难。通常胆石症多有胆绞痛及胆道感染病史，黄疸多为间歇性。

5.原发性硬化性胆管炎

其临床征象很相似于胆管炎、往往需要依靠手术探查加以证实。胆道的图像诊断(B 超、ERCP 等)有助于两者的鉴别。

(五)防治

胆管癌尚没有可靠的预防方法，但对胆道结石、胆道感染的积极治疗，可能起一定的作用。胆管癌的预后较差。未行胆管引流者，一般存活 5～6 个月；行胆管引流者，确诊后存活期平均 8～12 个月；行根治术者也只有少数可存活 3 年以上。

胆管癌的治疗较为困难，因肿瘤位置较深，常涉及肝门处较大血管，故手术切除率很低，一般在 20%左右。根据肿瘤的不同位置，可选择不同手术方法。

1.手术治疗

(1)肝内胆管癌的手术治疗：术前应评估是否存在肝脏多发病灶，有无淋巴结转移或远处转移，因为超出肝门部的淋巴结转移和远处转移是手术切除的禁忌证。手术通常情况下施行肝大部分切除术，但是只要可以满足切缘阴性，施行肝脏楔形切除、段切除及扩大切除也都可以考虑。曾有指南强调行肝门部淋巴结清扫术是合理的，因为不仅可以提供胆管癌的分期信息，还能在一定程度上评估预后。

肝内胆管癌的肿瘤大小对术后存活率无明显影响，有影响意义的因素是肿瘤的数量、血管侵袭与否和淋巴结的状态，且肿瘤数目和血管侵袭只有在 N_0时有明显的指导意义。

(2)肝外胆管癌的手术治疗：肝外胆管癌行手术治疗的基本原则是实现切缘阴性的完整切除和区域淋巴结清扫术，对于远端胆管癌需行胰十二指肠切除术，近端胆管癌需行肝大部分切除术。极少数情况下，中段肿瘤可以仅切除胆管和区域淋巴结。

对于手术后余肝体积可能较小的患者，手术前建议行胆管引流(ERCP 或者 PTC)或者一侧门静脉栓塞。对于未播散的局部晚期肝门胆管癌，肝移植是唯一可能治愈的手段，5 年存活率为 25%～42%。

2.化疗

对不能手术切除或伴有转移的进展期胆管癌，主要推荐吉西他滨联合铂类抗肿瘤药(顺铂、奥沙利铂等)和/或替吉奥的化疗方案，加用埃罗替尼可增强抗肿瘤效果。上述方案也可作为新辅助化疗，可能使不能切除的肿瘤降期，获得手术切除的机会。

3.中药治疗

同“胆囊癌”。

4.放疗

对不能手术切除或伴有转移的胆管癌患者，植入胆管支架＋外照射放疗的疗效非常有限，但外照射放疗对局限性转移灶及控制病灶出血有益。也有学者报告，在胆管引流后，进行放疗30～60 Gy 时，可延长术后的生存时间。

(李德会)

第十三章 胰腺疾病

第一节 急性胰腺炎

急性胰腺炎是常见的外科急腹症之一。其发病率仅次于急性阑尾炎、胆囊炎、急性肠梗阻，而居于急腹症的第3～5位。近年来随着我国人民饮食习惯改变和物质生活的不断提高，加之我国胆囊疾病的不断增加，该病的发病率亦有所增加。

急性胰腺炎多发生在20～50岁，女性略高于男性，男女之比为1∶1.7。其病因、病理尚不完全清楚。在各类胰腺炎中，坏死性胰腺炎病势凶险，治疗困难，病死率高，目前仍是腹部外科中的难治性疾病。

一、病因

急性胰腺炎的病因比较复杂，在不同的国家和地区，其发病原因也不完全相同。概括起来有以下几个主要方面。

（一）胆道疾病

Opie提出胆道疾病合并胰腺炎的“共同管道”学说，即结石阻塞共同管道造成胆汁，特别是感染性胆汁反流到胰管中，引起急性胰腺炎。后来又认识到乳头括约肌的痉挛和括约肌开口纤维化，引起胰腺炎，这是功能性共同管道学说的扩展。根据目前资料，在因胆石而施行手术的患者中，有4.8%发现有胰腺炎，如对胆石长期不进行治疗，将有36%～63%的患者可并发急性胰腺炎。Acosta等报告在36例病发于胆石症的急性胰腺炎中，34例从大便排出了结石，如在发病2天内进行手术，75%患者壶腹部可见结石嵌顿，故使人们对一过性胆石嵌顿引起急性胰腺炎的重要性有了进一步的理解。从全部胰腺炎看来，以胆道疾病作为诱因的比例，各家报告不一，一般认为约占50%，占急性胰腺炎病因的首位。胆道感染时，奥狄括约肌处发生水肿和反应性痉挛，造成胆汁的排泄不畅；感染的胆汁逆流到胰管，促进胰酶活化，进而引起胰腺炎。Anderson等认为通过淋巴直接感染胰腺腺泡周围间隙，也是造成急性胰腺炎的因素之一。在某些卫生条件较差的地区，胆道蛔虫病仍然是急性胰腺炎的常见原因。其发生机制是因蛔虫嵌顿与十二指肠瓦特壶腹部，或因感染胆汁逆流入胰管；少数患者为蛔虫直接进入胰管（称胰管蛔虫病）或蛔虫卵沉积于胰腺组织内，使胰管组织增生并形成蛔虫卵性肉芽肿。

十二指肠降段憩室，尤其憩室位于乳头附近，直接影响到十二指肠的运动功能，不仅增高十二指肠内压，使胆汁、胰液排出不畅，而且易使十二指肠液反流至食管，增高胰管内压及激活胰酶，导致胰腺的自体消化，故十二指肠憩室亦可成为急性胰腺炎的重要病因之一。有人报告75例明确诊断的急性胰腺炎，其中17例有十二指肠憩室，占23%。

(二)酒精

大量饮酒已成为急性胰腺炎的常见病因之一，据报道占10%～75%。我国由于饮食结构的改变与嗜酒者日渐增多，胰腺炎的病因学也大有西化倾向。

酒精性胰腺炎的发病机制是十分复杂的。目前较为一致的看法是酒精会增加胃黏膜胃泌素的分泌，从而增加胃酸分泌。胃酸则直接或间接地作用于十二指肠黏膜，增加促胰液素和促胰酶素的释放。刺激胰腺外分泌部分，促进胰酶分泌增加。酒精又能增加十二指肠内压和乳头括约肌的收缩压，并使括约肌痉挛，瓦特壶腹区充血水肿，因此胰液排泄不畅。长期饮酒可造成胰腺外分泌液改变，在胰管中产生蛋白沉淀物，并可阻塞胰管，引起胰腺炎症。实验研究还证明，酒精可直接引起胰腺细胞胞质变性、线粒体肿胀、类脂堆积、胰管上皮损伤等。

(三)高脂血症

高脂血症使血液黏稠度增高，血清脂质颗粒阻塞胰腺血管，导致胰腺微循环障碍，胰腺缺血、缺氧。血清甘油三酯水解释放大量有毒性作用的游离脂肪酸，引起局部微栓塞的形成及毛细血管膜的损害。

高钙血症如甲状旁腺功能亢进、多发性骨髓瘤或维生素D中毒时，钙离子可刺激胰腺分泌、激活胰酶，在碱性胰液中易形成结石、钙化，阻塞胰管，肾细胞癌因甲状旁腺素样多肽物质水平增高亦可诱发急性胰腺炎。

(四)精神因素

大约10%的患者胰腺炎的发病与精神因素有关，其确切发病机制目前尚不清楚。可能是由精神因素的刺激使神经调节紊乱，导致胰腺分泌及奥狄括约肌运动功能失常所致。

(五)ERCP引起的胰腺炎

在经内镜逆行性胆胰管造影之后，经常出现一过性无症状的血淀粉酶升高，这种现象可能与注射造影剂时胰管内压增高有关。根据大组病例报告，在ERCP之后并发急性胰腺炎者在0.5%～5%，此种胰腺炎称为注射性胰腺炎。典型的症状为上腹痛，亦可伴有恶心、呕吐，实验室检查可见血、尿淀粉酶升高。大多数患者属于轻症胰腺炎，且多能自愈，但也有极少数患者发展为出血性坏死性胰腺炎，甚至导致死亡。为了预防此类并发症的发生，在造影的过程中应进行严密的透视监测，防治注射压力过高和过度充盈。一些单位主张ERCP前后给予奥曲肽以减少ERCP所致急性胰腺炎，而循证医学研究结果未能证明此类药物的预防作用。

(六)感染因素

某些急性传染病如伤寒、猩红热、败血症等严重全身感染，某些腹腔感染如胆道感染、急性阑尾炎等，均可能成为急性胰腺炎的病因。某些病毒与胰腺有特殊的亲和力，也可造成胰腺炎，如腮腺病毒等。

(七)其他因素

腹部钝挫伤、刺伤、弹片贯通伤等对胰腺的直接损伤可引起急性胰腺炎。粗暴的腹部手术探查固然可引起急性胰腺炎，但也发现一些腹腔外手术，如甲状腺、前列腺、脑手术后发生的急性胰腺炎。其发生机制除直接损伤胰腺外，术中胰腺缺血、附近组织充血、水肿、手术期间患者过度紧张、迷走神经兴奋等都是可能的原因。有学者报告这类患者占15.5%。其他尚有些患者服用激素引起“类固醇性急性胰腺炎”;代谢紊乱、营养障碍、胰腺血管病变所致的血管阻塞、妊娠、自身免疫的改变等均可诱发急性胰腺炎。还有一部分患者找不出明显的致病因素,故称为“特发性胰腺炎”各家报告不一相差甚大,可占4.8%~40%。

表13-1列举了急性胰腺炎的常见病因,根据研究发现,近年来胰腺炎病因以胆道疾病为最多,其后依次是酒精性胰腺炎和高脂血症性胰腺炎。

表13-1 急性胰腺炎的常见病因

类别	内容
胆道疾病	胆石症、胆囊炎、胆道蛔虫病
酒精中毒	急性与慢性
代谢、物理性因素	高脂血症、高钙血症(维生素D中毒、甲状腺功能亢进、多发性骨髓瘤、乳腺癌、胰岛细胞癌转移等)、甲状旁腺功能亢进、低温
胰腺疾病	胰腺癌、胰腺转移癌、胆管蛔虫、内镜逆行胰管造影术后
十二指肠疾病	十二指肠狭窄、Crohn病、十二指肠乳头旁憩室、狭窄性乳头炎、十二指肠溃疡、输入袢综合征
手术及创伤	胰、胆、胃手术后,腹部穿透伤、钝器伤
肾脏疾病	肾衰竭、肾移植
血管及免疫性疾病	动脉硬化、红斑狼疮、类风湿关节炎、口眼外生殖器综合征
药物	肾上腺皮质类固醇、雌激素、避孕药、利尿剂(呋塞米、依他尼酸钠)、苯乙双胍、门冬酰胺酶、水杨酸盐、右旋丙氧吩、安宁、西咪替丁、硫唑嘌呤、对乙酰氨基酚、氯化汞等
其他	蝎毒、病毒性感染(Coxsackie B病毒感染、腮腺炎病毒、ECHO病毒等)

二、发病机制

急性胰腺炎不是因细菌感染而引起的炎症,它是由于某种原因时胰酶在胰腺组织内被激活,从而导致的自体消化过程。这种自体消化不仅限于胰腺,而且可波及周围组织。胰酶及胰酶复合物进入血行后,可引起其他器官损害,甚至多器官系统衰竭,是一个严重全身疾病。

长期以来,学者们对急性胰腺炎的发病机制曾提出不同学说,但很难用一种学说来解释多种胰腺炎的发病过程。近年来,有的学者提出了防御机制与致病因素失衡学说,已逐渐为大多数人所接受。这一学说认为,在胰腺内具有不同形式的自身防御机制,能有效地防止胰酶的激活和对胰腺组织的自体消化。胰酶在胰腺内以酶原的形式存在,进入十二指肠方被激活。当防御机制遭到破坏,或由于某些原因胰液分泌异常亢进,或胰酶在胰腺腺泡中被激活时,才引起胰腺组织的自体消化,导致急性胰腺炎的发生。

急性胰腺炎早期始动病因极为复杂。在胰腺炎中,各种因素所致的胰酶激活导致胰腺自身消化仍是急性胰腺炎发生乃至发展的核心。胰腺炎的发病过程又不完全取决于胰酶的消化,胰腺血液循环与其发展关系密切。近年来的临床与实验研究还揭示了细胞内信号传导、组织炎性介质在急性胰腺炎中有重要的介导作用。

(一)酶学变化在急性胰腺炎发病过程中的作用

众多研究显示,在急性胰腺炎时,胰蛋白酶、糜蛋白酶、组织蛋白酶、淀粉酶、脂肪酶、弹力蛋白酶、溶酶体酶、超氧歧化酶、磷脂酶A2、酪氨酸激酶、核糖核酸酶等活动性均有增加,且与胰腺炎严重程度显著相关。其中最为重要的是胰蛋白酶、磷脂酶A2、弹性蛋白酶。

1.胰蛋白酶

在结扎大鼠胆胰管诱导的急性胰腺炎模型中,胰蛋白酶原激活肽在胰腺组织中显著增高,且早于胰腺腺泡细胞破坏。因此,提示胰腺内蛋白酶的激活与胰腺炎的发生有关。胰蛋白酶在胰腺腺体中以酶原形式存在,可为肠激酶所激活,组织蛋白酶亦可在 pH 低于 4.5 时激活胰蛋白酶原。胰蛋白酶激活胰腺中其他胰酶原,从而导致胰腺炎的发生、发展。

2.磷脂酶 A2

磷脂酶 A2 以无活性的酶原形式自胰腺腺泡分泌至胰管,然后在十二指肠内被胰蛋白酶和胆盐激活而形成磷脂酶 A2。实验表明将磷脂酶 A2 直接注射入动物胰管仅引起轻度腺泡坏死,而将胆汁与磷脂酶 A2 混合注射,则引起胰腺广泛坏死。磷脂酶 A2 是一种脂肪分解酶,可使血磷脂和卵磷脂变为溶血性卵磷脂,具有强烈的细胞毒作用,使胰腺细胞膜崩解,导致脂肪和胰腺实质坏死,同时也可裂解肺泡内磷脂类物质而导致肺表面活性物质大量破坏而发生急性呼吸窘迫综合征(ARDS)。最近有人应用免疫组化法发现大鼠急性胰腺炎肾小管上皮细胞间有磷脂酶 A2 过度沉积,表明肾脏的损伤也与磷脂酶 A2 有关。磷脂酶 A2 也是花生四烯酸降解过程中的关键酶,其许多中间产物,如血小板活化因子(PAF)、血栓素 A2 等都直接和间接参与胰腺炎的发生及重症化程度。

3.弹性蛋白酶

弹性蛋白酶在急性胰腺炎发病过程中,胰弹性蛋白酶和粒细胞弹性蛋白酶都起重要作用。胰弹性蛋白酶是胰腺腺泡分泌的一种肽链内切酶,胰弹性蛋白酶在胰液中的浓度是血中浓度的 100 倍,故又被认为是一种外分泌酶。实验性胰腺炎大鼠血清胰弹性蛋白酶浓度明显升高,而病变组织中胰弹性蛋白酶含量降低,并与胰腺坏死程度呈正相关,提示胰弹性蛋白酶在急性胰腺炎中起重要作用。中性粒细胞活化后可释放出粒细胞弹性酶除具有胰弹性蛋白酶相同的作用外,更重要的还可进一步激活中性粒细胞,促使释放多种炎性介质而加重炎症反应。

(二)胰组织血供在急性胰腺炎中的作用

研究发现,胰腺炎的发生和发展不完全取决于胰酶的消化,胰腺缺血/再灌注(I/R)起很大作用。

1.胰腺缺血是引起急性胰腺炎重要的始动因素之一

Popper 等通过钳夹胃、十二指肠动脉使水肿型胰腺炎发展成为出血坏死型。Preffer 等应用微血栓子阻断胰血管血流可导致严重的胰腺炎。Robbert 等发现,继发于休克和体外循环的早期胰腺炎患者胰腺小叶的末梢部位出现坏死,并认为这种微循环改变是急性胰腺炎发病的最初因素之一。人和实验动物的增强 CT 扫描显示,急性胰腺炎早期微循环灌注的减少与其严重程度,尤其是坏死区域的发展密切相关。上述研究结果表明,胰腺血流量下降所致的胰缺血可导致组织出血坏死,是急性胰腺炎重症化的启动因素之一。也有人认为胰腺炎的最基本发病机制是胰腺腺体内酶对胰腺组织的自我消化,这一过程不仅破坏了胰腺组织,也同时对胰腺腺泡的供应血管也有破坏,减少组织血流。由于腺泡的供应动脉是终支动脉,这一病理过程将加重胰腺的缺血、坏死。

2.急性胰腺炎时,胰腺缺血的机制

(1)血管活性物质的作用已知血栓素 A_2(TXA_2)、前列环素(PGI_2)为一对血管张力调节物质,前者有缩血管作用,后者则有扩血管作用。急性胰腺炎血浆 PGI_2/TXA_2 比值减低,且与胰腺血流量下降程度呈正相关。说明 TXA_2、PGI_2 平衡失调可能参与到了急性胰腺炎的胰腺缺血。

血小板活化因子具有收缩血管，致血小板聚集的作用，测定急性胰腺炎大鼠血浆血小板活化因子浓度呈显著增高，应用血小板活化因子受体拮抗剂 BN 52021 可显著增大大鼠胰腺血流量。内皮素为迄今发现的缩血管作用最强的一种多肽物质，有人将外源性内皮素注射入犬体内，发现胰腺血流量下降，且呈剂量依赖性。

(2)组织器官的血流量取决于其灌注压、相关舒缩状态及血液黏度：研究结果显示，在犬急性胰腺炎的动物模型中，血液黏度、血浆黏度、血小板聚集率均显著增高，红细胞电泳迁移率下降，表明异常的血液流变学改变可导致胰腺毛细血管内皮细胞损伤、微血流阻力增大，特别是微静脉及小静脉中血流阻力增大、血流淤滞、血栓形成，进而发生组织缺血。

(三)炎性介质在急性胰腺炎发病中的作用

急性胰腺炎的病理过程始终与多种炎性介质的活化、释放有密切关系，其中氧自由基、肿瘤坏死因子(TFN)、血小板活化因子(PAF)、白三烯(LT)、前列腺素等尤为重要。

1.氧自由基

氧自由基是指氧分子氧化还原为水的一系列中间过程中所产生的中间产物，主要包括氧自由基和羟自由基。Sanfey 等用狗离体胰腺灌注法首次研究了氧自由基与急性胰腺炎的关系，发现不同原因引起的急性胰腺炎氧自由基水平均有增加，因而推测自由基所致胰腺损伤是各种病因所致急性胰腺炎的共同发病环节。Guice 等进一步应用氧自由基清除剂超氧化物歧化酶(SOD)及过氧化氢酶(CTA)可明显减轻雨蛙肽诱导的胰腺炎的胰腺重量，抑制胰腺细胞中 DNA 和 RNA 含量的增加，减轻胰腺组织病理变化，提示了氧自由基在急性胰腺炎发病中的作用。Nonaka 运用电子旋转共振分光技术直接测定氧自由基含量，发现 CDE 诱导的急性胰腺炎胰腺组织中氧自由基含量增高，从而直接证实了上述结论。急性胰腺炎时氧自由基增高的原因可能有以下 4 个方面：①胆汁酸盐、胰蛋白酶及糜蛋白酶激活黄嘌呤氧化酶，该酶催化次黄嘌呤而产生大量 O_2^-；②其他炎性介质及损伤的血管内膜细胞均可活化血小板而释放 O_2^-；③磷脂酶 A2、其他炎症介质(如血栓素等)，趋化大量中性粒细胞并通过“呼吸爆发”而产生 O_2^-；④组织缺血、缺氧时从线粒体呼吸链中泄漏的氧自由基增多，超过 SOD 的清除能力，且 ATP 生成减少致黄嘌呤脱氢酶转化为黄嘌呤氧化酶增加。

2.肿瘤坏死因子

肿瘤坏死因子(TNF)是一类重要的炎症、免疫反应调节物，主要由单核、巨噬细胞产生。TNF 可促进磷脂酶 A2 的活化，促进花生四烯酸分解，促进多种炎症介质释放与激活。在急性胰腺炎患者的血浆中，TNF 的浓度显著升高，也提示 TNF 在疾病发展中的作用。

3.血小板活化因子

血小板活化因子(PAF)与脂质代谢有密切关系，其化学结构为乙酰甘油醚磷酸胆碱，是磷脂酶 A2 限速释放酶。PAF 可导致急性胰腺炎的血流动力学改变，有人认为 PAF 可能就是“心肌抑制因子”(MIF)。阿托品可保护机体免遭 PAF 打击的损害，可能提示 PAF 通过胆碱能神经机制介导急性胰腺炎。

4.白三烯

白三烯(Leukotrienes，LT)是花生四烯酸代谢产物，具有强烈的生物活性。TNF、PAF、LPS、PLA 等均促进其合成与释放。LT 有显著增加毛细血管通透性、收缩血管、抑制心肌收缩、引起支气管平滑肌痉挛等作用，并对中性粒细胞有强烈的趋化作用。

5.前列腺素

前列腺素(prostaglandins,PG)是一类广泛分布的具有多种生物活性κ物质。Glazer曾发现急性胰腺炎模型家犬的血液及腹水中PG显著升高。近年来一些学者发现,急性胰腺炎时PGI_2和血栓素TXA_2之间关系失衡。其失衡可导致血流动力学和血流供给失衡,从而使急性胰腺炎加重。应用TXA_2合成酶抑制剂能减轻胰腺的病理损害,并提高实验动物的生存率。

6.急性胰腺炎的细胞内信号传导

研究表明胰腺炎的早期为急性反应期,机体可分泌多种急性反应蛋白,包括C反应蛋白(CRP)、热休克蛋白(HSP)、胰腺炎相关蛋白(PAP)等。这些蛋白的产生是NF-κB(核因子-κB)介导的结果。研究发现雨蛙素制作的急性胰腺炎模型中,胰腺组织中NF-κB激活,致使靶基因表达增加,如ESelectin、P-Selectin、ICAM-1、VCAM-1 Mrna表达增加,促使粒细胞在炎症组织胰腺中积聚,并释放包括TNFα、IL-1β、IL-8在内的炎性介质。这些细胞因子与炎性介质将造成胰腺组织及远隔器官的损伤。在坏死性胰腺炎中LPS通过刺激NF-κB并释放一系列细胞因子和炎性介质是造成器官损伤的重要途径。

在胰腺炎进展过程中,坏死的胰腺、胰周组织继发感染是导致胰腺炎病情进一步恶化和器官损害的重要因素。有学者在一组204例急性胰腺炎患者中,86例(42%)为坏死性胰腺炎,其中57例(66%)为无菌性坏死,29例(34%)为伴细菌感染性坏死。其中感染性坏死性胰腺炎患者的病死率为24%,而无菌性坏死性胰腺炎为1.8%。

三、临床表现

急性胰腺炎的临床表现差异甚大。多数患者表现有腹痛、腹胀、恶心呕吐三联征,其他尚有发热、便秘、腹泻等。常见的体征为腹部压痛、反跳痛与肌紧张等腹膜炎征象,其他尚有黄疸、腹部肿块或腹水、肠鸣音减弱甚至消失等。临床上尚可见少数特殊类型的急性胰腺炎,如无痛性胰腺炎,多在尸检时发现,而临床上无明确的症状。又如暴发性或猝死性胰腺炎("戏剧胰"),可在发病后突然或数分钟、数小时内死亡,临床上很难得到确诊,更难于得到及时抢救。也有少量患者表现为心、肺、肾、脑等脏器功能衰竭,故很多学者认为胰腺炎是一种变幻多样的全身性疾病。

(一)腹痛

腹痛是急性胰腺炎的最主要症状,其发生与胰管的梗阻、胰腺肿胀所致的包膜牵张或渗液刺激有关。腹痛多突然发生,表现为剧烈腹痛,多为持续性,且逐渐加剧。严重者烦躁不安、弯腰坐起、身体前倾。腹痛多向肩背部放射,患者常自觉上腹及腰背部有"束带感"。腹痛的程度与病变的程度多相一致,但老年或体弱者腹痛较轻。腹痛的位置与病变位置有关,如主要病变在胰头,腹痛则以右上腹为主,并向右肩背放射;若病变在胰腺颈、体部,腹痛则以上腹正中部为主;当胰尾病变时,腹痛以左上腹为主,并向左肩背部放射。

一般水肿性胰腺炎,腹痛多为持续性伴有阵发性加剧,采用针刺或注射解痉药物能使腹痛缓解;若为坏死性胰腺炎,则腹痛十分剧烈,常伴有休克,一般止痛方法不能奏效。

(二)恶心呕吐

80%的患者有此症状。在发病初期出现的较频繁呕吐,多为反射性呕吐。与胃肠道疾病不同,呕吐后腹痛不能缓解。呕吐的频度与病变严重程度相一致。水肿性胰腺炎有恶心及数次呕吐,而坏死性胰腺炎,则呕吐频繁剧烈,呕吐物多为食物及胆汁,呕吐蛔虫者,多为并发于胆道蛔虫病的胰腺炎;含血液时,表示已并有消化道并发症。

(三)腹胀

腹胀多因肠道积气积液所致。水肿性胰腺炎可无腹胀或仅有轻度腹胀;坏死性胰腺炎由于脂肪坏死、腹腔渗液和广泛的腹膜炎反应,可引起麻痹性肠梗阻,发生严重腹胀。胰头部的炎症可造成十二指肠梗阻,胰腺前方的横结肠亦可因炎症刺激而局部麻痹。

(四)黄疸

大约有20%的急性胰腺炎患者出现不同程度的黄疸。其主要原因是:①胆道疾病引起胰腺炎,影响胆汁排泄而产生黄疸;②胰头因炎症而肿大,压迫胆总管下端引起黄疸。一般认为黄疸越重,表示病情越重,预后不良。

(五)手足抽搐

手足抽搐为血钙降低所致。在坏死性胰腺炎时,大量含酶渗液渗入腹腔,由于脂肪酶的作用使大网膜及腹膜上的脂肪组织被消化,分解为甘油及脂肪酸,脂肪酸与钙结合为不溶性脂肪酸钙,因而使血清钙浓度下降。如血清钙低于2 mmol/L则提示病情严重,预后不良。

(六)皮肤瘀斑

急性胰腺炎患者脐周皮肤出现蓝紫色瘀斑,称为Cullen征;如在两侧腰部出现棕黄色瘀斑,称为Grey Turner征。此类瘀斑在日光下方可见到,因而易被忽视。发生机制可能是血液内被激活的酶类穿过腹膜、肌层进入皮下所致。患者多有血性腹水。只见于坏死性胰腺炎。

四、并发症

急性胰腺炎的全身并发症主要包括休克、全身炎性反应综合征、多器官功能不全综合征(多器官功能不全综合征)、败血症等。急性胰腺炎的局部并发症则包括急性液体积聚、急性胰腺坏死、胰腺假性囊肿和胰腺脓肿。

(一)休克

胰腺炎早期出现休克,常提示有大块胰腺坏死。在天津市中西医结合急腹症研究所的一组病例中,坏死性胰腺炎伴休克者达30%。患者皮肤呈大理石斑样青紫,四肢湿冷,脉细弱。心率增快至100次/分以上,血压下降,脉压变小。休克的出现与以下几方面因素有关:①有效循环血量锐减;②血流动力学的改变;③其他重要器官功能低下;④不能进食及呕吐引起体液和电解质的大量丢失。在胰腺炎发生后,胰腺内多肽类血管活性物质,如一氧化氮、血管舒缓素、缓激肽、前列腺素等释放入血,使末梢血管扩张,血管通透性增加,加之胰腺周围的渗出和炎性刺激,使大量液体潴留在属于第3间隙的肠腔、腹腔及腹膜后间隙,造成有效循环血量的锐减,故有人将急性胰腺炎视为腹腔烧伤,可在6小时内丢失循环血量的20%~30%。在急性出血坏死型胰腺炎患者血浆中存有心肌抑制因子,可造成心肌损害,抑制心脏收缩,导致心力衰竭。近年来有人发现在急性胰腺炎时,心排血指数升高和周围血管阻力降低的现象,犹如败血症时血流动力学的改变。还有人报告在急性胰腺炎时,肝血流量可骤减40%左右,使氧化磷酸化的能量代谢过程下降,ATP产量减少。

(二)全身炎性反应综合征和多器官功能不全综合征

现已认识到急性胰腺炎过度炎症反应是导致全身炎性反应综合征/多器官功能不全综合征的关键。急性胰腺炎虽然是一个腹腔器官的局部炎症,但由于胰腺组织细胞坏死或感染时,胰腺组织内和血液中单核-巨噬细胞被激活,释放出多种促炎细胞因子,如TNF-α、IL-1、IL-6等时,再度激活血管内皮和中性粒细胞等启动炎症反应,当粒细胞被过度激活之后,再产生大量促炎介质释放,引起过度炎症反应。尽管机体有抑制和下调促炎因子释放的内源性抗炎因子以局限炎症的全身反应,但仍不足以对抗如此大量的促炎细胞因子。粒细胞自身吞噬囊泡不能将富含炎症介质的颗粒成分及时隔离封闭,导致中性粒细胞弹力酶、氧自由基等炎性介质向细胞间质逸出,并使细胞外基质中各种成分降解,细胞遭到破坏。因此机体内稳态丧失,引发了促炎细胞因子及瀑布反应,最终将导致循环和远隔器官的损害。引起全身炎性反应综合征/多器官功能不全综合征。在过度炎症反应过程中,革兰阴性细菌内毒素介导炎性细胞亦产生大量炎性细胞因子,并不断使疾病重症化。在某医院一组 145 例重症胰腺炎的病例观察中发现,其血内毒素水平、TNF-α、IL-1、IL-6 水平均有明显上升,轻型胰腺炎则未见显著升高。在受损器官的研究中发现,急性胰腺炎最易受损器官为肺,本院数据显示其损伤率在重型急性胰腺炎中高达 53.8%,其中为外周循环、胃肠道等。

(三)肺损害

肺损害发生率较高的原因有以下几方面。

(1)腹痛、腹胀、膈肌升高及胸腔渗液导致气体交换量不足。

(2)胰腺坏死释放出大量毒性物质,尤其是磷酸酯酶 A2 可导致肺表面活性物质减少,从而破坏了肺泡的稳定性,引起肺泡塌陷,肺顺应性下降及肺不张,使肺内右向左的分流增加和弥散力降低。

(3)近年来有人研究认为,胰腺炎时所产生的氧自由基对肺毛细血管内皮具有毒性作用,可引起间质性和肺泡性肺水肿,从而促成呼吸衰竭。

(4)天津市中西医结合研究所近年研究发现:肠道淋巴系统可将肠管腔内细菌及内毒素快速输送至肺,导致肺损伤。

在呼吸衰竭的早期,仅表现为呼吸频度轻度增加,但在体检及胸片上均无明显改变,血气分析时可能已有低氧血症存在。有些患者虽无低氧血症,但有因过度换气所致的呼吸性碱中毒,此时应给予充分注意。如在鼻导管给氧的条件下,氧分压仍低于 8.0 kPa(60 mmHg)时,应考虑有呼吸衰竭存在的可能,并应适时使用呼吸机治疗。

(四)多器官功能不全综合征

研究发现休克、低血容量等状态下,胃肠道血流显著下降。因为肠绒毛中央小动脉与邻近的小静脉之间存在着一种对流或交换,所以,自绒毛基底到顶端形成不同的氧分压梯度,绒毛顶端氧分压最低,易受低灌注和缺氧性损伤。当肠黏膜受损伤后,肠黏膜通透性增加并导致细菌与内毒素移位,并可因此导致多器官功能不全综合征。

已知正常情况下,胃黏膜能有效地防止 H^+ 自胃腔向组织间的扩散,维持胃液 H^+ 与黏膜 Na^+ 中间的梯度。这种有效的屏障作用来源于:①完整的胃黏膜细胞排列;②胃黏膜细胞分泌黏液;③胃黏膜血流的间质中 H^+ 的稀释与弥散。在急性胰腺炎时黏膜下血流减少、前列腺环素(PGI_2)产生减少,胃黏膜细胞能量匮乏,加之应激状态下造成的胃酸增加,导致应激性溃疡。在天津市南开医院的一组资料中,胃肠道功能不全者达 22.8%。

(五)急性肾衰竭

重症胰腺炎伴发急性肾衰竭者并不少见,在 Gardan 报告的 41 例患者中,急性肾衰竭发生率为 15%,首都医院报告 15 例出血坏死性胰腺炎,9 例有 BUN 增高,其中 8 例死亡。急性胰腺炎并发肾衰竭的主要原因:①休克和低血容量造成的肾血流量下降和肾小球滤过率降低;②胰腺炎的毒性产物及血管活性物质影响毛细血管通透性及肾小管对氧的摄取利用。急性肾衰竭易发生于急性胰腺炎发病后的前5天，以第3～4天为最多；③胰腺炎时腹膜腔及腹膜后形成高压，及腹腔室间隔综合征(ACS)，可使肾血流量急剧下降，导致肾功能损害甚至衰竭。

(六)胰性脑病

胰腺炎时所发生的一般脑神经症状、精神运动性兴奋及抽搐发作等称为“胰性脑病”。其发病率在3%～25%，多见于男性，坏死性胰腺炎为水肿性胰腺炎的7倍。可持续24小时或数周。极少数患者因明显精神症状就诊，有的甚至被误诊或转入精神病院治疗。出现胰性脑病的患者，预后不良，死亡率高达40%。临床表现多样，可见头痛、意识障碍、抽搐、脑膜刺激征等。脑电图可见异常，主要为广泛性慢波、同步性θ波及δ波暴发等。胰腺脑病的机制目前尚不清楚，有人认为因大量胰酶进入血液循环，使脑血管出现病变，如静脉瘀血、小出血灶和软化灶等，另外，神经细胞中毒、水肿及代谢障碍，也可能是出现脑病的病理基础。

(七)糖尿病

有8%～35%患者出现一过性高血糖。血糖水平大多在7.2～8.3 mmol/L，可能与胰岛α细胞受到刺激分泌过高的高血糖素有关，但如血糖持续升高，则应考虑到胰腺广泛坏死，胰岛β细胞分泌胰岛素不足之可能。

(八)局部并发症

主要包括以下4种。

1.急性液体积聚

急性液体积聚发生在急性胰腺炎的早期，位于胰腺内或胰周，无囊壁包裹的液体积聚。

2.急性胰腺坏死

急性胰腺坏死指胰腺实质的弥漫性或局灶性坏死，多伴有胰周脂肪坏死。可根据坏死的胰腺有无细菌感染，将其分为无菌性和感染性胰腺坏死。增强CT是诊断胰腺坏死的最佳方法。坏死区域的增强密度不超过50 HU。

3.胰腺假性囊肿

急性胰腺炎形成的有纤维组织或肉芽组织囊壁包裹的胰液积聚。常在急性胰腺炎的第4周以后出现。多在小网膜囊内。

4.胰腺脓肿

胰腺或胰周的包裹性积脓。

五、临床表现

(一)全身表现

1.体温、血压、脉搏、呼吸

多有发热，发热的高低与病变的严重程度多相一致。水肿性胰腺炎，可不发热或仅有不超过38 ℃的低热。坏死性胰腺炎可出现高热。若发热不退，则可能已有并发症出现，如胰腺脓肿及腹腔脓肿等。其他生命体征，在水肿性胰腺炎可显著改变，但在坏死性胰腺炎，则有脉搏快、呼吸频数和不同程度的血压下降，甚至休克等。

2.黄疸

因胆道疾病诱发的急性胰腺炎或胰头肿大压迫胆总管时，可出现不同程度的皮肤、巩膜黄染。一般多为轻度到中度黄染，重度者较少。

(二)腹部体征

急性胰腺炎的腹部体征与病变程度相一致。水肿性胰腺炎一般仅有上腹部压痛,有或无腹膜刺激征。视诊可见腹部平坦,但坏死性胰腺炎可因肠麻痹而腹胀,并发胰腺囊肿或脓肿时,可出现局部性隆起。患者常有不同程度的上腹部压痛、反跳痛和肌紧张。压痛部位与病变部位一致。病变在胰头者,压痛主要在上腹及剑突下;病变在胰尾者,压痛在左上腹;病变累及全胰腺者,全上腹均有压痛。在坏死性胰腺炎时,由于腹腔渗液多,常在全腹有压痛、反跳痛和肌紧张。

在急性胰腺炎时,上腹部有时可扪及肿块。肿块的可能原因:①胀大的胆囊,位于右上腹胆囊区;②肿大的胰头,位于右上腹及剑突下但位置较深;③胰腺脓肿或囊肿多为圆形之囊性肿物;④水肿的炎性组织,如大网膜、麻痹水肿的肠管等。肠胀气时,叩诊呈鼓音,腹腔有渗液时,可测出移动性浊音。听诊可发现大多数患者肠音减弱,当出现肠麻痹时,则表现为"安静腹"。

在某些重症患者中,胸腔内亦出现反应性渗出,以左侧为多见,可引起肺不张和呼吸困难。

六、实验室检查

(一)常规化验检查

根据胰腺炎的严重程度,白细胞计数一般在(10～20)$\times 10^9$/L。继发感染严重者还可更高,并出现明显核左移。由于呕吐及大量腹腔渗出常有大量液体丢失,故多伴有血液浓缩,血细胞比容增加,可达50%。出血坏死性胰腺炎可在无显性出血的情况下,血红蛋白明显低于正常。尿常规化验应当注意有无尿糖,如尿糖较多,还应检查酮体。当病情严重影响肾功能时,尿中可出现蛋白、红细胞和管型。

(二)酶类检查

1.血、尿淀粉酶测定

90%以上的患者血清淀粉酶升高,一般在发病后1～3小时即开始增高,24小时血清淀粉酶达峰值。如采用Somogyi法,正常值范围为40～180 U/dL。血清淀粉酶如超过500 U/dL才有诊断意义。若采用Winslow法,正常值范围为8～12 U/dL,血清淀粉酶要超过256 U/dL才有诊断价值。尿淀粉酶出现较晚,一般在发病后24小时升高,如250～300 U/dL(Somogyi法)或128 U/dL(Winslow法),即有诊断价值。血清淀粉酶在3～4天下降至正常。尿淀粉酶下降较缓慢,一般可持续1～2周。如果淀粉酶持续不降或呈波浪形,提示已有并发症出现。值得注意的是,淀粉酶的升高与病变的程度并不完全一致。有些坏死性胰腺炎,由于胰腺组织大量破坏,淀粉酶反而不升高。

2.淀粉酶清除率和淀粉酶肌酐清除率比值

有学者提出急性胰腺炎时肾脏淀粉酶清除率增加,故可用此项检查鉴别胰腺炎和高淀粉酶血症。一般,淀粉酶清除率与肌酐清除率平行,与肾小球滤过率相关。在胰腺炎时肾清除淀粉酶较肌酐为多。目前已成为一项诊断急性胰腺炎的常用试验。其计算公式:淀粉酶肌酐清除率=(尿)淀粉酶浓度/(血)淀粉酶浓度×(血)肌酐/(尿)肌酐×100。

其正常值为1%～5%,>6%即有意义。据认为,这一测定有3个优点:①比值升高持续的时间比血淀粉酶可长数天;②不受高血脂的影响;③比值正常者可排除胰腺炎的诊断,但最近的资料表明,这一比值升高对急性胰腺炎并非特异,在骨髓病、烧伤、糖尿病酸中毒、心脏手术及肾衰竭等患者亦可升高,因而认为实用价值不大,但我们认为,如果将血、尿淀粉酶与淀粉酶肌酐清除率比值三者结合起来,可以进一步提高诊断水平。

3.淀粉酶同工酶的测定

淀粉酶同工酶的测定可以区别来源于胰腺、唾液腺或其他脏器的淀粉酶，提高诊断的特异性。

4.清脂肪酶的测定

在发病24小时后升高，可持续5～10天，超过1 U/dL(Cherry-Crandall法)或Comfort法1.5 U,有诊断价值。

(三)电解质

1.血清钙

在发病后2天，血钙开始下降，坏死性胰腺炎患者血钙可降至2 mmol/L以下，提示病情严重，预后不良。

2.血清钾

多数患者血钾降低，病情严重者降低尤为明显。

(四)血糖

急性胰腺炎发作时，可有短期血糖升高，主要取决于受累胰岛的范围和程度。病愈后血糖大多可恢复正常，即使坏死范围较大，临床上亦可不出现糖尿病。

(五)胆红素

当肿大的胰头压迫胆总管或胆道有梗阻时，胆红素可升高，但多为轻度升高，升高的程度与梗阻的程度一致。

(六)C反应蛋白

C反应蛋白是组织损伤和炎症的非特异性标志物，多与疾病重症度的判定有关。近几年来，有关C反应蛋白与急性胰腺炎之间的关系报道甚多。C反应蛋白的检测有助于评估急性胰腺炎重症度，C反应蛋白>250 mg/L常提示胰腺广泛坏死。有学者报道，急性胰腺炎入院后1天，出血坏死型胰腺炎组C反应蛋白的平均值为280 mg/L,急性水肿型胰腺炎组为45 mg/L,且C反应蛋白值的变化与急性胰腺炎的预后分数呈正相关。但由于目前各家使用测定方法不一，观察时间及胰腺炎严重程度标准的差异，故其结果不一致。综合报道的结果认为，C反应蛋白诊断胰腺坏死的敏感性为67%～100%。因此，测定C反应蛋白对重症胰腺炎的诊断、病情监控及CT扫描的筛选较为简单而快速。

(七)其他

尚有一些指标可用于疾病重症程度判定。

1.正铁血红清蛋白

一般认为，急性胰腺炎起病后12小时血清正铁血红清蛋白可呈阳性反应。Lankisch对90例急性胰腺炎患者进行了正铁血红清蛋白及Ranson诊断指标的测定，发现正铁血红清蛋白阳性者均为出血坏死型胰腺炎，死亡率36%，而正铁血红清蛋白阴性者死亡率6.2%。在正铁血红清蛋白阳性的急性胰腺炎中并发肺、肾病变的发生率较正铁血红清蛋白阴性者高；而Ranson诊断指标超过4项以上者，其病死率及并发症发生率与正铁血红清蛋白阳性者相当。据此认为，正铁血红清蛋白阳性较Ranson诊断指标更有助于早期判别重型急性胰腺炎。

2.白细胞介素-6(IL-6)

IL-6为一急性反应相蛋白。Heath测定了24例急性胰腺炎患者(其中10例重型，14例轻型)，发现所有病例IL-6的值均较对照组高，其值的变化与同时测定的C反应蛋白值的变化呈显著的正相关。入院时 IL-6 值能明显地分出轻型与重型，而 C 反应蛋白则不能。因此认为，IL-6 的检测有助于早期识别重型急性胰腺炎，并可预测疾病的预后。IL-6 浓度＞130 U/mL(ELISA 法)，诊断重型胰腺炎的敏感性为 100%，特异性为 71%；而同组资料 C 反应蛋白的敏感性为 90%，特异性为 79%，且 IL-6 高峰值较 C 反应蛋白早。

3.胰腺炎相关蛋白

有学者等报道，在胰腺移植的患者胰液中存在一种蛋白质。继而，他又在大鼠急性胰腺炎和人急性胰腺炎的血清中分离出此蛋白，命名为胰腺炎相关蛋白。Lovanna 动态检测 98 例急性胰腺炎患者血清胰腺炎相关蛋白浓度，发现在无并发症组中入院时胰腺炎相关蛋白浓度处于正常范围者(＜10 μg/L)占 34%。动态测定胰腺炎相关蛋白，在无并发症组、有并发症组及致死组中，胰腺炎相关蛋白的峰值浓度分别为 22.2 μg/L、963.0 μg/L、1 436.0 μg/L，表明胰腺炎相关蛋白的改变与疾病的严重度相关。在疾病的恢复期，胰腺炎相关蛋白浓度则逐渐下降。因此认为，检测急性胰腺炎患者胰腺炎相关蛋白可预测有无并发症，动态评估疾病严重度，以及提示患者的恢复情况。

4.胰蛋白酶原活性肽

胰蛋白酶原活性肽是胰蛋白酶原被活化形成胰蛋白原，后者再被活化形成胰蛋白酶而释放出的一个含 5 个氨基酸的多肽。Gudgeon 应用放射免疫法测定 55 例急性胰腺炎患者尿中胰蛋白酶原活性肽含量，并同时与 C 反应蛋白及 Ranson 诊断指标比较，发现胰蛋白酶原活性肽诊断重型胰腺炎的准确率为 87%，敏感性为 80%，特异性为 90%，均明显优于 C 反应蛋白和 Ranson 诊断指标。

七、影像学检查

(一)X 线检查

水肿型胰腺炎的 X 线检查一般没有特殊表现，重症胰腺炎的 X 线检查可以有以下特征。

1.胸部 X 线

可见两侧膈肌中度升高，或有少量至中等量的胸腔积液，或可见下肺野盘状不张。

2.腹部 X 线

(1)局限性肠麻痹：左上腹的一段小肠或横结肠扩大充气。

(2)结肠中断：即在结肠脾曲或降结肠上端的结肠影像突然消失，这是由胰液外溢到网膜囊内压迫结肠所致。

(3)充气的胃及十二指肠有外压切迹：可能是肿大的胰头或假性囊肿压迫所致。

(4)网膜囊内液平面：位于第 2、3 腰椎左侧，严重者可见腹腔内散在液平面，伴广泛肠麻痹。

(5)胰腺、胰腺旁、胆囊区的钙化影或不透光的结石阴影。

(二)CT 检查

重型胰腺炎是选用 CT 检查的适应证。初期可见胰腺增大，密度不匀，当病情进一步发展时可见左肾前筋膜增厚，在横结肠系膜部位出现团块，这些征象提示感染已向腹膜后扩展。当出现假性囊肿时，可在胰腺周围出现壁厚薄不均匀的囊状包块。CT 增强扫描是急性坏死性胰腺炎的最可靠、有特异性的诊断方法，其准确率可达 95%。CT 增强扫描不仅能了解病变的部位、范围、胰外浸润、脓肿形成及病变演进的情况，帮助明确胰腺坏死的诊断，同时对该病的监测和预后的判断也有肯定的作用。同样为急性坏死性胰腺炎选择治疗方法提供了极大的方便。

(三)超声检查

B超可较清晰地描出胰腺的轮廓,测定其肿大程度。在急性胰腺炎时,由于炎症水肿使超声更易透过胰腺组织,故一般回声较低,胰腺呈弥漫性增大,界限清楚,内部有光点反射,但较稀疏。炎症消退后,上述变化约持续1～2周即可恢复正常。当有腹腔渗液时,B超可估计渗液的多少及其分布情况,为进行腹腔穿刺或置管引流提供导向。若出现囊肿或脓肿,则在相应部位出现液性暗区,如有坏死组织,则在该处出现反射光点。

(四)腹腔穿刺

对于出血坏死性胰腺炎腹腔穿刺是一个有用的辅助诊断方法,如吸出血性浑浊液体,淀粉酶含量明显增高时,多可做出明确的诊断。当腹腔渗液量较多时,可在B超或CT导向下置管引流或进行腹腔灌洗。

八、诊断标准

当急性胰腺炎具有典型症状与体征,结合淀粉酶测定及影像检查,诊断多无困难,但在疾病的早期或因病情复杂,症状及体征不典型时,则难于做出明确的诊断。因此,凡遇到急腹症时,都要考虑到本病的可能,并随着病情的发展和对治疗的反应,仔细观察各种体征及实验室检查结果,来不断补充与完善诊断。值得指出的是,急性胰腺炎可继发于其他疾病,如胆道疾病、某些手术之后等。因此,急性胰腺炎的表现可能被原发疾病所掩盖,不进行仔细分析,会造成疏漏。当胰腺炎的诊断一旦做出时,必须对其轻重程度与病理类型作出相应的诊断。长期以来国内外学者致力于胰腺炎重症度的判定。

(一)Ranson诊断标准

Ranson积极主张采用腹腔灌洗治疗重型胰腺炎,他提出5项入院时的早期指标及6项入院后48小时内出现的指标,作为判断预后的参考。Ranson的分析法已被许多学者所采用,但这个方法不利于入院当时对病情轻重的判断,另外,如果脱离对患者症状、体征(特别是生命体征)的分析也难于避免片面性,因此后来逐渐被其他判定标准取代。

(二)日本难治性胰腺炎疾病调查研究班标准

急性胰腺炎临床诊断标准共3条:①急性腹痛发作,伴有上腹部压痛或腹膜刺激征;②血中、尿中或腹水中胰酶含量上升;③影像检查、手术所见或尸解病理检查证实有胰腺炎症病变。在以上3项中,必须具备第①项,在②③项中具有其一者就可诊断为急性胰腺炎。

1.重度

重度包括:①全身情况不佳,有明显的循环功能不全及全身重要脏器功能不全;②腹膜刺激征、麻痹性肠梗阻、大量腹水;③临床化验:以下各项中有两项以上异常者:WBC$\geqslant 20\times10^9$/L;Ht$\geqslant$50%(输液前)或$\leqslant$30%(输液后);BUN$\geqslant$12.5 mmol/L或肌酐$\geqslant$176.8 μmol/L;FBS$\geqslant$11.2 mmol/L,$Ca^{2+}\leqslant$1.87 mmol/L;$PaO_2\leqslant$8.0 kPa(60 mmHg);BE$\leqslant-5$ mmol/L;LDH$\geqslant$11.7 μmol/(s·L)。以上3项中,任何一项符合,都可判定为重症。

2.中度

中度包括:①一般情况尚好,无明显的重要脏器功能不全;②局限在上腹或轻度波及全腹的腹膜刺激征;③化验指标仅有一项异常或均正常。

3.轻度

轻度包括:①全身情况良好,无重要脏器损害;②上腹部局限性腹痛、压痛、轻度的腹膜刺激

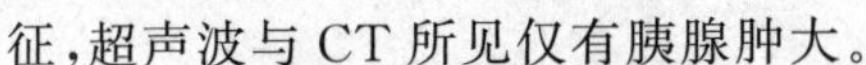

征，超声波与CT所见仅有胰腺肿大。

上述重度判定标准，原则上只适用于发病5天以内的病例。病期超过5天的病例，凡出现以下并发症者均应判定为重症：①消化道出血、腹腔内出血、重度感染（败血症）、DIC（出血倾向）；②超声、CT证实有胰腺脓肿或腹腔内脓肿。

在上述各种重度分类法中，日本难治性胰腺疾病调查研究班的分类法，吸收了Hollender的分度法与Ranson的多因素分析法的优点，由于胰腺炎中重度患者多同时伴有全身多器官损伤，是一种全身性疾病，故没有在重症度判定度上广泛应用。

（三）APACHEⅡ评分

如前所述胰腺炎是一个全身性疾病，能引起多个器官和脏器受损。故将APACHEⅡ评分系统用于胰腺炎重症度的判定将对其诊断、治疗均有极大的临床价值。一般将其评分大于或等于8分者定为重症胰腺炎。

九、鉴别诊断

本症应与急性胆囊炎、胆石症、胆道蛔虫病、胃及十二指肠溃疡穿孔、急性肾绞痛及肠系膜血管栓塞等进行鉴别。

（一）急性胆囊炎与胆石症

腹痛较急性胰腺炎为轻，位于右上腹胆囊区，常向右肩背部放射，血尿淀粉酶正常或稍高；如伴有胆管结石，其腹痛程度较剧烈，且往往伴有寒战、高热及黄疸。

（二）胆道蛔虫病

胆道蛔虫病发病突然，多见于儿童及青年，腹痛位于剑突下偏右方，呈剧烈阵发性绞痛，患者常自述有“钻顶感”。疼痛发作时，辗转不安、出大汗、手足冷、痛后如常人。其特征为“症状重，体征轻”。血尿淀粉酶正常，但合并胰腺炎时，淀粉酶则升高。

（三）胃及十二指肠溃疡穿孔

胃及十二指肠溃疡穿孔为突发的上腹剧痛，迅速遍及全腹，腹呈板状，肠音消失，全腹有压痛及反跳痛、肌紧张。肝浊音界缩小或消失。腹部X线如有气腹存在，更有助于明确诊断。

（四）急性肾绞痛

急性肾绞痛为阵发性绞痛，可向腹股沟部及会阴部放射，如有膀胱刺激征及血尿，更有助于诊断。

（五）肠系膜血管栓塞

有严重的腹胀及腹痛，但腹痛一般较胰腺炎为轻，多位于中腹部，常有休克。多有心血管疾病病史。可有大量腹腔渗液，有肠坏死者，伴恶臭，淀粉酶不高或轻度升高。

十、治疗

在过去的20余年中，对急性胰腺炎的治疗存在较大的争论，曾一度主张“规则性胰腺切除”或早期进行“腐胰清除术”。但不论哪种手术均未能改变治疗面貌，病死率均在30%以上。我们后来开始对重型急性胰腺炎采用辩证分期及分期论治，适时介入手术的方法取得了较满意的结果。上海瑞金医院对坏死性胰腺炎也积累了丰富的经验，提出采用个体化治疗方针，即对有明显感染或有并发症者做早期手术，而对尚无明显感染和并发症者尽量争取晚期手术。中西医结合治疗出血坏死性胰腺炎也积累了一些经验，也有许多成功的报告，其治疗规律、治疗原理尚需进一步阐明。

(一)非手术治疗

1.适应证

轻度急性胰腺炎宜采用非手术治疗,对于急性胆源性胰腺炎,也应尽可能先采用非手术疗法,待急性症状消退后,进行详细的胆道检查,并弄清病理改变,再施行择期手术。对于周身情况尚好的出血坏死性胰腺炎,应采用非手术疗法,在下述情况下多有治疗成功的可能:①全身情况尚稳定,休克较易纠正,缺氧经鼻管或面罩给氧后,能得到纠正者;②虽有弥漫性腹膜炎体征,但B超检查结果提示腹水主要局限于上腹部者;③胆道正常或胆道疾病处于静止状态;④患者年龄小于60岁。

2.治疗方法

(1)抗休克及液体疗法:重症急性胰腺炎常在早期就出现休克,因而抢救休克是治疗中最迫切的问题。重症急性胰腺炎时,在胰腺周围、腹膜后间隙及腹腔内有大量渗出,可造成血浆的大量丢失;再加上由于血管活性多肽物质的作用,引起血管扩张及毛细血管通透性的增加,可丧失有效循环量的30%~40%,故应根据患者的情况,快速输入电解质盐溶液、血浆、人体清蛋白、右旋糖酐等血浆增量剂等,以恢复有效循环血量及纠正血浓缩。如有酸碱平衡失调,亦应及时纠正之。为了监测血容量及心脏功能,安放中心经脉插管及时测定中心静脉压,放置保留尿管,随时了解尿排出量及测定其比重,对于保证抗休克治疗的安全进行是十分必要的。应避免依赖血管收缩药来提升血压,只有在血容量已基本补足,酸中毒也基本纠正,血压仍偏低时,在排除心脏功能不足之后,方可考虑应用升压药物。

(2)营养支持:在重症急性胰腺炎时,由于大量消化酶的释放,胰腺周围和腹膜的大量炎性渗出,可造成严重消耗(被描写为"腹腔烧伤")。因此,需要采用完全胃肠外营养(TPN)。它有抑制胰腺分泌的作用。近年来早期肠内营养的应用,已证实对重症急性胰腺炎的预后有益,因此多采用内镜下放置鼻肠管的方法给予肠内营养。对于手术后患者,如已实施空肠造瘘术,应在肠蠕动功能恢复后采用胃肠道营养(TEN)。这种营养支持疗法是近年来重型胰腺炎死亡率明显降低的原因之一。对于高脂血症性胰腺炎,应用营养支持时要注意避免脂肪应用。

(3)抑制胰腺分泌:从理论上来看,减少胰酶分泌,从而减轻胰酶对胰腺组织的自体消化,对胰腺炎的治疗是十分必要的。具体方法有以下几种。

禁食与胃肠减压:禁食可减少胃酸与胰液的分泌,胃肠减压还能保持胃内的空虚、预防和治疗腹胀,但对轻度胰腺炎不必常规使用。

抑制胰腺分泌药物:具有抑制胰腺分泌作用的药物有多种,其中最常用的是抗胆碱能药物。该类药物不但有抑制胃酸分泌的作用,还可减轻奥狄括约肌痉挛,常用阿托品、654-2等。H_2受体拮抗剂也是可以选用的药物,如奥美拉唑(洛赛克)、西咪替丁(甲氰咪胍)等。这些药物对胰腺分泌无明显地直接作用,但该类药和抗酸剂的应用可预防应激性溃疡的发生,并因此间接抑制胰液分泌。

抑制胰酶活性药物:作为抗胰酶剂使用的这类药物能抑制胰蛋白酶、糜蛋白酶及胰血管舒缓素的活性,早期及大剂量应用可能取得一定的效果。其中抑肽酶具有抗蛋白酶及胰血管舒缓素的作用,可抗弹性蛋白酶,可抑制蛋白酶、血管舒缓素、糜蛋白酶及胞浆素;FOY为非肽类化学合成剂,可抑制蛋白酶、血管舒缓素、凝血酶原、弹性蛋白酶等;5-FU可抑制磷脂酶A。生长抑素及其衍生物在急性胰腺炎的治疗有肯定的疗效。大量临床和实验室研究证实生长抑素可抑制胰腺

外分泌,防止胰腺炎。目前临床上多应用善宁治疗,结果表明其病死率及并发症发生率均有所下降。

镇痛解痉剂:除较轻的病例外,急性胰腺炎多有严重的腹痛,应给予有效的止痛处理。止痛方法:①药物止痛,常用哌替啶 50～100 mg 肌内注射,吗啡 10 mg 与阿托品合用肌内注射;②普鲁卡因神经阻滞,方法有静脉滴注、口服、肾周围脂肪囊、交感神经或硬膜外阻滞等。这类方法只用于顽固疼痛病例。

抗生素:急性胰腺炎为胰酶的自体消化引发的疾病,理论上不需常规应用抗生素,近年来多数临床指南均指出:预防应用抗生素并不能减少坏死感染和病死率。但在重症急性胰腺炎的治疗中,普遍主张升阶梯应用抗生素可起到预防继发性感染及防止并发症等作用。继发于重症胰腺炎的感染多为混合感染,故应联合用药,特别是选用广谱抗生素。对抗生素选择应考虑病原菌对抗生素的敏感性及穿透胰组织的能力、前者可由胰腺组织培养后药敏试验确定,后者影响因素较多,如:①血胰屏障,即抗生素进入胰腺组织所通过的结构,为细胞膜成分。因生物膜富含多量脂类,极性较小,脂溶性抗生素易通过;②抗生素与血清蛋白结合力。一般认为两者结合力越低,抗生素游离程度越高,胰腺组织中抗生素浓度越高。根据临床与动物试验研究发现氨基糖苷类及青霉素、氨苄西林均不能很好地透入胰腺组织达到杀菌、抗菌作用。喹诺酮类药物在胰腺中有较高浓度,与血液中浓度比为 0.87,加之该类药物为广谱抗生素,临床上较为常用。克林霉素为脂溶性抗生素,对 G^+ 性菌及多种厌氧菌均较敏感。胰液中高峰浓度为 4.1 μg/mL,为血清浓度的 43%,大大超过了抑制所有厌氧菌和 G^+ 球菌所需要的浓度。亚胺培南/西司他丁钠(泰能)为近年合成的广谱抗生素,对 G^+、G^- 及厌氧菌均有效。静脉注射后胰/血药物浓度比为 0.43,但反应杀菌效应及胰腺穿透力的效能系数(EF)高达 0.98,故认为有较强的杀菌效应。头孢噻肟、头孢唑肟、美洛西林和哌拉西林对革兰阴性菌有较强的杀菌作用,对 G^+ 菌及厌氧菌则较弱。胰/血浓度分别为 0.32、0.32、0.27 和 0.49;EF 值分别为 0.78、0.76、0.71 和 0.72,故临床上应列为二线药物。甲硝唑对厌氧菌有较强的杀菌作用,为脂溶性,与血清蛋白结合力较低,易透过血胰屏障,是首选药物。在急性胰腺炎抗生素应用时间问题上目前尚有争议。一些报道认为预防性应用抗生素不能防止坏死胰腺组织感染。一般认为以下 4 种情况下,应使用抗生素:伴有明显感染征象的胆源性胰腺炎;Ranson 诊断指标 3 项或 3 项以上阳性;合并呼吸、泌尿系统感染;需手术介入。

中医药治疗:用中药治疗急性水肿性胰腺炎及胆源性胰腺炎已经积累了丰富的经验,治疗结果也是令人满意的。根据中医辨证可将急性胰腺炎分为肝郁气滞、脾胃实热、脾胃湿热及蛔虫上扰等 4 型。肝郁气滞与脾胃实热型最为常见,应治以疏肝理气及通里攻下,可选用清胰汤Ⅰ号为主方,再根据不同症状及脉舌的表现随证加减。①清胰汤Ⅰ号(天津市南开医院方):柴胡 15 g,黄芩、胡连各 10 g,白芍 15 g,木香 10 g,大黄 15 g(后下),芒硝 10 g(冲服)。水煎服,每天 1 剂,分 2 次服。重症患者每天 2 剂,分 4 次服。②脾胃湿热型多见于胆源性胰腺炎,多有黄疸,舌质红,苔黄腻,脉弦滑或数,应治以疏肝理气及清热利湿。可在清胰汤Ⅰ号的基础上,加用龙胆草、茵陈及金钱草等清热利湿药物。③蛔虫上扰型是胆道蛔虫病引起的急性胰腺炎,应治以疏肝理气及驱蛔安蛔,以清胰汤Ⅱ号为主方,随证加减。④清胰汤Ⅱ号(天津市南开医院方):柴胡 15 g,黄芩、胡黄连、木香各 10 g,槟榔、使君子、苦楝皮根各 30 g,细辛 3 g,芒硝 10 g(冲服)。针刺可作为辅助治疗方法之一,用于止痛、消胀、控制恶心呕吐及降低发热等。常用的穴位有足三里、下巨虚、内关、阳陵泉及地机等。一般采用强刺激手法,亦可采用电刺激法。对重症急性胰腺炎,中药可作为一个辅助疗法应用于发病的不同阶段。在初期针对麻痹性肠梗阻，常以通里攻下法为主，代表的方剂有大陷胸汤及大承气汤等；进展期多采用清热解毒及活血化瘀法，以控制感染及促进腹腔渗液的吸收；恢复期患者多表现出一派虚象，故应以健脾补气及滋阴养血为主。

（二）手术治疗

手术的目的不外引流腹腔渗液、清除坏死的胰组织和除去致病原因等。

1.手术适应证

尽管对手术适应证的选择还有争论，但主要用于以下几种情况。

（1）重症胰腺炎伴有严重休克、弥漫性腹膜炎、持续性肠麻痹或某些非手术疗法难以克服的并发症，如腹腔高压形成腹腔室间隔综合征（ACS）、腹腔内大出血、胰腺脓肿等。

（2）胆源性胰腺炎，临床发现胆囊胀大，胆管下端结石嵌顿等形成胰腺炎的病因未能去除，持续发生作用时。

（3）反复发作的胰腺炎，证实有十二指肠乳头狭窄或胰管狭窄及结石者。

2.手术时机

（1）急症手术：用于患者有危急情况者，如严重休克、ACS、腹腔内大出血等。

（2）早期手术：主要用于非手术疗法未见好转或坏死性胰腺炎有发展趋势者。早期手术的时间没有严格的限制，一般要在全身功能紊乱得到基本纠正之后进行为宜，但也有人主张在发病后10～14天进行手术，认为此时坏死组织的分界线已经清楚便于清除。

（3）后期手术：针对胰腺炎后期出现的并发症所采取的手术，如引流胰腺脓肿，对胰腺假囊肿施行内引流术、肠瘘切除、修补术等。

3.手术方法

急性胰腺炎的手术方法常无定型，需要根据病情与术者的经验而定。根据临床上的应用情况，大致分为直接手术（在胰腺本身进行的手术）和间接手术（亦称外围手术，在胰腺以外器官进行的手术）两种。根据手术的目的，又可分为针对急性期病变所采取的手术和为了解除某些并发症而在后期所采用的手术。

现对主要手术方式简介如下。

（1）胰包膜切开术：提倡这种手术的学者认为，该手术可以减轻胰腺的张力，有助于改善胰腺的血运和减轻腹痛；反对这种手术的学者认为，该手术尚未规范化，切开的深度也难于掌握，切开过深可引起难以处理的胰瘘，并可能导致腹后壁蜂窝织炎的加重。因此，要根据实际情况掌握，若胰腺肿胀不明显，不必实行胰被膜切开术；在肿胀严重时可考虑实行。

（2）胰床引流术：在出血坏死性胰腺炎发作时，往往有不同程度的胰腺周围炎，胰腺本身的渗出、出血、坏死及继发感染等也易向胰周扩展，因此就需要对胰腺周围进行彻底的引流。

（3）腐胰切除术：这是一种不定型的术式。手术方法如同骨髓炎手术清除腐骨组织一样，将坏死组织清除，以防止严重感染与坏死病灶的发展。术中与术后要注意局部出血的发生。

（4）胆道手术：在急性胰腺炎的手术过程中，探查胆道是一个不可忽视的重要方面。发现有胆道病变时，应尽可能一同加以处理。在胆管与胰管"共同管道"学说指导下，有人认为即使胆道正常也应行胆囊造瘘术，以减少胰管的压力。

胆道手术包括胆囊造瘘术、胆囊切除术、胆总管探查及引流术（或取石或取虫）、经十二指肠奥狄括约肌切开形成术等。

4.微创技术在重症急性胰腺炎中的应用

(1)放射学介入技术:由于固态的胰腺坏死通常伴有液体成分(坏死后胰腺或胰周的液体积聚),传统的放射介入技术被认为是有用的,尤其是决定在脓毒症得到控制后再进行延迟的坏死组织切除术的情况下。超声和CT可以发现胰腺的病变,放射介入的形式可用于定义坏死的程度和成分,使操作设备的部位可视化,决定治疗过程的有效性。通过CT导向可以进行穿刺引流和/或腹腔灌洗。

(2)内镜腹腔镜技术:有学者第一次描述了坏死性胰腺炎内镜治疗,该文采用腹腔镜清除胰腺。过去几年来,胰腺坏死组织清除术内镜方法已被广泛应用,包括腹腔镜、腹膜后腹腔镜、经胃可弯曲内镜、经皮内镜胃造瘘术、腹膜后肾镜、胆道镜。依据镜的类型,这一系列内镜技术可分为腹腔镜、经皮肾镜、可弯曲性内镜的使用。

5.腹腔灌洗在重症胰腺炎中的应用

近年来,腹腔灌洗在重症急性胰腺炎治疗中的应用越来越受到重视。腹腔灌洗可独立应用,也可在手术之后留置导管做手术后灌洗。

(1)灌洗的作用:将腹腔内的渗出液(含有大量胰酶和毒性物质的炎性渗液)通过灌洗液的稀释、冲洗之后随同灌洗液同时排出体外,能有效地减少胰酶对腹膜的进一步损害和减少毒素的吸收;在灌洗液中如加入抑制胰酶的药物、抗感染药物以及激素等,可在一定程度上对出血坏死性胰腺炎发挥治疗作用,减轻胰腺组织的进一步损害。

(2)灌洗的方法:根据导管安放的位置及灌洗范围,可分为全腹腔灌洗及局部灌洗。①全腹腔灌洗:在腹部手术完毕之后,在腹腔的上下部安放引流管,设灌洗液的入口与出口;也有在上腹部安放一个引流管,外接三通管,可轮流进行灌洗。②局部腹腔灌洗:是将引流管安放在小网膜腔内(胰腺周围),进行小网膜腔内的灌洗。③局部低温灌洗:这种局部灌洗方法是将灌洗液冷却为6~8 ℃,液体流出后的温度可达12 ℃。④腹腔镜灌洗:有人报道,在腹腔镜观察出血坏死性胰腺炎以确定诊断之后,通过腹腔镜置入腹腔内引流管,当引流之后再注入灌洗液,可以达到较好的治疗效果。

(3)灌洗液的配制:各学者报道的灌洗液内容并不完全一致,主要含有以下成分:①基础溶液,多以0.9%的生理盐水为主。②抗生素。③胰酶抑制剂。④其他:包括碳酸氢钠及其他电解质。

(张志鹏)

第二节 慢性胰腺炎

Friedrich 首先报告具有结缔组织增生、胰腺实质细胞萎缩和消失的慢性胰腺炎。曾有人认为,慢性胰腺炎并非仅局限于胰腺本身的慢性炎症,而是包括急性胰腺炎的治愈过程、反复发作的急性或亚急性胰腺炎、慢性胰管炎、胰腺实质变性与萎缩以及间质增生等多种病变在内的慢性胰腺病。Comfort 等提出了慢性复发性胰腺炎的概念。目前主流观点认为,慢性胰腺炎是由多种病因造成的一种进行性、破坏性的炎性疾病,胰腺发生实质损伤、组织纤维化钙化,出现弥漫性或节段性的改变,最终导致胰腺内、外分泌功能不全,表现为腹痛、营养不良、糖尿病等多种临床症状。

在马赛召开的胰腺炎专题讨论会上讨论了慢性胰腺炎的分类，将慢性胰腺炎分为慢性复发性胰腺炎和其他慢性胰腺炎两型，实际两者仅有临床表现上的不同，没有病理学依据。在日本召开的胰腺炎疾病研讨会上，制定了临床诊断标准试行草案，包括：①组织学诊断明确。②X线明确胰腺钙化。③胰腺外分泌功能检查提示显著的功能低下。上述3项中有一项即可做出慢性胰腺炎的诊断。日本消化器病学会慢性胰腺炎检讨委员会在上述基础上补充了两项：④经胰管造影或胰腺影像检查得到确诊者。⑤伴随胰酶外溢而出现的上腹痛、压痛持续6个月以上，在胰腺功能、胰管造影、影像诊断或胰腺组织学上显示有异常所见者。该标准还规定，凡在①～④项中具有一项者可诊断为慢性胰腺炎（Ⅰ群），具有第⑤项者则为慢性胰腺炎（Ⅱ群）。我国胰腺指南将慢性胰腺炎分为四型：Ⅰ（急性发作型）、Ⅱ（慢性腹痛型）、Ⅲ（局部并发症型）、Ⅳ（内外分泌功能不全型）。然而，由于慢性胰腺炎的临床概念较为宽泛，目前还没有一种可以被广泛接受的慢性胰腺炎的诊断标准和诊断流程。

慢性胰腺炎的发病率在世界范围存在明显地区差异。西方国家平均每年每10万人中新发10～16例，印度每10万人中有100多例，多为热带性胰腺炎。随着急性胰腺炎发病的增加，我国慢性胰腺炎的发病率在逐年增加，每10万人中的发患者数，已增至13.52例，以东部发达地区增长速度最高。从确诊的病例来看，男性多于女性，男女之比为1.86∶1，平均年龄48.9岁，以40～60岁左右中年人居多。

一、病因和病理

慢性胰腺炎是一种多因性疾病。其中比较明确的病因有以下几种。

（一）急性胰腺炎

据临床统计，慢性胰腺炎中，有10%～20%的病例在既往史中有急性胰腺炎的发作。这可能与急性胰腺炎遗留的某些病理改变有关，如胰管的梗阻、继发性感染及胰腺的纤维化等。

（二）胆道疾病

慢性胰腺炎伴有胆道疾病者，占10%～40%。其中以胆石症为多见，其他可有胆囊炎、胆管炎、胆道狭窄等。胆道疾病引起慢性胰腺炎的机制与急性胰腺炎相同，大致有共同管道学说、污染胆汁或十二指肠液逆流等，但多为继发性胰腺炎。

（三）酒精中毒

在工业发达国家的某些地区，酒精中毒引起的慢性胰腺炎可达80%，但一般在20%～60%，酒精引起慢性胰腺炎的发病机制是多方面的，酒精可引起胃酸分泌增加，进而促进胰腺分泌功能亢进；酒精可引起壶腹部水肿及奥狄括约肌痉挛，影响胰液排泄或导致胆汁逆流；慢性酒精中毒还可造成胰腺腺泡的直接损害。

（四）其他

尚有腹部外伤或手术、寄生虫、胰腺先天性疾病、高脂血症、高钙血症、自身免疫性疾病、营养不良、吸烟、遗传因素等。

临床上，有10%～40%的病例临床上检查不出原因，成为特发性慢性胰腺炎。在发病早期胰腺体积可增大、变硬，可局限在胰头、胰体尾或波及整个胰腺；在后期胰腺多萎缩。

二、病理

慢性胰腺炎组织学检查可见以下几点。

(一)不规则的纤维化

伴随着胰腺实质细胞的破坏出现较广泛的纤维化，胰管及其分支常有不同程度的狭窄与扩张。

(二)胰腺钙化

多为沉积在胰管内构成胰结石的前驱物质，但也可沉积在胰实质内，多见于慢性胰腺炎的后期。

(三)胰岛萎缩或消失

病变累及胰岛时，早期可表现为肿大与增生，后期则胰岛萎缩，甚至消失。

此外，还可能包括急性胰腺炎的后期病理改变，如坏死、水肿、出血、脓肿，以及胰腺假性囊肿、胰性腹水等。

三、临床表现

慢性胰腺炎的临床表现极不一致。轻者可无症状，称为无痛性胰腺炎。而其引起症状的原因，多与胰腺实质损害及胰管迂曲狭窄有关。

(一)症状

1.腹痛

腹痛为最常见的症状，占全部病例的50%～85%。多因高脂饮食、饮酒诱发，腹痛的位置多在上腹部，病变在胰头者以右上腹为主，病变在胰尾者以左上腹痛为主。常向肩背部放射。腹痛的程度极不一致，轻者上腹隐隐作痛，发作时类似急性胰腺炎，也可产生剧烈腹痛。早期多为间断性，随着病情进展，往往发展为持续性腹痛。20%～45%的患者往往有胰腺内外分泌功能不全表现，但却没有腹痛症状。因此，腹痛并不能作为慢性胰腺炎的确诊依据。

2.消化道症状

多有消化不良症状，如上腹胀满、食欲缺乏、恶心或呕吐、大便异常。脂肪泻为该病后期的特有表现，乃胰腺外分泌功能受严重破坏所致。

3.体重减轻

在部分病例较为突出，常误诊为胰腺癌。

4.其他

如合并胆道梗阻、十二指肠梗阻、胰腺假性囊肿、胰源性门静脉高压，以及胰源性胸腔积液、腹水、糖尿病等并发症，则会有其他相应临床表现。

(二)体征

多在上腹部有不同程度的压痛，发作时更明显，严重时伴有肌紧张和反跳痛。大约60%的病例 Mallet-Guy 征阳性(即按压左上腹时，腹痛向左肩部放射)。腹痛多伴有后背痛，有时可扪及腹部包块，这种炎性包块体积小、位置深，只有在腹壁较薄的患者，在空腹时方能扪及，多伴有压痛。当该病影响到胆道或伴有胆道疾病时可出现黄疸。轻度及一过性黄疸居多，常伴随腹痛发作而出现，随着腹痛的好转而消失。

四、诊断与鉴别诊断

(一)诊断

1.病史与临床特点

慢性复发性胰腺炎皆有反复发作的病史，诊断较易，而慢性胰腺炎症状多不典型，诊断也较难。临床中除5%左右的病例没有症状外，多有不同程度的腹痛，尤其呈带状或向肩背部放射者，更应引起重视。此外，慢性胰腺炎的患者还常伴有消化不良、腹泻等胃肠道症状，少数患者以糖尿病症状为主，通过详细综合检查方能确诊。

2.胰腺外分泌与内分泌障碍的检查

胰腺外分泌功能检查：主要通过测定重碳酸盐、胰液和胰酶分泌量来判定。分为直接与间接两种。直接外分泌试验是利用胃肠激素直接刺激胰腺，测定胰酶和胰液的分泌量。该法较为准确，但是由于需置管于十二指肠、耗时等弊端，临床上未被广泛应用。间接外分泌试验是通过试餐刺激胃肠激素分泌，刺激胰腺的分泌，或通过口服某种物质，或通过测定粪便中糜蛋白酶、弹力蛋白酶、脂肪等。包括 Lundh 试验和非插管间接胰腺外分泌试验。其中非插管间接胰腺外分泌试验包括 BT-PABA 试验、胰腺月桂酸荧光素试验、粪脂测定、粪糜蛋白酶测定、粪弹力蛋白酶-1试验、双标记录 Schiling 试验、^{13}C-甘油三酯呼吸试验等。间接试验具有痛苦小、费用较低、省时的优势，近年来发展较快，列举如下。

(1)十二指肠引流：除物理性质外，测定碳酸氢盐与酶的含量有诊断意义。

(2)胰腺分泌试验(PST)：用促胰酶素及促胰液素刺激胰腺的分泌，收集十二指肠液测定碳酸氢盐浓度、胰酶含量及胰液量。如3项均降低或减少，可确诊为胰腺外分泌功能障碍。如3项中有一项降低，PABA 排泄率低于正常值或血中胰酶刺激试验呈阳性时，可定为异常。该项检查因需要十二指肠引流术，再给予促胰酶素刺激，临床未能普及应用。

(3)粪便检查：如发现脂肪颗粒、脂肪酸结晶、肌纤维，表示胰腺外分泌功能降低。

(4)BT-PABA 试验：原理是胰腺分泌的胰蛋白酶能使 N-苯甲酰-L-酪氨酸-对氨基苯甲酸(BT-PABA)中芳香族氨基酸羟基侧肽链裂解出对氨基苯甲酸(PABA)。裂解释放出的 PABA 经小肠吸收，在肝脏乙酰化，形成乙酰氨基苯甲酸及少量对基马尿酸，进入血液循环后经肾脏排出。所以，测定尿中排出的 PABA 含量，可间接反映胰腺的外分泌功能。正常成人 PABA 在尿中的排泄率在60%以上。当有胰腺外分泌功能不足时，PABA 的排泄率则在60%以下。

(5)胰腺内分泌功能检查：胰腺内分泌功能下降导致胰源性糖尿病，其诊断标准为糖化血红蛋白≥6.5%，空腹血糖≥7 mmol/L，其他指标包括血清胰岛素及C肽等。

3.胰腺影像学检查

(1)超声及增强超声检查：因其具有安全、经济、实用的特点，应作为初筛的检查方法。通常可发现：①胰腺体积的增大或萎缩；②腺体回声增强；③胰腺结石的强光团及声影；④胰管的扩张(>3 mm)。超声造影主要用于鉴别慢性胰腺炎与胰腺癌，胰腺癌患者在造影时能清晰地显示肿瘤微循环灌注的特征，和肿瘤轮廓。慢性胰腺炎表现为胰腺实质回声增强，及造影剂分布、排出的特征为“慢进慢出”，因此易于与胰腺癌相鉴别。

(2)CT 检查：是慢性胰腺炎首选检查方法。对中晚期病变诊断准确度较高，可清晰显示胰腺的轮廓和内部结构，胰腺钙化、胰管结石，实质变薄，胰周显示不清，主胰管呈串珠样扩张伴胰腺实质的萎缩及假性囊肿形成等征象。

(3)磁共振成像(MRI)和磁共振胰胆管成像(MRCP)：MRCP 可以清晰显示慢性胰腺炎中胰管的不规则扩张、狭窄、分支胰管扩张、胰管结石及假性囊肿，诊断的敏感度明显高于B超及CT。

(4)内镜逆行性胆胰管造影术(ERCP)：能显示胰管的形态改变，如胰管的狭窄、扩张、迂曲、变形、胰管内的结石等。但因其为有创性，建议在诊断困难或需要内镜下治疗时选择使用。

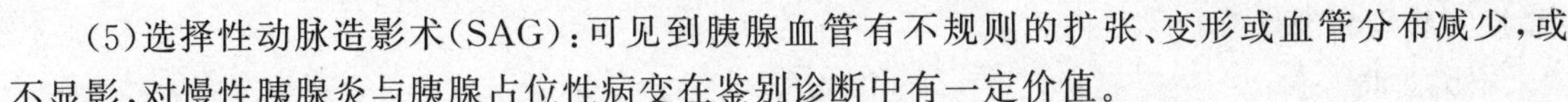

(5)选择性动脉造影术(SAG):可见到胰腺血管有不规则的扩张、变形或血管分布减少,或不显影,对慢性胰腺炎与胰腺占位性病变在鉴别诊断中有一定价值。

(6)胰腺放射性核素扫描:由于慢性胰腺炎可致^{75}Se-蛋氨酸的吸收浓聚功能降低,胰腺可呈局限性或弥漫性放射性减低,也可显示出胰腺的体积。准确率在70%左右。

(7)其他方法:对该病的诊断常有意义,如腹部X线(对胰钙化、伴发的胆石症可有价值)、上消化道钡餐造影(对了解胃、十二指肠受压情况可有帮助)、低张力十二指肠造影、超声内镜、CT灌注成像等。

(二)鉴别诊断

1.胃十二指肠溃疡

溃疡病与该病的临床表现常类似,需依靠详细的病史、消化道钡餐造影及内镜来进行鉴别。

2.胆道疾病

胆道疾病与慢性胰腺炎常同时存在并互为因果,需依靠B超、CT、磁共振等进行鉴别。

3.Zollinger-Ellison综合征

本病为胰岛胃泌素瘤引起的上消化道顽固性溃疡和腹泻。慢性胰腺炎只为胰腺外分泌功能不足引起的消化障碍。依靠胃液分析、B超、CT、内镜等检查不难作出鉴别。

4.胰腺癌

该病常合并慢性胰腺炎,而慢性胰腺炎也有演化为胰腺癌的可能。因此在鉴别诊断上往往很困难,甚至在术中也要依靠活体组织检查方能确诊。通常是依靠B超、CT、ERCP或选择性动脉造影加以鉴别。应该指出的是:超声内镜(EUS)对胰腺癌及慢性胰腺炎有较大的诊断价值,除可在图像上加以鉴别外,还可以获得细胞学证据。

五、治疗

慢性胰腺炎的治疗包括一般疗法、药物治疗、内镜治疗及手术治疗。

(一)一般疗法

进行精神与心理治疗,使患者能正确对待此慢性疾病,树立坚强的治疗信心,同时要避免精神刺激与紧张。在饮食管理上要严禁烟酒,避免刺激性、高脂肪食物。服用蛋白质丰富而又容易消化的食物。可以补充脂溶性维生素及微量元素,营养不良者可以给予肠内外营养支持。有糖尿病或脂肪泻者,根据需要进行饮食调理。

(二)药物治疗

1.控制腹痛的药物

急性发作时使用一般止痛药物,多可取得明显效果,但对于慢性顽固性腹痛常较困难。包括解痉止痛药物,胰酶制剂及阿片类镇痛药。亚太共识会上将胰酶制剂作为慢性胰腺炎镇痛的一线治疗药物,然而该镇痛效果仍存在争议。长期应用阿片类止痛药物需注意其不良反应,可产生胃轻瘫、药物依赖及痛觉过敏现象。此外,若以上方法均无效果时,可以考虑使用腹腔神经丛阻滞治疗。

2.胰酶制剂

胰酶制剂用于胰腺外分泌功能不足时。最好用复合性消化酶。

3.抗酸药

慢性胰腺炎患者胃酸过高或胰酶替代治疗效果不佳者,建议应用质子泵抑制剂,可以抑制胃酸,提高胰酶制剂疗效。

4.奥曲肽

奥曲肽可以降低缩胆囊素释放,从而镇痛和抑制胰酶分泌,缓解部分经过止痛抑酸及胰酶替代治疗无效的患者疼痛症状。

5.糖皮质激素

若确诊为自身免疫性胰腺炎,则首选糖皮质激素治疗。

6.中药治疗

该病急性发作期的辨证施治与急性胰腺炎相类似。因慢性胰腺炎往往反复发作,久病多虚、久病多瘀,故缓解期在治疗上要注意调和肝胃与活血化瘀,补虚不忘祛实。

(三)内镜治疗

主要适用于奥狄括约肌狭窄、胰管开口狭窄、胰管结石及继发性胆道狭窄以及胰腺假性囊肿等。治疗方法包括奥狄括约肌切开成形、胰管扩张、胰管支架植入术、胰管取石术,胆管支架植入、假性囊肿引流及 EST 联合体外震波碎石(ESWL)等。内镜治疗的优点在于治疗相对简单、微创、恢复时间短、疗效确切。缺点在于往往需要多次治疗,故远期生存质量不如手术治疗,且内镜治疗不能起到根本性地解除病灶的作用。

(四)手术治疗

慢性胰腺炎的外科治疗通常适用于难以承受药物治疗和其他治疗方法的患者。90%以上的患者,疼痛是主要的手术指征。在有些情况下,手术是为了缓解胆道或胃肠道梗阻,排除内部有症状的假性囊肿,或是由于慢性胰腺炎的血管并发症,如继发于脾静脉血栓的胃静脉曲张破裂出血。

几十年来的国际协作使得许多胰腺方面的手术不断发展。这些手术包括导管引流,实质组织的切除,或是切除和引流两者的结合。手术方式的选择取决于病变胰腺解剖形态的改变。对于许多患者而言,胰头部的病理学表现似乎对疾病有很大贡献,因为胰头部有时被认为是慢性胰腺炎的“起搏器”,尤其是在胰头部有大量炎症性肿块表现的时候。其他的表现是,在主胰管或导管分支处出现大范围区域性的狭窄和扩张,偶尔胰头或胰尾也会出现病变。胰腺手术的技术要求较高,而且术后发病率和死亡率风险也很高。虽然对于特定的患者,手术之后即刻的结果是令人满意的,但是在 5 年的随访中,只有 85%的患者能达到持久性疼痛缓解。另外,手术治疗应该个性化,经常遇到的临床和解剖情况也应纳入手术治疗的考虑范畴。

1.手术适应证

对慢性胰腺炎的手术治疗必须持慎重态度。手术前要尽可能地查清病因,对病理损害的程度作出必要的估计,在这个基础上明确手术的目的及拟采取的手术方式。手术适应证:①合并胆道疾病,用非手术疗法难于治愈者。②胰管结石、胰管狭窄伴胰管梗阻而反复发作者。③压迫邻近器官引起胆道狭窄、十二指肠狭窄或门静脉高压症者。④已出现胰腺假性囊肿、胰源性胸腹水、胰瘘等并发症者。⑤不能除外胰腺恶性肿瘤者。⑥顽固性腹痛药物治疗无效者。

2.手术治疗方法

手术治疗可分直接手术与间接手术两类。直接手术是针对胰腺病变进行的手术包括引流术、胰腺切除术以及多种联合术式。

3.手术方法选择

(1)胆道手术:慢性胰腺炎伴有明显的胆道疾病时,可根据病情采取胆囊切除术、胆总管探查引流术；伴有胆总管下端狭窄或乳头括约肌狭窄的病例，可采用不同种类的胆道内引流术，如括约肌切开成形术、胆总管十二指肠吻合术、胆总管空肠吻合等。据临床报告，伴有胆囊结石的慢性胰腺炎，行胆囊切除术后90%以上的病例可获得好转，伴有胆管病变者，施行相应的处理后，80%左右的病例可获得良好的疗效。

(2)胃肠道手术：慢性胰腺炎伴有十二指肠溃疡或幽门梗阻的病例，可采用胃大部切除术。毕Ⅱ式较毕Ⅰ式对减少胰腺分泌、降低胰管内压力、减轻腹痛的作用为好。对少数伴有十二指肠排空障碍的病例可酌情行胃或十二指肠空肠吻合术。根据迷走神经对胰液分泌的影响，对某些胃酸或胰液分泌过多患者（常合并有十二指肠溃疡），可行迷走神经切断术用于减少胃酸分泌。

(3)胰腺切除术：①胰体尾部切除术适用于胰管狭窄、结石及炎性病变在胰腺体尾部者。有保留脾脏与切除脾脏两种术式，但前者在技术上比较困难。②胰腺中段切除术适用于胰腺颈体部局限性炎性包块，胰头正常，胰尾部为继发性梗阻改变。吻合时胰腺近端关闭，远端与空肠吻合。或行空肠与两侧胰腺断端吻合。③胰十二指肠切除术适用于胰头炎性肿块伴胆胰管及十二指肠梗阻；怀疑恶变；胰头部胰管分支多发结石，内镜不能解决的奥狄括约肌狭窄。④全胰腺切除术适用病变累及全胰腺者，但手术操作较困难，死亡率较高，术后糖尿病的控制亦较困难，要慎重选择。⑤胰管肠道吻合术适用于胰管梗阻引起之慢性胰腺炎。自 Duval 报告以来，陆续有多种改良方法。无论选择何种术式，都应首先注意适应证的选择，否则不能取得良好的效果。⑥联合术式（引流＋胰腺切除），切除胰头病变组织，解除胆胰管梗阻并进行胰管空肠吻合。主要包括 Beger 术及改良术式、Frey 术、Izbicki 术及 Berne 术。⑦其他术式，胰管切开取石术适用于胰管结石病，胰腺囊肿或脓肿引流术适用于胰腺炎的并发症。合并胰瘘需行瘘管结扎或瘘管空肠吻合术。

（张志鹏）

第三节 胰 瘘

胰瘘是一个与大胰管相连的瘘管，长短不一，深而弯曲，最长可为20～25 cm。如瘘管与体内邻近脏器相通称为胰腺内瘘，如瘘管经皮肤和外界相通称为胰腺外瘘。

一、病因和病理

（一）病因

以下几种情况是发生胰瘘的主要原因：①急性坏死性胰腺炎腹腔引流术后。②累及胰腺的穿透性溃疡切除术后，脾切除术或脾肾静脉吻合术中损伤胰腺者。③胰腺囊肿袋形引流术后。④胰腺活检、胰管切开取石、胰腺肿瘤摘除术或胰十二指肠切除术后。⑤十二指肠乳头括约肌成形术损伤胰管者。⑥上腹部外伤尤其是胰腺贯通伤累及胰管者。

（二）病理

由于外漏的胰液中含有较高浓度的已被激活的酶，故在形成通畅引流之前，可在腹腔内引起多种继发性病理损伤。有学者报道，在12例胰瘘中，曾发生各种并发症15例次，其中1例死亡。Jordon报告的16例胰、十二指肠切除术后的胰瘘中，5例发生腹腔内出血，4例死亡。可见充分认识胰液外漏可能引起的严重病理损害，采取有效的措施处理好并发症，是提高胰瘘临床疗效的关键所在。

二、并发症

胰瘘的并发症多见于胰瘘的早期，常见者有以下几种。

(一)腹腔感染及脓肿

胰液积存在腹腔内消化周围组织，造成组织坏死，坏死组织不但妨碍胰液的引流，并且也成为细菌繁殖的基地。腹腔感染使患者出现一系列感染中毒症状，加重了体力消耗。腹腔感染可进一步发展为腹腔脓肿和败血症，感染严重的病例甚至出现应激性溃疡、肠麻痹、多器官功能衰竭等危及生命的严重并发症。

(二)腹腔内出血

这是由于胰腺或其周围组织受到胰液消化腐蚀而破坏，一般出血量较大，并且难以控制，严重者可以导致患者死亡。

(三)胰腺假性囊肿

胰瘘引流不畅或引流管拔出过早是形成假性囊肿的重要原因。其中一部分较小的囊肿有可能经过适当的处理自行消失，大部分患者则需要在条件成熟时施行内引流手术。

(四)液体及电解质平衡失调

胰腺外瘘每大丢失大量胰液，如未能及时补充可造成液体、电解质及酸碱平衡失调，再加上大量胰液丢失影响正常的消化吸收，将导致营养障碍。

三、诊断

根据病史，瘘管情况及漏出液的性质，多能作出诊断。然目前诊断标准尚不统一。国际胰瘘研究组定义为胰腺吻合口不能愈合/闭合，或与吻合口不相关的胰腺实质漏，即术后3天或3天以上腹腔引流液中淀粉酶水平高于血清中上限3倍以上可确诊。

(一)病史

患者有上腹部手术或外伤史或有胰腺附近腹腔引流史。

(二)一般检查

瘘管深而长，瘘口周围皮肤有炎性反应，流出液为清亮、透明、无味液体，呈强碱性，胰酶含量高。

(三)瘘管造影检查

瘘管造影检查可明确瘘管的部位、范围，如果瘘管与大胰管相通则更有助于明确诊断。

(四)排除其他各种瘘

(1)胃肠道瘘的瘘出液为胃液或肠液，口服炭末或亚甲蓝后可在瘘口发现炭末或亚甲蓝。

(2)胆道瘘的瘘出液为胆汁，注入碘造影剂可见胆道显影。

(3)尿道瘘也可用碘化物造影作出诊断。

(4)乳糜瘘可见瘘出液为乳糜液。

四、治疗

如前所述，在胰瘘的早期，胰液外溢造成的危害最大，出现并发症的机会也最多。因此，对于胰瘘的早期治疗应当将清除坏死组织建立通畅的引流、预防及有效地控制感染放在首位。待通畅的引流已经形成，腹腔感染已得到控制，再根据患者的具体情况，采取不同的治疗方法，促进胰瘘的闭合。根据国内外报道，50％～80％的胰瘘经过非手术治疗可以自愈，故应先进行非手术疗法。只有经过 6 个月至 1 年以上治疗后仍不见愈合时方考虑手术治疗。

(一)非手术治疗

主要包括以下几方面。

(1)适当禁食，可以考虑全胃肠外营养，条件允许话，可考虑远侧空肠进行肠内营养。

(2)维持体液、电解质平衡和血液生化的正常。

(3)瘘管周围皮肤涂以氧化锌软膏加以保护，避免皮肤发生糜烂。

(4)减少胰液分泌，以促使其愈合。使用生长抑素及其衍生物持续静脉滴注，可以减少胰瘘流出量，利于瘘管愈合。

(5)补充胰酶制剂或将收集的胰液过滤后经十二指肠管再注入，以维持消化功能。

(6)放射疗法：应用放射线照射胰腺，使胰腺组织受到放射性损伤，抑制胰腺外分泌功能，由于胰液分泌终止，使胰瘘闭合。这种放射性损伤是可逆的，一般在数周之后可以恢复，并且不影响胰腺内分泌功能。有医院曾用^{60}钴照射取得了预期的效果。

(7)黏合剂封堵疗法：国外文献报告在胰瘘窦道内插入导管，冲洗、洗净窦道内容物后，注入 3～6 mL 高纯度氯丁二烯乳状液，再注入 12.5％醋酸 0.5～1.5 mL，拔出导管，使胰瘘被聚合物封闭。其后再用阿托品、5-FU 等抑制胰液分泌，使通向胰瘘的胰腺组织萎缩。

(二)手术治疗

对非手术治疗不能奏效者，应考虑手术治疗，主要有以下几种手术方法。

(1)游离胰管外侧段，将其外口与胃或肠管吻合，使外引流变为内引流。

(2)将瘘管全部游离，自靠近胰腺处切断封闭。

(3)游离整个瘘管，在其根部将瘘管连同带瘘管的远端部分胰腺一并切除。

(4)奥狄括约肌成形术。

(5)胰液内引流术：对有胰管近端梗阻或累及主胰管者，可行胰空肠吻合、胰、十二指肠吻合或胰管胆总管十二指肠吻合术。

五、预防

胰腺手术后一旦发生胰瘘，危害很大、处理也困难，所以预防胰瘘的发生更为重要。

(1)术前改善患者营养状况，纠正贫血和低蛋白血症。如存在黄疸，需术前减黄，以改善肝功能，但需注意减少感染可能，否则将增大胰瘘发生率。

(2)手术中避免损伤较大的胰管，如已损伤必须予以结扎。

(3)掌握正确的缝扎技术，处理胰腺的创面或残端时，缝扎不可过密。

(4)妥善处理好胰腺残端与空腔吻合。在行胰腺残端空肠端端套入吻合时，胰管残端放置支撑管，以利胰液排出，可有效地预防胰瘘的发生。

(5)放置合适的腹腔引流管，使术后的渗液流出体外，有利于创面或吻合口的愈合。

(6)术后适当延长禁食和胃肠减压时间。一般胃肠减压可维持一周左右,禁食10天左右,有助于预防胰瘘的发生。

(7)术后维持足量有效循环血容量。纠正贫血,补充清蛋白。给予肠外营养。应用生长抑素及其衍生物减少胰腺分泌。

(王世成)

第四节 胰腺囊肿

一、概述

胰腺囊肿是由多种原因所致的胰腺囊性病变。可分为真性囊肿和假性囊肿两类。真性囊肿较少见,一般囊肿较小,多不引起临床症状,往往在尸体解剖和手术中偶然发现。假性囊肿较真性囊肿多见,多在胰腺外伤和急性胰腺炎之后发生。囊肿由渗出液和胰液被包裹而成,体积较大,多有较明显的临床症状。

(一)真性囊肿

由胰腺组织发生,囊肿在胰腺内生长,其壁来自胰管或腺泡上皮组织,囊壁内层以胰腺上皮细胞为衬里,囊液内常有胰液存在。由于囊肿内压力过高、炎症或胰酶的消化作用,作为衬里的内皮细胞可渐渐失去原来的结构,在临床上不易与假性囊肿相区别。

1.先天性囊肿

多见于小儿,为胰腺导管、腺泡发育异常所致。囊肿较小,呈单房或多房,腔内含浅黄色囊液,胰酶活性不高。囊壁为单层柱状或立方上皮被覆,其周围的胰腺组织多无明显炎症与粘连。

2.潴留性囊肿

其发病原因多为急性或慢性炎症所致的胰管狭窄或阻塞,引起分泌液潴留形成囊肿,多为单发。也可因结石、寄生虫或肿瘤阻塞胰管而形成囊肿。

3.增生性囊肿

因胰管或腺泡组织内上皮细胞增生,致使分泌物潴留形成囊肿。

先天性囊肿体积较小,多无明显症状,一般不需要积极治疗。潴留性囊肿常并发于胰腺炎及胰管结石,症状明显、诊断明确者应采取手术治疗。增生性囊肿在术前很难与潴留性囊肿相鉴别,其治疗原则与治疗方法可参照潴留性囊肿。不管哪类真性囊肿,凡不能排除胰腺囊肿瘤及囊腺癌时,应列为手术适应证,早期施行手术治疗。

(二)假性囊肿

假性胰腺囊肿是继发于胰腺炎或胰腺损伤后的并发症,70%以上由急性胰腺炎引起,部分患者由于外伤、慢性胰腺炎等引起。

假性囊肿是界限清楚的液体积聚体,无相关组织的坏死,发病后4周多可见。在原亚特兰大分类中,假性囊肿被定义为由纤维组织壁包绕的胰液收集体,并没有提到它是否还可以包含固体成分。在实践中,病变是不包含坏死物的液体积聚液,它成熟时(>4周)最好称为假性囊肿,或包含坏死物的坏死后积聚液,它成熟时(>4周)最好称为包裹性坏死。

二、发病机制与分类

(一)发病机制

胰腺假性囊肿由胰管破裂引起,它可由急性胰腺炎(10%~15%病例出现)、创伤或慢性胰腺炎时导管阻塞(20%~40%病例)造成。富含酶的分泌液外漏引起明显的炎症反应,见于腹膜,腹膜后组织,及邻近脏器浆膜。结果是液体被肉芽组织和纤维组织包裹起来,纤维组织随着时间推移逐渐成熟。如果胰腺导管与胰腺假性囊肿持续连通,假性囊肿体积会继续扩大,有时直径甚至为 20~30 cm。假性囊肿的内容通常是一种比较清澈的水性液体。然而,如果伴有出血,它可能包含血凝块成为黄变。在感染的情况下,囊肿将含有脓液。如果液体积聚液由胰腺坏死发展而来,它包含固体组织,它不应该被称为假性囊肿而是包裹性坏死。

(二)分类

钝性外伤性假性囊肿倾向于发生在胰颈和胰体前端,因为导管受伤的地方穿过脊柱。慢性胰腺炎,假性囊肿被认为继发于胰管梗阻。假性囊肿通常位于纤维化腺体内,有时很难与胰腺残留囊肿区分。后者形成于胰管的渐进扩张,且管道倾向于保留上皮层里衬。

有学者提出了胰腺假性囊肿的分类,该分类包括的关键特征前面已讨论过。Ⅰ型假性囊肿继发于急性胰腺炎的一次发作,与正常的胰管解剖相关,很少与胰管相通。Ⅱ型假性囊肿继发于急性或慢性胰腺炎发作,胰管病态但不狭窄,胰管和假性囊肿经常相通。Ⅲ型假性囊肿继发于慢性胰腺炎,均与导管狭窄有关,胰管与假性囊肿相通。

三、并发症

随着现代影像学应用,无症状假性囊肿的诊断比例升高。结果是胰腺假性囊肿的并发症的风险可能降低,因为此前是基于症状诊断的假性囊肿。大约 10%的病例出现并发症,假性囊肿的四个主要并发症是感染,破裂或内瘘、出血和压迫效应。

(1)假性囊肿最初是无菌的,感染发生率高达 25%。感染假性囊肿败血症症状是引流感染内容物的指征。这可以通过经皮穿刺引流,但有持续性胰外瘘的风险,或内引流到胃或小肠。

(2)假性囊肿破裂可侵蚀到邻近胃肠道,这样囊肿可能消退或可能留下囊肠瘘或胰管胸膜/支气管瘘。囊肿破裂到消化道可引起明显的出血,囊肿破裂到腹膜导致胰性腹水及急性腹痛和肌肉强直(化学性腹膜炎)的典型症状。

(3)胰腺假性囊肿相关性出血可危及生命,存在几个引起出血的重要原因。出血可能发生继发于囊肠瘘的发展引起的肠黏膜的糜烂,患者可表现为呕血、黑便。更严重的是直接侵蚀重要的内脏血管,包括脾、胃十二指肠和中结肠血管。胰酶(尤其是对弹性蛋白酶)作用于血管壁可导致血管壁变薄,形成动脉瘤和假动脉瘤。这种情况有很高的死亡率(可高达 20%),局部感染增加出血风险。如果时间与患者病情稳定性允许,急诊选择性内脏血管造影检查的出血部位,并试图阻塞出血点。不然,必须实施急诊外科手术,包括缝合出血血管及假性囊肿的内或外引流。临时可切除假性囊肿,可有效预防再出血。

(4)大的囊肿可产生压迫效应,从而产生早饱感(胃)、部分或完全性肠梗阻(十二指肠,胃出口,食管胃交界部,小或大肠罕见)、胆汁淤积(胆管)和静脉血栓形成(门静脉,肠系膜上静脉,脾静脉),导致门静脉或节段性高血压及静脉曲张。当囊肿大于 6 cm 时压迫效应明显。

四、病理

急性胰腺炎或外伤后，胰腺实质或胰管破裂，胰液外溢，炎性渗出，加之血液和坏死组织等液体聚积于网膜囊内，刺激周围器官的腹膜，引起纤维组织增生并形成囊壁，而形成囊肿。由于无上皮细胞覆盖囊壁内衬，故为假性囊肿。囊肿形成时间一般需两周以上，囊壁成熟时间为4～6周。囊肿的大小与原有胰腺病变的程度有关，壁的厚薄与形成的时间成正比。囊液含蛋白质、坏死组织、炎性细胞、纤维素等，呈浑浊状，浅棕色，淀粉酶含量很高。囊液含量可由数十毫升至数千毫升。囊性破裂，可引起腹膜炎、腹腔内出血和胰性腹水；囊肿可形成瘘管或穿透横膈而导致胰性胸腔积液；少数患者的囊肿可穿破到胃肠道内而自然形成内引流。

五、诊断

（一）临床表现

1.腹胀、腹痛

这是囊肿本身的症状。几乎全部患者都有程度不同的腹胀和腹部钝痛，疼痛的范围与囊肿的生长位置有关，常牵扯至左肩背部。这是由囊肿对胃肠道的压迫，囊肿牵涉腹膜，刺激腹腔神经丛及囊肿本身的炎症等所引起。阵发性疼痛可能为胆绞痛所致。

2.腹块

95%的病例可在上腹部扪及肿块，圆形或椭圆形，边界不清，不随呼吸移动，有时可触知囊性感。

3.胃肠道症状

上腹饱胀不适，食后加重，食欲缺乏，偶尔有恶心、呕吐。可能因囊肿对胃及十二指肠的推挤压迫所致，另一方面也与胰腺外分泌功能不全有关。患者可因进食减少而体重下降。

4.其他表现

如囊肿压迫胆总管，则可引起梗阻性黄疸；压迫十二指肠和胃窦部可引起幽门梗阻，压迫下腔静脉可引起下肢水肿；压迫门静脉系统可能出现腹水；囊肿并发感染时可伴有发热、寒战；如囊肿内有急性出血，表现为囊肿迅速增大和休克等出血征象；囊肿破裂可引起腹膜炎和休克；伴胰岛功能不足时，可发生糖尿病。

（二）临床检查

1.实验室检查

部分患者血清及尿淀粉酶水平升高，尤其在早期囊壁未成熟之间为然，这是由于囊内液体淀粉酶含量高，被吸收入血的结果。

2.影像检查

腹部X线可见胃和结肠气泡影移位，偶见胰腺部位及其附近有钙化影。胃肠钡餐造影则可见到胃、十二指肠、横结肠移位及压迹。

3.B超检查

由于简便易行，无创，不仅能定位，还能确定性质、大小等，已作为本病的主要诊断手段。B超还可用作追踪观察，观察其动态变化。

4.CT检查

CT检查可以获得囊肿的部位、大小及毗邻的详细情况，也可以了解胰腺破坏的情况。但由于CT检查费用较高，一般认为应以B超检查为首选。

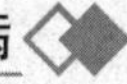

六、治疗

胰腺囊肿的治疗有非手术疗法和手术疗法两种。

关于假性囊肿的治疗有两个重要规则。第一，囊性肿瘤不能被视为假性囊肿；第二，当下游的胰管阻塞，残余的胰管阻塞等情况出现时，不能选择外引流假性囊肿，以防胰外瘘的发生。治疗方法取决于囊肿、胰管的性质，以及患者的健康情况。专家的水平和各种治疗方式的经验也同样重要。

如何选择胰腺假性囊肿的治疗方式取决于多种因素，包括囊肿的大小、数目、位置、主胰管是否堵塞或与假性囊肿相通，是否存在假性囊肿并发症。在实践中，Ⅰ型假性囊肿通常给予保守处理。如果假性囊肿患者出现症状或感染，应考虑经皮引流。Ⅱ型假性囊肿最好行内部引流，尤其在胰管和囊肿相通时。内镜，腹腔镜及影像学方法是临床应用中新出现的。Ⅲ型假性囊肿应考虑给予引流同时行胰管减压、缓解胰管狭窄。

(一)非手术疗法

非手术疗法适用于囊肿形成的早期，主要采用活血化瘀、理气开郁中药，促使囊肿内的积液吸收消散，辅以通里攻下中药可提高疗效。伴感染者应加用抗生素或服用清热解毒药物。有人采用超声导向穿刺的方法治疗胰腺囊肿获得成功，但易形成胰瘘和出血等并发症，故应严格选择病例。

(二)手术治疗

手术治疗是治疗胰腺囊肿的主要方法。对非手术疗法无效的病例，均应在囊壁充分形成后进行手术治疗，一般在发病后 2～4 个月后手术为宜。此时囊肿壁已较厚，便于施行各种内引流手术，成功率亦较高。

有医院将胰腺囊肿手术分为 3 类：急症手术、早期手术和择期手术。①急症手术：适用于出现危及生命的并发症，如囊肿破裂、出血、继发感染、囊肿形成等。②早期手术：适用于有胆道梗阻、十二指肠梗阻或机械性小肠梗阻者。③择期手术：适用于病情稳定，囊壁已成熟者，经过充分的准备，选择最佳时机进行内引流术。

1.外引流术

作为急症手术用以治疗囊肿破裂、出血及感染。其优点为手术简单，安全但术后多形成胰瘘或囊肿复发，仍需要在病情稳定后进行内引流手术。

2.内引流术

即将囊肿与胃肠道进行吻合，建立一个内引流通道。手术的原则是吻合口要够大，吻合口的位置应处于囊肿最低点，以防止引流不畅。内引流的主要术式有囊肿胃吻合和囊肿空肠 Roux-En-Y 吻合术。

3.经皮穿刺置管引流术

在超声、CT 引导下经皮插入导管进行持续引流，可插入多根，同时可以冲洗。该方法具有创伤小、操作简单、迅速改善患者状况等特点。指征：①囊肿巨大，有压迫症状；②囊肿感染；③快速增大的囊肿；④囊肿合并持续不能缓解的疼痛；⑤估计不能耐受手术者；⑥部分病例在保守治疗的同时可采取穿刺引流的联合治疗方案。

4.内镜引流

主要应用胃镜或十二指肠镜通过超声内镜的引导进行囊肿与胃、十二指肠的内引流。

（耿　飞）

第十四章　周围血管疾病

第一节　颈动脉狭窄

颈动脉是血液由心脏通向脑和头颅其他部位的主要血管，颈动脉狭窄（carotid artery stenosis，CAS）多是由于颈动脉的粥样斑块导致的颈动脉管腔的狭窄性病变甚至可能逐渐发展至完全闭塞性病变。颈动脉狭窄性病变和脑缺血性卒中的关系非常密切。脑卒中目前已经成为继心肌梗死和恶性肿瘤的第三大致死性疾病。在缺血性脑卒中患者中，近 1/3 的发生与颅外颈动脉病变尤其是颈动脉狭窄有关。颈动脉狭窄造成的脑卒中包括以下几方面：一是严重的狭窄造成的直接脑灌注减少；二是颈动脉粥样斑块脱落或斑块破裂形成的微血栓脱落（图 14-1）。

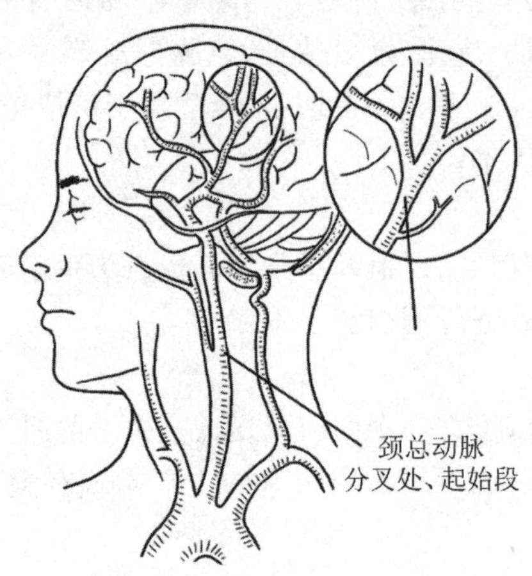

图 14-1　颈动脉狭窄的好发部位

一、解剖和生理

颈动脉与颈静脉、迷走神经一起被包围在颈动脉鞘内，颈动脉分为颈总动脉、颈外动脉和颈内动脉，颈总动脉是主干，颈内动脉和颈外动脉是其发出的分支。左颈总动脉直接起源于主动脉弓，右颈总动脉与右锁骨下动脉共起源于无名动脉。两侧颈总动脉发出后经过胸锁关节后方，沿气管和喉外侧上升，在甲状软骨上缘分出颈内、外动脉。颈内动脉在外后侧继续上行，经颅底颈动脉孔入颅内。颈动脉在颈部的特点为垂直上行，颅外一般没有分支，是目前颈动脉外科治疗中最常涉及的区域。颈外动脉走行于颅内动脉的前内侧，其在颈部发出甲状腺上动脉、舌动脉、面动脉、枕动脉、耳后动脉和咽动脉。颈动脉窦是位于颈内动脉起始处的膨大部分，窦壁有压力感受器，受刺激后可引起反射性心率减慢、血管扩张和血压降低，颈动脉球是颈动脉分叉处后方一椭圆形小体，属化学感受器，是血液中 CO_2 浓度感受器。在颈动脉鞘内，颈动脉位于颈总动脉外侧，迷走神经位于颈总动脉与颈内静脉中间后侧。在颈动脉鞘下缘及深处有副神经、舌下神经、交感神经干通过。

二、病因

(1)主要病因：颈动脉狭窄的病因主要有动脉粥样硬化、大动脉炎及纤维肌性发育不良等，其他病因如外伤、动脉迂曲、先天性动脉闭锁、肿瘤、夹层、动脉炎、放疗后纤维化等较少见。

(2)常见病因：在西方，约 90% 的颈动脉病变是由动脉粥样硬化所致。在我国，除动脉粥样硬化外，大小动脉炎也是颅外颈动脉狭窄的常见病因。

(3)动脉粥样硬化所致的颅外颈动脉狭窄多见于中、老年人，常伴存着多种心血管危险因素。

(4)动脉粥样硬化狭窄在颈动脉系统最好发的部位为颈总动脉分叉处，其次为颈总动脉起始端，此外还有颈内动脉虹吸部、大脑中动脉及大脑前动脉等部位。

(5)头臂型大动脉炎造成的颈动脉狭窄多见于青少年，尤其是青年女性。

(6)损伤或放射引起的颅外颈动脉狭窄，发病前有相应的损伤或接受放射照射的病史。

三、发病机制

动脉狭窄理论和微栓塞理论是目前关于颈动脉斑块如何诱发脑梗死的发病机制的两种理论观点。

(一)动脉狭窄理论

该理论认为，颈动脉硬化狭窄导致了血流动力学改变，颈动脉血流减少，导致大脑相应部位的低灌注。也就是说，由于颈动脉病变导致的机械性狭窄引起脑血流灌注缺乏、脑组织缺血而发生脑卒中，外科干预的目的就是解除机械性梗阻。

(二)微栓塞理论

有人观察到，一侧颈动脉即使完全梗阻，某些患者也没有引发神经症状。这是由于人的颅颈部血管的侧支循环非常丰富，只要侧支循环建立及时，依靠完善的自我调节机制，某些颈动脉完全闭塞的患者可以长期处于相对稳定的状态。Millikan 报道来自颈动脉的栓子可以导致短暂性脑缺血发作，当动脉粥样斑块发生溃疡病变时，此处常聚集血小板，形成血栓，血栓脱落可形成脑梗死。斑块下出血引起斑块破裂也可致斑块脱落，导致脑卒中。

目前，关于这两种机制何者更占优势的问题尚存在争议，但多数认为斑块狭窄度、斑块形态学特征均与脑缺血症状之间密切相关，两者共同作用诱发神经症状，而狭窄度与症状间关系可能更为密切。

临床上一般通过测定颈动脉狭窄度和斑块形态学这两个指标对脑卒中的风险进行评价。狭窄度是目前制定颈动脉狭窄外科干预的主要依据，因其为评价斑块危险程度的最主要指标。国际上常用的测定方法有两种，即北美有症状颈动脉内膜切除术试验协作组(North American Symptomatic Carotid Endarterectomy Trial Collaborators，NASCET)标准为 $(B-A)/B\times100\%$；欧洲颈动脉外科试验协作组(European Carotid Surgery Trial Collaborators Group，

ECST)标准为(C－A)/C×100％,式中A为狭窄处残留管腔内径或彩色血流宽度,B为狭窄远端正常动脉管腔内径或彩色血流宽度,C为狭窄处原血管内径。推荐采用北美有症状颈动脉内膜切除术试验协作组标准:轻度(0～29％)、中度(30％～69％)、重度(70％～99％)。

斑块形态学:斑块溃疡和斑块下出血是颈动脉斑块两个重要的形态学特征。低回声斑块易诱发脑梗死症状,有溃疡的斑块也属危险病变,斑块的钙化程度也是反映局部斑块稳定性的一个标志。

四、临床表现

部分轻至中度颈动脉狭窄患者可无临床症状。对于临床出现与狭窄相关的症状者,称为"症状性颈动脉狭窄",临床表现主要与血管狭窄导致的脑缺血相关。

(1)颈动脉狭窄引起脑部缺血:可表现为单眼失明或黑矇、单侧肢体或偏侧肢体无力、麻木、语言障碍、偏盲、霍纳综合征等。

(2)临床最为常见的体征是颈动脉区域的血管杂音。

(3)一般认为,根据症状持续时间把颈动脉狭窄引出的脑缺血分成4种类型。①短暂脑缺血发作(transient ischemic attacks,TIA):只突然发生了局灶神经功能障碍,症状持续时间小于24小时,不遗留神经系统症状。②可逆性神经功能缺损(reversible ischemic neurologic deficit,RIND):类似卒中的神经功能障碍较轻,往往在3周内完全恢复。③进展性卒中(stroke in evolution,SIE):卒中症状逐渐发展、恶化。④完全性卒中(complete stroke,CS):突然出现卒中症状,快速进展恶化,之后症状持续存在,症状时轻时重。前两型均为可逆性,经积极及时的治疗预后较好;后两型则为不可逆性脑梗死,预后较差。

(4)短暂性脑缺血发作(TIA):是脑暂时性的血液供应不足。①表现为突然发生的,持续几分钟至几小时的某一区域脑功能的障碍,可在24小时内完全恢复正常。如一侧上、下肢瘫痪,无力,轻度感觉减退或异常,失语,有时因眼动脉缺血而出现一侧视力障碍、眼痛。②发作频率因人而异,可24小时发作数十次,也可以几个月发作一次,每次发作的临床表现大多相似。可能是由于同一脑动脉供应区的反复缺血所致,缺血的原因大多认为和脑小动脉的微栓、血管痉挛有关,栓子破碎溶解后,缺血症状即得到改善。③未经治疗的短暂性脑缺血发作患者部分可以发展成为脑梗死,导致严重的功能障碍。短暂性脑缺血发作短期内多次发作,是发生严重脑梗死的警报。因此,及时诊断和治疗短暂性脑缺血发作是预防脑梗死的重要手段。

(5)亚临床卒中:从英文名字中我们可以看到对这一类型卒中的定义有一个认知的过程。最早定义为静止性卒中,往往指临床上无症状,只是在其他检查中发现有脑梗死迹象,如"腔隙性脑梗死"。然而,实际上静止性卒中并不是不带来任何临床症状,它可以直接影响到人们的思维、情绪和性格,或称之为血管性认知能力障碍。

五、辅助检查

(一)多普勒超声检查

多普勒超声检查是目前首选的无创性颈动脉检查手段,不仅可显示颈动脉的解剖图像,进行斑块形态学检查,如区分斑块内出血和斑块溃疡,而且还可显示动脉血流量、流速、血流方向及动脉内血栓等。整段颈动脉狭窄程度的准确性在95％以上,是重要的筛查手段和干预后随诊评估手段。

(二)经颅多普勒超声检查

经颅多普勒超声检查是另一项无创检查手段。可以检测颅内外动脉的病变，观察血流动力学改变，临床符合率在90%以上。

(三)磁共振血管造影

磁共振血管造影(magnetic resonance angiography,MRA)是一种无创性的血管成像技术，能清晰地显示颈动脉及其分支的三维形态和结构，并且能够重建颅内动脉影像，对诊断确定方案极有帮助。MRA的突出缺点是缓慢或复杂的血流常会造成信号缺失，夸大狭窄度。

(四)CT血管造影

CT血管造影(computer tomography angiography,CTA)是经血管注射对比剂，当循环血中或靶血管内对比剂浓度达到最高峰期间进行容积扫描，然后再行处理，获得数字化的立体影像。CTA已广泛应用于诊断颈动脉狭窄，可以作为术前诊断和制订治疗方案的重要依据，在某种程度上已有取代血管造影的趋势。

(五)数字减影血管造影(DSA)

尽管无创伤性影像学检查手段越来越广泛地应用于颈动脉病变的诊断，但DSA仍被认为是整段颈动脉狭窄的金标准。颈动脉狭窄的DSA检查应包括主动脉弓造影、双侧颈动脉选择性正侧位造影、颅内段颈动脉选择性正侧位造影。DSA可以详细评价病变的部位、范围、程度及侧支形成情况(图14-2)。

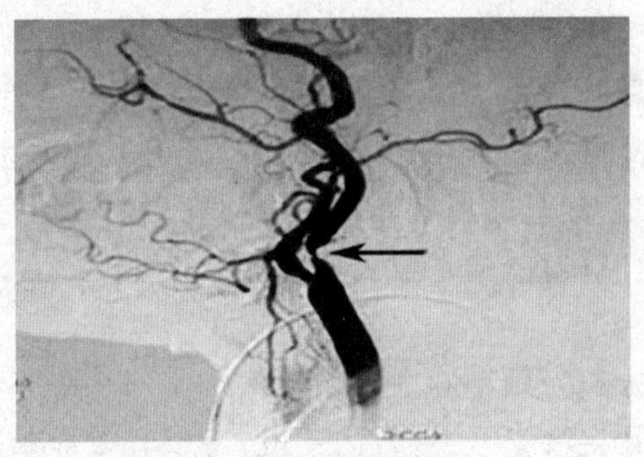

图14-2　颈内动脉狭窄

六、诊断要点

(一)颈动脉狭窄的高危因素和高危人群

年龄>60岁的男性，有长期吸烟史、肥胖、高血压、糖尿病、高血脂和高同型胱氨酸血症等多种心脑血管疾病的危险因素也是颈动脉硬化狭窄的高危因素。动脉硬化是一种全身性疾病，缺血性脑卒中(特别是TIA)患者、肢体动脉硬化闭塞患者、冠心病患者及体检时发现颈动脉血管杂音的患者均是颈动脉硬化狭窄的高危人群。

(二)颈动脉狭窄的影像学诊断

影像学检查是明确颈动脉狭窄诊断的重要依据，通常情况下，多普勒超声是最好的筛选手段，而CTA则可以用于诊断和治疗策略的选择。通常颈动脉狭窄的影像学诊断包括多普勒超声检查、经颅多普勒超声检查、磁共振血管造影、CT血管造影、数字减影血管造影等。

(三)颈动脉狭窄患者的临床评价

动脉粥样硬化所致的颈动脉狭窄患者临床评价包括以下内容：①危险因素的评价；②心脏检

查;③周围血管检查;④脑功能评价要有专职神经内科医师参与,应包括系统的神经系统体检和颅脑影像学检查。神经系统体检包括意识状态、脑神经、运动、感觉和协调性试验等方面。颈动脉狭窄程度分级方法通常参照 NASCET 或 ECST 标准:轻度(0～29%)、中度(30%～69%)、重度(70%～99%)。颅脑影像学检查包括颅脑 CT 和 MRI。

七、治疗

目前对于经颈动脉狭窄的治疗方法在于改善脑供血、纠正和缓解脑缺血的症状;预防 TIA 和缺血性脑卒中的发生。大致包括非手术治疗、手术治疗和介入治疗。

(一)非手术治疗

非手术治疗是基本的治疗方法,主要采用药物治疗预防控制动脉硬化高危因素,降低缺血性脑血管疾病的发生率。很好地控制现患的疾病,如高血压、糖尿病、高脂血症及冠心病等。非手术治疗包括以下几方面。

(1)减轻体重。

(2)戒烟。

(3)限制酒精摄入。

(4)抗血小板凝聚治疗:大型临床试验证实,抗血小板聚集药物可以显著降低脑缺血性疾病的发生率,临床上常用的药物为阿司匹林、氯吡格雷、西洛他唑等。

(5)改善脑缺血的症状。

(6)抗凝血治疗:低分子量肝素用于预防 TIA 和缺血性脑卒中的研究已有报道。

(7)他汀类药物:可起到降低血脂水平、恢复内皮功能和稳定斑块的作用。对无禁忌证患者应给予他汀类药物,无脂质代谢紊乱的患者亦能获得益处。

(8)应常规给予定期的超声检查,动态监测病情的变化。

(二)外科手术治疗

颈动脉狭窄标准的手术方式为颈动脉内膜切除术(carotid endarterectomy,CEA),已经被多数临床研究证明是治疗颈动脉狭窄安全、有效的手段,可以有效地预防和降低脑卒中的发生。动脉粥样硬化斑块通常仅局限于颈动脉分叉近端和远端数厘米处,这是适宜手术的部位,为颈动脉内膜提供了可能。手术治疗的目的是预防脑卒中的发生,其次是预防和减缓 TIA 的发作。

欧美关于颈动脉内膜切除术的临床试验结果证实:①CEA 治疗对有症状的颈动脉狭窄疗效优于内科药物治疗。颈动脉狭窄度为 70%～99%的患者行 CEA,可明显获益。②狭窄度为 0～29%的患者 3 年内发生脑卒中的可能性很小。CEA 的危险性远远超过获益,不宜行 CEA。③狭窄度为 30%～69%的患者初步认为不宜行 CEA,但有待进一步验证。

1.颈动脉内膜切除术的适应证

(1)绝对指征:6 个月内一次或多次短暂性脑缺血发作,且颈动脉狭窄度≥70%;6 个月内一次或多次轻度非致残性脑卒中发作,症状和体征持续超过 24 小时且颈动脉狭窄度≥70%。

(2)相对指征:无症状性颈动脉狭窄度≥70%;有症状性狭窄度 50%～69%;无症状性颈动脉狭窄度<70%,但血管造影或其他检查提示狭窄病变处于不稳定状态。

2.手术方法

全身麻醉和局部麻醉后,做胸锁乳突肌前缘切口。游离动脉后,颈动脉窦用 1%利多卡因浸润封闭以防颈动脉窦反射,注意避免损伤舌下神经、迷走神经、面神经下颌缘支,全身肝素化后,分别阻断颈内动脉、颈外动脉和颈总动脉。纵行切开颈总动脉和颈内动脉，颈内动脉远端切开超过狭窄平面，测颈动脉残端反流压≤4.0 kPa(30 mmHg)，应放置颈动脉转流管，剥离并切除内膜斑块，颈内动脉远端切断的内膜可间断固定3～4针，以防术后出现夹层产生内膜活瓣影响血流，用肝素盐水(12 500 U肝素：500 mL生理盐水)冲洗内腔后，颈动脉偏细者采用颈动脉人工血管补片，术后沙袋压迫切口1小时协助止血，8小时后开始抗凝血治疗。术后控制血压在术前水平范围的10%左右。使用甘露醇、地塞米松减轻脑水肿。

3.手术的并发症

脑卒中、死亡、脑神经损伤、伤口血肿感染、术后高血压、术后高灌注综合征等，心肌梗死、低血压的发生率很低。

(三)介入治疗

颈动脉狭窄血管成形和支架植入术(carotid angioplasty and stenting，CAS)的成功率在80%～90%，使用脑保护装置实施颈动脉血管支架成形术需要经验丰富的术者，良好的器械设备和正确适当的患者选择。

1.适应证

(1)充血性心力衰竭和/或各种已知的严重左心功能不全。

(2)6周内需行开胸心脏手术。

(3)近期的心肌梗死史(4周以内)。

(4)不稳定型心绞痛。

(5)对侧颈动脉阻塞。

(6)继发于肌纤维发育不良的颈动脉狭窄。

(7)特殊情况：①对侧的喉返神经麻痹；②颈部放疗史和颈部根治术后；③CEA术后再狭窄；④外科手术难以显露的病变，颈动脉分叉位置高/锁骨平面以下的颈动脉狭窄；⑤严重的肺部疾病；⑥年龄>80岁；⑦患者拒绝行CEA术或颈动脉经皮腔内血管成形术。

2.介入治疗方法

术前3～5天给予抗血小板准备，术中常规监护，视病情采用局部麻醉和全身麻醉，一般情况下均采用局部麻醉，右股动脉穿刺成功后植入8 F鞘，全身肝素化后行主动脉弓上造影及颈动脉，锁骨下或椎动脉造影，评估造影结果，确认所要进行治疗的血管是患者症状的血管，撤出造影管，将导引管放入患侧颈总动脉，在路线图(Roadmap)下将过滤伞通过狭窄处到达远端正常血管，至少距离正常血管处4 cm；释放保护伞后，在过滤伞微导丝的同一轨道上将所选定的支架跨过狭窄部位，透视下将支架安放在选定部分；如支架扩张不满意，可选取合适球囊行后扩张，使支架能充分扩张到和狭窄远端正常需要血管直径接近(大致即可，因支架术后还有自膨功能)，回收保护伞。术后常规给予低分子量肝素钠0.4 mL肌内注射，每12小时一次，疗程3天。同时口服氯吡格雷及阿司匹林抗血小板治疗。术后3个月任选一种抗血小板治疗至少6个月以上，严密随访。还有经肱动脉和经颈动脉途径实施CAS的方法。

3.介入治疗并发症

穿刺部位血肿、假性动脉瘤、急性脑梗死、过度灌注性损伤、动脉夹层、血管痉挛、心动过缓，高血压或低血压等。

（吕宝勇）

第二节　锁骨下动脉狭窄

锁骨下动脉狭窄是指动脉硬化或动脉炎症造成锁骨下动脉管腔变细，影响远端血流，一般最容易发生在双侧锁骨下动脉的起始部位，往往都在分出椎动脉之前。锁骨下动脉盗血是指由于锁骨下动脉近端狭窄或闭塞，其远端供血由椎动脉自上而下反向流动，经 Willis 环“盗取”颅内血液供给上肢，导致脑缺血，主要表现为椎-基底动脉供血不足。

一、病因

动脉粥样硬化是头臂动脉疾病最常见的病因，动脉管腔直径狭窄率超过 75%称为重度病变，管腔内深的溃疡型斑块和血栓也被列入重度病变范畴。动脉粥样硬化病变可为单发或多发，可累及单支或多支血管，由于左锁骨下动脉是由主动脉弓直接发出，所以病变多位于左侧。感染性疾病（梅毒、结核等）可导致头臂动脉的动脉瘤样退行性变，最常见于锁骨下动脉。多发性大动脉炎常同时累及头臂动脉三分支，好发于各支动脉起始段，其病程可分为急性炎症期和血管损伤硬化期。炎症病程逐渐出现动脉壁的纤维化增厚，当病程进展导致多支血管闭塞时可表现为明显的椎-基底动脉供血不足症状。同时，先天性动脉畸形（主动脉弓狭窄，锁骨下动脉发育不良）、外伤及牵涉到锁骨下动脉的血管手术、放射性血管损伤、动脉瘤和夹层等也是常见病因。锁骨下动脉闭塞后，在基底动脉和锁骨下动脉之间存在着一种逆向压力差，当压力差相当于体循环收缩压的 10%时，椎动脉血液停止并逆流向锁骨下动脉，以至于不仅上肢而且脑部供血有不同程度的下降。

二、解剖和生理

锁骨下动脉右侧起自头臂干，左侧起自主动脉弓，出胸廓上口弯向外，在锁骨与第 1 肋之间通过，到第 1 肋外缘处移行为腋动脉。以前斜角肌为标志，将其分为 3 段：第 1 段位于前斜角肌的内侧，越过胸膜顶前方，其前面的内侧有迷走神经，外侧有膈神经越过；第 2 段位于前斜角肌后方，其上方紧靠臂丛，下方为胸膜顶；第 3 段为前斜角肌外侧缘至第 1 肋外侧缘之间的部分，其外上方有臂丛、前方为锁骨下静脉。

三、病理生理

动脉粥样硬化是最常见的闭塞性病因，极少数属于先天性，罕见于胸部外伤、无脉症、巨细胞动脉炎、栓塞或瘤栓。

(一)动脉粥样硬化性

锁骨下或头臂干粥样硬化常同时在颅外颈部其他血管也有同样的损害。如一组 168 例患者中，经血管造影证实，80%同时存在着颈总、颈内、颈外或椎动脉损害。另一组 74 例成人患者中，37 例（50%）同时有其他颈部血管损害，并以颈内动脉者最常见，这是由于动脉粥样硬化是一种全身性血管损害的缘故。

(二)先天性

Pieroni 报道一例经血管心脏 X 线造影证实的先天性锁骨下动脉盗血,该例锁骨下动脉近心段闭锁。先天性患者常同时有心血管缺陷,即本综合征如发生在主动脉弓左位或主动脉弓有缩窄时,则同时多存在着动脉导管未闭和室间隔缺损;如为主动脉弓右位,则常有法洛四联症。主动脉弓为右位,亦可见主动脉弓正常,锁骨下动脉呈局限性发育不良、闭锁或孤立。罕见的报道还有双侧锁骨下动脉近心段发育不良,同时有主动脉缩窄而出现双侧盗血者。

(三)医源性

有报道对 12 例法洛四联症施行 Blalock Taussig 手术时,当将锁骨下动脉近心段和肺动脉吻合后,血管造影证实有"锁骨下动脉盗血";其中 7 例出现了基底动脉供血不足的症状。此外,由于右锁骨下动脉起于主动脉,且并行于食管的后面,对患畸形性吞咽困难者进行血管手术矫正时,也能引起本综合征。

(四)外伤性

车祸使胸部受伤,在锁骨下动脉上,椎动脉起始处的近心侧发生挫伤性血栓形成,从而导致本综合征。

(五)其他

如风湿性心脏病并发左锁骨下动脉第一段栓塞,无脉症,转移性癌栓和巨细胞动脉炎。

四、病因与发病机制

(一)"盗血"是虹吸作用所引起

在正常生理情况下,颅内动脉的动脉压低于主动脉弓或其分支的压力,以保持正常的颅内供血。当这种压力梯度发生颠倒,血液则可由头部向心脏方向逆流或流往上肢。"锁骨下动脉盗血"就是由于病变使锁骨下动脉的压力低于基底动脉的结果。动物试验发现,当急性闭塞犬的右锁骨下动脉近心侧时,引起右椎动脉血流逆行,这种血流逆行取决于全身血压和右椎-锁骨下动脉联结处的血压差,当血压差增加时,即引起血流逆行。

(二)引起锁骨下动脉盗血的因素

在锁骨下动脉或头臂干近心侧有闭塞,但并不都发生"盗血"现象。产生椎动脉血流逆行,要有许多生理或解剖上的因素,其中最重要的是锁骨下动脉狭窄的程度,这在有盗血的患者,其两上肢收缩压差常较不发生盗血者要大。此外,还要看侧支循环的情况。

(三)"盗血"的方式

(1)一侧锁骨下或头臂干近心段闭塞时,血液流动方向为对侧椎动脉→基底动脉→患侧椎动脉→患侧锁骨下动脉的远心段。

(2)头臂干闭塞时,除按上述方式外,同时血液经由后交通动脉→患侧颈内动脉→颈总动脉→患侧锁骨下动脉的远心段。

(3)左锁骨下动脉和右侧头臂干同时狭窄,血液经两侧后交通动脉→基底动脉→两侧椎动脉→两侧锁骨下动脉的远心段。Vollmer 等将所见 40 例分为椎动脉-椎动脉(占 66%);颈动脉-基底动脉(占 26%);颈外动脉-椎动脉(占 6%);颈动脉-锁骨下动脉(占 2%)。

(四)"盗血"时侧支循环的意义

当锁骨下动脉盗血时,侧支循环的出现是对阻塞的一种反应。脑血管造影常见下列5 种侧支循环:①椎动脉和椎动脉;②甲状腺动脉和甲状腺动脉;③颈升动脉和同侧椎动脉及椎前动脉的分支;④同侧颈升动脉和椎动脉的分支;⑤颈外动脉的枕支和同侧椎动脉的肌支(枕椎吻合)。

从理论上来看,基底动脉环是一个良好的侧支循环系统,但它受先天发育的限制,尤其是后交通动脉发育不良(占22%),在颅外有大血管阻塞时,能严重影响血液循环。有人对42例本综合征患者的血管造影观察,发现在出现椎-基底动脉供血不足的患者中,其大脑后动脉血流来自颈内动脉(正常由基底动脉而来);大脑后动脉呈胚胎型(即该动脉由颈内动脉向后方直行)及后交通动脉和大脑后动脉的联结处有一角度(表示发育不良)者,较不出现椎-基底动脉供血不足的患者发生率高。

五、临床表现

(1)单侧锁骨下动脉起始段闭塞可引起锁骨下动脉-椎动脉盗血表现,同侧椎动脉的逆向血流为该侧上肢动脉供血,导致椎-基底动脉供血不足,表现为眩晕、恶心、呕吐、复视、构音障碍、吞咽困难、共济失调、交叉性瘫痪等症状。

(2)上肢动脉缺血表现:疼痛、无力、苍白、发凉等症状,活动后加重。患侧桡动脉搏动减弱或消失,收缩期血压较正常对侧降低≥2.7 kPa(20 mmHg),在锁骨上窝可听到血管杂音。

(3)既往曾使用内乳动脉行冠状动脉旁路移植术的患者,同侧锁骨下动脉起始段闭塞可出现内乳动脉桥的逆向血流导致心肌缺血并再发心绞痛,被称为锁骨下动脉-冠状动脉盗血。

六、辅助检查

(一)体格检查

如患者出现无力、麻木、肢体发凉等上肢缺血症状,或出现头晕、眩晕等椎-基底动脉缺血症状,应引起注意。如发现一侧脉搏减弱或消失,双侧血压不对称,差异超过2.7 kPa(20 mmHg)提示一侧锁骨下动脉狭窄或闭塞,有时听诊可闻及血管收缩期杂音。

(二)超声多普勒检查

对于闭塞性病变,多普勒检查可以发现远端锁骨下动脉血流流速减慢及椎动脉的反向血流,提示椎动脉盗血。对于狭窄性病变,可发现狭窄远端血流流速加快,有时亦可通过压力试验诱发椎动脉盗血。彩色多普勒诊断椎动脉盗血的准确性超过95%。另外,介入治疗术后也应该做超声多普勒检查对患者进行随访,观察血管的通畅性及椎动脉血流。

(三)CTA及MRA

CTA和MRA检查是明确诊断的重要手段,其可以清晰判断病变部位、狭窄程度及闭塞远端血管的情况,对于钙化病变的诊断优于DSA动脉造影,其诊断的特异性达到99%,同时对椎动脉的发育情况可做出明确判断,为下一步治疗方案的制订提供重要参考。

(四)DSA动脉造影

DSA可以检查局部病变,明确诊断,同时可以进行颅内血供的详细评估,但由于其有创性,患者常不易接受,一般不作为常规诊断手段。但在可疑的病例及介入术前判断证实椎动脉盗血逆流有重要价值,应进行检查。

七、诊断要点

(1)头臂动脉疾病的首要筛查方式是体格检查,包括仔细评估上肢动脉搏动情况,测量并比较双上肢血压,听诊锁骨下动脉有无血管杂音等。双功超声主要用于观察椎动脉有无逆向血流及颅外段颈动脉的狭窄、闭塞等病变。

(2)怀疑有头臂动脉病变存在时,无创影像学检查如磁共振成像(MRI)或计算机断层扫描(CT)可对主动脉及其分支清晰地成像。一些有幽闭恐惧症的患者或体内有金属植入物的患者不能进行MRI检查;患者的身体形态也会影响CT和MRI的成像质量;患者体内如果存在金属植入物,可产生假象而影响CT和MRI对血管的精确成像。在进行头臂动脉各支血运重建手术前应行脑CT或MRI检查,如明确发现存在近期梗死灶应慎重,因为这些病灶更易出现缺血再灌注损伤。

(3)动脉造影检查仍是动脉疾病诊断的金标准。当无创影像学检查不能明确病变时,应进行动脉造影检查。其不足包括局部动脉损伤、卒中风险、造影剂相关性肾损害等。由于头臂动脉疾病合并冠状动脉粥样硬化改变者发生率约为40%,因此应对患者进行心脏方面的相关检查,尤其是在经胸血运重建术前应准确地评估心功能。

八、治疗

(一)内科治疗

目的是减轻脑缺血的症状,降低脑卒中的危险,很好地控制现患的疾病,如高血压、糖尿病、高脂血症及冠心病等。

(二)外科治疗

1.血运重建手术

(1)适应证:头臂动脉血运重建术的适应证包括引起临床症状的各种头臂动脉病变,临床症状主要包括大脑缺血症状、椎-基底动脉供血不足症状和上肢缺血症状。大脑缺血症状主要表现为卒中和短暂性脑缺血发作;椎-基底动脉供血不足由颅内持续低血流量状态引起,表现为眩晕、恶心、失衡等,无名动脉和锁骨下动脉起始段闭塞引起的盗血综合征可导致椎-基底动脉供血不足、心肌缺血、大脑前循环缺血症状(如偏瘫、失语)等;上肢缺血症状可表现为活动后上肢疼痛、远端动脉栓塞可出现指端缺血等。

(2)手术方式的选择:①解剖学血运重建术(经胸入路),预后较好的多头臂血管病变患者首选。人工血管旁路术-左锁骨下动脉起始段同时存在病变,可建立人工血管侧臂方式重建血运。术后24小时患者应在监护室密切观察。纵隔引流量低于200 mL/d时拔出引流管。患者出院时应给予严格的开胸术后宣教。除术后早期随访外,每6个月需行颅外颈动脉及人工血管双功超声检查,1年后每年复查双功超声。②非解剖学血运重建手术(经颈入路)适用于单一锁骨下动脉病变患者或存在开胸手术禁忌证的患者。常用手术术式有锁骨下动脉-颈动脉转位术、颈动脉-锁骨下动脉旁路术、腋-腋动脉和锁骨下-锁骨下动脉旁路术、颈-颈动脉旁路术、颈动脉-对侧锁骨下动脉旁路术。非解剖学血运重建术后的血流生理压力低于解剖学血运重建术。术后早期应重视有无神经系统并发症(尤其是术中曾阻断颈动脉者)。应在手术室内对所有患者各种运动功能的恢复情况进行观察,然后再送至麻醉恢复室进行至少1小时的观察。如果患者无神经系统改变,应在遥测监护式病房监测24小时。除早期随访外,术后每6个月需行血管移植物双功超声检查评价通畅情况,1年后每年复查双功超声。

2.经皮腔内血管成形术

目前多采用经皮腔内血管成形术(percutaneous transluminal angioplasty,PTA)来治疗,是指应用球囊导管、支架等介入器材,采用球囊扩张技术或植入支架,对各种原因所致的血管狭窄或闭塞性病变进行血管开通或维持血管通畅的微创技术。术后长期应用抗凝及抗血小板聚集药物取得理想的远期疗效。

(吕宝勇)

第三节　主髂动脉闭塞

主髂动脉闭塞(aortoiliac occlusive disease,AIOD)是指因动脉粥样硬化或血栓形成等原因导致的主动脉-髂动脉闭塞性疾病,是最常见的外周动脉闭塞性疾病。根据病情进展的快慢,可分为急性闭塞和慢性闭塞。

一、病因

目前,主髂动脉硬化性病变属于全身动脉粥样硬化病变的一部分,病因尚未明确,主要的危险因素包括吸烟、高血压、高脂血症、糖尿病、饮酒等。有研究显示,这些高危因素与病因呈正相关或负相关性(图 14-3)。

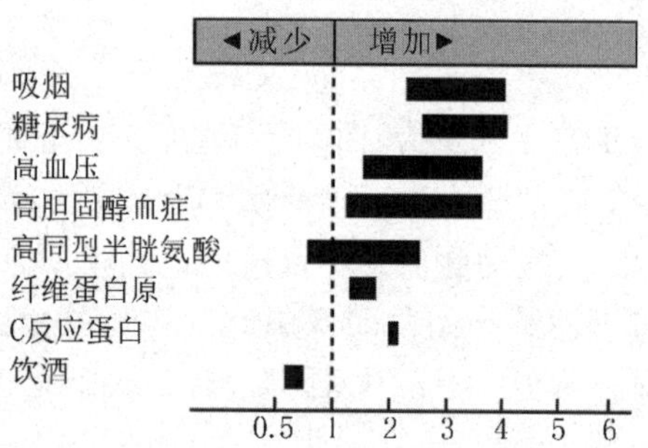

图 14-3　高危因素与主髂动脉狭窄发生的相关性

(一)吸烟

主动或被动吸烟是参与本病发生和发展的重要环节,下肢动脉硬化性疾病发病率吸烟者为不吸烟者的 3 倍。烟碱能使血管收缩,烟草浸出液可致试验动物的动脉发生炎性病变。

(二)高血压

高血压是目前公认的心脑血管系统疾病及动脉粥样硬化性疾病的重要危险因素。高血压是促进动脉粥样硬化发生、发展的重要因子,而动脉因粥样硬化所致的狭窄又可引起继发性高血压。

(三)高脂血症

多种脂蛋白的升高可致血脂升高,尤其是低密度脂蛋白的升高。低密度脂蛋白是一种运载胆固醇进入外周组织细胞的脂蛋白颗粒,可被氧化成氧化低密度脂蛋白,当低密度脂蛋白,尤其是氧化修饰的低密度脂蛋白(OX-LDL)过量时,它携带的胆固醇便积存在动脉壁上,久了容易引起动脉硬化。因此,低密度脂蛋白被称为“坏的胆固醇”。

(四)糖尿病

血糖增高是动脉硬化的重要危险因素之一。

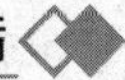

(1)糖尿病患者高血糖、脂质代谢紊乱等可加重炎症反应,炎症反应的一些炎症因子可使血管内皮受损、血管壁通透性增高及血管平滑肌细胞增生,促进动脉粥样硬化斑块形成。

(2)糖尿病患者存在脂质代谢异常可导致血中载脂蛋白升高,载脂蛋白通过与纤溶蛋白结合,抑制纤溶系统,延缓血栓溶解,促进斑块形成及发展。

(3)糖尿病患者糖化血红蛋白水平升高,发生非酶糖基化反应,产生大量氧自由基并可形成糖基化终产物,进而影响血管壁功能和结构,促进粥样斑块形成。

(五)年龄

年龄与动脉粥样硬化之间亦存在明显的相关性,动脉粥样硬化性疾病发病率随年龄增长而增加,因为随着年龄增长,动脉壁弹力逐渐减弱,对血流压力的缓冲能力逐渐下降,血管内皮损伤后易引发动脉粥样硬化性斑块形成。

(六)性别

国内男性动脉粥样硬化性疾病的发病率高于女性,原因在于绝经前的女性雌激素水平明显高于男性,有研究表明雌激素对血管系统具有明确的保护作用,可以使低密度脂蛋白在血管壁的沉积减少,并可减少脂蛋白 A 在循环血液中的浓度。

(七)纤维蛋白原

纤维蛋白原是动脉粥样硬化的独立危险因素,是一种参与生理性止血过程的蛋白质,由肝脏分泌合成,纤维蛋白降解产物在血管壁沉积参与动脉粥样硬化斑块形成,因此积极控制纤维蛋白原的水平可以同时预防颈动脉硬化斑块形成。

(八)血同型半胱氨酸

动脉粥样硬化程度与血同型半胱氨酸水平密切相关,有研究发现随动脉粥样硬化程度的增加,血同型半胱氨酸水平也明显升高,并引起和加速动脉粥样硬化改变。

二、病理生理/发病机制

动脉硬化闭塞症的主要发病机制可有下列几种学说。

(1)损伤及平滑肌细胞增殖学说。

(2)脂质浸润学说。

(3)血流动力学学说。

(4)炎症反应学说。

(5)血栓形成和血小板聚集学说。

三、临床表现

发病的急慢、病变的分布和范围,明显影响闭塞过程中的症状和自然病程。

(一)急性闭塞的特点

发病急骤、病情凶险、常出现典型的“5P”症状,截肢率高,如处理不及时,易发生严重并发症,如再灌注损伤,筋膜室综合征,电解质紊乱、酸碱平衡失调,多器官功能衰竭等,病死率可高达30%～50%。

(二)慢性闭塞的特点

有不同程度的间歇性跛行,通常涉及大腿、髋部或臀部肌肉,双下肢可同时出现症状,常常一侧肢体症状较严重,有时可能掩盖另一侧肢体的症状,30%～50%的男性患者发生不同程度的阳瘘，病程晚期出现静息时缺血性疼痛或不同程度的缺血性组织坏死。

四、辅助检查

(一)实验室检查

1.血脂检查

血脂增高或高密度脂蛋白下降常提示有动脉硬化性病变的可能，但血脂及高密度脂蛋白正常也不能排除其存在，故血总胆固醇、甘油三酯、β-脂蛋白及高密度脂蛋白的测定对诊断仅有参考价值。

2.血糖、尿糖、血常规和血细胞比容测定

目的在于了解患者有无伴糖尿病、贫血或红细胞增多症。

(二)其他辅助检查

1.踝肱指数

踝肱指数(ankle brachial index，ABI)是血管外科最常用、最简单的一种检查方法，通过测量踝部胫后动脉或胫前动脉及肱动脉的收缩压，得到踝部动脉压与肱动脉压之间的比。正常人休息时踝肱指数的范围为0.9～1.3。低于0.8预示着中度疾病，低于0.5预示着重度疾病。间歇性跛行的患者踝肱指数在0.35～0.90，而静息痛的患者踝肱指数常低于0.4，一般认为这样的患者若不积极治疗将可能面临截肢的危险。当踝肱指数＞1.3则提示血管壁钙化及血管失去收缩功能，同样也反映严重的周围血管疾病。

2.阴茎肱动脉压力指数

阴茎肱动脉压力指数为阴茎背动脉收缩压与肱动脉收缩压比值，是筛查阴茎动脉血流是否正常的常用检查方法。当患者存在勃起功能障碍时可行此项检查，当PBI＞0.75时阴茎血流正常，PBI＜0.6时提示阴茎动脉血流异常。

3.多普勒超声

将多普勒血流测定和B超实时成像有机结合，为目前首选的无创性检查手段，具有简便、无创、费用低的特点。超声检查诊断准确率高，可较清晰地显示斑块大小、位置、斑块形态学特征，血管走行、狭窄程度、血流速度等。

4.磁共振血管造影

磁共振血管造影(magnetic resonance angiography，MRA)为无创性血管成像技术，流入性增强效应和相位效应是基本成像原理，可清晰地显示髂内动脉及其分支的三维形态和结构，并且能够进行血管影像的三维重建，对诊断动脉狭窄和制订进一步治疗方案极有帮助。

5.CT血管造影

CT血管造影(CT angiography，CTA)是在螺旋CT基础上发展起来的经血管注射造影剂的血管造影技术，受解剖及血流因素影响相对较小，当循环血流或靶血管内对比剂浓度达最高峰期间进行容积扫描，然后行后处理得出数字化立体影像。CTA影像直观，可清楚地观察到血管走行，血管狭窄程度、斑块形成、溃疡、血管壁厚度、动脉硬化程度。

6.数字减影血管造影

数字减影血管造影(digital subtraction angiography，DSA)一直是公认的当今诊断下肢动脉粥样硬化性狭窄的金标准。

五、诊断与鉴别诊断

(一)诊断

急性主髂动脉闭塞的初步诊断主要靠症状和体征，根据急性病史如突发双下肢疼痛、双下肢无脉、肢体苍白、感觉异常、肢体运动功能障碍等急性缺血症状，基本可以初步考虑急性主髂动脉闭塞。初步考虑该病后，为了进一步明确诊断，主要应从以下几点考虑：①考虑缺血的严重程度，判断肢体是否坏死。②主髂动脉急性血栓形成和主动脉骑跨血栓的鉴别。③了解患者既往是否有慢性下肢缺血性疾病，并判断此次患病是在原有慢性下肢缺血性疾病基础上的急性加重还是血栓栓塞造成的急性缺血。④是否伴有其他能引起该病的内科疾病。问诊过程应全面、仔细，根据患者有无间歇性跛行病史、有无房颤病史等，可以对诊断提供很大帮助。患者应常规行彩色多普勒超声检查，有助于判断造成堵塞的原因是栓子还是原位的血栓形成，但是并不应常规行动脉造影或 CTA 检查，因为此类患者多有肾脏损伤，碘造影剂会加重肾脏损伤，且动脉造影和 CTA 检查费时，可能因此错过最佳手术时机。

慢性主髂动脉闭塞主要是因动脉硬化、大动脉炎或纤维肌性发育不良等引起的慢性主髂动脉狭窄或闭塞及在狭窄或闭塞基础上的血栓形成。临床症状主要是有不同程度的间歇性跛行，疼痛常累及髋部、臀部或大腿肌群，双下肢可同时出现症状，但严重程度常有不同，常常一侧肢体缺血症状较另一侧严重，从而导致较轻一侧肢体的症状被掩盖，后期出现静息痛，如不进行临床干预，将出现不同程度的组织丧失。根据典型的症状体征，结合全面的询问病史，仔细的体格检查，一般很容易做出慢性主髂动脉闭塞的诊断。在一些动脉闭塞的患者中，腿部、臀部、髋部的疼痛，有时被错误地诊断为腰椎管狭窄或腰椎间盘突出引起的神经根刺激、脊柱或髋关节病变、糖尿病神经病变或其他神经肌肉病变。但是对于那些典型的沿坐骨神经分布的疼痛，出现或加重与体位有关，而不是行走一段距离后产生，休息后缓解(间歇性跛行)，即可认为非动脉性疾病。

(二)鉴别诊断

1.腰椎管狭窄

腰椎管狭窄是多种原因所致的椎管、神经根管、椎间孔的狭窄，并使相应部位的脊髓、马尾神经或神经根受压的病变。主要表现是神经性间歇性跛行，疼痛多为腰骶部或臀部向小腿后外侧或足背、足底放射的疼痛，伴有麻木症状，伸展或弯曲腰部可使症状加重或缓解，与行走距离无关，下肢动脉搏动正常，可通过腰椎 CT 及磁共振进行鉴别。

2.髋关节炎

髋关节炎是指由于髋关节面长期负重不均衡所致的关节软骨变性或骨质结构改变的一类骨关节炎性疾病。其主要表现为臀外侧、腹股沟等部位的疼痛(可放射至膝)、肿胀、关节积液、软骨磨损、骨质增生、关节变形、髋的内旋和伸直活动受限、不能行走，甚至卧床不起等。内旋或外旋髋部可诱发或加重疼痛。可通过髋关节的 X 线、CT 等进行鉴别。

3.多发性大动脉炎

多发性大动脉炎多见于年轻女性，主要侵犯主动脉及其分支的起始部，如颈动脉、锁骨下动脉、肾动脉等。病变引起动脉狭窄或阻塞，出现脑部、上肢或下肢缺血症状。临床表现有记忆力减退、头痛、眩晕、晕厥，患肢发凉、麻木、酸胀、乏力、间歇性跛行，但无下肢静息痛及坏疽，动脉搏动可减弱或消失，血压降低或测不出。肾动脉狭窄即出现肾性高血压，如合并双侧锁骨下动脉狭窄，可有上肢低血压，下肢高血压；胸腹主动脉狭窄，产生上肢高血压，下肢低血压。在动脉狭窄附近有收缩期杂音。病变活动期有发热和红细胞沉降率增快等现象。根据患者的发病年龄及症状、体征、动脉造影等，较易与下肢动脉硬化闭塞症(ASO)相鉴别。

六、治疗

(一)非手术治疗

一般慢性动脉闭塞患者均须经过一段时间的非手术治疗，有助于限制病变的发展，建立侧支循环。主要措施有禁烟、减轻体重、控制高血压、治疗糖尿病和纠正异常血脂水平，有规律地活动下肢，注意足部局部护理特别重要，因为足趾损伤和感染常常是坏疽和截肢的突发原因。虽然有许多可选择的药物，其中血管扩张药物疗效较显著，如前列地尔、西洛他唑等，但可能仅对25%间歇性跛行患者有效。经过适当的非手术治疗，一些患者症状可自发性改善，然而大多数患者的症状都将预期缓慢地发展，最终需要行血管重建手术。

(二)手术治疗

1.急性闭塞治疗

确诊为急性闭塞后，必须采取积极的治疗措施，应尽可能争取早期施行取栓术。主要方法为Fogarty球囊导管取栓术或导管吸栓、溶栓术。另外，还需辅以抗凝、镇痛、扩血管等综合治疗。

2.慢性闭塞治疗

根据指南，TASC B级病变建议采用腔内介入治疗，TASC C/D级病变包括长段和多节段的狭窄和闭塞性病变建议采用开放性手术治疗。当患者出现影响生活工作的间歇性跛行症状甚至出现静息痛、肢体缺失等症状，结合患者病史及辅助检查确诊为主髂动脉病变后，常需手术治疗。

3.腔内介入治疗

血管腔内介入手术技术经十几年的发展，日渐成熟，其具有微创、安全、操作简便、恢复快、患者易于接受等优点，3年通畅率可达90%，已成为公认的治疗动脉闭塞性疾病的首选方法之一。主要适用于病变较为局限的Ⅰ型和部分Ⅱ型病例，而Ⅲ型病例成功率低。较适合腔内介入治疗的主髂动脉病变：①短段<2 cm没有钙化的狭窄。②中等长度2～5 cm无钙化的不复杂狭窄，短段<2 cm有钙化的狭窄。③长段5～10 cm的单纯狭窄，中等长度有钙化的狭窄或闭塞。如长段>5 cm的复杂狭窄，>10 cm的狭窄或闭塞，导丝难以通过，易形成夹层或破裂等则须行开放手术。

血管腔内治疗新技术包括低温冷凝成形术、切割球囊、激光辅助血管成形术、应用药物涂层球囊和药物洗脱支架、自体骨髓干细胞移植、基因疗法、血管内超声消融等。

术后治疗。①抗凝治疗：围术期继续应用普通肝素静脉泵入抗凝治疗，根据活化部分凝血活酶时间(APTT)来调节静脉肝素的用量，维持APTT在60～80秒，以防止治疗部位术后继发血栓形成。根据病变程度及手术情况，出院时给予口服华法林短期抗凝治疗(1～6个月)或长期口服抗血小板药物(阿司匹林及氢氯吡格雷)治疗。②扩血管药物治疗：包括应用前列腺素E_1(凯时)、贝前列腺素钠等扩张血管，改善患肢血运治疗。③术后检查：于出院前、术后6～12个月及此后每年行CT血管造影(CTA)和踝肱指数(ABI)测定，复查腹部及下肢动脉，以了解腹主动脉及髂动脉通畅情况。

(吕宝勇)

第四节　下肢浅静脉曲张

下肢浅静脉曲张(superficial varicose veins of the lower extremities,SVVLE)是指隐静脉、浅静脉伸长、迂曲呈曲张状态,浅静脉内压力升高,管壁相对薄弱,在静脉压作用下可以扩张,瓣窦处的扩张导致原有的静脉瓣膜无紧密闭合,发生瓣膜功能相对不全,产生血液倒流(图 14-4)。

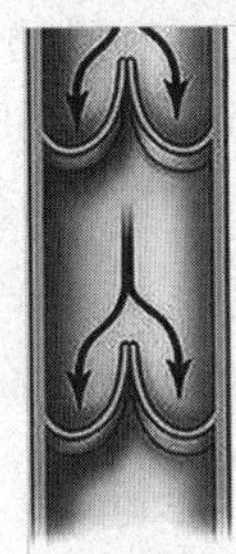
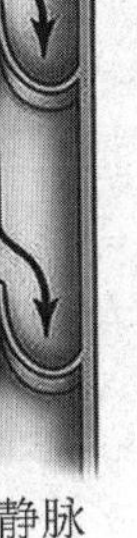
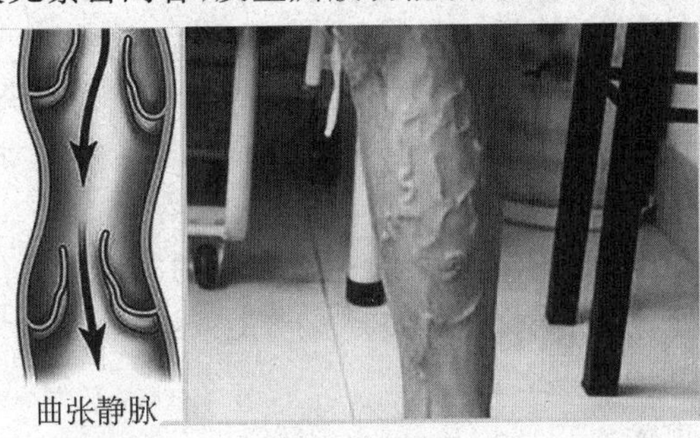

图 14-4　下肢浅静脉曲张

该病在持久站立工作、体力活动强度高、久坐者多见。单纯性下肢浅静脉曲张指病变仅局限于下肢浅静脉者,其病变范围包括大隐静脉、小隐静脉及其分支,绝大多数患者都发生在大隐静脉,临床诊断为大隐静脉曲张。

一、解剖和生理

(一)大隐静脉系统

大隐静脉自足背静脉弓的内侧开始直向上行,经内踝前方沿胫骨缘而抵达股骨内侧髁后部,向上外行,在腹股沟韧带下穿过卵圆窝注入股静脉。在大隐静脉进入股静脉之前的 5～7 cm 一段中接纳许多属支,它们分别有以下几种。①旋髂浅静脉:接受腹壁下外侧和大腿外侧近端皮肤的血液。②腹壁浅静脉:接受腹壁下内侧皮肤的血液。③阴部浅静脉:引流男性阴囊与阴茎部血液及女性大阴唇血液。④股外侧浅静脉:位于大隐静脉的外侧。⑤股内侧浅静脉:位于大隐静脉的内侧。

(二)小隐静脉系统

小隐静脉系统起自足背静脉弓的外侧,在跟腱和外踝后缘之间上行,在小腿下 1/3 段,位于深筋膜的浅面处受皮肤和浅筋膜覆盖;在小腿中 1/3 段,在腓肠肌腱覆盖下进入筋膜下组织;在上 1/3 段,穿过深筋膜,进入腘窝注入腘静脉。上段小隐静脉处于较深位置,受筋膜支持,一般无明显静脉曲张。

(三)交通静脉支

交通静脉在下肢静脉曲张中占有重要地位,这是因为交通静脉破坏必然导致浅静脉曲张。下肢浅、深静脉之间和大、小隐静脉之间,都有许多交通支相互沟通。大腿部浅、深静脉之间的交通支,主要位于缝匠肌下,内收肌管和膝部 3 处;小腿部以内踝交通静脉和外踝交通静脉最为重要,内踝交通静脉有 3 支,引流小腿下 1/3 内侧面的静脉血;外踝交通静脉引流小腿下 1/3 外侧面的静脉血。它们的瓣膜功能不全，往往与大、小隐静脉曲张的发生和静脉瘀滞性溃疡的形成有密切关系。大、小隐静脉之间最重要的一个交通支位于膝部附近。

二、病因与发病机制

(一)病因

单纯性下肢浅静脉曲张多由于浅静脉第一对瓣膜(隐股静脉瓣膜)关闭不全导致的浅静脉血流反流，增加下肢静脉的压力而引起。再有，重要原因是先天性的静脉壁薄弱。患者常合并有周身或局限性的静脉壁缺陷，在静脉压力增加的情况下，便产生静脉的扩张、迂曲。最后，长期站立、肥胖和腹腔压力等因素因可增加静脉压力，均会增加静脉曲张发生发展的可能。

据统计，我国25%～40%女性、20%男性均表现有静脉曲张症状。外科医师、护士、教师等需长时间站立的职业均是高危人群。此外，静脉曲张与遗传、口服避孕药及妊娠也有关联。

1.静脉壁薄弱和静脉瓣膜缺陷

静脉壁相对薄弱，在静脉压作用下扩张，瓣窦处的扩张导致原有的静脉瓣膜不能紧密闭合，发生瓣膜功能相对不全，血液倒流。瓣膜发育不良或缺失，不能发挥有效防止倒流的作用，导致发病。

2.静脉内压持久升高

静脉血本身由于重力作用，对瓣膜产生一定的压力，正常情况下对其不会造成损害，但当静脉内压力持续升高，瓣膜会承受过重的压力，逐渐松弛、脱垂、使之关闭不全。多见于重体力劳动、长期站立工作，妊娠、慢性咳嗽、长期便秘等。

3.年龄、性别

由于肢体静脉压仅在身高达最高时才达最高压力，青春期前身体正在发育，故静脉口径较小，可防止静脉扩张，所以尽管30岁前有患严重静脉曲张，大多数随年龄增长，静脉壁和瓣膜逐渐失去张力，症状加剧。

(二)发病机制

正常情况下，下肢静脉回流是依靠心脏搏动而产生的舒缩力量，在深筋膜内包围深静脉的肌肉产生泵的作用，以及呼吸运动时胸腔内负压吸引三方面的协同作用。静脉瓣膜起着血液回流中单向限制作用。若有瓣膜缺陷，则单向限制作用就会丧失，引起血液倒流对下一级静脉瓣膜产生额外冲击，久之就会导致下级静脉瓣膜的逐级破坏。静脉瓣膜的破坏使倒流的血液对静脉壁产生巨大的压力，可引起静脉相对薄弱的部分膨胀。重体力劳动、长期站立、妊娠、慢性咳嗽、长期便秘等可使静脉内压力增高，进一步加剧了血液对瓣膜的冲击力和静脉壁的压力，导致静脉曲张。长期的静脉曲张，血液瘀滞，最终产生瘀积性皮炎，色素沉着和慢性硬结型蜂窝织炎或形成溃疡。

静脉曲张的病理变化主要发生在静脉壁的中层。在初期，中层的弹力组织和肌组织都增厚，这种变化可视为静脉压力增大所引起的代偿性反应。晚期，肌组织和弹力组织都萎缩、消失，并为纤维组织所替代，静脉壁变薄并失去弹性而扩张。静脉瓣也发生硬化、萎缩。病变静脉周围组织的微循环由于静脉压的增高而发生障碍，引起营养不良，导致纤维细胞的增生。病变部位的皮下组织弥漫性纤维变性伴水肿，水肿液内含大量蛋白质，蛋白质又可引起纤维组织增生。静脉瘀滞使淋巴管回流受阻，淋巴液中含有大量的蛋白质又加重了组织纤维化。如此恶性循环的结果是局部组织缺氧，抗损伤能力降低，而容易发生感染和溃疡。

三、病理生理

下肢静脉曲张的血流动力学改变主要表现为主干静脉和毛细血管压力增高。浅静脉扩张主要由前者引起，而毛细血管压力升高造成皮肤微循环障碍，引起毛细血管扩张，毛细血管周围炎及通透性增加，纤维蛋白原、红细胞等渗入组织间隙及毛细血管内微血栓形成。由于纤溶活性降低，渗出的纤维蛋白积聚、沉积于毛细血管周围，造成局部代谢障碍，导致皮肤色素沉着、纤维化、皮下脂质硬化甚至皮肤萎缩，最后形成静脉性溃疡。由于血清蛋白渗出和毛细血管周围纤维组织沉积，引起再吸收障碍，淋巴超负荷，导致下肢水肿。小腿下内侧区域的深静脉血柱重力最大，肌泵收缩时该区域所承受的反向压力也最高，因此，静脉性溃疡常特征性地出现在该区。

四、临床表现

下肢前静脉曲张多以大隐静脉曲张多见，单独的小隐静脉曲张较少见；以左下肢多见，但双侧下肢可先后发病，主要临床表现为以下几种。①初起可无明显症状，有些患者常感患肢酸感、沉重、胀痛、易疲劳、乏力，休息后可缓解。②患肢小腿浅静脉渐现隆起、扩张、变曲，有时可迂曲成团或囊状，尤以站立时明显，抬高腿后消失。③病程长者，小腿下端、踝部的皮肤有营养的变化，皮肤变薄、色素沉着、瘙痒、湿疹。部分患者可有瘀血性皮炎特点：皮肤萎缩、干燥、脱屑、渗液，湿疹样皮炎和溃疡。④出血：由于外伤或曲张静脉或小静脉自发性破裂，引起急性出血。⑤血栓性浅静脉炎：下肢曲张的静脉出现红肿、硬块、灼热、压痛，沿曲张的静脉可触及硬结节或条索状物。⑥肿胀：在踝部、足背可出现轻微的水肿，严重者小腿下段亦可有轻度水肿。⑦继发感染：由于患者抵抗力减弱，容易发生继发感染。常见的有血栓性浅静脉炎、丹毒、急性蜂窝织炎、象皮肿等。

五、下肢静脉曲张的CEAP分级

（一）0级

无可见或触及的静脉疾病体征。

（二）1级

有毛细血管扩张、网状静脉、踝部潮红。

（三）2级

有静脉曲张。

（四）3级

有水肿，但无静脉疾病引起的皮肤改变，如色素沉着、湿疹和皮肤硬化等。

（五）4级

有静脉疾病引起的皮肤改变。

（六）5级

有静脉疾病引起的皮肤改变和已愈合的溃疡。

（七）6级

有静脉疾病引起的皮肤改变和正发作的溃疡。

六、体格检查

(一)一般情况

应注意患者的发育、营养状况、体质强弱等。

(二)肢体检查

1.皮肤颜色及温度

有无皮肤变色、色素沉着、皮肤散在的红色皮疹、红肿热痛,伴有瘙痒、渗出及溃疡。

2.皮肤营养变化

下肢静脉曲张早期,肢体皮肤无明显营养障碍,随着病情加重,主要表现足靴区皮肤变薄、干燥、脱屑,色素沉着、渗出、淤血性皮炎等。

3.浅静脉曲张

患肢浅静脉扩张、隆起、弯曲,甚至迂曲成团块状或成蚯蚓状,站立时更为明显。并伴有小腿肿胀。

4.血栓性浅静脉炎

曲张静脉处呈红肿、硬结节和索状肿物,压痛,局部皮肤温度增高。

5.下肢溃疡

下肢静脉曲张的晚期,常伴有瘀积性皮炎,瘙痒,由于患者搔抓或外伤,皮肤破损和继发感染,可致经久不愈的溃疡。溃疡多发生在内踝附近,继发感染。

(三)下肢静脉功能试验

(1)深静脉通畅试验:阳性者不适合行大隐静脉剥脱手术。

(2)大隐静脉瓣膜功能试验。

(3)交通静脉瓣膜功能试验。

七、辅助检查

根据临床表现,选用超声多普勒检查或彩色超声多普勒检查、容积曲线、下肢静脉压测定和静脉造影等辅助检查,以更准确地判断病变性质。

(1)化验室检查。

(2)X 线检查。

(3)无创伤性检查。

(4)超声多普勒检查:简单方便,为临床首选。

(5)彩色超声多普勒检查。

(6)CT 静脉血管成像检查:适应于复杂性静脉病变。

(7)血管造影。

八、诊断与鉴别诊断

(一)诊断要点

下肢浅静脉曲张具有明显的形态特征,通过一般体格检查即可明确诊断。站立后,下肢浅静脉突起,即提示静脉曲张的可能。若要进一步全面了解病情,则需进一步进行详细体格检查,了解静脉瓣膜功能及深静脉通畅情况,必要时需进行静脉超声或造影检查。如下肢有足靴区溃疡、重度皮炎等，需要注意交通静脉是否受累。

单纯性下肢静脉曲张诊断并不难，根据临床实践总结诊断标准如下。

(1)有长期站立及能够导致腹压增高的病史(妊娠及盆腔肿瘤史、慢性支气管炎、习惯性便秘等)，多有下肢静脉曲张的家族病史。

(2)患者下肢静脉明显迂曲扩张，站立时更为明显；常伴有血栓性浅静脉炎，晚期可发生足靴区皮肤色素沉着、纤维化、溃疡等。

(3)深静脉通畅试验：大隐静脉瓣膜功能不全，可能有交通支静脉瓣膜功能不全。

(4)超声多普勒检查或静脉造影显示大隐静脉瓣膜功能不全，大隐静脉迂曲扩张，或同时伴有深静脉瓣膜功能不全。

(5)伴有色素沉着、溃疡、血栓性浅静脉炎、出血、渗液等并发症。

(二)鉴别诊断

1.下肢静脉血栓形成

患者有突发性下肢粗肿、肿胀病史。在深静脉血栓形成后期出现下肢浅静脉曲张，以小腿分支静脉及小静脉曲张为主。患肢肿胀明显，伴有肢体沉重、胀痛不适，活动、站立后加重，卧床休息后不能完全缓解，胫前、足踝部呈凹陷性水肿，皮肤营养障碍较明显。多普勒超声检查提示深静脉血液回流不畅，同时存在血液倒流。下肢静脉造影显示深静脉管壁毛糙，静脉管腔呈不规则狭窄，部分静脉显示扩张。交通支静脉功能不全和浅静脉曲张。

2.布加综合征

布加综合征是指肝静脉和/或肝段下腔静脉部分或完全阻塞，导致静脉血液回流障碍引起的脏器组织淤血受损的临床症状。主要临床表现为脾大，大量而顽固性腹水，食管静脉曲张常合并出血，胸腔壁静脉曲张，双下肢水肿及静脉曲张，皮肤色素沉着、溃疡等。B超检查显示肝体积和尾状叶增大，肝脏形态失常、肝静脉狭窄和闭塞。临床中根据患者的病史，仔细进行体格检查及B超检查，必要时进行腔静脉插管造影，以明确诊断。

3.静脉畸形骨肥大综合征

其特征是肢体增粗、增长，浅静脉异常粗大并曲张，皮肤血管瘤三联征，下肢静脉造影可以发现深部静脉畸形呈部分缺失，分支紊乱，浅静脉曲张等。临床中根据患者的病史及其特征，较易鉴别。

4.原发性下肢深静脉瓣膜功能不全

原发性下肢深静脉瓣膜功能不全症状相对较重，超声或下肢静脉造影，观测到下肢深静脉瓣膜不全的特殊现象。

5.下肢深静脉血栓形成后综合征

下肢深静脉血栓形成后综合征有深静脉血栓形成病史，浅静脉扩张伴有肢体明显肿胀。

九、治疗

下肢浅静脉曲张绝大多数是大隐静脉曲张(少数为小隐静脉曲张或大、小隐静脉曲张)，临床上极为常见，主要表现为下肢尤其在小腿，浅静脉隆起、扩张弯曲甚至迂曲成团、酸胀、乏力，久站后出现足部水肿，晚期小腿和踝部皮肤常有褐色色素沉着和湿疹。如时间过长或治疗不当均可导致下肢水肿，局部组织缺氧，引起皮肤角化、脱屑，轻微外伤可导致愈合不良，迁延为经久不愈的慢性溃疡，俗称“老烂腿”。20%～25%或以上的下肢静脉性疾病合并下肢溃疡形成。

由于下肢静脉曲张是一种常见病，医师也会由于认识水平的不同做出不同的治疗方案。

选择下肢浅静脉曲张的正确治疗方法应该结合不同的病因、发病机制、临床表现和患者的全身情况及治疗要求，不同的诊断，其治疗方法是不同的。明确诊断后，采取相应正确的治疗方法，可以减少误诊误治。

(一)治疗原则

下肢静脉曲张的治疗原则：①促进下肢血液回流，消除淤血状态。②清热抗炎，控制肢体感染。③保护患肢，防止外伤。

(二)治疗方法

1.非手术治疗

姑息治疗仅能改善症状，适用于妊娠期发病，鉴于分娩后症状有可能消失。早期临床表现轻微、高龄、手术耐受力极差或全身情况差者，应适当卧床休息，间断抬高患肢和避免长期久站、久坐。医用弹力袜(循序减压袜)具有良好的弹性和约束力，可以减少活动时因肌肉收缩产生的浅静脉高压，使静脉曲张处于萎瘪状态，配合适当地增加静脉壁弹性、减少渗出。但合并下肢动脉硬化闭塞症的患者慎用弹力袜，并且弹力袜应白天穿，夜晚脱去并采用下肢稍抬高的体位睡眠。

2.单纯硬化剂治疗

(1)硬化剂注射和压迫疗法：利用硬化剂注入排空的静脉曲张后引起的炎症反应使之闭塞。也可以作为手术的辅助治疗，处理残留的曲张静脉。硬化剂注入后，局部用纱布卷压迫，自足踝至注射处近侧穿弹力袜或缠绕弹力绷带，立即开始主动活动。大腿部维持压迫1周，小腿部6周左右，应避免硬化剂渗漏造成组织炎症、坏死后进入深静脉并发血栓形成。

(2)局部硬化剂注射：即所谓的“打针”“注射疗法”“液体刀”等，是一种非针对病因的治疗手段，复发率高，并发症较多(如硬化剂过敏，损伤周围神经而引起肢体顽固性疼痛，硬化剂漏入皮下导致皮肤及皮下脂肪坏死而形成难愈性溃疡，甚至造成深静脉血栓形成)，仅作为手术后局部轻度复发患者的辅助治疗。目前国内血管外科学者在适当的患者治疗中，推广使用国产新型泡沫硬化剂，疗效有待观察。

3.手术治疗

下肢静脉曲张若不及时治疗，至晚期可并发血栓性浅静脉炎、血管破裂出血、淤血性皮炎、小腿溃疡等。因此，应及时手术治疗，避免并发症的发生。临床上常用的手术方式有以下几种。

(1)大隐静脉高位结扎剥脱术＋激光或电凝腔内成形术：该手术是下肢静脉曲张性疾病最常用的根治方式。手术关键在于高位结扎大隐静脉或小隐静脉主干，全部剥出大、小隐静脉主干，全部结扎大隐静脉高位属支，结扎深浅静脉交通支。若伴有小腿溃疡，应在以上手术的基础上结扎交通支，并于溃疡周围经皮环形缝扎。术后应捆绑弹性绷带，否则仍有复发的可能。优点：小切口，美观，效果好，不复发。

(2)高位结扎剥脱术和经皮缝扎术：适用于大隐静脉瓣膜和交通支瓣膜功能不全所引起的静脉曲张、小腿溃疡等。优点是小切口，美观，效果好，不易复发；缺点是经皮缝扎处疼痛明显，影响术后活动。

(3)下肢静脉曲张点式戳口抽剥术：适用于单纯大、小隐静脉曲张，术后复发的静脉曲张等患者。特点为伤口小而美观，并发症少，术后伤口愈合快。

(4)创面植皮术:并发大面积溃疡,难以自行愈合者,患肢血液循环改善,患部炎症控制,创面干净,肉芽新鲜,可施行邮票状或点状植皮术。促进创面愈合,缩短疗程。一定掌握植皮时机,重视术前和术后处理,术中取透亮的薄皮片,植皮可获得成功。

(5)股浅静脉瓣膜环缩术:又称股浅静脉瓣膜带戒术。适用于股浅静脉瓣膜结构、形态正常,静脉管径扩大造成瓣膜关闭功能不全者。手术操作简单,损伤小,并发症少。

4.腔内治疗

大隐静脉高位结扎+剥脱术+(腹腔镜下)穿通静脉离断术,适用于穿通支瓣膜功能不全患者,单纯高位结扎和剥脱术后仍有下肢顽固性溃疡者。

(1)静脉腔内治疗:是近年来发展起来的大隐静脉曲张的微创治疗方法,是利用激光能量在静脉腔内产生血液气泡,以其独特的方式将热能传递给血管壁,血管壁纤维化收缩、关闭,皮肤却保持完整无损。手术在局部麻醉下进行,创伤很小,仅有微小的皮肤穿刺点,恢复快,住院时间短,仅适宜部分患者。但有神经损伤、皮肤损伤、浅静脉闭合不全、深静脉血栓、静脉炎等并发症。

(2)血管外激光或脉冲光:和去除斑点的激光美容原理一样,优点是只需局部麻醉,治疗时间短,疼痛低,伤口小,不留难看的瘢痕,可立刻行走。但只针对微细的蜘蛛状静脉曲张,要自费且需数次疗程才有效果。

(3)血管内烧灼治疗:在膝盖或足踝内侧做小切口,放入极细的导管,用高频波(或称射频)或激光光束烧灼、阻断曲张的静脉血流。单纯的血管内烧灼治疗手术有可在局部麻醉情况下进行、不必住院、瘢痕与疼痛较少、治疗后绑上弹绷可走动回家,成功率高等优点。且大多数患者可能不仅单用此法解决,需辅以其他方式如微创静脉曲张旋切,才可有较完整的治疗。

(4)微创静脉曲张旋切内视镜系统:使用内视镜及抽吸旋切方式将蚯蚓般的静脉绞碎吸出,伤口比传统手术小,美观。

(5)静脉曲张激光闭合术(静脉 EVLT 技术):应用半导体激光传导的特性,将细细的光导纤维穿刺进入血管内,通过传导激光,从而达到精确损毁血管内膜,使静脉纤维化达到血管闭合的目的。迄今为止,EVLT 激光治疗术治疗静脉曲张损伤最小、操作最简便、方法最安全,是名副其实的微创技术。

5.中药治疗

中药物理治疗法是利用药物渗透性,通过皮肤直达病灶,是最安全的治疗方法。治疗静脉曲张,一般口服药物难以到达患处,药物分子几乎被分解,而脉管舒、脉溃康这类药物,就是通过外用贴敷,药物靶向进入病灶,保证药物充分利用,改善血液高凝状态、血液淤滞的情况,有效缓解静脉曲张引起的酸、沉、肿、胀等症状,对静脉曲张具有良好的治疗作用。

十、预防

(1)该病有遗传倾向,一般在 30 岁左右发病,因此在儿童和青少年时期应勤于运动,增强体质,有助于防治。

(2)肥胖者应该减肥,保持正常体重不能超重。肥胖虽不是直接原因,但过重的分量压在腿上会使腿部静脉负担增加,可能会造成腿部静脉回流不畅,使静脉扩张加重。

(3)长期从事重体力劳动和站立工作者,建议穿弹力袜套。避免提超过约 10 kg 的重物。

(4)妇女经期和孕期等特殊时期要给腿部特殊的关照,多休息,要经常按摩腿部,帮助血液循环，避免静脉曲张。

(5)戒烟，因吸烟能使血液黏滞度改变，血液变黏稠，易淤积。口服避孕药也有类似作用，应尽量少服用。

(6)抬高腿部和穿弹力袜，应养成每天数次躺下将腿抬高过于心脏的姿势，如此可促进腿部静脉循环。抬高双腿使体位改变，帮助静脉血液回流。弹力袜要选择弹性较高的医用袜，在每天离床前，将双腿举高慢慢套入。弹力袜的压力能改善且预防下肢静脉曲张。

(7)每天坚持一定时间的行走，行走可以发挥小腿肌肉的“肌泵”作用，防止血液倒流的压力。应养成每天穿弹力袜运动腿部1小时的习惯，如散步、快走、骑脚踏车、跑步等，适量运动可以促进下肢静脉血回流。

十一、健康宣教

对于腿部的“青筋”，可以做一些简单的小活动，舒缓静脉曲张，阻止病程恶化。

(一)锻炼小腿肌肉

小腿肌肉是一个辅助血泵，帮助静脉把血液泵回心脏，可减慢静脉曲张恶化。当小腿长期缺乏运动，便失去了这个功能。骑脚踏车、步行和游泳都有助于强化小腿肌肉。

(二)生活上缓解下肢静脉曲张

(1)每晚睡觉前，要养成用热水洗脚的习惯，并自我检查小腿是否有肿胀情形。忌用冷水洗脚。用热水洗脚能消除疲劳，有利于睡眠，更能活血化瘀。但不可使用40 ℃以上的热水长时间泡脚。保持脚及腿部清洁，并避免受外伤造成皮肤破溃。

(2)经常游泳可使机体压力得到减轻，而水的压力则有助于增强血管弹性。常进行腿部按摩，两手分别放在小腿两侧，由踝部向膝关节揉搓小腿肌肉，帮助静脉血回流。

(3)饮食宜清淡而富有营养，多吃新鲜蔬菜、水果等，可选食山楂、油菜、赤豆等活血之品，还可选食牛肉、羊肉、鸡肉等温性食物，以温通经络。

(4)每晚睡前，将腿垫高约6 cm并保持最舒适的姿势，即可促进双足血液流动，舒缓静脉的压力，但不要因此而让腿部僵直，适得其反。

(5)坚持穿循序减压弹力袜，并每天早起下床前即穿上弹力袜，因腿部肿胀，通常于下床后站立几分钟就会发生。注意弹力袜的弹性功能是否改变，当失去弹性时应立即更换。

(三)老年人腿足保健七法

(1)用热水泡脚，特别是生姜或辣椒煮水泡脚，使腿部的静脉血液及时向右心回流，有利于减轻腿部的静脉淤血，防治下肢静脉曲张。另外，临睡前用热水泡脚，有助于安神除烦，进入深度睡眠。

(2)洗脚后，双手搓热，轻揉搓相关部位或穴位，全脚按摩，也可局部按摩，多按摩涌泉穴(足心)或太冲穴(第一、二足趾关节后)或太溪穴(内踝高点与跟腱之间凹陷中)。对头晕、失眠、厌食、面色晦暗、疲劳、高血压、便秘等有防治作用。

(3)每天将双脚翘起2～3次，平或高于心脏，此时脚、腿部血液循环旺盛，下肢血液流回肺和心脏的速度加快，得到充分循环，头部可得到充足而新鲜的血液和氧，同时对脚部穴位、反射区也是一个良性刺激。

(4)以双手掌紧夹一侧小腿肚，边转动边搓揉，每侧揉动20次左右，然后以同法揉动另一只腿，能增强腿力。

(5)取坐位，两腿伸直，低头，身体向前弯，以两手扳足趾和足踝关节各20～30次，能锻炼脚力，防止腿足软弱无力。

(6)两足平行靠拢，屈膝微向下蹲，双手放在膝盖上，膝部前后左右呈圆圈转动，先向左转，再向右转，各20次左右。可治下肢乏力、膝关节疼痛。

(7)一手扶物或扶墙，先向前甩动小腿，使腿尖前向上翘起，然后向后甩动，使脚尖用力向后，脚面绷直，腿亦尽量伸直。在甩腿时，上身正直，两腿交换各甩数十次。此法可预防半身不遂、下肢萎缩无力及腿麻、小腿抽筋等。

（吕宝勇）

参考文献

[1] 冯涛,张志国,赵光兵,等.普外科理论与临床实践[M].青岛:中国海洋大学出版社,2023.
[2] 景小松.普外科诊疗精要与病例解析[M].郑州:河南大学出版社,2023.
[3] 厉冰.普外科治疗原则与案例精选[M].沈阳:辽宁科学技术出版社,2023.
[4] 李婷.外科疾病护理实践与手术护理[M].上海:上海交通大学出版社,2023.
[5] 李炳强,王国峰,王旭禛.新编普通外科疾病诊治与微创手术学[M].长沙:湖南科学技术出版社,2023.
[6] 王建华,李克权,张晶.全科临床诊疗常规[M].汕头:汕头大学出版社,2023.
[7] 周福生,徐存东,刘大成,等.普外科疾病临床实践[M].哈尔滨:黑龙江科学技术出版社,2022.
[8] 张学文,姚世新,陈志强,等.普外科多发病诊断与治疗[M].哈尔滨:黑龙江科学技术出版社,2022.
[9] 薛勇.普外科疾病诊疗基础与实践应用[M].汕头:汕头大学出版社,2022.
[10] 金立鹏.普外科疾病治疗与手术应用[M].郑州:河南大学出版社,2022.
[11] 李步军,孙小钧,廉恩英,等.普外科疾病诊疗与并发症防治[M].哈尔滨:黑龙江科学技术出版社,2022.
[12] 王瀚锐,陈云飞,黄勇平,等.普外科常见疾病诊疗与周围血管外科手术技巧[M].北京:中国纺织出版社,2022.
[13] 丁志刚,王强,丁嘉宁.外科综合治疗新思维[M].汕头:汕头大学出版社,2022.
[14] 张新,池小斌,王国萍.临床外科诊疗与实践应用[M].汕头:汕头大学出版社,2022.
[15] 龚仁蓉,许瑞华,冯金华.肝胆胰脾外科护理[M].北京:科学出版社,2022.
[16] 李根编.实用外科疾病诊治与处理[M].长春:吉林科学技术出版社,2022.
[17] 田浩,孙艳南,昌春雷,等.普通外科疾病诊疗方法与手术要点[M].北京:中国纺织出版社,2022.
[18] 张祁,吴科敏.普外科常见病临床诊疗方案与护理技术[M].北京:中国纺织出版社,2021.
[19] 郭文治.普外科诊断与治疗[M].北京:科学技术文献出版社,2021.
[20] 徐世亮,李惠芹,张明国,等.普外科诊疗与监护[M].长春:吉林科学技术出版社,2021.
[21] 宋奇锋,裴秀荣,潘天生.临床普外科诊疗实践[M].沈阳:辽宁科学技术出版社,2021.
[22] 宋向晖.普外科常见病处置实践[M].北京:科学技术文献出版社,2021.

[23] 牛刚.普外科疾病诊治与治疗策略[M].郑州:河南大学出版社,2021.
[24] 张虎,石剑,钟才能,等.普外科手术要点与并发症防治[M].开封:河南大学出版社,2021.
[25] 张福涛.普外科常见疾病诊疗新进展[M].上海:上海科学普及出版社,2021.
[26] 张光辉,王维杰,励新健.普胸外科疾病诊疗常规[M].北京:化学工业出版社,2021.
[27] 段东奎,黄向东,赵吉星,等.现代心胸外科治疗学[M].郑州:河南大学出版社,2021.
[28] 林雁,邢文通,李孝光.常见外科疾病诊疗与手术学[M].汕头:汕头大学出版社,2021.
[29] 徐冬,肖建伟,李坤,等.实用临床外科疾病综合诊疗学[M].青岛:中国海洋大学出版社,2021.
[30] 姜鑫.现代临床常见疾病诊疗与护理[M].北京:中国纺织出版社,2021.
[31] 孙君隽,刘幸清,解小丽.新编麻醉技术与临床实践[M].郑州:河南大学出版社,2021.
[32] 孟德峰.新编普外科疾病诊断治疗与预防[M].南昌:江西科学技术出版社,2020.
[33] 罗东林.普外科疾病诊治与并发症处理[M].北京:科学技术文献出版社,2020.
[34] 陈创奇.临床普外科疾病诊治与手术技巧[M].北京:科学技术文献出版社,2020.
[35] 陆继明.普外科常见病与多发病[M].哈尔滨:黑龙江科学技术出版社,2020.
[36] 杨顺荣.普外科伤口感染相关因素分析及对策[J].科技与健康,2023,2(9):125-128.
[37] 韩婷.外科规范化营养管理及其实施[J].上海医药,2023,44(3):6-10.
[38] 宋巍,李智德,孟塬,等.荧光导航在肝外胆道系统教学中的应用[J].现代医药卫生,2023,39(17):3029-3032.
[39] 宋春青,李小林,吴小青.临床路径式带教在急诊临床教学中的应用[J].中国卫生产业,2023,20(12):192-195.
[40] 陈焕德,陈明,林满洲,等.腹腔镜经腹腹膜前疝修补术治疗糖尿病合并腹股沟疝50例临床观察[J].广东医科大学学报,2023,41(4):433-435.